U0321195

编　委　会

五、统计分组

1. 主办单位：以医疗卫生机构登记注册为依据，分为政府办、社会办和个人办。政府办医疗卫生机构包括卫生行政部门和其他政府机关主办的医疗卫生机构；社会办医疗卫生机构包括企业、事业单位、社会团体和其他社会组织主办的医疗卫生机构。

2. 市、县：市包括市（州）所辖区及县级市，县包括市（州）所辖县。

3. 城市、农村：城市包括市（州）所辖区；农村包括市（州）所辖县及县级市，所有乡镇卫生院和村卫生室均计为农村医疗卫生机构。因行政区划调整，广安市新增前锋区，巴中市新增恩阳区，达州市达县调整为达川区、雅安市名山县调整为名山区，其城乡分类数据相应调整。

4. 民族地区、藏族地区、地震灾区、贫困地区等四川特色类别详见附录四。

六、符号使用说明

表中空格表示无数据或为分支机构（数据计入其上级机构），"—"表示数据不详，"*"表示表下有注解。

七、其他

《四川卫生和计划生育统计年鉴（2013）》数据为2013年度四川省卫生统计唯一正式数据，之前本中心提供的各数据仅供参考。

四川省卫生信息中心
二〇一四年十月

四川卫生和计划生育统计年鉴

SICHUAN WEISHENG HE JIHUA
SHENGYU TONGJI NIANJIAN

（2013）

四川省卫生信息中心　编

编写组

组　　长　龙　虎

副组长　陈　文　潘惊萍

编写人员　（按姓氏笔画为序）

邓　颖　吕亚军　刘　艺　刘青恋　刘敬涛　许军红

李津蜀　李　锋　杨小静　杨世和　杨　珣　杨　璠

吴子松　吴方银　何红英　张莉莉　张　彩　张　琚

陈成身　陈　敬　欧阳兵　罗湘蜀　季　奎　郑红茹

赵梓伶　胡　平　钟　波　段占祺　饶正远　高　萌

唐　洁　黄怀勋　黄　慧　谭　坤　熊新文　熊　磊

编写秘书　郭小林　韩　旭

参与编写单位

四川省卫生和计划生育委员会

四川省公安厅

四川省民政厅

四川省人力资源与社会保障厅

四川省统计局

四川省疾病预防控制中心

四川省卫生执法监督总队

四川省妇幼保健院·四川省妇女儿童医院

四川省人口和计划生育信息中心

西南交通大学出版社
·成都·

图书在版编目（ＣＩＰ）数据

四川卫生和计划生育统计年鉴. 2013 / 四川省卫生
信息中心编. — 成都：西南交通大学出版社，2014.10
ISBN 978-7-5643-3498-7

Ⅰ. ①四… Ⅱ. ①四… Ⅲ. ①卫生统计－统计资料－
四川省－2013－年鉴②计划生育－统计资料－四川省－
2013－年鉴 Ⅳ. ①R195.1-54②C924.21-54

中国版本图书馆 CIP 数据核字（2014）第 240514 号

四川卫生和计划生育统计年鉴
（2013）

四川省卫生信息中心　编

责任编辑　　张慧敏
封面设计　　墨创文化
出版发行　　西南交通大学出版社
　　　　　　（四川省成都市金牛区交大路 146 号）
发行部电话　028-87600564　028-87600533
邮政编码　　610031
网　　址　　http://www.xnjdcbs.com
印　　刷　　成都蜀通印务有限责任公司
成品尺寸　　210 mm×295 mm
印　　张　　33.75
字　　数　　1045 千字
版　　次　　2014 年 10 月第 1 版
印　　次　　2014 年 10 月第 1 次
书　　号　　ISBN 978-7-5643-3498-7
定　　价　　350.00 元
（含光盘）

图书如有印装质量问题　本社负责退换

编者说明

一、《四川卫生和计划生育统计年鉴（2013）》是一部全面反映四川省卫生和计划生育事业发展和居民健康状况的资料性年刊。本书较系统地收录了近五年来全省及 21 个市（州）、183 个县（市、的卫生统计数据，并按行政级别、地区类别、地震灾区、贫困地区、民族地区等四川特色类别对主要卫生统计指标进行分类，收编的内容截至 2013 年 12 月 31 日。

二、全书分为 14 个部分，即医疗卫生机构、卫生人员、卫生设施、卫生经费、医疗服务、基层医疗卫生服务、妇幼保健、居民健康水平、疾病控制与公共卫生、居民病伤死亡原因、卫生监督、医疗保障制度、计划生育指标、主要人口指标，另附有全省行政区划及城乡基层组织、全国各省主要指标、四川省卫生事业发展统计公报、四川省特色地区分类一览表等内容。为帮助读者理解和使用统计数据，部分统计表下做了简要注释，各篇前设简要说明及主要指标解释，简要说明主要介绍本篇的主要内容、资料来源、统计范围、统计方法以及历史变动情况。

三、资料来源

1. 医疗卫生机构、卫生人员、卫生设施、卫生经费、医疗服务、基层医疗卫生服务等数据主要来源于四川省卫生统计数据采集及决策支持系统。2013 年将原人口和计划生育委员会主管的计划生育技术服务机构相关情况纳入统计。

2. 妇幼保健数据来源于四川省妇幼卫生年报及妇幼卫生监测数据；疾病控制与公共卫生、居民病伤死亡原因等数据来源于国家疾病预防控制相关直报系统；卫生监督数据来源于四川省卫生监督汇总数据信息报告系统；医疗保障制度数据来源于四川省人力资源和社会保障厅年报数据；计划生育数据来源于四川省全员人口数据库和相关业务统计单报表；人口指标数据来源于四川省公安厅治安总队人口信息支队年报数据；全省行政区划及城乡基层组织数据来源于四川省民政厅年报数据；全国各省主要指标数据来自历年《中国卫生统计年鉴》及《中国卫生计生统计年鉴》。

四、统计口径

1. 书中所涉及的全国性统计数据均未包括香港特别行政区、澳门特别行政区和台湾地区数据。

2. 卫生部于 2009 年修订《国家卫生统计调查制度》，调整了医疗卫生机构和卫生人员的统计口径从 2010 年起，村卫生室的机构、人员及诊疗人次分别计入医疗卫生机构总数、卫生人员总数、总诊次数中（村卫生室不再单独统计）。

3. 卫生部于 2012 年修订《全国卫生统计调查制度》，按照最新《医院会计制度》《基层医疗卫构会计制度》调整了医疗卫生机构收入、支出指标。从 2012 年起，医疗卫生机构收入、支出数据均新会计制度调整。

4. 书中涉及每千人口指标（如每千人口卫生技术人员、每千人口医疗卫生机构床位等），无特明均按省统计局提供的常住人口数计算。

目　　录

四川卫生和计划生育统计年鉴

SICHUAN WEISHENG HE JIHUA
SHENGYU TONGJI NIANJIAN

（2013）

四川省卫生信息中心 编

编写组

组　　长　龙　虎

副组长　陈　文　潘惊萍

编写人员　（按姓氏笔画为序）

邓　颖	吕亚军	刘　艺	刘青恋	刘敬涛	许军红
李津蜀	李　锋	杨小静	杨世和	杨　珣	杨　璠
吴子松	吴方银	何红英	张莉莉	张　彩	张　琚
陈成身	陈　敬	欧阳兵	罗湘蜀	季　奎	郑红茹
赵梓伶	胡　平	钟　波	段占祺	饶正远	高　萌
唐　洁	黄怀勋	黄　慧	谭　坤	熊新文	熊　磊

编写秘书　郭小林　韩　旭

参与编写单位

四川省卫生和计划生育委员会

四川省公安厅

四川省民政厅

四川省人力资源与社会保障厅

四川省统计局

四川省疾病预防控制中心

四川省卫生执法监督总队

四川省妇幼保健院·四川省妇女儿童医院

四川省人口和计划生育信息中心

西南交通大学出版社
·成都·

图书在版编目（ＣＩＰ）数据

四川卫生和计划生育统计年鉴. 2013 / 四川省卫生信息中心编. — 成都：西南交通大学出版社，2014.10
ISBN 978-7-5643-3498-7

Ⅰ. ①四… Ⅱ. ①四… Ⅲ. ①卫生统计－统计资料－四川省－2013－年鉴②计划生育－统计资料－四川省－2013－年鉴 Ⅳ. ①R195.1-54②C924.21-54

中国版本图书馆 CIP 数据核字（2014）第 240514 号

四川卫生和计划生育统计年鉴

（2013）

四川省卫生信息中心　编

责 任 编 辑	张慧敏
封 面 设 计	墨创文化
出 版 发 行	西南交通大学出版社 （四川省成都市金牛区交大路 146 号）
发行部电话	028-87600564　028-87600533
邮 政 编 码	610031
网　　　址	http://www.xnjdcbs.com
印　　　刷	成都蜀通印务有限责任公司
成 品 尺 寸	210 mm×295 mm
印　　　张	33.75
字　　　数	1045 千字
版　　　次	2014 年 10 月第 1 版
印　　　次	2014 年 10 月第 1 次
书　　　号	ISBN 978-7-5643-3498-7
定　　　价 （含光盘）	350.00 元

目 录

十、居民病伤死亡原因

十一、卫生监督

一、医疗卫生机构

简要说明

1. 本部分主要介绍全省及21个市（州）、183个县（市、区）医疗卫生机构数，主要包括各级各类医院、基层医疗卫生机构、专业公共卫生机构（含计划生育技术服务机构）、其他医疗卫生机构；医院等级情况，按床位数分组的医院、卫生院和社区卫生服务中心（站）数等。

2. 本部分数据来源于四川省卫生统计数据采集及决策支持系统年报数据库。

3. 统计分类

（1）按登记注册类型分为公立（国有、集体）、民营（联营、私营和其他）。

（2）按主办单位分为政府办、社会办和个人办。政府办包括卫生行政部门和其他政府机关主办的医疗卫生机构，社会办包括企业、事业单位、社会团体和其他社会组织办的医疗卫生机构。

（3）按分类管理原则分为非营利性、营利性和其他医疗卫生机构。

4. 统计口径

医疗卫生机构的数量系卫生行政部门或工商、民政部门登记注册数，总数不包括国境卫生检疫所、高等或中等医学院校、药品检验所（室）和由各级计生委批准设立的计划生育指导站（中心）等。

主要指标解释

医疗卫生机构：指从卫生（卫生、计生）行政部门取得《医疗机构执业许可证》，或从民政、工商行政、机构编制管理部门取得法人单位登记证书，为社会提供医疗服务、公共卫生服务或从事医学科研和医学在职培训等工作的单位。医疗卫生机构包括医院、基层医疗卫生机构、专业公共卫生机构、其他医疗卫生机构。

非营利性医疗卫生机构：指为社会公众利益服务而设立运营的医疗卫生机构，不以营利为目的，其收入用于弥补医疗服务成本。

营利性医疗卫生机构：指医疗服务所得收益可用于投资者弥补经济回报的医疗卫生机构。政府不举办营利性医疗卫生机构。

医院：包括综合医院、中医医院、中西医结合医院、民族医院、各类专科医院和护理院，不包括专科疾病防治院、妇幼保健院（所、站）和疗养院。

中医医院：指中医（综合）医院和中医专科医院，不包括中西医结合医院和民族医院。

专科医院：包括口腔医院、眼科医院、耳鼻喉科医院、肿瘤医院、心血管病医院、胸科医院、血液病医院、妇产（科）医院、儿童医院、精神病医院、传染病医院、皮肤病医院、结核病医院、麻风病医院、职业病医院、骨科医院、康复医院、整形外科医院、美容医院等其他专科医院，不包括中医专科医院、各类专科疾病防治院和妇幼保健院（所、站）。

公立医院：指登记注册类型为国有和集体的医院。

民营医院：指登记注册类型为国有和集体以外的医院，包括联营、股份合作、私营、港澳台投资和外国投资等性质的医院。

基层医疗卫生机构：包括社区卫生服务中心（站）、街道卫生院、乡镇卫生院、村卫生室、门诊部、诊所（卫生所、医务室）。

专业公共卫生机构：包括疾病预防控制中心、专科疾病防治机构、妇幼保健机构、健康教育机构、急救中心（站）、采供血机构、卫生监督机构、计划生育技术服务中心。不包括传染病院、结核病医院、血防医院、精神病医院、卫生监督检验（监测、检测）机构。

其他医疗卫生机构：包括疗养院、临床检验中心、医学科研机构、医学在职教育机构、医学考试中心、农村改水中心、人才交流中心、统计信息中心等卫生事业单位。

医院等级：指由卫生行政部门确定的级别（一、二、三级）和由医疗机构评审委员会评定的等次（甲、乙、丙等），是由卫生行政部门评定的、反映医院规模和医疗水平的综合指标。

联合办村卫生室：指由两个或多个乡村医生联合创办或执业（助理）医师与乡村医生联合创办的村卫生室。

政府办村卫生室：指乡镇卫生院设点的村卫生室。

表 1-1-1 2009—2013 年全省各类医疗卫生机构数

机构类别	2009	2010	2011	2012	2013
总　计	**72907**	**74311**	**75814**	**76555**	**80039**
医　院	1187	1260	1393	1542	1716
综合医院	787	832	931	1013	1144
中医医院	165	166	174	173	183
专科医院	196	221	248	309	345
基层医疗卫生机构	70952	72271	73632	74213	75160
卫生院	4745	4688	4619	4607	4595
乡镇卫生院	4734	4685	4618	4606	4594
中心卫生院	1039	1048	1044	1044	1047
乡卫生院	3695	3637	3574	3562	3547
社区卫生服务中心（站）	637	750	870	928	907
社区卫生服务中心	257	306	344	361	379
门诊部（所）	13907	14119	14138	14077	14493
诊所、卫生所、医务室	13658	13833	13799	13676	14090
村卫生室	51663	52714	54005	54601	55165
专业公共卫生机构	702	707	709	713	2972
妇幼保健院（所、站）	202	203	203	200	202
专科疾病防治院（所、站）	38	37	38	37	35
疾病预防控制机构	207	207	206	204	207
卫生监督机构	202	204	204	204	207
健康教育所（站、中心）	11	13	13	16	18
急救中心（站）	15	16	17	16	17
采供血机构	25	25	25	26	27
计划生育技术服务机构	2	2	3	10	2259
其他卫生机构	66	73	80	87	191
疗养院	5	6	6	5	4
医学科学研究机构	9	8	8	7	6
医学在职培训机构	21	21	20	24	18
临床检验中心（所、站）	0	2	3	3	3
其　他	31	36	43	48	160

表 1-1-2 2013 年市（州）

地 区	合计	医院						基层医疗卫生机构							
		小计	综合医院	中医医院	中西医结合医院	民族医院	专科医院	小计	社区卫生服务中心	社区卫生服务站	街道卫生院	乡镇卫生院	村卫生室	门诊部	诊所、卫生所、医务室
总 计	80039	1716	1144	183	21	23	345	75160	379	528	1	4594	55165	403	14090
成都市	7976	476	317	33	6	0	120	7386	103	181	0	248	3056	219	3579
锦江区	376	23	14	2	0	0	7	347	8	8	0	2	0	11	318
青羊区	340	40	19	2	0	0	19	290	11	19	0	0	0	33	227
金牛区	662	42	22	4	1	0	15	615	12	11	0	0	0	43	549
武侯区	791	85	55	2	2	0	26	694	18	27	0	0	14	36	599
成华区	507	28	24	1	1	0	2	473	14	27	0	0	0	16	416
龙泉驿区	289	24	21	1	0	0	2	259	7	4	0	9	113	14	112
青白江区	251	11	8	1	0	0	2	234	2	3	0	9	136	5	79
新都区	444	18	15	1	0	0	2	418	3	4	0	12	281	0	118
温江区	320	13	11	1	0	0	1	303	6	10	0	11	153	1	122
金堂县	516	14	8	1	0	0	5	498	1	5	0	23	373	6	90
双流县	537	34	24	1	0	0	9	494	4	0	0	21	219	11	239
郫 县	403	20	17	2	0	0	1	379	2	9	0	12	170	18	168
大邑县	459	16	13	2	0	0	1	438	1	0	0	28	337	10	62
蒲江县	175	6	4	1	0	0	1	165	2	0	0	13	119	1	30
新津县	190	8	6	1	0	0	1	177	2	18	0	11	103	3	40
都江堰市	417	26	8	1	0	0	17	384	4	31	0	23	183	0	143
彭州市	501	30	17	7	2	0	4	466	2	0	0	19	357	4	84
邛崃市	409	21	20	1	0	0	0	384	2	0	0	24	268	4	86
崇州市	389	17	11	1	0	0	5	368	2	5	0	31	230	3	97
自贡市	2460	62	49	5	0	0	8	2268	16	16	0	96	1645	12	483
自流井区	293	25	20	1	0	0	4	250	7	9	0	7	49	0	178
贡井区	257	7	5	1	0	0	1	234	1	3	0	11	149	0	70
大安区	263	6	4	1	0	0	1	240	1	4	0	12	149	0	74
沿滩区	223	2	2	0	0	0	0	203	1	1	1	13	168	3	20
荣 县	630	12	9	1	0	0	2	587	1	2	0	27	457	12	88
富顺县	794	10	9	1	0	0	0	754	2	0	0	26	673	0	53
攀枝花市	1044	29	22	3	1	0	3	956	20	22	0	43	448	4	419
东 区	275	10	8	0	1	0	1	253	10	9	0	1	9	1	223
西 区	103	4	4	0	0	0	0	94	6	9	0	1	9	3	66
仁和区	183	5	2	1	0	0	2	161	2	4	0	13	93	0	49
米易县	241	4	3	1	0	0	0	226	1	0	0	12	161	0	52
盐边县	242	6	5	1	0	0	0	222	1	0	0	16	176	0	29

及县（市、区）医疗卫生机构数

	专业公共卫生机构									其他机构				
小计	疾病预防控制机构	卫生监督机构	专科疾病防治院（所、站）	妇幼保健院（所、站）	急救中心（站）	采供血机构	健康教育所（站、中心）	计划生育技术服务机构	小计	疗养院	医学科研机构	医学在职培训机构	其他
2972	**207**	**207**	**35**	**18**	**202**	**17**	**27**	**2259**	**191**	**4**	**6**	**18**	**163**
100	22	22	6	1	21	1	1	26	14	1	4	3	6
6	1	2	1	0	1	0	0	1	0	0	0	0	0
6	1	1	0	0	2	0	0	2	4	0	3	0	1
5	2	1	0	0	1	0	0	1	0	0	0	0	0
10	3	3	0	0	2	0	1	1	2	0	0	0	2
4	1	1	0	0	1	0	0	1	2	0	1	0	1
4	1	1	0	0	1	0	0	1	2	0	0	0	2
5	1	1	1	0	1	0	0	1	1	0	0	1	0
6	1	1	1	1	1	0	0	1	2	1	0	1	0
4	1	1	0	0	1	0	0	1	0	0	0	0	0
4	1	1	0	0	1	0	0	1	0	0	0	0	0
8	1	1	0	0	1	1	0	4	1	0	0	1	0
4	1	1	0	0	1	0	0	1	0	0	0	0	0
5	1	1	1	0	1	0	0	1	0	0	0	0	0
4	1	1	0	0	1	0	0	1	0	0	0	0	0
5	1	1	1	0	1	0	0	1	0	0	0	0	0
7	1	1	0	0	1	0	0	4	0	0	0	0	0
5	1	1	0	0	1	0	0	1	0	0	0	0	0
4	1	1	0	0	1	0	0	1	0	0	0	0	0
4	1	1	0	0	1	0	0	1	0	0	0	0	0
124	7	8	0	0	7	1	1	100	6	1	0	0	5
17	2	3	0	0	1	1	1	9	1	0	0	0	1
11	1	1	0	0	1	0	0	8	5	1	0	0	4
17	1	1	0	0	2	0	0	13	0	0	0	0	0
18	1	1	0	0	1	0	0	15	0	0	0	0	0
31	1	1	0	0	1	0	0	28	0	0	0	0	0
30	1	1	0	0	1	0	0	27	0	0	0	0	0
56	6	6	0	0	6	0	1	37	3	0	1	0	2
9	2	2	0	0	2	0	1	2	3	0	1	0	2
5	1	1	0	0	1	0	0	2	0	0	0	0	0
17	1	1	0	0	1	0	0	14	0	0	0	0	0
11	1	1	0	0	1	0	0	8	0	0	0	0	0
14	1	1	0	0	1	0	0	11	0	0	0	0	0

地 区	合计	医院						基层医疗卫生机构							
		小计	综合医院	中医医院	中西医结合医院	民族医院	专科医院	小计	社区卫生服务中心	社区卫生服务站	街道卫生院	乡镇卫生院	村卫生室	门诊部	诊所、卫生所、医务室
泸州市	4633	101	73	12	1	0	15	4361	17	35	0	135	3449	66	659
江阳区	536	18	8	2	0	0	8	493	8	13	0	10	304	0	158
纳溪区	501	20	19	1	0	0	0	465	2	1	0	12	388	0	62
龙马潭区	419	12	5	4	0	0	3	392	4	4	0	9	214	0	161
泸 县	1302	19	17	1	0	0	1	1260	1	5	0	24	1122	30	78
合江县	695	14	11	1	0	0	2	649	0	0	0	29	475	33	112
叙永县	534	7	4	2	1	0	0	498	1	9	0	25	405	2	56
古蔺县	646	11	9	1	0	0	1	604	1	3	0	26	541	1	32
德阳市	2795	74	47	8	1	0	18	2595	13	23	0	136	1666	16	741
旌阳区	391	26	11	1	1	0	13	348	7	5	0	11	121	8	196
中江县	1076	8	6	1	0	0	1	1015	2	9	0	57	761	1	185
罗江县	203	4	3	1	0	0	0	192	1	2	0	10	108	2	69
广汉市	458	15	11	1	0	0	3	423	1	3	0	18	228	1	172
什邡市	418	11	10	1	0	0	0	388	2	1	0	15	291	4	75
绵竹市	249	10	6	3	0	0	1	229	0	3	0	25	157	0	44
绵阳市	4436	81	59	10	0	0	12	4202	21	34	0	276	3225	0	646
涪城区	356	23	16	3	0	0	4	310	8	18	0	17	123	0	144
游仙区	347	7	6	0	0	0	1	321	4	0	0	24	232	0	61
三台县	1083	14	11	1	0	0	2	1045	2	3	0	62	925	0	53
盐亭县	622	4	2	1	0	0	1	601	1	0	0	36	485	0	79
安 县	317	5	4	1	0	0	0	301	0	0	0	18	239	0	44
梓潼县	447	5	3	1	0	0	1	431	0	0	0	32	329	0	70
北川县	381	2	1	1	0	0	0	363	0	0	0	22	324	0	17
平武县	246	2	1	1	0	0	0	231	0	0	0	25	187	0	19
江油市	637	19	15	1	0	0	3	599	6	13	0	40	381	0	159
广元市	3531	48	31	9	0	0	8	3258	14	4	0	258	2432	4	546
利州区	421	22	12	3	0	0	7	373	8	1	0	10	183	0	171
昭化区	276	2	1	1	0	0	0	262	2	0	0	28	212	0	20
朝天区	275	2	1	1	0	0	0	249	1	0	0	25	214	0	9
旺苍县	516	8	7	1	0	0	0	469	2	0	0	35	352	0	80
青川县	354	2	1	1	0	0	0	332	0	0	0	36	268	1	27
剑阁县	715	4	3	1	0	0	0	653	0	0	0	57	549	2	45
苍溪县	974	8	6	1	0	0	1	920	1	3	0	67	654	1	194
遂宁市	3798	60	38	7	2	0	13	3670	14	36	0	105	2765	3	747
船山区	711	25	13	2	1	0	9	668	10	34	0	12	335	0	277

1-1-2（1）

专业公共卫生机构									其他机构				
小计	疾病预防控制机构	卫生监督机构	专科疾病防治院（所、站）	妇幼保健院（所、站）	急救中心（站）	采供血机构	健康教育所（站、中心）	计划生育技术服务机构	小计	疗养院	医学科研机构	医学在职培训机构	其他
153	8	8	1	3	8	1	1	123	18	0	0	1	17
23	1	1	0	2	2	1	0	16	2	0	0	0	2
16	1	1	0	0	1	0	0	13	0	0	0	0	0
14	2	2	0	0	1	0	1	8	1	0	0	1	0
23	1	1	0	0	1	0	0	20	0	0	0	0	0
17	1	1	1	0	1	0	0	13	15	0	0	0	15
29	1	1	0	0	1	0	0	26	0	0	0	0	0
31	1	1	0	1	1	0	0	27	0	0	0	0	0
121	7	7	8	2	6	1	1	89	5	0	0	2	3
15	2	2	2	1	1	1	1	5	2	0	0	0	2
52	1	1	2	1	1	0	0	46	1	0	0	0	1
7	1	1	0	0	1	0	0	4	0	0	0	0	0
20	1	1	0	0	1	0	0	17	0	0	0	0	0
18	1	1	2	0	1	0	0	13	1	0	0	1	0
9	1	1	2	0	1	0	0	4	1	0	0	1	0
144	12	11	2	3	10	2	1	103	9	0	0	1	8
20	2	2	1	1	2	1	1	10	3	0	0	0	3
18	3	2	0	0	1	0	0	12	1	0	0	0	1
23	1	1	0	1	1	0	0	19	1	0	0	0	1
16	1	1	0	0	1	0	0	13	1	0	0	0	1
10	1	1	1	0	1	0	0	6	1	0	0	0	1
11	1	1	0	0	1	0	0	8	0	0	0	0	0
15	1	1	0	0	1	0	0	12	1	0	0	1	0
12	1	1	0	1	1	0	0	8	1	0	0	0	1
19	1	1	0	0	1	1	0	15	0	0	0	0	0
222	8	8	2	0	7	1	1	195	3	0	0	2	1
25	2	2	0	0	1	1	1	18	1	0	0	1	0
12	1	1	0	0	1	0	0	9	0	0	0	0	0
24	1	1	0	0	1	0	0	21	0	0	0	0	0
39	1	1	0	0	1	0	0	36	0	0	0	0	0
19	1	1	0	0	1	0	0	16	1	0	0	0	1
58	1	1	0	0	1	0	0	55	0	0	0	0	0
45	1	1	2	0	1	0	0	40	1	0	0	1	0
60	6	6	0	1	6	1	1	39	8	0	0	1	7
17	2	2	0	1	2	1	1	8	1	0	0	0	1

| 地 区 | 合计 | 医院 | | | | | | 基层医疗卫生机构 | | | | | | 门诊部 | 诊所、卫生所、医务室 |
		小计	综合医院	中医医院	中西医结合医院	民族医院	专科医院	小计	社区卫生服务中心	社区卫生服务站	街道卫生院	乡镇卫生院	村卫生室		
安居区	817	10	7	1	1	0	1	803	0	0	0	21	738	0	44
蓬溪县	612	6	3	1	0	0	2	591	0	2	0	31	492	2	64
射洪县	1204	11	8	2	0	0	1	1178	4	0	0	30	905	1	238
大英县	454	8	7	1	0	0	0	430	0	0	0	11	295	0	124
内江市	3246	57	44	6	0	0	7	3041	19	4	1	110	2177	2	728
市中区	572	18	10	2	0	0	6	528	7	2	0	14	279	2	224
东兴区	650	8	7	1	0	0	0	606	5	2	1	26	428	0	144
威远县	565	15	14	1	0	0	0	526	1	0	0	19	323	0	183
资中县	996	6	4	1	0	0	1	952	4	0	0	33	782	0	133
隆昌县	463	10	9	1	0	0	0	429	2	0	0	18	365	0	44
乐山市	3286	90	60	10	1	0	19	2952	15	24	0	207	2111	15	580
市中区	542	26	12	3	1	0	10	481	7	17	0	25	253	8	171
沙湾区	212	8	8	0	0	0	0	188	2	2	0	13	134	0	37
五通桥区	289	13	9	2	0	0	2	263	2	0	0	10	182	1	68
金口河区	68	1	1	0	0	0	0	56	0	0	0	6	42	1	7
犍为县	632	6	5	1	0	0	0	594	1	2	0	30	473	2	86
井研县	436	5	4	1	0	0	0	401	1	0	0	27	318	0	55
夹江县	256	9	4	1	0	0	4	220	1	1	0	21	156	0	41
沐川县	271	1	1	0	0	0	0	247	0	0	0	19	213	1	14
峨边县	110	2	1	1	0	0	0	90	0	0	0	19	64	2	5
马边县	119	2	2	0	0	0	0	103	0	0	0	20	80	0	3
峨眉山市	351	17	13	1	0	0	3	309	1	2	0	17	196	0	93
南充市	8856	100	73	9	0	0	18	8596	27	83	0	450	6798	7	1231
顺庆区	708	38	27	1	0	0	10	653	8	27	0	20	246	3	349
高坪区	746	12	8	2	0	0	2	721	2	8	0	30	518	0	163
嘉陵区	865	7	6	0	0	0	1	846	1	16	0	45	686	0	98
南部县	1360	5	4	1	0	0	0	1328	1	0	0	80	1044	4	199
营山县	1474	7	5	1	0	0	1	1450	5	10	0	74	1350	0	11
蓬安县	767	8	7	1	0	0	0	742	2	0	0	39	634	0	67
仪陇县	1114	9	7	1	0	0	1	1086	2	18	0	69	885	0	112
西充县	734	2	1	1	0	0	0	714	0	0	0	47	611	0	56
阆中市	1088	12	8	1	0	0	3	1056	6	4	0	46	824	0	176
眉山市	2059	47	23	8	1	0	15	1915	10	1	0	130	1484	0	290
东坡区	444	28	15	3	1	0	9	394	3	0	0	23	259	0	109
仁寿县	782	5	1	1	0	0	3	739	3	0	0	60	571	0	105

1-1-2（2）

专业公共卫生机构									其他机构				
小计	疾病预防控制机构	卫生监督机构	专科疾病防治院（所、站）	妇幼保健院（所、站）	急救中心（站）	采供血机构	健康教育所（站、中心）	计划生育技术服务机构	小计	疗养院	医学科研机构	医学在职培训机构	其他
4	1	1	0	0	1	0	0	1	0	0	0	0	0
13	1	1	0	0	1	0	0	10	2	0	0	1	1
14	1	1	0	0	1	0	0	11	1	0	0	0	1
12	1	1	0	0	1	0	0	9	4	0	0	0	4
145	6	6	2	1	6	2	1	121	3	0	0	0	3
23	1	1	1	1	1	1	1	16	3	0	0	0	3
36	2	2	0	0	2	0	0	30	0	0	0	0	0
24	1	1	0	0	1	0	0	21	0	0	0	0	0
38	1	1	0	0	1	1	0	34	0	0	0	0	0
24	1	1	1	0	1	0	0	20	0	0	0	0	0
242	12	12	4	2	12	0	1	199	2	1	0	0	1
35	2	2	1	1	2	0	1	26	0	0	0	0	0
16	1	1	0	0	1	0	0	13	0	0	0	0	0
13	1	1	0	0	1	0	0	10	0	0	0	0	0
11	1	1	1	0	1	0	0	7	0	0	0	0	0
32	1	1	0	0	1	0	0	29	0	0	0	0	0
30	1	1	0	0	1	0	0	27	0	0	0	0	0
27	1	1	1	0	1	0	0	23	0	0	0	0	0
23	1	1	0	0	1	0	0	20	0	0	0	0	0
18	1	1	0	0	1	0	0	15	0	0	0	0	0
13	1	1	0	0	1	0	0	10	1	0	0	0	1
24	1	1	1	1	1	0	0	19	1	1	0	0	0
152	10	10	0	1	10	0	1	120	8	0	0	0	8
15	2	2	0	0	2	0	1	8	2	0	0	0	2
13	1	1	0	0	1	0	0	10	0	0	0	0	0
12	1	1	0	1	1	0	0	8	0	0	0	0	0
26	1	1	0	0	1	0	0	23	1	0	0	0	1
16	1	1	0	0	1	0	0	13	1	0	0	0	1
16	1	1	0	0	1	0	0	13	1	0	0	0	1
18	1	1	0	0	1	0	0	15	1	0	0	0	1
18	1	1	0	0	1	0	0	15	0	0	0	0	0
18	1	1	0	0	1	0	0	15	2	0	0	0	2
97	7	7	2	0	7	2	3	69	0	0	0	0	0
22	2	2	1	0	2	1	1	13	0	0	0	0	0
38	1	1	0	0	1	1	1	33	0	0	0	0	0

续表

地　区	合计	医院						基层医疗卫生机构							
		小计	综合医院	中医医院	中西医结合医院	民族医院	专科医院	小计	社区卫生服务中心	社区卫生服务站	街道卫生院	乡镇卫生院	村卫生室	门诊部	诊所、卫生所、医务室
彭山县	230	3	1	1	0	0	1	218	1	0	0	17	181	0	19
洪雅县	237	4	2	1	0	0	1	219	1	0	0	14	192	0	12
丹棱县	174	2	1	1	0	0	0	167	1	0	0	7	142	0	17
青神县	192	5	3	1	0	0	1	178	1	1	0	9	139	0	28
宜宾市	4389	84	48	15	1	0	20	4094	15	16	0	173	3229	10	651
翠屏区	576	36	20	2	0	0	14	514	10	10	0	14	257	1	222
南溪区	459	7	5	2	0	0	0	432	0	0	0	16	369	1	46
宜宾县	640	6	1	2	0	0	3	604	1	0	0	26	535	0	42
江安县	357	3	2	1	0	0	0	342	1	0	0	17	297	0	27
长宁县	400	5	4	1	0	0	0	372	0	0	0	18	269	0	85
高　县	370	4	3	1	0	0	0	349	0	0	0	19	285	0	45
珙　县	449	8	3	2	1	0	2	420	1	6	0	16	357	0	40
筠连县	392	6	4	1	0	0	1	362	1	0	0	17	255	0	89
兴文县	425	7	5	2	0	0	0	399	1	0	0	15	327	8	48
屏山县	321	2	1	1	0	0	0	300	0	0	0	15	278	0	7
广安市	3561	47	37	5	0	0	5	3345	9	11	0	172	2782	0	371
广安区	722	12	7	2	0	0	3	685	3	3	0	31	575	0	73
前锋区	302	1	1	0	0	0	0	288	0	1	0	12	267	0	8
岳池县	1014	7	5	1	0	0	1	959	1	0	0	43	830	0	85
武胜县	656	13	11	1	0	0	1	628	1	7	0	31	515	0	74
邻水县	656	8	7	1	0	0	0	598	1	0	0	45	484	0	68
华蓥市	211	6	6	0	0	0	0	187	3	0	0	10	111	0	63
达州市	4406	77	48	10	3	0	16	4056	12	23	0	306	2992	15	708
通川区	401	21	10	3	1	0	7	361	4	10	0	19	211	1	116
达川区	948	11	7	1	0	0	3	874	2	7	0	54	607	5	199
宣汉县	907	8	7	1	0	0	0	841	1	0	0	53	683	1	103
开江县	271	4	2	2	0	0	0	244	1	0	0	20	194	2	27
大竹县	588	10	6	1	0	0	3	546	1	3	0	50	383	1	108
渠　县	809	15	12	1	0	0	1	728	1	1	0	60	543	2	121
万源市	482	8	4	1	1	0	2	462	2	2	0	50	371	3	34
雅安市	1520	38	25	8	1	0	4	1311	3	4	0	154	870	7	273
雨城区	352	16	11	1	0	0	4	307	2	4	0	24	167	0	110
名山区	224	2	1	1	0	0	0	198	1	0	0	20	172	0	5
荥经县	198	5	3	1	1	0	0	167	0	0	0	24	81	7	55
汉源县	280	2	1	1	0	0	0	243	0	0	0	37	172	0	34
石棉县	146	3	2	1	0	0	0	123	0	0	0	16	75	0	32

1-1-2（3）

专业公共卫生机构									其他机构				
小计	疾病预防控制机构	卫生监督机构	专科疾病防治院（所、站）	妇幼保健院（所、站）	急救中心（站）	采供血机构	健康教育所（站、中心）	计划生育技术服务机构	小计	疗养院	医学科研机构	医学在职培训机构	其他
9	1	1	1	0	1	0	0	5	0	0	0	0	0
14	1	1	0	0	1	0	0	11	0	0	0	0	0
5	1	1	0	0	1	0	1	1	0	0	0	0	0
9	1	1	0	0	1	0	0	6	0	0	0	0	0
206	11	11	0	0	11	1	2	170	5	0	0	0	5
26	2	2	0	0	2	1	1	18	0	0	0	0	0
19	1	1	0	0	1	0	0	16	1	0	0	0	1
30	1	1	0	0	1	0	0	27	0	0	0	0	0
11	1	1	0	0	1	0	0	8	1	0	0	0	1
23	1	1	0	0	1	0	1	19	0	0	0	0	0
16	1	1	0	0	1	0	0	13	1	0	0	0	1
21	1	1	0	0	1	0	0	18	0	0	0	0	0
22	1	1	0	0	1	0	0	19	2	0	0	0	2
19	1	1	0	0	1	0	0	16	0	0	0	0	0
19	1	1	0	0	1	0	0	16	0	0	0	0	0
162	7	7	0	0	6	0	2	140	7	0	0	2	5
23	2	2	0	0	2	0	1	16	2	0	0	1	1
13	1	1	0	0	0	0	0	11	0	0	0	0	0
46	1	1	0	0	1	0	1	42	2	0	0	0	2
14	1	1	0	0	1	0	0	11	1	0	0	1	0
49	1	1	0	0	1	0	0	46	1	0	0	0	1
17	1	1	0	0	1	0	0	14	1	0	0	0	1
268	7	8	2	1	8	0	1	241	5	0	0	0	5
17	1	2	0	1	2	0	0	11	2	0	0	0	2
63	1	1	0	0	1	0	1	59	0	0	0	0	0
58	1	1	0	0	1	0	0	55	0	0	0	0	0
23	1	1	0	0	1	0	0	20	0	0	0	0	0
31	1	1	0	0	1	0	0	28	1	0	0	0	1
65	1	1	2	0	1	0	0	60	1	0	0	0	1
11	1	1	0	0	1	0	0	8	1	0	0	0	1
170	9	9	2	0	9	1	1	139	1	0	0	0	1
29	2	2	1	0	2	1	1	20	0	0	0	0	0
24	1	1	0	0	1	0	0	21	0	0	0	0	0
25	1	1	0	0	1	0	0	22	1	0	0	0	1
35	1	1	0	0	1	0	0	32	0	0	0	0	0
20	1	1	0	0	1	0	0	17	0	0	0	0	0

地　区	合计	医院						基层医疗卫生机构							
		小计	综合医院	中医医院	中西医结合医院	民族医院	专科医院	小计	社区卫生服务中心	社区卫生服务站	街道卫生院	乡镇卫生院	村卫生室	门诊部	诊所、卫生所、医务室
天全县	170	5	4	1	0	0	0	145	0	0	0	15	123	0	7
芦山县	71	3	2	1	0	0	0	64	0	0	0	9	34	0	21
宝兴县	79	2	1	1	0	0	0	64	0	0	0	9	46	0	9
巴中市	3305	51	21	4	0	0	26	3081	21	3	0	232	2443	1	381
巴州区	700	24	2	1	0	0	21	633	7	3	0	39	423	1	160
恩阳区	518	1	1	0	0	0	0	490	1	0	0	36	437	0	16
通江县	713	7	4	1	0	0	2	669	3	0	0	49	524	0	93
南江县	653	5	3	1	0	0	1	616	4	0	0	48	522	0	42
平昌县	721	14	11	1	0	0	2	673	6	0	0	60	537	0	70
资阳市	4969	50	37	5	0	0	8	4727	12	4	0	190	3962	14	545
雁江区	1216	19	12	2	0	0	5	1165	4	4	0	41	945	12	159
安岳县	1585	9	6	1	0	0	2	1502	1	0	0	69	1294	0	138
乐至县	944	7	6	1	0	0	0	908	3	0	0	25	807	2	71
简阳市	1224	15	13	1	0	0	1	1152	4	0	0	55	916	0	177
阿坝州	1624	33	20	4	1	8	0	1529	3	3	0	222	1192	0	109
汶川县	145	5	3	1	1	0	0	135	0	1	0	13	108	0	13
理　县	104	1	1	0	0	0	0	98	0	0	0	13	81	0	4
茂　县	136	4	3	1	0	0	0	127	1	2	0	22	86	0	16
松潘县	138	2	1	0	0	1	0	132	0	0	0	22	91	0	19
九寨沟县	127	2	1	1	0	0	0	121	0	0	0	18	99	0	4
金川县	141	2	1	0	0	1	0	135	0	0	0	23	101	0	11
小金县	150	2	1	1	0	0	0	144	0	0	0	21	119	0	4
黑水县	149	2	1	0	0	1	0	143	0	0	0	17	124	0	2
马尔康县	145	4	3	0	0	1	0	132	1	0	0	14	105	0	12
壤塘县	79	2	1	0	0	1	0	73	0	0	0	12	60	0	1
阿坝县	124	3	2	0	0	1	0	116	1	0	0	19	83	0	13
若尔盖县	125	2	1	0	0	1	0	119	0	0	0	17	102	0	0
红原县	61	2	1	0	0	1	0	54	0	0	0	11	33	0	10
甘孜州	2722	41	23	4	0	14	0	2599	1	1	0	333	2128	0	136
康定县	298	7	5	1	0	1	0	281	1	1	0	22	209	0	48
泸定县	189	3	2	1	0	0	0	182	0	0	0	12	124	0	46
丹巴县	209	2	1	0	0	1	0	203	0	0	0	16	181	0	6
九龙县	144	1	1	0	0	0	0	139	0	0	0	18	118	0	3
雅江县	127	2	1	0	0	1	0	121	0	0	0	17	100	0	4
道孚县	176	2	1	1	0	0	0	170	0	0	0	22	139	0	9
炉霍县	144	2	1	1	0	0	0	137	0	0	0	18	119	0	0

1-1-2（4）

专业公共卫生机构									其他机构				
小计	疾病预防控制机构	卫生监督机构	专科疾病防治院（所、站）	妇幼保健院（所、站）	急救中心（站）	采供血机构	健康教育所（站、中心）	计划生育技术服务机构	小计	疗养院	医学科研机构	医学在职培训机构	其他
20	1	1	1	0	1	0	0	16	0	0	0	0	0
4	1	1	0	0	1	0	0	1	0	0	0	0	0
13	1	1	0	0	1	0	0	10	0	0	0	0	0
167	6	6	1	3	6	1	1	143	6	0	0	0	6
42	2	2	1	2	2	0	1	32	1	0	0	0	1
27	1	1	0	0	1	0	0	24	0	0	0	0	0
35	1	1	0	0	1	0	0	32	2	0	0	0	2
29	1	1	0	0	1	0	0	26	3	0	0	0	3
34	1	1	0	1	1	1	0	29	0	0	0	0	0
118	5	5	0	0	5	0	1	102	74	1	0	0	73
31	2	2	0	0	2	0	1	24	1	0	0	0	1
4	1	1	0	0	1	0	0	1	70	0	0	0	70
29	1	1	0	0	1	0	0	26	0	0	0	0	0
54	1	1	0	0	1	0	0	51	3	1	0	0	2
57	14	14	0	0	14	0	1	14	5	0	1	1	3
4	1	1	0	0	1	0	0	1	1	0	0	1	0
4	1	1	0	0	1	0	0	1	1	0	0	0	1
4	1	1	0	0	1	0	0	1	1	0	1	0	0
4	1	1	0	0	1	0	0	1	0	0	0	0	0
4	1	1	0	0	1	0	0	1	0	0	0	0	0
4	1	1	0	0	1	0	0	1	0	0	0	0	0
4	1	1	0	0	1	0	0	1	0	0	0	0	0
9	2	2	0	0	2	0	1	2	0	0	0	0	0
4	1	1	0	0	1	0	0	1	0	0	0	0	0
4	1	1	0	0	1	0	0	1	1	0	0	0	其
4	1	1	0	0	1	0	0	1	0	0	0	0	0
4	1	1	0	0	1	0	0	1	1	0	0	0	1
80	19	19	0	0	19	1	3	19	2	0	0	2	0
9	2	2	0	0	2	0	1	2	1	0	0	1	0
4	1	1	0	0	1	0	0	1	0	0	0	0	0
4	1	1	0	0	1	0	0	1	0	0	0	0	0
4	1	1	0	0	1	0	0	1	0	0	0	0	0
4	1	1	0	0	1	0	0	1	0	0	0	0	0
4	1	1	0	0	1	0	0	1	0	0	0	0	0
5	1	1	0	0	1	0	1	1	0	0	0	0	0

地　区	合计	医院						基层医疗卫生机构							
		小计	综合医院	中医医院	中西医结合医院	民族医院	专科医院	小计	社区卫生服务中心	社区卫生服务站	街道卫生院	乡镇卫生院	村卫生室	门诊部	诊所、卫生所、医务室
甘孜县	172	2	1	0	0	1	0	166	0	0	0	22	144	0	0
新龙县	127	2	1	0	0	1	0	121	0	0	0	23	98	0	0
德格县	186	2	1	0	0	1	0	180	0	0	0	26	150	0	4
白玉县	167	2	1	0	0	1	0	161	0	0	0	16	145	0	0
石渠县	82	2	1	0	0	1	0	76	0	0	0	23	52	0	1
色达县	80	2	1	0	0	1	0	74	0	0	0	17	55	0	2
理塘县	149	2	1	0	0	1	0	142	0	0	0	23	117	0	2
巴塘县	118	2	1	0	0	1	0	112	0	0	0	19	88	0	5
乡城县	83	2	1	0	0	1	0	76	0	0	0	12	61	0	3
稻城县	133	2	1	0	0	1	0	126	0	0	0	16	110	0	0
得荣县	138	2	1	0	0	1	0	132	0	0	0	11	118	0	3
凉山州	5423	70	49	8	2	1	10	5218	14	0	0	618	4311	8	267
西昌市	622	24	13	1	1	0	9	578	5	0	0	37	369	8	159
木里县	158	2	1	0	0	1	0	153	0	0	0	29	121	0	3
盐源县	366	3	2	1	0	0	0	351	0	0	0	34	317	0	0
德昌县	236	2	1	1	0	0	0	226	1	0	0	22	196	0	7
会理县	480	5	4	1	0	0	0	466	3	0	0	48	402	0	13
会东县	450	4	3	1	0	0	0	439	0	0	0	53	366	0	20
宁南县	175	2	1	1	0	0	0	166	1	0	0	25	127	0	13
普格县	202	3	3	0	0	0	0	192	0	0	0	34	153	0	5
布拖县	227	1	1	0	0	0	0	220	0	0	0	30	190	0	0
金阳县	217	1	1	0	0	0	0	212	0	0	0	34	176	0	2
昭觉县	345	1	1	0	0	0	0	334	0	0	0	47	270	0	17
喜德县	211	3	3	0	0	0	0	202	1	0	0	24	177	0	0
冕宁县	411	5	4	1	0	0	0	399	0	0	0	38	358	0	3
越西县	343	4	4	0	0	0	0	333	1	0	0	40	289	0	3
甘洛县	281	1	1	0	0	0	0	269	1	0	0	28	227	0	13
美姑县	348	1	1	0	0	0	0	341	0	0	0	45	292	0	4
雷波县	351	8	5	1	1	0	1	337	1	0	0	50	281	0	5

1-1-2（5）

专业公共卫生机构									其他机构				
小计	疾病预防控制机构	卫生监督机构	专科疾病防治院（所、站）	妇幼保健院（所、站）	急救中心（站）	采供血机构	健康教育所（站、中心）	计划生育技术服务机构	小计	疗养院	医学科研机构	医学在职培训机构	其他
4	1	1	0	0	1	0	0	1	0	0	0	0	0
4	1	1	0	0	1	0	0	1	0	0	0	0	0
4	1	1	0	0	1	0	0	1	0	0	0	0	0
4	1	1	0	0	1	0	0	1	0	0	0	0	0
4	1	1	0	0	1	0	0	1	0	0	0	0	0
4	1	1	0	0	1	0	0	1	0	0	0	0	0
4	1	1	0	0	1	0	0	1	1	0	0	1	0
4	1	1	0	0	1	0	0	1	0	0	0	0	0
5	1	1	0	0	1	0	1	1	0	0	0	0	0
5	1	1	0	0	1	1	0	1	0	0	0	0	0
4	1	1	0	0	1	0	0	1	0	0	0	0	0
128	18	17	3	0	18	1	1	70	7	0	0	3	4
17	2	2	2	0	2	1	1	7	3	0	0	1	2
3	1	0	0	0	1	0	0	1	0	0	0	0	0
11	1	1	0	0	1	0	0	8	1	0	0	0	1
8	1	1	0	0	1	0	0	5	0	0	0	0	0
8	1	1	0	0	1	0	0	5	1	0	0	1	0
7	1	1	0	0	1	0	0	4	0	0	0	0	0
7	1	1	0	0	1	0	0	4	0	0	0	0	0
7	1	1	0	0	1	0	0	4	0	0	0	0	0
6	1	1	0	0	1	0	0	3	0	0	0	0	0
4	1	1	0	0	1	0	0	1	0	0	0	0	0
10	1	1	0	0	1	0	0	7	0	0	0	0	0
4	1	1	0	0	1	0	0	1	2	0	0	1	1
7	1	1	0	0	1	0	0	4	0	0	0	0	0
6	1	1	0	0	1	0	0	3	0	0	0	0	0
11	1	1	0	0	1	0	0	8	0	0	0	0	0
6	1	1	0	0	1	0	0	3	0	0	0	0	0
6	1	1	1	0	1	0	0	2	0	0	0	0	0

表 1-1-3　2013 年全省不同性质

机构类别	合计	按城乡分		按登记注册类型分						
		城市	农村	公立	国有	集体	民营	联营	私营	其他
总　计	80039	9499	70540	34938	9757	25181	45101	2280	37340	1084
医　院	1716	819	897	724	680	44	992	15	721	256
综合医院	1144	513	631	445	425	20	699	10	509	180
中医医院	183	67	116	148	134	14	35	0	27	8
中西医结合医院	21	11	10	8	7	1	13	0	11	2
民族医院	23	0	23	23	23	0	0	0	0	0
专科医院	345	228	117	100	91	9	245	5	174	66
口腔医院	25	18	7	6	5	1	19	0	16	3
眼科医院	19	15	4	1	1	0	18	0	12	6
耳鼻喉科医院	11	9	2	0	0	0	11	0	8	3
肿瘤医院	6	5	1	4	4	0	2	0	1	1
心血管病医院	5	5	0	0	0	0	5	0	3	2
胸科医院	0	0	0	0	0	0	0	0	0	0
血液病医院	0	0	0	0	0	0	0	0	0	0
妇产（科）医院	34	25	9	1	1	0	33	0	21	12
儿童医院	6	5	1	4	3	1	2	0	2	0
精神病医院	48	22	26	44	43	1	4	0	3	1
传染病医院	9	4	5	9	9	0	0	0	0	0
皮肤病医院	9	9	0	2	1	1	7	0	4	3
结核病医院	0	0	0	0	0	0	0	0	0	0
麻风病医院	3	0	3	3	3	0	0	0	0	0
职业病医院	2	2	0	2	2	0	0	0	0	0
骨科医院	45	20	25	8	4	4	37	1	27	9
康复医院	20	10	10	7	7	0	13	1	8	4
整形外科医院	1	1	0	0	0	0	1	0	1	0
美容医院	10	10	0	0	0	0	10	0	5	5
其他专科医院	92	68	24	9	8	1	83	3	63	17
基层医疗卫生机构	75160	7793	67367	31087	6003	25084	44073	2264	36613	799
社区卫生服务中心（站）	907	578	329	606	431	175	301	0	235	66
社区卫生服务中心	379	237	142	363	302	61	16	0	13	3
社区卫生服务站	528	341	187	243	129	114	285	0	222	63
卫生院	4595	1	4594	4592	3183	1409	3	0	2	1

医疗卫生机构数

按主办单位分				按机构管理类别分		
政府办		社会办	个人	非营利性	营利性	其他
	卫生部门					
9737	**8751**	**37303**	**32999**	**59769**	**17368**	**2902**
571	520	397	748	1026	690	0
311	279	301	532	665	479	0
142	142	14	27	159	24	0
8	8	3	10	10	11	0
23	23	0	0	23	0	0
87	68	79	179	169	176	0
4	4	6	15	10	15	0
1	1	8	10	6	13	0
0	0	1	10	2	9	0
4	4	2	0	5	1	0
0	0	2	3	5	0	0
0	0	0	0	0	0	0
0	0	0	0	0	0	0
1	1	11	22	8	26	0
3	3	1	2	5	1	0
44	30	1	3	46	2	0
9	9	0	0	9	0	0
1	1	4	4	2	7	0
0	0	0	0	0	0	0
3	1	0	0	3	0	0
1	1	1	0	2	0	0
4	4	11	30	20	25	0
6	4	4	10	13	7	0
0	0	0	1	0	1	0
0	0	4	6	0	10	0
6	5	23	63	33	59	0
6898	6846	36015	32247	58485	16675	0
470	453	159	278	872	35	0
340	333	30	9	378	1	0
130	120	129	269	494	34	0
4553	4553	41	1	4595	0	0

机构类别	合计	按城乡分		按登记注册类型分						
		城市	农村	公立	国有	集体	民营	联营	私营	其他
街道卫生院	1	1	0	1	0	1	0	0	0	0
乡镇卫生院	4594	0	4594	4591	3183	1408	3	0	2	1
中心卫生院	1047	0	1047	1047	964	83	0	0	0	0
乡卫生院	3547	0	3547	3544	2219	1325	3	0	2	1
村卫生室	55165	0	55165	24782	1564	23218	30383	2239	23462	0
门诊部	403	207	196	152	107	45	251	2	216	33
综合门诊部	251	100	151	113	78	35	138	1	121	16
中医门诊部	19	12	7	7	5	2	12	0	10	2
中西医结合门诊部	23	11	12	7	1	6	16	0	15	1
民族医门诊部	0	0	0	0	0	0	0	0	0	0
专科门诊部	110	84	26	25	23	2	85	1	70	14
诊所、卫生所、医务室	14090	7007	7083	955	718	237	13135	23	12698	414
诊 所	12924	6463	6461	109	45	64	12815	15	12483	317
卫生所、医务室	1166	544	622	846	673	173	320	8	215	97
专业公共卫生机构	2972	842	2130	2940	2890	50	32	1	3	28
疾病预防控制机构	207	69	138	207	207	0	0	0	0	0
省 属	1	1	0	1	1	0	0	0	0	0
地级市属	21	18	3	21	21	0	0	0	0	0
县级市属	57	43	14	57	57	0	0	0	0	0
县 属	125	5	120	125	125	0	0	0	0	0
其 他	3	2	1	3	3	0	0	0	0	0
专科疾病防治院（所、站）	35	12	23	34	32	2	1	0	1	0
专科疾病防治院	7	1	6	6	5	1	1	0	1	0
传染病防治院	0	0	0	0	0	0	0	0	0	0
结核病防治院	0	0	0	0	0	0	0	0	0	0
职业病防治院	0	0	0	0	0	0	0	0	0	0
其 他	7	1	6	6	5	1	1	0	1	0
专科疾病防治所（站、中心）	28	11	17	28	27	1	0	0	0	0
口腔病防治所（站、中心）	2	1	1	2	1	1	0	0	0	0
精神病防治所（站、中心）	1	0	1	1	1	0	0	0	0	0
皮肤病与性病防治所（中心）	3	1	2	3	3	0	0	0	0	0

1-1-3（1）

按主办单位分				按机构管理类别分		
政府办	卫生部门	社会办	个人	非营利性	营利性	其他
1	1	0	0	1	0	0
4552	4552	41	1	4594	0	0
1046	1046	1	0	1047	0	0
3506	3506	40	1	3547	0	0
1838	1838	33183	20144	51614	3551	0
6	2	173	224	167	236	0
5	2	123	123	125	126	0
0	0	10	9	7	12	0
0	0	10	13	8	15	0
0	0	0	0	0	0	0
1	0	30	79	27	83	0
31	0	2459	11600	1237	12853	0
1	0	1542	11381	291	12633	0
30	0	917	219	946	220	0
2178	1323	792	2	254	0	2718
205	204	2	0	0	0	207
1	1	0	0	0	0	1
21	21	0	0	0	0	21
57	57	0	0	0	0	57
125	125	0	0	0	0	125
1	0	2	0	0	0	3
29	27	5	1	35	0	0
5	5	1	1	7	0	0
0	0	0	0	0	0	0
0	0	0	0	0	0	0
0	0	0	0	0	0	0
5	5	1	1	7	0	0
24	22	4	0	28	0	0
2	2	0	0	2	0	0
0	0	1	0	1	0	0
3	1	0	0	3	0	0

机构类别	合计	按城乡分		按登记注册类型分						
		城市	农村	公立	国有	集体	民营	联营	私营	其他
结核病防治所（站、中心）	6	3	3	6	6	0	0	0	0	0
职业病防治所（站、中心）	0	0	0	0	0	0	0	0	0	0
地方病防治所（站、中心）	0	0	0	0	0	0	0	0	0	0
血吸虫病防治所（站、中心）	14	5	9	14	14	0	0	0	0	0
药物戒毒所（中心）	1	0	1	1	1	0	0	0	0	0
其 他	1	1	0	1	1	0	0	0	0	0
健康教育所（站、中心）	18	12	6	18	18	0	0	0	0	0
妇幼保健院（所、站）	202	64	138	200	200	0	2	1	0	1
按机构隶属关系分										
省 属	1	1	0	1	1	0	0	0	0	0
地级市属	18	15	3	18	18	0	0	0	0	0
县级市属	55	41	14	55	55	0	0	0	0	0
县 属	123	3	120	123	123	0	0	0	0	0
其 他	5	4	1	3	3	0	2	1	0	1
按机构类别分										
妇幼保健院	180	64	116	178	178	0	2	1	0	1
妇幼保健所	0	0	0	0	0	0	0	0	0	0
妇幼保健站	22	0	22	22	22	0	0	0	0	0
生殖保健中心	0	0	0	0	0	0	0	0	0	0
急救中心（站）	17	10	7	17	17	0	0	0	0	0
采供血机构	27	18	9	23	23	0	4	0	1	3
卫生监督所（中心）	207	70	137	207	207	0	0	0	0	0
省 属	1	1	0	1	1	0	0	0	0	0
地级市属	20	17	3	20	20	0	0	0	0	0
县级市属	62	48	14	62	62	0	0	0	0	0
县 属	124	4	120	124	124	0	0	0	0	0
其 他	0	0	0	0	0	0	0	0	0	0
计划生育技术服务机构	2259	587	1672	2234	2186	48	25	0	1	24
其他卫生机构	191	45	146	187	184	3	4	0	3	1
疗养院	4	2	2	4	3	1	0	0	0	0
医学科学研究机构	6	5	1	6	6	0	0	0	0	0
医学在职培训机构	18	5	13	17	17	0	1	0	0	1
临床检验中心（所、站）	3	3	0	0	0	0	3	0	3	0
其 他	160	30	130	160	158	2	0	0	0	0

1-1-3（2）

按主办单位分				按机构管理类别分		
政府办	卫生部门	社会办	个人	非营利性	营利性	其他
4	4	2	0	6	0	0
0	0	0	0	0	0	0
0	0	0	0	0	0	0
14	14	0	0	14	0	0
0	0	1	0	1	0	0
1	1	0	0	1	0	0
18	18	0	0	0	0	18
197	197	5	0	202	0	0
1	1	0	0	1	0	0
18	18	0	0	18	0	0
55	55	0	0	55	0	0
123	123	0	0	123	0	0
0	0	5	0	5	0	0
176	176	4	0	180	0	0
0	0	0	0	0	0	0
21	21	1	0	22	0	0
0	0	0	0	0	0	0
16	16	1	0	17	0	0
23	23	4	0	0	0	27
207	207	0	0	0	0	207
1	1	0	0	0	0	1
20	20	0	0	0	0	20
62	62	0	0	0	0	62
124	124	0	0	0	0	124
0	0	0	0	0	0	0
1483	631	775	1	0	0	2259
90	62	99	2	4	3	184
3	1	1	0	4	0	0
5	5	1	0	0	0	6
17	17	1	0	0	0	18
0	0	1	2	0	3	0
65	39	95	0	0	0	160

表 1-1-4　2013 年全省各类特色分类主要医疗卫生机构数

分类	医疗卫生机构总数	医院					基层医疗卫生机构				专业公共卫生机构			
		综合医院	中医医院	中西医结合医院	民族医院	专科医院	社区卫生服务中心（站）	乡镇卫生院	村卫生室	门诊部（所）	疾病预防控制中心（防疫站）	专科疾病防治院（所、站）	妇幼保健院（所、站）	卫生监督所
总　计	80039	1144	183	21	23	345	907	4594	55165	14493	207	35	202	207
省级	23	11	3	1	0	2	0	0	0	0	1	0	1	1
市级	219	51	10	5	2	22	12	0	0	0	21	1	18	20
县级	5998	226	128	1	21	52	343	4081	0	0	183	28	178	186
其他	73799	856	42	14	0	269	552	513	55165	14493	2	6	5	0
地区分类	80039	1144	183	21	23	345	907	4594	55165	14493	207	35	202	207
一类地区	9020	339	36	7	0	123	326	291	3504	4221	28	6	27	28
二类地区	61250	713	131	11	0	212	559	3130	44030	9752	128	26	124	129
三类地区	9769	92	16	3	23	10	22	1173	7631	520	51	3	51	50
地震灾区	67080	1001	156	17	9	315	796	3640	45792	12742	161	32	157	162
国定 39 个重灾县	15794	214	48	4	2	69	172	1062	10811	2732	44	14	40	43
10 个极重灾县	3164	54	18	3	0	22	47	218	2200	491	10	6	10	10
18 个对口支援县	5726	88	23	3	2	30	73	456	3947	860	18	6	18	18
省定 12 个重灾县	7601	60	11	0	2	35	52	438	5500	1214	14	4	14	14
88 个一般灾区	42780	716	94	13	5	209	562	2063	28810	8705	100	14	100	102
"8·30" 会理地震 3 县	905	11	3	0	0	2	10	77	671	91	3	0	3	3
三州地区	9769	92	16	3	23	10	22	1173	7631	520	51	3	51	50
民族地区	12289	117	27	3	23	12	31	1383	9378	835	63	4	63	62
藏族地区	4504	44	8	1	23	1	8	584	3441	248	34	0	34	33
彝族地区	2840	25	3	1	0	1	4	366	2266	63	12	2	12	12
革命老区	36121	371	79	7	12	95	228	2294	26668	4759	87	9	87	88
草原草地县	1502	13	1	0	11	0	1	220	1170	33	12	0	12	12
国家级扶贫开发重点县	16002	122	20	3	8	18	97	1292	12393	1461	37	3	37	36
扩权试点县	40161	379	66	3	0	58	204	2093	30509	5208	59	16	59	59

表 1-2-1　2009—2013 年全省各类医疗机构数

机构类别	2009	2010	2011	2012	2013
总　计	72399	73795	75292	76016	77137
医　院	1187	1260	1393	1542	1716
综合医院	787	832	931	1013	1144
中医医院	165	166	174	173	183
专科医院	196	221	248	309	345
基层医疗卫生机构	70952	72271	73632	74213	75160
卫生院	4745	4688	4619	4607	4595
乡镇卫生院	4734	4685	4618	4606	4594
中心卫生院	1039	1048	1044	1044	1047
乡卫生院	3695	3637	3574	3562	3547
社区卫生服务中心（站）	637	750	870	928	907
社区卫生服务中心	257	306	344	361	379
门诊部（所）	13907	14119	14138	14077	14493
诊所、卫生所、医务室	13658	13833	13799	12466	14090
村卫生室	51663	52714	54005	54601	55165
专业公共卫生机构	255	256	258	253	254
妇幼保健院（所、站）	202	203	203	200	202
专科疾病防治院（所、站）	38	37	38	37	35
急救中心（站）	15	16	17	16	17
其他卫生机构	5	8	9	8	7
疗养院	5	6	6	5	4
临床检验中心（所、站）	0	2	3	3	3

表 1-2-2   2013 年全省

分类	合计	医院						基层医疗卫生机构				
		小计	综合医院	中医医院	中西医结合医院	民族医院	专科医院	小计	社区卫生服务中心	社区卫生服务站	街道卫生院	乡镇卫生院
总　计	77137	1716	1144	183	21	23	345	75160	379	528	1	4594
省级	18	17	11	3	1	0	2	0	0	0	0	0
市级	130	90	51	10	5	2	22	12	11	1	0	0
县级	5068	428	226	128	1	21	52	4425	279	64	1	4081
其他	71921	1181	856	42	14	0	269	70723	89	463	0	513
地区分类												
一类地区	8885	505	339	36	7	0	123	8342	123	203	0	291
二类地区	58706	1067	713	131	11	0	212	57472	238	321	1	3130
三类地区	9546	144	92	16	3	23	10	9346	18	4	0	1173
地震灾区	64679	1498	1001	156	17	9	315	62971	330	466	1	3640
国定 39 个重灾县	15172	337	214	48	4	2	69	14777	68	104	0	1062
10 个极重灾县	3069	97	54	18	3	0	22	2956	9	38	0	218
18 个对口支援县	5507	146	88	23	3	2	30	5336	17	56	0	456
省定 12 个重灾县	7333	108	60	11	0	2	35	7204	25	27	0	438
88 个一般灾区	41306	1037	716	94	13	5	209	40141	231	331	1	2063
"8·30" 会理地震 3 县	868	16	11	3	0	0	2	849	6	4	0	77
三州地区	9546	144	92	16	3	23	10	9346	18	4	0	1173
民族地区	11878	182	117	27	3	23	12	11627	23	8	0	1383
藏族地区	4392	76	44	8	1	23	0	4281	4	4	0	584
彝族地区	2743	30	25	3	1	0	1	2699	4	0	0	366
革命老区	34615	564	371	79	7	12	95	33950	109	119	1	2294
草原草地县	1462	25	13	1	0	11	0	1424	1	0	0	220
国家级扶贫开发重点县	15455	171	122	20	3	8	18	15243	39	58	0	1292
扩权试点县	38601	506	379	66	3	0	58	38014	96	108	0	2093

各类特色分类医疗机构数

基层医疗卫生机构			专业公共卫生机构				其他		
村卫生室	门诊部	诊所卫生所医务室护理站	小计	专科疾病防治院（所、站）	妇幼保健院（所、站）	急救中心（站）	小计	疗养院	临床检验中心（所、站）
55165	403	14090	254	35	202	17	7	4	3
0	0	0	1	0	1	0	0	0	0
0	0	0	27	1	18	8	1	1	0
0	0	0	214	28	178	8	1	1	0
55165	403	14090	12	6	5	1	5	2	3
3504	223	3998	34	6	27	1	4	1	3
44030	172	9580	164	26	124	14	3	3	0
7631	8	512	56	3	51	2	0	0	0
45792	342	12400	203	32	157	14	7	4	3
10811	37	2695	58	14	40	4	0	0	0
2200	9	482	16	6	10	0	0	0	0
3947	14	846	25	6	18	1	0	0	0
5500	6	1208	20	4	14	2	1	1	0
28810	299	8406	122	14	100	8	6	3	3
671	0	91	3	0	3	0	0	0	0
7631	8	512	56	3	51	2	0	0	0
9378	19	816	69	4	63	2	0	0	0
3441	0	248	35	0	34	1	0	0	0
2266	3	60	14	2	12	0	0	0	0
26668	88	4671	101	9	87	5	0	0	0
1170	0	33	13	0	12	1	0	0	0
12393	12	1449	41	3	37	1	0	0	0
30509	118	5090	79	16	59	4	2	2	0

表 1-3-1　2009—2013 年全省医院数

分　类	2009	2010	2011	2012	2013
总　计	1187	1260	1393	1542	1716
按登记注册类型分					
公　立	761	755	735	721	724
民　营	426	505	658	821	992
按主办单位分					
政府办	563	558	564	564	571
社会办	313	326	336	357	397
个人办	311	376	493	621	748
按管理类别分					
非营利性	891	910	941	990	1026
营利性	296	350	452	552	690
按医院等级分					
三级医院	52	56	69	83	96
二级医院	389	379	388	406	422
一级医院	121	128	153	171	195
未评级	625	697	783	882	1003
按类别分					
综合医院	787	832	931	1013	1144
中医医院	165	166	174	173	183
中西医结合医院	19	19	18	24	21
民族医院	19	22	22	23	23
专科医院	196	221	248	309	345
护理院	1	0	0	0	0

表 1-3-2 2013 年全省不同等级医院、妇幼保健院、专科疾病防治院数

医院等级	医院	综合医院	中医医院	中西医结合医院	民族医院	专科医院	妇幼保健院	专科疾病防治院
总　计	1716	1144	183	21	23	345	180	7
三　级	96	58	21	5	0	12	11	0
甲　等	56	29	11	4	0	12	4	0
乙　等	40	29	10	1	0	0	7	0
二　级	422	261	106	1	1	53	46	0
甲　等	197	134	43	0	1	19	37	0
乙　等	202	115	61	1	0	25	9	0
丙　等	0	0	0	0	0	0	0	0
未定等	23	12	2	0	0	9	0	0
一　级	195	155	14	1	0	25	83	2
甲　等	93	68	6	0	0	19	74	2
乙　等	46	38	4	1	0	3	8	0
丙　等	1	1	0	0	0	0	0	0
未定等	55	48	4	0	0	3	1	0
未定级	1003	670	42	14	22	255	40	5

表 1-3-3 2013 年市（州）及县（市、区）不同等级医院数

地　区	合计	三级			二级					一级					未评级
		小计	甲等	乙等	小计	甲等	乙等	丙等	未评	小计	甲等	乙等	丙等	未评	
总　计	1716	96	56	40	422	197	202	0	23	195	93	46	1	55	1003
成都市	476	34	17	17	81	46	23	0	12	59	6	17	0	36	302
锦江区	23	3	2	1	4	3	1	0	0	0	0	0	0	0	16
青羊区	40	4	3	1	5	3	1	0	1	2	1	1	0	0	29
金牛区	42	3	3	0	11	7	1	0	3	0	0	0	0	0	28
武侯区	85	10	7	3	10	6	2	0	2	4	0	2	0	2	61
成华区	28	2	0	2	4	3	1	0	0	3	1	0	0	2	19
龙泉驿区	24	0	0	0	5	3	2	0	0	10	1	0	0	9	9
青白江区	11	0	0	0	3	1	1	0	1	2	0	2	0	0	6
新都区	18	2	1	1	5	2	0	0	3	9	0	1	0	8	2
温江区	13	1	1	0	2	1	1	0	0	0	0	0	0	0	10
金堂县	14	0	0	0	5	3	2	0	0	3	0	3	0	0	6
双流县	34	3	0	3	1	1	0	0	0	0	0	0	0	0	30
郫　县	20	1	0	1	4	2	2	0	0	1	0	1	0	0	14
大邑县	16	0	0	0	4	3	1	0	0	1	1	0	0	0	11
蒲江县	6	0	0	0	2	1	1	0	0	1	0	1	0	0	3
新津县	8	0	0	0	2	1	1	0	0	2	0	2	0	0	4
都江堰市	26	2	0	2	5	0	5	0	0	0	0	0	0	0	19
彭州市	30	2	0	2	2	1	1	0	0	5	0	0	0	5	21
邛崃市	21	0	0	0	4	2	0	0	2	13	1	2	0	10	4
崇州市	17	1	0	1	3	3	0	0	0	3	1	2	0	0	10
自贡市	62	5	4	1	18	4	12	0	2	22	16	2	0	4	17
自流井区	25	2	2	0	7	0	7	0	0	12	8	1	0	3	4
贡井区	7	2	1	1	2	0	1	0	1	2	2	0	0	0	1
大安区	6	1	1	0	2	0	1	0	1	2	1	1	0	0	1
沿滩区	2	0	0	0	0	0	0	0	0	0	0	0	0	0	2
荣　县	12	0	0	0	3	2	1	0	0	4	3	0	0	1	5
富顺县	10	0	0	0	3	2	1	0	0	1	1	0	0	0	6
攀枝花市	29	5	4	1	6	3	3	0	0	1	1	0	0	0	17
东　区	10	3	3	0	1	1	0	0	0	0	0	0	0	0	6
西　区	4	1	0	1	1	1	0	0	0	0	0	0	0	0	2
仁和区	5	1	1	0	1	0	1	0	0	1	1	0	0	0	2
米易县	4	0	0	0	2	1	1	0	0	0	0	0	0	0	2
盐边县	6	0	0	0	1	0	1	0	0	0	0	0	0	0	5

续表 1-3-3（1）

地 区	合计	三级			二级					一级					未评级
		小计	甲等	乙等	小计	甲等	乙等	丙等	未评	小计	甲等	乙等	丙等	未评	
泸州市	101	4	4	0	16	7	9	0	0	6	2	4	0	0	75
江阳区	18	4	4	0	3	1	2	0	0	0	0	0	0	0	11
纳溪区	20	0	0	0	3	1	2	0	0	1	0	1	0	0	16
龙马潭区	12	0	0	0	2	0	2	0	0	1	0	1	0	0	9
泸 县	19	0	0	0	2	1	1	0	0	3	1	2	0	0	14
合江县	14	0	0	0	2	1	1	0	0	1	1	0	0	0	11
叙永县	7	0	0	0	2	1	1	0	0	0	0	0	0	0	5
古蔺县	11	0	0	0	2	1	1	0	0	0	0	0	0	0	9
德阳市	74	2	1	1	16	8	5	0	3	3	0	0	0	3	53
旌阳区	26	2	1	1	3	1	2	0	0	1	0	0	0	1	20
中江县	8	0	0	0	4	1	1	0	2	0	0	0	0	0	4
罗江县	4	0	0	0	1	0	1	0	0	1	0	0	0	1	2
广汉市	15	0	0	0	2	1	1	0	0	0	0	0	0	0	13
什邡市	11	0	0	0	3	2	1	0	0	1	0	0	0	1	7
绵竹市	10	0	0	0	3	2	0	0	1	0	0	0	0	0	7
绵阳市	81	7	3	4	30	18	11	0	1	7	5	1	0	1	37
涪城区	23	3	2	1	8	6	1	0	1	2	2	0	0	0	10
游仙区	7	1	1	0	2	1	1	0	0	0	0	0	0	0	4
三台县	14	1	0	1	2	1	1	0	0	0	0	0	0	0	11
盐亭县	4	0	0	0	3	2	1	0	0	0	0	0	0	0	1
安 县	5	0	0	0	2	2	0	0	0	1	1	0	0	0	2
梓潼县	5	0	0	0	2	2	0	0	0	0	0	0	0	0	3
北川县	2	0	0	0	2	0	2	0	0	0	0	0	0	0	0
平武县	2	0	0	0	2	1	1	0	0	0	0	0	0	0	0
江油市	19	2	0	2	7	3	4	0	0	4	2	1	0	1	6
广元市	48	4	4	0	16	9	7	0	0	7	2	1	0	4	21
利州区	22	4	4	0	3	2	1	0	0	2	1	0	0	1	13
昭化区	2	0	0	0	2	0	2	0	0	0	0	0	0	0	0
朝天区	2	0	0	0	2	1	1	0	0	0	0	0	0	0	0
旺苍县	8	0	0	0	2	2	0	0	0	0	0	0	0	0	6
青川县	2	0	0	0	2	0	2	0	0	0	0	0	0	0	0
剑阁县	4	0	0	0	2	2	0	0	0	1	0	1	0	0	1
苍溪县	8	0	0	0	3	2	1	0	0	4	1	0	0	3	1

续表 1-3-3（2）

地 区	合计	三级			二级					一级					未评级
		小计	甲等	乙等	小计	甲等	乙等	丙等	未评	小计	甲等	乙等	丙等	未评	
遂宁市	60	3	2	1	11	6	5	0	0	24	12	11	0	1	22
船山区	25	2	2	0	4	3	1	0	0	5	5	0	0	0	14
安居区	10	0	0	0	2	0	2	0	0	6	0	6	0	0	2
蓬溪县	6	0	0	0	3	1	2	0	0	1	0	0	0	1	2
射洪县	11	1	0	1	1	1	0	0	0	6	1	5	0	0	3
大英县	8	0	0	0	1	1	0	0	0	6	6	0	0	0	1
内江市	57	6	3	3	9	5	4	0	0	5	5	0	0	0	37
市中区	18	2	2	0	2	2	0	0	0	2	2	0	0	0	12
东兴区	8	1	1	0	1	1	0	0	0	2	2	0	0	0	4
威远县	15	0	0	0	4	1	3	0	0	0	0	0	0	0	11
资中县	6	1	0	1	2	1	1	0	0	1	1	0	0	0	2
隆昌县	10	2	0	2	0	0	0	0	0	0	0	0	0	0	8
乐山市	90	2	2	0	32	9	18	0	5	9	8	0	0	1	47
市中区	26	2	2	0	7	2	3	0	2	1	0	0	0	1	16
沙湾区	8	0	0	0	1	1	0	0	0	1	1	0	0	0	6
五通桥区	13	0	0	0	4	1	3	0	0	5	5	0	0	0	4
金口河区	1	0	0	0	1	0	1	0	0	0	0	0	0	0	0
犍为县	6	0	0	0	3	1	2	0	0	0	0	0	0	0	3
井研县	5	0	0	0	2	0	2	0	0	0	0	0	0	0	3
夹江县	9	0	0	0	4	1	2	0	1	0	0	0	0	0	5
沐川县	1	0	0	0	1	0	1	0	0	0	0	0	0	0	0
峨边县	2	0	0	0	2	0	2	0	0	0	0	0	0	0	0
马边县	2	0	0	0	1	0	1	0	0	0	0	0	0	0	1
峨眉山市	17	0	0	0	6	3	1	0	2	2	2	0	0	0	9
南充市	100	4	3	1	21	13	8	0	0	10	3	3	1	3	65
顺庆区	38	3	3	0	3	2	1	0	0	2	0	1	1	0	30
高坪区	12	0	0	0	5	4	1	0	0	4	2	1	0	1	3
嘉陵区	7	0	0	0	0	0	0	0	0	0	0	0	0	0	7
南部县	5	0	0	0	2	2	0	0	0	0	0	0	0	0	3
营山县	7	0	0	0	2	1	1	0	0	0	0	0	0	0	5
蓬安县	8	0	0	0	2	1	1	0	0	3	0	1	0	2	3
仪陇县	9	0	0	0	4	1	3	0	0	0	0	0	0	0	5
西充县	2	0	0	0	2	1	1	0	0	0	0	0	0	0	0
阆中市	12	1	0	1	1	1	0	0	0	1	1	0	0	0	9

续表 1-3-3（3）

地 区	合计	三级			二级					一级					未评级
		小计	甲等	乙等	小计	甲等	乙等	丙等	未评	小计	甲等	乙等	丙等	未评	
眉山市	47	3	1	2	12	6	6	0	0	4	4	0	0	0	28
东坡区	28	2	1	1	2	2	0	0	0	4	4	0	0	0	20
仁寿县	5	1	0	1	2	1	1	0	0	0	0	0	0	0	2
彭山县	3	0	0	0	2	1	1	0	0	0	0	0	0	0	1
洪雅县	4	0	0	0	2	2	0	0	0	0	0	0	0	0	2
丹棱县	2	0	0	0	1	0	1	0	0	0	0	0	0	0	1
青神县	5	0	0	0	3	0	3	0	0	0	0	0	0	0	2
宜宾市	84	2	2	0	28	16	12	0	0	3	2	1	0	0	51
翠屏区	36	2	2	0	7	2	5	0	0	1	1	0	0	0	26
南溪区	7	0	0	0	4	1	3	0	0	0	0	0	0	0	3
宜宾县	6	0	0	0	3	1	2	0	0	1	0	1	0	0	2
江安县	3	0	0	0	2	2	0	0	0	0	0	0	0	0	1
长宁县	5	0	0	0	2	2	0	0	0	0	0	0	0	0	3
高 县	4	0	0	0	2	1	1	0	0	1	1	0	0	0	1
珙 县	8	0	0	0	3	3	0	0	0	0	0	0	0	0	5
筠连县	6	0	0	0	1	1	0	0	0	0	0	0	0	0	5
兴文县	7	0	0	0	2	2	0	0	0	0	0	0	0	0	5
屏山县	2	0	0	0	2	1	1	0	0	0	0	0	0	0	0
广安市	47	1	1	0	12	7	5	0	0	4	3	1	0	0	30
广安区	12	1	1	0	3	1	2	0	0	0	0	0	0	0	8
前锋区	1	0	0	0	0	0	0	0	0	1	1	0	0	0	0
岳池县	7	0	0	0	2	1	1	0	0	0	0	0	0	0	5
武胜县	13	0	0	0	2	2	0	0	0	0	0	0	0	0	11
邻水县	8	0	0	0	2	2	0	0	0	0	0	0	0	0	6
华蓥市	6	0	0	0	3	1	2	0	0	3	2	1	0	0	0
达州市	77	2	2	0	15	8	7	0	0	5	3	1	0	1	55
通川区	21	2	2	0	1	0	1	0	0	0	0	0	0	0	18
达川区	11	0	0	0	2	2	0	0	0	1	1	0	0	0	8
宣汉县	8	0	0	0	3	2	1	0	0	0	0	0	0	0	5
开江县	4	0	0	0	2	0	2	0	0	0	0	0	0	0	2
大竹县	10	0	0	0	2	2	0	0	0	1	1	0	0	0	7
渠 县	15	0	0	0	2	1	1	0	0	3	1	1	0	1	10
万源市	8	0	0	0	3	1	2	0	0	0	0	0	0	0	5
雅安市	38	1	1	0	17	6	11	0	0	3	3	0	0	0	17
雨城区	16	1	1	0	5	2	3	0	0	3	3	0	0	0	7

续表 1-3-3（4）

地 区	合计	三级			二级					一级					未评级
		小计	甲等	乙等	小计	甲等	乙等	丙等	未评	小计	甲等	乙等	丙等	未评	
名山区	2	0	0	0	2	0	2	0	0	0	0	0	0	0	0
荥经县	5	0	0	0	2	1	1	0	0	0	0	0	0	0	3
汉源县	2	0	0	0	2	2	0	0	0	0	0	0	0	0	0
石棉县	3	0	0	0	2	1	1	0	0	0	0	0	0	0	1
天全县	5	0	0	0	2	0	2	0	0	0	0	0	0	0	3
芦山县	3	0	0	0	1	0	1	0	0	0	0	0	0	0	2
宝兴县	2	0	0	0	1	0	1	0	0	0	0	0	0	0	1
巴中市	51	1	0	1	9	5	4	0	0	14	12	2	0	0	27
巴州区	24	1	0	1	2	1	1	0	0	9	9	0	0	0	12
恩阳区	1	0	0	0	1	0	1	0	0	0	0	0	0	0	0
通江县	7	0	0	0	2	1	1	0	0	1	0	1	0	0	4
南江县	5	0	0	0	2	1	1	0	0	0	0	0	0	0	3
平昌县	14	0	0	0	2	2	0	0	0	4	3	1	0	0	8
资阳市	50	5	1	4	10	7	3	0	0	2	1	1	0	0	33
雁江区	19	1	0	1	7	5	2	0	0	0	0	0	0	0	11
安岳县	9	2	0	2	1	0	1	0	0	0	0	0	0	0	6
乐至县	7	0	0	0	2	2	0	0	0	0	0	0	0	0	5
简阳市	15	2	1	1	0	0	0	0	0	2	1	1	0	0	11
阿坝州	33	1	0	1	15	5	10	0	0	1	0	0	0	1	16
汶川县	5	0	0	0	2	1	1	0	0	0	0	0	0	0	3
理 县	1	0	0	0	1	0	1	0	0	0	0	0	0	0	0
茂 县	4	0	0	0	2	1	1	0	0	1	0	0	0	1	1
松潘县	2	0	0	0	1	1	0	0	0	0	0	0	0	0	1
九寨沟县	2	0	0	0	1	0	1	0	0	0	0	0	0	0	1
金川县	2	0	0	0	1	0	1	0	0	0	0	0	0	0	1
小金县	2	0	0	0	1	0	1	0	0	0	0	0	0	0	1
黑水县	2	0	0	0	1	0	1	0	0	0	0	0	0	0	1
马尔康县	4	1	0	1	1	1	0	0	0	0	0	0	0	0	2
壤塘县	2	0	0	0	1	0	1	0	0	0	0	0	0	0	1
阿坝县	3	0	0	0	1	0	1	0	0	0	0	0	0	0	2
若尔盖县	2	0	0	0	1	0	1	0	0	0	0	0	0	0	1
红原县	2	0	0	0	1	0	1	0	0	0	0	0	0	0	1
甘孜州	41	1	0	1	17	1	16	0	0	1	1	0	0	0	22
康定县	7	1	0	1	2	0	2	0	0	1	1	0	0	0	3
泸定县	3	0	0	0	1	1	0	0	0	0	0	0	0	0	2

续表 1-3-3（5）

地 区	合计	三级			二级					一级					未评级
		小计	甲等	乙等	小计	甲等	乙等	丙等	未评	小计	甲等	乙等	丙等	未评	
丹巴县	2	0	0	0	1	0	1	0	0	0	0	0	0	0	1
九龙县	1	0	0	0	1	0	1	0	0	0	0	0	0	0	0
雅江县	2	0	0	0	1	0	1	0	0	0	0	0	0	0	1
道孚县	2	0	0	0	1	0	1	0	0	0	0	0	0	0	1
炉霍县	2	0	0	0	1	0	1	0	0	0	0	0	0	0	1
甘孜县	2	0	0	0	1	0	1	0	0	0	0	0	0	0	1
新龙县	2	0	0	0	0	0	0	0	0	0	0	0	0	0	2
德格县	2	0	0	0	1	0	1	0	0	0	0	0	0	0	1
白玉县	2	0	0	0	1	0	1	0	0	0	0	0	0	0	1
石渠县	2	0	0	0	0	0	0	0	0	0	0	0	0	0	2
色达县	2	0	0	0	1	0	1	0	0	0	0	0	0	0	1
理塘县	2	0	0	0	1	0	1	0	0	0	0	0	0	0	1
巴塘县	2	0	0	0	1	0	1	0	0	0	0	0	0	0	1
乡城县	2	0	0	0	1	0	1	0	0	0	0	0	0	0	1
稻城县	2	0	0	0	1	0	1	0	0	0	0	0	0	0	1
得荣县	2	0	0	0	1	0	1	0	0	0	0	0	0	0	1
凉山州	70	3	1	2	31	8	23	0	0	5	4	1	0	0	31
西昌市	24	3	1	2	9	1	8	0	0	4	3	1	0	0	8
木里县	2	0	0	0	1	0	1	0	0	0	0	0	0	0	1
盐源县	3	0	0	0	1	0	1	0	0	1	1	0	0	0	1
德昌县	2	0	0	0	2	2	0	0	0	0	0	0	0	0	0
会理县	5	0	0	0	4	1	3	0	0	0	0	0	0	0	1
会东县	4	0	0	0	1	1	0	0	0	0	0	0	0	0	3
宁南县	2	0	0	0	2	1	1	0	0	0	0	0	0	0	0
普格县	3	0	0	0	1	0	1	0	0	0	0	0	0	0	2
布拖县	1	0	0	0	1	0	1	0	0	0	0	0	0	0	0
金阳县	1	0	0	0	1	0	1	0	0	0	0	0	0	0	0
昭觉县	1	0	0	0	1	0	1	0	0	0	0	0	0	0	0
喜德县	3	0	0	0	1	0	1	0	0	0	0	0	0	0	2
冕宁县	5	0	0	0	2	1	1	0	0	0	0	0	0	0	3
越西县	4	0	0	0	1	1	0	0	0	0	0	0	0	0	3
甘洛县	1	0	0	0	1	0	1	0	0	0	0	0	0	0	0
美姑县	1	0	0	0	1	0	1	0	0	0	0	0	0	0	0
雷波县	8	0	0	0	1	0	1	0	0	0	0	0	0	0	7

表 1-3-4　2013 年全省各类特色分类医院等级情况

分类	合计	三级			二级					一级					未评级
		小计	甲等	乙等	小计	甲等	乙等	丙等	未评	小计	甲等	乙等	丙等	未评	
总　计	1716	96	56	40	422	197	202	0	23	195	93	46	1	55	1003
省　级	17	10	10	0	3	3	0	0	0	2	2	0	0	0	2
市　级	90	52	39	13	19	10	7	0	2	4	3	0	1	0	15
县　级	428	24	2	22	295	147	143	0	5	21	15	5	0	1	88
其　他	1181	10	5	5	105	37	52	0	16	168	73	41	0	54	898
地区分类															
一类地区	505	39	21	18	87	49	26	0	12	60	7	17	0	36	319
二类地区	1067	52	34	18	272	134	127	0	11	128	81	28	1	18	615
三类地区	144	5	1	4	63	14	49	0	0	7	5	1	0	1	69
地震灾区	1498	85	48	37	356	171	162	0	23	185	86	43	1	55	872
国定 39 个重灾县	337	19	8	11	94	51	39	0	4	28	10	4	0	14	196
10 个极重灾县	97	4	0	4	25	10	14	0	1	8	1	0	0	7	60
18 个对口支援县	146	7	0	7	43	21	21	0	1	16	4	4	0	8	80
省定 12 个重灾县	108	7	2	5	25	9	15	0	1	21	15	6	0	0	55
88 个一般灾区	1037	58	37	21	231	110	103	0	18	135	60	33	1	41	613
"8·30" 会理地震 3 县	16	1	1	0	6	1	5	0	0	1	1	0	0	0	8
三州地区	144	5	1	4	63	14	49	0	0	7	5	1	0	1	69
民族地区	182	6	2	4	82	21	61	0	0	8	6	1	0	1	86
藏族地区	76	2	0	2	33	6	27	0	0	2	1	0	0	1	39
彝族地区	30	0	0	0	13	1	12	0	0	1	1	0	0	0	16
革命老区	564	19	11	8	164	81	81	0	2	68	38	10	0	20	313
草原草地县	25	0	0	0	11	0	11	0	0	0	0	0	0	0	14
国家级扶贫开发重点县	171	2	1	1	53	22	31	0	0	11	6	2	0	3	105
扩权试点县	506	13	1	12	139	78	55	0	6	57	30	16	0	11	297

表 1-3-5 2013年市（州）及县（市、区）公立医院数

地 区	合计	按医院级别分				按类别分					公立医院中政府办医院
		三级医院	二级医院	一级医院	未评级	综合医院	中医医院	中西医结合医院	民族医院	专科医院	
总　计	724	96	357	56	215	445	148	8	23	100	571
成都市	162	34	56	13	59	106	24	3	0	29	92
锦江区	9	3	2	0	4	4	2	0	0	3	3
青羊区	17	4	4	2	7	9	1	0	0	7	11
金牛区	16	3	8	0	5	11	3	0	0	2	8
武侯区	21	10	2	2	7	12	1	2	0	6	11
成华区	17	2	1	1	13	15	1	0	0	1	3
龙泉驿区	9	0	5	0	4	7	1	0	0	1	4
青白江区	3	0	3	0	0	2	1	0	0	0	2
新都区	5	2	2	1	0	4	1	0	0	0	4
温江区	6	1	2	0	3	5	1	0	0	0	4
金堂县	8	0	5	3	0	7	1	0	0	0	5
双流县	8	3	1	0	4	7	1	0	0	0	4
郫　县	7	1	3	1	2	5	2	0	0	0	6
大邑县	7	0	4	1	2	4	2	0	0	1	4
蒲江县	2	0	2	0	0	1	1	0	0	0	2
新津县	3	0	2	1	0	1	1	0	0	1	3
都江堰市	10	2	4	0	4	6	1	0	0	3	4
彭州市	6	2	1	0	3	2	1	1	0	2	6
邛崃市	2	0	2	0	0	1	1	0	0	0	2
崇州市	6	1	3	1	1	3	1	0	0	2	6
自贡市	26	5	15	6	0	17	5	0	0	4	19
自流井区	10	2	5	3	0	9	1	0	0	0	5
贡井区	5	2	2	1	0	3	1	0	0	1	4
大安区	3	1	2	0	0	1	1	0	0	1	3
沿滩区	1	0	1	0	0	1	0	0	0	100	1
荣　县	4	0	2	2	0	1	1	0	0	2	3
富顺县	3	0	3	0	0	2	1	0	0	0	3
攀枝花市	17	5	6	1	5	10	3	1	0	3	13
东　区	5	3	1	0	1	3	0	1	0	1	2
西　区	2	1	1	0	0	2	0	0	0	0	1
仁和区	5	1	1	1	2	2	1	0	0	2	5
米易县	2	0	2	0	0	1	1	0	0	0	2
盐边县	3	0	1	0	2	2	1	0	0	0	3

续表 1-3-5（1）

地 区	合计	按医院级别分				按类别分					公立医院中政府办医院
		三级医院	二级医院	一级医院	未评级	综合医院	中医医院	中西医结合医院	民族医院	专科医院	
泸州市	25	4	16	1	4	13	8	0	0	4	22
江阳区	9	4	3	0	2	4	2	0	0	3	8
纳溪区	3	0	3	0	0	2	1	0	0	0	2
龙马潭区	2	0	2	0	0	1	1	0	0	0	2
泸 县	4	0	2	1	1	2	1	0	0	1	4
合江县	3	0	2	0	1	2	1	0	0	0	2
叙永县	2	0	2	0	0	1	1	0	0	0	2
古蔺县	2	0	2	0	0	1	1	0	0	0	2
德阳市	36	2	15	0	19	24	6	1	0	5	26
旌阳区	8	2	2	0	4	4	1	1	0	2	6
中江县	7	0	4	0	3	5	1	0	0	1	7
罗江县	2	0	1	0	1	1	1	0	0	0	2
广汉市	6	0	2	0	4	4	1	0	0	1	4
什邡市	8	0	3	0	5	7	1	0	0	0	3
绵竹市	5	0	3	0	2	3	1	0	0	1	4
绵阳市	52	7	26	6	13	35	9	0	0	8	42
涪城区	14	3	4	2	5	10	2	0	0	2	9
游仙区	7	1	2	0	4	6	0	0	0	1	6
三台县	4	1	2	0	1	1	1	0	0	2	4
盐亭县	3	0	3	0	0	1	1	0	0	1	3
安 县	3	0	2	1	0	2	1	0	0	0	3
梓潼县	2	0	2	0	0	1	1	0	0	0	2
北川县	2	0	2	0	0	1	1	0	0	0	2
平武县	2	0	2	0	0	1	1	0	0	0	2
江油市	15	2	7	3	3	12	1	0	0	2	11
广元市	23	4	16	0	3	13	8	0	0	2	21
利州区	9	4	3	0	2	6	2	0	0	1	7
昭化区	2	0	2	0	0	1	1	0	0	0	2
朝天区	2	0	2	0	0	1	1	0	0	0	2
旺苍县	2	0	2	0	0	1	1	0	0	0	2
青川县	2	0	2	0	0	1	1	0	0	0	2
剑阁县	2	0	2	0	0	1	1	0	0	0	2
苍溪县	4	0	3	0	1	2	1	0	0	1	4

续表 1-3-5（2）

地 区	合计	按医院级别分				按类别分					公立医院中政府办医院
		三级医院	二级医院	一级医院	未评级	综合医院	中医医院	中西医结合医院	民族医院	专科医院	
遂宁市	14	3	8	2	1	9	3	0	0	2	12
船山区	7	2	4	0	1	4	1	0	0	2	6
安居区	1	0	1	0	0	1	0	0	0	0	1
蓬溪县	1	0	1	0	0	1	0	0	0	0	1
射洪县	2	1	1	0	0	1	1	0	0	0	2
大英县	3	0	1	2	0	2	1	0	0	0	2
内江市	24	6	8	3	7	14	5	0	0	5	20
市中区	10	2	2	1	5	5	1	0	0	4	8
东兴区	4	1	1	1	1	3	1	0	0	0	4
威远县	3	0	3	0	0	2	1	0	0	0	3
资中县	4	1	2	1	0	2	1	0	0	1	3
隆昌县	3	2	0	0	1	2	1	0	0	0	2
乐山市	38	2	23	3	10	24	8	0	0	6	32
市中区	7	2	4	0	1	3	2	0	0	2	7
沙湾区	2	0	1	0	1	2	0	0	0	0	1
五通桥区	4	0	2	2	0	2	1	0	0	1	4
金口河区	1	0	1	0	0	1	0	0	0	0	1
犍为县	3	0	2	0	1	2	1	0	0	0	3
井研县	2	0	2	0	0	1	1	0	0	0	2
夹江县	7	0	3	0	4	4	1	0	0	2	4
沐川县	1	0	1	0	0	1	0	0	0	0	1
峨边县	2	0	2	0	0	1	1	0	0	0	2
马边县	1	0	1	0	0	1	0	0	0	0	1
峨眉山市	8	0	4	1	3	6	1	0	0	1	6
南充市	37	4	19	5	9	23	8	0	0	6	29
顺庆区	13	3	3	1	6	10	1	0	0	2	7
高坪区	8	0	4	3	1	5	1	0	0	2	6
嘉陵区	1	0	0	0	1	1	0	0	0	0	1
南部县	2	0	2	0	0	1	1	0	0	0	2
营山县	3	0	2	0	1	1	1	0	0	1	3
蓬安县	2	0	2	0	0	1	1	0	0	0	2
仪陇县	3	0	3	0	0	2	1	0	0	0	3
西充县	2	0	2	0	0	1	1	0	0	0	2
阆中市	3	1	1	1	0	1	1	0	0	1	3

续表 1-3-5（3）

地 区	合计	按医院级别分				按类别分					公立医院中政府办医院
		三级医院	二级医院	一级医院	未评级	综合医院	中医医院	中西医结合医院	民族医院	专科医院	
眉山市	24	3	10	3	8	10	6	1	0	7	23
东坡区	9	2	1	3	3	4	2	1	0	2	8
仁寿县	5	1	2	0	2	1	1	0	0	3	5
彭山县	3	0	2	0	1	1	1	0	0	1	3
洪雅县	4	0	2	0	2	2	1	0	0	1	4
丹棱县	1	0	1	0	0	1	0	0	0	0	1
青神县	2	0	2	0	0	1	1	0	0	0	2
宜宾市	33	2	22	3	6	20	11	0	0	2	29
翠屏区	9	2	3	1	3	8	1	0	0	0	6
南溪区	3	0	3	0	0	2	1	0	0	0	3
宜宾县	5	0	2	1	2	1	2	0	0	2	5
江安县	2	0	2	0	0	1	1	0	0	0	2
长宁县	2	0	2	0	0	1	1	0	0	0	2
高 县	3	0	2	1	0	2	1	0	0	0	3
珙 县	3	0	3	0	0	2	1	0	0	0	2
筠连县	2	0	1	0	1	1	1	0	0	0	2
兴文县	2	0	2	0	0	1	1	0	0	0	2
屏山县	2	0	2	0	0	1	1	0	0	0	2
广安市	14	1	11	0	2	7	5	0	0	2	12
广安区	4	1	2	0	1	1	2	0	0	1	4
前锋区	0	0	0	0	0	0	0	0	0	0	0
岳池县	2	0	2	0	0	1	1	0	0	0	2
武胜县	3	0	2	0	1	1	1	0	0	1	3
邻水县	2	0	2	0	0	1	1	0	0	0	2
华蓥市	3	0	3	0	0	3	0	0	0	0	1
达州市	34	2	15	4	13	23	7	1	0	3	27
通川区	8	2	1	0	5	6	1	1	0	0	6
达川区	7	0	2	1	4	5	1	0	0	1	4
宣汉县	5	0	3	0	2	4	1	0	0	0	5
开江县	2	0	2	0	0	1	1	0	0	0	2
大竹县	3	0	2	1	0	2	1	0	0	0	3
渠 县	4	0	2	2	0	3	1	0	0	0	2
万源市	5	0	3	0	2	2	1	0	0	2	5
雅安市	20	1	15	0	4	10	8	0	0	2	18
雨城区	6	1	4	0	1	3	1	0	0	2	5

续表 1-3-5（4）

地 区	合计	按医院级别分				按类别分					公立医院中政府办医院
		三级医院	二级医院	一级医院	未评级	综合医院	中医医院	中西医结合医院	民族医院	专科医院	
名山区	2	0	2	0	0	1	1	0	0	0	2
荥经县	2	0	1	0	1	1	1	0	0	0	2
汉源县	2	0	2	0	0	1	1	0	0	0	2
石棉县	2	0	2	0	0	1	1	0	0	0	2
天全县	2	0	2	0	0	1	1	0	0	0	2
芦山县	2	0	1	0	1	1	1	0	0	0	1
宝兴县	2	0	1	0	1	1	1	0	0	0	2
巴中市	15	1	9	3	2	7	4	0	0	4	15
巴州区	4	1	2	1	0	2	1	0	0	1	4
恩阳区	1	0	1	0	0	1	0	0	0	0	1
通江县	3	0	2	0	1	1	1	0	0	1	3
南江县	3	0	2	0	1	1	1	0	0	1	3
平昌县	4	0	2	2	0	2	1	0	0	1	4
资阳市	20	5	9	1	5	12	5	0	0	3	15
雁江区	11	1	6	0	4	7	2	0	0	2	6
安岳县	4	2	1	0	1	2	1	0	0	1	4
乐至县	2	0	2	0	0	1	1	0	0	0	2
简阳市	3	2	0	1	0	2	1	0	0	0	3
阿坝州	28	1	15	0	12	16	4	0	8	0	27
汶川县	3	0	2	0	1	2	1	0	0	0	2
理 县	1	0	1	0	0	1	0	0	0	0	1
茂 县	2	0	2	0	0	1	1	0	0	0	2
松潘县	2	0	1	0	1	1	0	0	1	0	2
九寨沟县	2	0	1	0	1	1	1	0	0	0	2
金川县	2	0	1	0	1	1	0	0	1	0	2
小金县	2	0	1	0	1	1	1	0	0	0	2
黑水县	2	0	1	0	1	1	0	0	1	0	2
马尔康县	4	1	1	0	2	3	0	0	1	0	4
壤塘县	2	0	1	0	1	1	0	0	1	0	2
阿坝县	2	0	1	0	1	1	0	0	1	0	2
若尔盖县	2	0	1	0	1	1	0	0	1	0	2
红原县	2	0	1	0	1	1	0	0	1	0	2
甘孜州	41	1	17	1	22	23	4	0	14	0	41
康定县	7	1	2	1	3	5	1	0	1	0	7
泸定县	3	0	1	0	2	2	1	0	0	0	3

续表 1-3-5（5）

地　区	合计	按医院级别分				按类别分					公立医院中政府办医院
		三级医院	二级医院	一级医院	未评级	综合医院	中医医院	中西医结合医院	民族医院	专科医院	
丹巴县	2	0	1	0	1	1	0	0	1	0	2
九龙县	1	0	1	0	0	1	0	0	0	0	1
雅江县	2	0	1	0	1	1	0	0	1	0	2
道孚县	2	0	1	0	1	1	1	0	0	0	2
炉霍县	2	0	1	0	1	1	1	0	0	0	2
甘孜县	2	0	1	0	1	1	0	0	1	0	2
新龙县	2	0	0	0	2	1	0	0	1	0	2
德格县	2	0	1	0	1	1	0	0	1	0	2
白玉县	2	0	1	0	1	1	0	0	1	0	2
石渠县	2	0	0	0	2	1	0	0	1	0	2
色达县	2	0	1	0	1	1	0	0	1	0	2
理塘县	2	0	1	0	1	1	0	0	1	0	2
巴塘县	2	0	1	0	1	1	0	0	1	0	2
乡城县	2	0	1	0	1	1	0	0	1	0	2
稻城县	2	0	1	0	1	1	0	0	1	0	2
得荣县	2	0	1	0	1	1	0	0	1	0	2
凉山州	41	3	26	1	11	29	7	1	1	3	36
西昌市	11	3	4	1	3	7	1	1	0	2	8
木里县	2	0	1	0	1	1	0	0	1	0	2
盐源县	2	0	1	0	1	1	1	0	0	0	2
德昌县	2	0	2	0	0	1	1	0	0	0	2
会理县	5	0	4	0	1	4	1	0	0	0	4
会东县	2	0	1	0	1	1	1	0	0	0	2
宁南县	2	0	2	0	0	1	1	0	0	0	2
普格县	1	0	1	0	0	1	0	0	0	0	1
布拖县	1	0	1	0	0	1	0	0	0	0	1
金阳县	1	0	1	0	0	1	0	0	0	0	1
昭觉县	1	0	1	0	0	1	0	0	0	0	1
喜德县	1	0	1	0	0	1	0	0	0	0	1
冕宁县	5	0	2	0	3	4	1	0	0	0	4
越西县	1	0	1	0	0	1	0	0	0	0	1
甘洛县	1	0	1	0	0	1	0	0	0	0	1
美姑县	1	0	1	0	0	1	0	0	0	0	1
雷波县	2	0	1	0	1	1	0	0	0	1	2

表 1-3-6 2013 年市（州）及县（市、区）民营医院数

地　区	合计	按医院级别分				按类别分			
		三级医院	二级医院	一级医院	未评级	综合医院	中医医院	中西医结合医院	专科医院
总　计	992	0	65	139	788	699	35	13	245
成都市	314	0	25	46	243	211	9	3	91
锦江区	14	0	2	0	12	10	0	0	4
青羊区	23	0	1	0	22	10	1	0	12
金牛区	26	0	3	0	23	11	1	1	13
武侯区	64	0	8	2	54	43	1	0	20
成华区	11	0	3	2	6	9	0	1	1
龙泉驿区	15	0	0	10	5	14	0	0	1
青白江区	8	0	0	2	6	6	0	0	2
新都区	13	0	3	8	2	11	0	0	2
温江区	7	0	0	0	7	6	0	0	1
金堂县	6	0	0	0	6	1	0	0	5
双流县	26	0	0	0	26	17	0	0	9
郫　县	13	0	1	0	12	12	0	0	1
大邑县	9	0	0	0	9	9	0	0	0
蒲江县	4	0	0	1	3	3	0	0	1
新津县	5	0	0	1	4	5	0	0	0
都江堰市	16	0	1	0	15	2	0	0	14
彭州市	24	0	1	5	18	15	6	1	2
邛崃市	19	0	2	13	4	19	0	0	0
崇州市	11	0	0	2	9	8	0	0	3
自贡市	36	0	3	16	17	32	0	0	4
自流井区	15	0	2	9	4	11	0	0	4
贡井区	2	0	0	1	1	2	0	0	0
大安区	3	0	0	2	1	3	0	0	0
沿滩区	1	0	0	1	0	1	0	0	0
荣　县	8	0	1	2	5	8	0	0	0
富顺县	7	0	0	1	6	7	0	0	0
攀枝花市	12	0	0	0	12	12	0	0	0
东　区	5	0	0	0	5	5	0	0	0
西　区	2	0	0	0	2	2	0	0	0
仁和区	0	0	0	0	0	0	0	0	0
米易县	2	0	0	0	2	2	0	0	0
盐边县	3	0	0	0	3	3	0	0	0

续表 1-3-6（1）

地　区	合计	按医院级别分				按类别分			
		三级医院	二级医院	一级医院	未评级	综合医院	中医医院	中西医结合医院	专科医院
泸州市	76	0	0	5	71	60	4	1	11
江阳区	9	0	0	0	9	4	0	0	5
纳溪区	17	0	0	1	16	17	0	0	0
龙马潭区	10	0	0	1	9	4	3	0	3
泸　县	15	0	0	2	13	15	0	0	0
合江县	11	0	0	1	10	9	0	0	2
叙永县	5	0	0	0	5	3	1	1	0
古蔺县	9	0	0	0	9	8	0	0	1
德阳市	38	0	1	3	34	23	2	0	13
旌阳区	18	0	1	1	16	7	0	0	11
中江县	1	0	0	0	1	1	0	0	0
罗江县	2	0	0	1	1	2	0	0	0
广汉市	9	0	0	0	9	7	0	0	2
什邡市	3	0	0	1	2	3	0	0	0
绵竹市	5	0	0	0	5	3	2	0	0
绵阳市	29	0	4	1	24	24	1	0	4
涪城区	9	0	4	0	5	6	1	0	2
游仙区	0	0	0	0	0	0	0	0	0
三台县	10	0	0	0	10	10	0	0	0
盐亭县	1	0	0	0	1	1	0	0	0
安　县	2	0	0	0	2	2	0	0	0
梓潼县	3	0	0	0	3	2	0	0	1
北川县	0	0	0	0	0	0	0	0	0
平武县	0	0	0	0	0	0	0	0	0
江油市	4	0	0	1	3	3	0	0	1
广元市	25	0	0	7	18	18	1	0	6
利州区	13	0	0	2	11	6	1	0	6
昭化区	0	0	0	0	0	0	0	0	0
朝天区	0	0	0	0	0	0	0	0	0
旺苍县	6	0	0	0	6	6	0	0	0
青川县	0	0	0	0	0	0	0	0	0
剑阁县	2	0	0	1	1	2	0	0	0
苍溪县	4	0	0	4	0	4	0	0	0

续表 1-3-6（2）

地　区	合计	按医院级别分				按类别分			
		三级医院	二级医院	一级医院	未评级	综合医院	中医医院	中西医结合医院	专科医院
遂宁市	46	0	3	22	21	29	4	2	11
船山区	18	0	0	5	13	9	1	1	7
安居区	9	0	1	6	2	6	1	1	1
蓬溪县	5	0	2	1	2	2	1	0	2
射洪县	9	0	0	6	3	7	1	0	1
大英县	5	0	0	4	1	5	0	0	0
内江市	33	0	1	2	30	30	1	0	2
市中区	8	0	0	1	7	5	1	0	2
东兴区	4	0	0	1	3	4	0	0	0
威远县	12	0	1	0	11	12	0	0	0
资中县	2	0	0	0	2	2	0	0	0
隆昌县	7	0	0	0	7	7	0	0	0
乐山市	52	0	9	6	37	36	2	1	13
市中区	19	0	3	1	15	9	1	1	8
沙湾区	6	0	0	1	5	6	0	0	0
五通桥区	9	0	2	3	4	7	1	0	1
金口河区	0	0	0	0	0	0	0	0	0
犍为县	3	0	1	0	2	3	0	0	0
井研县	3	0	0	0	3	3	0	0	0
夹江县	2	0	1	0	1	0	0	0	2
沐川县	0	0	0	0	0	0	0	0	0
峨边县	0	0	0	0	0	0	0	0	0
马边县	1	0	0	0	1	1	0	0	0
峨眉山市	9	0	2	1	6	7	0	0	2
南充市	63	0	2	5	56	50	1	0	12
顺庆区	25	0	0	1	24	17	0	0	8
高坪区	4	0	1	1	2	3	1	0	0
嘉陵区	6	0	0	0	6	5	0	0	1
南部县	3	0	0	0	3	3	0	0	0
营山县	4	0	0	0	4	4	0	0	0
蓬安县	6	0	0	3	3	6	0	0	0
仪陇县	6	0	1	0	5	5	0	0	1
西充县	0	0	0	0	0	0	0	0	0
阆中市	9	0	0	0	9	7	0	0	2

续表 1-3-6（3）

地 区	合计	按医院级别分				按类别分			
		三级医院	二级医院	一级医院	未评级	综合医院	中医医院	中西医结合医院	专科医院
眉山市	23	0	2	1	20	13	2	0	8
东坡区	19	0	1	1	17	11	1	0	7
仁寿县	0	0	0	0	0	0	0	0	0
彭山县	0	0	0	0	0	0	0	0	0
洪雅县	0	0	0	0	0	0	0	0	0
丹棱县	1	0	0	0	1	0	1	0	0
青神县	3	0	1	0	2	2	0	0	1
宜宾市	51	0	6	0	45	28	4	1	18
翠屏区	27	0	4	0	23	12	1	0	14
南溪区	4	0	1	0	3	3	1	0	0
宜宾县	1	0	1	0	0	0	0	0	1
江安县	1	0	0	0	1	1	0	0	0
长宁县	3	0	0	0	3	3	0	0	0
高 县	1	0	0	0	1	1	0	0	0
珙 县	5	0	0	0	5	1	1	1	2
筠连县	4	0	0	0	4	3	0	0	1
兴文县	5	0	0	0	5	4	1	0	0
屏山县	0	0	0	0	0	0	0	0	0
广安市	33	0	1	4	28	30	0	0	3
广安区	8	0	1	0	7	6	0	0	2
前锋区	1	0	0	1	0	1	0	0	0
岳池县	5	0	0	0	5	4	0	0	1
武胜县	10	0	0	0	10	10	0	0	0
邻水县	6	0	0	0	6	6	0	0	0
华蓥市	3	0	0	3	0	3	0	0	0
达州市	43	0	0	1	42	25	3	2	13
通川区	13	0	0	0	13	4	2	0	7
达川区	4	0	0	0	4	2	0	0	2
宣汉县	3	0	0	0	3	3	0	0	0
开江县	2	0	0	0	2	1	1	0	0
大竹县	7	0	0	0	7	4	0	0	3
渠 县	11	0	0	1	10	9	0	1	1
万源市	3	0	0	0	3	2	0	1	0
雅安市	18	0	2	3	13	15	0	1	2
雨城区	10	0	1	3	6	8	0	0	2

续表 1-3-6（4）

地 区	合计	按医院级别分				按类别分			
		三级医院	二级医院	一级医院	未评级	综合医院	中医医院	中西医结合医院	专科医院
名山区	0	0	0	0	0	0	0	0	0
荥经县	3	0	1	0	2	2	0	1	0
汉源县	0	0	0	0	0	0	0	0	0
石棉县	1	0	0	0	1	1	0	0	0
天全县	3	0	0	0	3	3	0	0	0
芦山县	1	0	0	0	1	1	0	0	0
宝兴县	0	0	0	0	0	0	0	0	0
巴中市	36	0	0	11	25	14	0	0	22
巴州区	20	0	0	8	12	0	0	0	20
恩阳区	0	0	0	0	0	0	0	0	0
通江县	4	0	0	1	3	3	0	0	1
南江县	2	0	0	0	2	2	0	0	0
平昌县	10	0	0	2	8	9	0	0	1
资阳市	30	0	1	1	28	25	0	0	5
雁江区	8	0	1	0	7	5	0	0	3
安岳县	5	0	0	0	5	4	0	0	1
乐至县	5	0	0	0	5	5	0	0	0
简阳市	12	0	0	1	11	11	0	0	1
阿坝州	5	0	0	1	4	4	0	1	0
汶川县	2	0	0	0	2	1	0	1	0
理 县	0	0	0	0	0	0	0	0	0
茂 县	2	0	0	1	1	2	0	0	0
松潘县	0	0	0	0	0	0	0	0	0
九寨沟县	0	0	0	0	0	0	0	0	0
金川县	0	0	0	0	0	0	0	0	0
小金县	0	0	0	0	0	0	0	0	0
黑水县	0	0	0	0	0	0	0	0	0
马尔康县	0	0	0	0	0	0	0	0	0
壤塘县	0	0	0	0	0	0	0	0	0
阿坝县	1	0	0	0	1	1	0	0	0
若尔盖县	0	0	0	0	0	0	0	0	0
红原县	0	0	0	0	0	0	0	0	0
甘孜州	0	0	0	0	0	0	0	0	0
康定县	0	0	0	0	0	0	0	0	0
泸定县	0	0	0	0	0	0	0	0	0

续表 1-3-6（5）

地 区	合计	按医院级别分				按类别分			
		三级医院	二级医院	一级医院	未评级	综合医院	中医医院	中西医结合医院	专科医院
丹巴县	0	0	0	0	0	0	0	0	0
九龙县	0	0	0	0	0	0	0	0	0
雅江县	0	0	0	0	0	0	0	0	0
道孚县	0	0	0	0	0	0	0	0	0
炉霍县	0	0	0	0	0	0	0	0	0
甘孜县	0	0	0	0	0	0	0	0	0
新龙县	0	0	0	0	0	0	0	0	0
德格县	0	0	0	0	0	0	0	0	0
白玉县	0	0	0	0	0	0	0	0	0
石渠县	0	0	0	0	0	0	0	0	0
色达县	0	0	0	0	0	0	0	0	0
理塘县	0	0	0	0	0	0	0	0	0
巴塘县	0	0	0	0	0	0	0	0	0
乡城县	0	0	0	0	0	0	0	0	0
稻城县	0	0	0	0	0	0	0	0	0
得荣县	0	0	0	0	0	0	0	0	0
凉山州	29	0	5	4	20	20	1	1	7
西昌市	13	0	5	3	5	6	0	0	7
木里县	0	0	0	0	0	0	0	0	0
盐源县	1	0	0	1	0	1	0	0	0
德昌县	0	0	0	0	0	0	0	0	0
会理县	0	0	0	0	0	0	0	0	0
会东县	2	0	0	0	2	2	0	0	0
宁南县	0	0	0	0	0	0	0	0	0
普格县	2	0	0	0	2	2	0	0	0
布拖县	0	0	0	0	0	0	0	0	0
金阳县	0	0	0	0	0	0	0	0	0
昭觉县	0	0	0	0	0	0	0	0	0
喜德县	2	0	0	0	2	2	0	0	0
冕宁县	0	0	0	0	0	0	0	0	0
越西县	3	0	0	0	3	3	0	0	0
甘洛县	0	0	0	0	0	0	0	0	0
美姑县	0	0	0	0	0	0	0	0	0
雷波县	6	0	0	0	6	4	1	1	0

表 1-3-7 2013 年全省按床位数分组的医院、妇幼保健院和专科疾病防治院（所、站）数

分 类	总计	0~49张	50~99张	100~199张	200~299张	300~399张	400~499张	500~799张	800张及以上
医 院	1716	608	455	271	116	58	49	96	63
按登记注册类型分	0	0	0	0	0	0	0	0	0
公 立	724	161	85	137	93	47	44	94	63
民 营	992	447	370	134	23	11	5	2	0
按类别分	0	0	0	0	0	0	0	0	0
综合医院	1144	390	345	176	50	37	29	70	47
中医医院	183	25	29	48	42	8	11	15	5
中西医结合医院	21	4	8	4	0	0	1	1	3
民族医院	23	20	3	0	0	0	0	0	0
专科医院	345	169	70	43	24	13	8	10	8
口腔医院	25	23	1	0	1	0	0	0	0
眼科医院	19	8	8	1	2	0	0	0	0
耳鼻喉科医院	11	8	2	1	0	0	0	0	0
肿瘤医院	6	0	0	2	3	0	0	0	1
心血管病医院	5	0	2	2	0	0	0	1	0
胸科医院	0	0	0	0	0	0	0	0	0
血液病医院	0	0	0	0	0	0	0	0	0
妇产（科）医院	34	22	9	2	1	0	0	0	0
儿童医院	6	2	2	1	0	0	0	0	0
精神病医院	48	2	2	10	8	8	6	6	6
传染病医院	9	5	1	0	2	0	0	1	0
皮肤病医院	9	8	1	0	0	0	0	0	0
结核病医院	0	0	0	0	0	0	0	0	0
麻风病医院	3	3	0	0	0	0	0	0	0
职业病医院	2	0	0	0	1	1	0	0	0
骨科医院	45	11	10	17	4	3	0	0	0
康复医院	20	9	9	1	0	0	1	0	0
整形外科医院	1	1	0	0	0	0	0	0	0
美容医院	10	10	0	0	0	0	0	0	0
其他专科医院	92	57	23	6	2	1	1	1	1
妇幼保健院（所、站）	202	125	49	23	5	0	0	0	0
专科疾病防治院（所、站）	35	29	3	2	0	0	0	1	0

表 1-4　2009—2013 年全省基层医疗卫生机构数

分　类	2009	2010	2011	2012	2013
总　计	70952	72271	73632	74213	75160
按登记注册类型分					
公　立	26783	27268	28615	30182	31087
民　营	44169	45003	45017	44031	44073
按主办单位分					
政府办	6399	6453	6778	6876	6898
社会办	34738	35784	36052	35715	36015
个人办	29815	30034	30802	31621	32247
按管理类别分					
非营利性	35147	54010	56751	57360	58485
营利性	17816	18261	16881	16853	16675
不　详	17989	0	0	0	0
按类别分					
社区卫生服务中心（站）	637	750	870	928	907
社区卫生服务中心	257	306	344	361	379
政府办	195	274	312	325	340
社区卫生服务站	380	444	526	567	528
政府办	117	143	153	157	130
卫生院	4745	4688	4619	4607	4595
街道卫生院	11	3	1	1	1
乡镇卫生院	4734	4685	4618	4606	4594
政府办	4722	4674	4575	4564	4552
中心卫生院	1039	1048	1044	1044	1047
乡卫生院	3695	3637	3574	3562	3547
村卫生室	51663	52714	54005	54601	55165
门诊部	249	286	339	401	403
诊所、卫生所、医务室	13658	13833	13799	13676	14090

表 1-5-1　2009—2013 年全省村卫生室数

年　份	村卫生室数						设卫生室的村占行政村的百分比（%）
	合计	村办	乡卫生院设点	联合办	私人办	其他	
2009	51663	24656	1259	3135	20003	2610	89.56
2010	52714	26089	1255	3250	19412	2708	88.86
2011	54005	26614	1671	2996	19910	2814	95.02
2012	54601	26568	1751	2862	20187	3233	—
2013	55165	26949	1838	2908	20144	3326	—

注：设村卫生室的村占行政村的百分比来源于2009—2011年卫生部组织开展的医改进展监测数据，2012年、2013年不再收集该指标，2012年和2013年数据仅供参考。

表 1-5-2　2013年市（州）及县（市、区）村卫生室数

地　区	合计	村办	乡卫生院设点	联合办	私人办	其他
总　计	55165	26949	1838	2908	20144	3326
成都市	3056	1779	187	144	932	14
锦江区	0	0	0	0	0	0
青羊区	0	0	0	0	0	0
金牛区	0	0	0	0	0	0
武侯区	14	14	0	0	0	0
成华区	0	0	0	0	0	0
龙泉驿区	113	77	13	20	1	2
青白江区	136	48	4	0	84	0
新都区	281	277	0	0	4	0
温江区	153	77	0	4	72	0
金堂县	373	217	38	46	68	4
双流县	219	205	6	0	8	0
郫　县	170	129	1	0	40	0
大邑县	337	317	17	0	1	2
蒲江县	119	12	13	0	92	2
新津县	103	93	0	0	7	3
都江堰市	183	36	17	62	68	0
彭州市	357	72	4	4	277	0
邛崃市	268	54	4	0	210	0
崇州市	230	151	70	8	0	1
自贡市	1645	1354	5	4	275	7
自流井区	49	48	1	0	0	0
贡井区	149	148	1	0	0	0
大安区	149	149	0	0	0	0
沿滩区	168	167	0	1	0	0
荣　县	457	233	3	2	215	4
富顺县	673	609	0	1	60	3
攀枝花市	448	44	11	1	389	3
东　区	9	9	0	0	0	0
西　区	9	9	0	0	0	0
仁和区	93	15	11	1	63	3
米易县	161	4	0	0	157	0
盐边县	176	7	0	0	169	0

续表 1-5-2（1）

地 区	合计	村办	乡卫生院设点	联合办	私人办	其他
泸州市	3449	1447	65	38	1738	161
江阳区	304	55	0	1	243	5
纳溪区	388	18	9	33	267	61
龙马潭区	214	0	25	0	186	3
泸 县	1122	684	1	1	373	63
合江县	475	462	8	0	2	3
叙永县	405	208	22	3	170	2
古蔺县	541	20	0	0	497	24
德阳市	1666	1107	1	164	394	0
旌阳区	121	121	0	0	0	0
中江县	761	557	1	95	108	0
罗江县	108	39	0	68	1	0
广汉市	228	228	0	0	0	0
什邡市	291	6	0	0	285	0
绵竹市	157	156	0	1	0	0
绵阳市	3225	1510	365	114	1105	131
涪城区	123	19	3	2	88	11
游仙区	232	101	76	7	31	17
三台县	925	618	58	3	167	79
盐亭县	485	30	44	0	411	0
安 县	239	232	2	3	2	0
梓潼县	329	86	11	84	141	7
北川县	324	76	90	15	130	13
平武县	187	27	81	0	76	3
江油市	381	321	0	0	59	1
广元市	2432	2286	30	14	76	26
利州区	183	152	0	1	30	0
昭化区	212	192	0	0	20	0
朝天区	214	181	14	6	0	13
旺苍县	352	331	3	5	1	12
青川县	268	255	10	0	3	0
剑阁县	549	547	0	2	0	0
苍溪县	654	628	3	0	22	1

续表 1-5-2（2）

地　　区	合计	村办	乡卫生院设点	联合办	私人办	其他
遂宁市	2765	6	1	0	2753	5
船山区	335	0	1	0	333	1
安居区	738	2	0	0	736	0
蓬溪县	492	0	0	0	490	2
射洪县	905	4	0	0	899	2
大英县	295	0	0	0	295	0
内江市	2177	764	3	13	1262	135
市中区	279	13	1	0	265	0
东兴区	428	368	2	11	46	1
威远县	323	214	0	0	108	1
资中县	782	160	0	0	517	105
隆昌县	365	9	0	2	326	28
乐山市	2111	1621	60	13	365	52
市中区	253	244	5	0	0	4
沙湾区	134	57	5	0	68	4
五通桥区	182	176	3	0	1	2
金口河区	42	4	1	0	36	1
犍为县	473	419	0	0	43	11
井研县	318	228	1	3	63	23
夹江县	156	108	1	10	36	1
沐川县	213	141	33	0	35	4
峨边县	64	53	7	0	2	2
马边县	80	0	0	0	80	0
峨眉山市	196	191	4	0	1	0
南充市	6798	3613	44	1712	1256	173
顺庆区	246	25	0	1	216	4
高坪区	518	506	1	0	1	10
嘉陵区	686	15	0	0	604	67
南部县	1044	583	5	303	152	1
营山县	1350	1248	4	81	5	12
蓬安县	634	537	19	2	4	72
仪陇县	885	48	8	819	9	1
西充县	611	99	1	506	2	3
阆中市	824	552	6	0	263	3

续表 1-5-2（3）

地　区	合计	村办	乡卫生院设点	联合办	私人办	其他
眉山市	1484	998	26	1	448	11
东坡区	259	250	6	0	1	2
仁寿县	571	253	5	1	311	1
彭山县	181	176	5	0	0	0
洪雅县	192	158	2	0	25	7
丹棱县	142	141	1	0	0	0
青神县	139	20	7	0	111	1
宜宾市	3229	1426	45	33	1626	99
翠屏区	257	38	1	11	207	0
南溪区	369	65	4	0	296	4
宜宾县	535	522	5	0	8	0
江安县	297	189	16	3	58	31
长宁县	269	34	4	0	229	2
高　县	285	154	1	5	113	12
珙　县	357	16	1	0	333	7
筠连县	255	0	2	0	251	2
兴文县	327	279	0	14	34	0
屏山县	278	129	11	0	97	41
广安市	2782	999	1	186	1586	10
广安区	575	318	0	0	250	7
前锋区	267	108	1	0	158	0
岳池县	830	402	0	0	427	1
武胜县	515	60	0	186	268	1
邻水县	484	0	0	0	483	1
华蓥市	111	111	0	0	0	0
达州市	2992	2469	13	155	279	76
通川区	211	206	1	3	1	0
达川区	607	601	3	0	0	3
宣汉县	683	651	0	3	23	6
开江县	194	45	1	139	1	8
大竹县	383	377	0	0	0	6
渠　县	543	543	0	0	0	0
万源市	371	46	8	10	254	53
雅安市	870	188	160	1	506	15
雨城区	167	15	42	0	104	6

续表 1-5-2（4）

地 区	合计	村办	乡卫生院设点	联合办	私人办	其他
名山区	172	16	1	0	155	0
荥经县	81	80	0	0	1	0
汉源县	172	24	65	0	79	4
石棉县	75	7	22	1	43	2
天全县	123	0	5	0	118	0
芦山县	34	27	1	0	6	0
宝兴县	46	19	24	0	0	3
巴中市	2443	2152	134	23	83	51
巴州区	423	306	76	4	10	27
恩阳区	437	370	44	19	0	4
通江县	524	447	5	0	70	2
南江县	522	518	1	0	3	0
平昌县	537	511	8	0	0	18
资阳市	3962	1218	40	25	2650	29
雁江区	945	50	0	0	892	3
安岳县	1294	447	31	19	779	18
乐至县	807	7	0	2	796	2
简阳市	916	714	9	4	183	6
阿坝州	1192	644	98	90	84	276
汶川县	108	108	0	0	0	0
理 县	81	2	77	0	0	2
茂 县	86	1	0	0	84	1
松潘县	91	3	0	0	0	88
九寨沟县	99	96	2	0	0	1
金川县	101	82	17	0	0	2
小金县	119	119	0	0	0	0
黑水县	124	7	0	0	0	117
马尔康县	105	97	2	0	0	6
壤塘县	60	6	0	0	0	54
阿坝县	83	1	0	77	0	5
若尔盖县	102	89	0	13	0	0
红原县	33	33	0	0	0	0
甘孜州	2128	117	140	164	156	1551
康定县	209	0	0	0	9	200
泸定县	124	0	0	0	0	124

续表 1-5-2（5）

地 区	合计	村办	乡卫生院设点	联合办	私人办	其他
丹巴县	181	0	0	0	0	181
九龙县	118	0	0	0	0	118
雅江县	100	0	0	0	4	96
道孚县	139	1	17	1	112	8
炉霍县	119	1	28	1	29	60
甘孜县	144	0	89	0	0	55
新龙县	98	1	0	0	2	95
德格县	150	0	1	145	0	4
白玉县	145	0	0	0	0	145
石渠县	52	0	0	0	0	52
色达县	55	0	0	12	0	43
理塘县	117	1	0	0	0	116
巴塘县	88	0	5	0	0	83
乡城县	61	0	0	0	0	61
稻城县	110	0	0	0	0	110
得荣县	118	113	0	5	0	0
凉山州	4311	1207	409	13	2181	501
西昌市	369	0	1	1	366	1
木里县	121	5	0	0	116	0
盐源县	317	25	3	0	289	0
德昌县	196	15	11	0	165	5
会理县	402	3	0	0	399	0
会东县	366	0	0	1	365	0
宁南县	127	0	0	0	59	68
普格县	153	121	32	0	0	0
布拖县	190	4	186	0	0	0
金阳县	176	2	172	0	0	2
昭觉县	270	270	0	0	0	0
喜德县	177	166	1	10	0	0
冕宁县	358	10	0	0	219	129
越西县	289	0	1	0	1	287
甘洛县	227	19	0	1	200	7
美姑县	292	291	1	0	0	0
雷波县	281	276	1	0	2	2

表 1-5-3　2013 年全省各类特色分类村卫生室数

分　类	合计	村办	乡卫生院设点	联合办	私人办	其他
总　计	55165	26949	1838	2908	20144	3326
地区分类						
一类地区	3504	1823	198	145	1321	17
二类地区	44030	23158	993	2496	16402	981
三类地区	7631	1968	647	267	2421	2328
地震灾区	45792	23821	1173	2660	16009	2129
国定 39 个重灾县	10811	6962	702	367	2399	381
10 个极重灾县	2200	969	204	85	925	17
18 个对口支援县	3947	2143	416	95	1063	230
省定 12 个重灾县	5500	2113	168	1141	1831	247
88 个一般灾区	28810	14721	292	1151	11148	1498
"8·30" 会理地震 3 县	671	25	11	1	631	3
三州地区	7631	1968	647	267	2421	2328
民族地区	9378	2483	948	298	3290	2359
藏族地区	3441	766	238	254	356	1827
彝族地区	2266	940	404	11	610	301
革命老区	26668	14357	914	1822	8052	1523
草原草地县	1170	131	118	248	29	644
国家级扶贫开发重点县	12393	6499	491	1172	3109	1122
扩权试点县	30509	16953	308	2380	10232	636

表 1-5-4　2009—2013 年全省专业公共卫生机构数

分　类	2009	2010	2011	2012	2013
总　计	702	707	709	713	2972
按登记注册类型分					
公　立	696	702	704	707	2940
民　营	6	5	5	6	32
按主办单位分					
政府办	687	689	688	690	2178
社会办	15	17	20	22	792
个人办	0	1	1	1	2
按类别分					
疾病预防控制中心	207	207	206	204	207
专科疾病防治院（所、站）	38	37	38	37	35
健康教育所（站、中心）	11	13	13	16	18
妇幼保健院（所、站）	202	203	203	200	202
急救中心（站）	15	16	17	16	17
采供血机构	25	25	25	26	27
卫生监督所（中心）	202	204	204	204	207
计划生育技术服务机构	2	2	3	10	2259

二、卫生人员

简要说明

1. 本部分主要介绍全省及 21 个市（州）、183 个县（市、区）卫生人员总数，各类卫生人员数，卫生人员构成（按性别、年龄、学历、职称、科室等分类统计），执业（助理）医师执业类别及执业范围等。

2. 本部分数据来源于四川省卫生统计数据采集及决策支持系统年报、实时报数据库。

3. 统计口径调整。

（1）执业医师和执业助理医师数、注册护士数按执业（注册）数统计，执业医师和执业助理医师数不包括未取得《医师执业证》的见习医师，注册护士数不包括护理员和护工。

（2）卫生人员不包括国境卫生检疫所、高等或中等医学院校、药品检验所（室）和由各级计生委批准设立的计划生育指导站（中心）四类机构人员；2007 年起，卫生人员包括返聘本单位半年以上人员；药剂员和检验员等技能人员从卫生技术人员划归工勤技能人员中。2010 年起，卫生人员总数包括公务员身份的卫生监督员数。

（3）村卫生室人员数（包括乡村医生、卫生员、执业医师和执业助理医师数、注册护士）计入卫生人员总数。

（4）除特殊说明外，执业（助理）医师及注册护士均不包括乡镇卫生院设点的村卫生室人员数（这部分人员计入乡镇卫生院中，不重复统计）。

4. 本章涉及医疗卫生机构的统计口径和指标解释与"医疗卫生机构"章一致。

5. 分科执业（助理）医师的科室分类主要依据卫生部制定的《医疗机构诊疗科目》。中医医院和专科医院人员的科室归类原则如下：中医医院全部计入中医科，中西医结合医院全部计入中西医结合科，民族医院全部计入民族医学科，妇幼保健院分别计入妇产科、儿科，儿童医院计入儿科，传染病院、麻风病院全部计入传染科，疗养院、康复医院全部计入康复医学科，肿瘤医院全部计入肿瘤科，其他专科医院计入相关科室。

主要指标解释

卫生人员：指在医院、基层医疗卫生机构、专业公共卫生机构及其他医疗卫生机构工作的职工，包括卫生技术人员、乡村医生和卫生员、其他技术人员、管理人员和工勤技能人员。一律按支付年底工资的在岗职工统计，包括各类聘任人员（含合同工）和返聘本单位半年以上人员，不包括临时工、离退休人员、退职人员、离开本单位仍保留劳动关系人员和返聘、临聘本单位不足半年人员。

卫生技术人员：包括执业医师、执业助理医师、注册护士、药师（士）、检验技师（士）、影像技师（士）、卫生监督员和见习医（药、护、技）师（士）等卫生专业人员，不包括从事管理工作的卫生技术人员（如院长、副院长、党委书记等）。

医生：包括主任医师、副主任医师、主治医师、住院医师和医士。

医师：包括主任医师、副主任医师、主治医师、住院医师。

　　执业医师：指具有《医师执业证》及其"级别"为"执业医师"且实际从事医疗、预防保健工作的人员，不包括实际从事管理工作的执业医师。执业医师类别分为临床、中医、口腔和公共卫生四类。

　　执业助理医师：指具有《医师执业证》及其"级别"为"执业助理医师"且实际从事医疗、预防保健工作的人员，不包括实际从事管理工作的执业助理医师。执业助理医师类别分为临床、中医、口腔和公共卫生四类。

　　见习医师：指毕业于高等和中等院校医学专业但尚未取得《医师执业证》的医师。

　　注册护士：指具有《注册护士证》且实际从事护理工作的人员，不包括从事管理工作的护士。

　　药剂师（士）：包括主任药师、副主任药师、主管药师、药师和药士，不包括药剂员。

　　技师（士）：指检验技师（士）和影像技师（士）。包括主任技师、副主任技师、主管技师、技师、技士。

　　检验师（士）：包括主任检验技师、副主任检验技师、主管检验技师、检验技师、检验技士，不包括检验员。

　　其他卫生技术人员：包括见习医（药、护、技）师（士）等卫生专业人员和卫生监督员，不包括药剂员、检验员、护理员等。

　　其他技术人员：指从事医疗器械修配、卫生宣传、科学研究和教学等技术工作的非卫生专业人员。

　　管理人员：指担负领导职责或管理任务的工作人员，包括从事医疗保健、疾病控制、卫生监督、医学科研与教学等业务管理工作的人员；也包括主要从事党政、人事、财务、信息、安全保卫等行政管理工作的人员。

　　工勤技能人员：指承担技能操作和维护、后勤保障、服务等职责的工作人员。工勤技能人员分为技术工和普通工。技术工包括护理员（工）、药剂员（工）、检验员、收费员、挂号员等，但不包括实验员、技术员、研究实习员（计入其他技术人员），以及经济员、会计员和统计员等（计入管理人员）。

　　每千人口卫生技术人员：即卫生技术人员数/人口数×1 000。

　　每千人口执业（助理）医师：即执业（助理）医师数/人口数×1 000。

　　卫生监督员：指专业公共卫生机构中具有《卫生监督员证》且实际从事卫生监督工作的人员，不包括从事管理工作的卫生监督员；包括公务员中取得卫生监督员证书的人员。

　　乡村医生：指在村卫生室中工作且从当地卫生行政部门获得《乡村医生证》的人员。

　　中专学历及中专水平乡村医生：指获得中专文凭或获得当地卫生行政部门认可的中专水平证书的乡村医生。

　　卫生员：指在村卫生室中工作但未获得《乡村医生证》的人员。

表 2-1-1 2009—2013 年全省卫生人员数

人员类别	2009	2010	2011	2012	2013
卫生人员	437758	467774	505113	549866	595645
卫生技术人员	303050	323915	353561	389001	426597
执业（助理）医师	138684	144577	154014	163378	173842
执业医师	109090	114734	122525	130106	139037
注册护士	91164	104930	121319	139811	157459
药剂师（士）	17870	18559	19453	20421	21627
检验人员	10744	11253	12028	13350	14697
其 他	44588	44596	46747	52041	58972
其他技术人员	11951	13036	12937	16183	17758
管理人员	18456	23288	25632	26850	29675
工勤技能人员	31493	33602	38399	43102	47688
乡村医生	69711	70680	70955	68936	68394
卫生员	3097	3253	3629	5794	5533

表 2-1-2　2013 年全省各类

机构类别	合　计	卫生技术人员				
		小　计	执业（助理）医师	执业医师	注册护士	药师（士）
总　计	595645	426597	173842	139037	157459	21627
医　院	309129	248753	82456	77174	115444	12847
综合医院	221929	179695	58985	55404	83861	8597
中医医院	41708	34580	12153	11382	14880	2523
中西医结合医院	6454	5461	1841	1782	2710	317
民族医院	624	518	339	279	76	21
专科医院	38414	28499	9138	8327	13917	1389
口腔医院	1702	1339	619	575	569	23
眼科医院	1647	1123	332	313	566	40
耳鼻喉科医院	672	432	144	121	183	33
肿瘤医院	2273	1959	569	545	1008	77
心血管病医院	818	656	197	174	312	34
胸科医院						
血液病医院						
妇产（科）医院	3104	2006	679	612	972	90
儿童医院	1961	1446	479	474	695	79
精神病医院	9463	7042	1757	1621	3952	293
传染病医院	1407	1118	318	302	552	72
皮肤病医院	262	157	57	45	74	12
结核病医院						
麻风病医院	43	29	20	13	5	2
职业病医院	580	457	122	121	271	24
骨科医院	4494	3658	1277	1110	1592	212
康复医院	868	665	248	202	254	46
整形外科医院	50	28	12	11	11	2
美容医院	1133	457	171	162	225	20
其他专科医院	7937	5927	2137	1926	2676	330
基层医疗卫生机构	239292	143283	77343	50697	32789	7769
社区卫生服务中心（站）	18619	15416	6529	5268	5347	1251
社区卫生服务中心	15091	12502	5106	4104	4379	1011
社区卫生服务站	3528	2914	1423	1164	968	240
卫生院	95886	78707	34734	20408	18684	4554
街道卫生院	27	16	9	4	2	1
乡镇卫生院	95859	78691	34725	20404	18682	4553

医疗卫生机构卫生人员数

卫生技术人员				乡村医生和卫生员	其他技术人员	管理人员	工勤技能人员
技师（士）	检验师（士）	其他卫生技术人员	见习医师				
21067	14697	52602	12879	73927	17758	29675	47688
12993	8676	25013	8781		11384	18256	30736
9389	6252	18863	6327		7510	13076	21648
1786	1160	3238	1333		1696	1883	3549
258	177	335	207		199	315	479
24	13	58	9		11	46	49
1536	1074	2519	905		1968	2936	5011
27	15	101	23		85	150	128
42	27	143	44		117	174	233
18	13	54	19		21	45	174
103	58	202	29		86	106	122
38	29	75	46		35	61	66
130	95	135	26		99	260	739
111	93	82	4		208	58	249
278	189	762	308		396	651	1374
73	61	103	52		38	69	182
10	8	4	0		32	35	38
1	1	1	0		1	5	8
23	20	17	0		9	69	45
199	107	378	184		127	326	383
33	18	84	18		38	85	80
3	2	0	0		1	3	18
17	14	24	21		72	182	422
430	324	354	131		603	657	750
4682	3119	20700	3402	73927	3346	6977	11759
743	515	1546	440		599	1074	1530
654	461	1352	382		496	728	1365
89	54	194	58		103	346	165
3193	1979	17542	2665		2747	5903	8529
0	0	4	0		5	1	5
3193	1979	17538	2665		2742	5902	8524

机构类别	合 计	卫生技术人员				
		小 计	执业（助理）医师	执业医师	注册护士	药师（士）
中心卫生院	47186	39176	16667	10896	10661	2248
乡卫生院	48673	39515	18058	9508	8021	2305
村卫生室	88493	14566	14120	5804	446	0
门诊部	4328	3504	1654	1424	1166	242
综合门诊部	2593	2170	1005	867	654	183
中医门诊部	245	174	81	73	30	29
中西医结合门诊部	146	137	70	65	41	15
民族医门诊部						
专科门诊部	1344	1023	498	419	441	15
诊所、卫生所、医务室	31966	31090	20306	17793	7146	1722
诊 所	29260	28527	18744	16485	6503	1657
卫生所、医务室	2706	2563	1562	1308	643	65
专业公共卫生机构	44117	33010	13488	10699	8827	942
疾病预防控制中心	11307	8239	4616	3944	617	96
省 属	706	387	179	178	14	7
地级市属	2098	1527	883	840	84	13
县级市属	2947	2084	1122	971	153	29
县 属	5419	4151	2383	1914	360	46
其 他	137	90	49	41	6	1
专科疾病防治院（所、站）	1112	845	413	347	267	42
专科疾病防治院	400	295	114	95	133	11
传染病防治院						
结核病防治院						
职业病防治院						
其 他	400	295	114	95	133	11
专科疾病防治所（站、中心）	712	550	299	252	134	31
口腔病防治所（站、中心）	29	22	15	14	3	0
精神病防治所（站、中心）	0	0	0	0	0	0
皮肤病与性病防治所（中心）	45	33	24	22	2	1
结核病防治所（站、中心）	57	39	22	21	2	2
职业病防治所（站、中心）						
地方病防治所（站、中心）						
血吸虫病防治所（站、中心）	575	452	236	194	127	28
药物戒毒所（中心）	3	2	2	1	0	0
其 他	3	2	0	0	0	0

2-1-2（1）

卫生技术人员				乡村医生和卫生员	其他技术人员	管理人员	工勤技能人员
技师（士）	检验师（士）	其他卫生技术人员	见习医师				
1955	1213	7645	1208		1101	2193	4716
1238	766	9893	1457		1641	3709	3808
0	0	0	0	73927	0	0	0
213	128	229	41		0	0	824
172	105	156	22		0	0	423
5	3	29	13		0	0	71
9	6	2	0		0	0	9
27	14	42	6		0	0	321
533	497	1383	256		0	0	876
484	452	1139	230		0	0	733
49	45	244	26		0	0	143
3291	2814	6462	648		2352	3874	4881
1644	1512	1266	179		733	944	1391
128	127	59	0		158	84	77
380	358	167	44		99	256	216
445	409	335	55		168	233	462
672	600	690	74		298	347	623
19	18	15	6	0	10	24	13
57	48	66	8		34	59	174
17	13	20	1		17	16	72
17	13	20	1		17	16	72
40	35	46	7		17	43	102
1	1	3	3		0	2	5
0	0	0	0		0	0	0
3	3	3	0		2	4	6
6	4	7	1		3	5	10
30	27	31	3		12	30	81
0	0	0	0		0	1	0
0	0	2	0		0	1	0

机构类别	合　计	卫生技术人员				
		小　计	执业（助理）医师	执业医师	注册护士	药师（士）
健康教育所（站、中心）	120	36	18	16	7	2
妇幼保健院（所、站）	16950	13824	4785	4375	6255	579
按机构隶属关系分						
省　属	612	497	164	163	253	27
地级市属	2129	1643	520	489	788	71
县级市属	6407	5256	1790	1667	2400	217
县　属	7325	6002	2192	1939	2553	251
其　他	477	426	119	117	261	13
按机构类别分						
妇幼保健院	16553	13487	4623	4239	6137	569
妇幼保健所						
妇幼保健站	397	337	162	136	118	10
生殖保健中心						
急救中心（站）	369	241	82	78	118	7
采供血机构	1763	1227	237	207	608	23
卫生监督所（中心）	3420	2877	0	0	0	0
省　属	102	97	0	0	0	0
地级市属	577	458	0	0	0	0
县级市属	1143	923	0	0	0	0
县　属	1598	1399	0	0	0	0
其　他	0	0	0	0	0	0
计划生育技术服务机构	9076	5721	3337	1732	955	193
其他卫生机构	3107	1551	555	467	399	69
疗养院	531	373	113	110	192	19
医学科学研究机构	1004	518	193	192	150	42
医学在职培训机构	376	126	67	51	15	2
临床检验中心（所、站）	394	188	6	6	2	0
其　他	802	346	176	108	40	6

2-1-2（2）

卫生技术人员				乡村医生和卫生员	其他技术人员	管理人员	工勤技能人员
技师（士）	检验师（士）	其他卫生技术人员	见习医师				
2	1	7	0		32	40	12
994	737	1211	381		753	843	1530
47	43	6	0		37	25	53
122	96	142	68		121	157	208
367	281	482	161		237	304	610
429	289	577	148		333	341	649
29	28	4	4	0	25	16	10
976	723	1182	373		745	812	1509
18	14	29	8		8	31	21
8	6	26	0		34	46	48
281	281	78	1		103	194	239
0	0	2877	0		79	152	312
0	0	97	0	0	0	0	5
0	0	458	0	0	27	35	57
0	0	923	0	0	31	51	138
0	0	1399	0	0	21	66	112
0	0	0	0	0	0	0	0
305	229	931	79		584	1596	1175
101	88	427	48		676	568	312
15	13	34	16		21	61	76
34	25	99	27		233	128	125
0	0	42	4		151	54	45
42	42	138	0		163	28	15
10	8	114	1		108	297	51

表 2-1-3　2013 年市（州）及县（市、区）各类卫生人员数

| 地　区 | 合　计 | 卫生技术人员 | | | | | | | 乡村医生和卫生员 | 其他技术人员 | 管理人员 | 工勤技能人员 |
		小　计	执业（助理）医师	执业医师	注册护士	药师（士）	技师（士）	其　他				
总　计	595645	426597	173842	139037	157459	21627	21067	52602	73927	17758	29675	47688
成都市	153962	120091	45826	41145	50058	6838	6186	11183	4044	6203	7954	15670
锦江区	8066	6647	2692	2499	2820	379	270	486	0	247	473	699
青羊区	19124	14887	5373	5164	7158	883	820	653	0	1016	834	2387
金牛区	13912	11255	4240	3987	5143	718	524	630	0	613	894	1150
武侯区	33993	25903	9537	9206	11345	1028	1543	2450	25	1942	1892	4231
成华区	8978	7256	3079	2885	2794	362	314	707	0	437	491	794
龙泉驿区	5825	4667	1883	1713	1938	294	210	342	249	107	345	457
青白江区	3156	2454	845	697	846	175	122	466	193	71	164	274
新都区	6574	5049	1915	1679	2100	310	225	499	400	202	325	598
温江区	5472	4425	1605	1467	1944	225	199	452	184	167	267	429
金堂县	4312	3250	1363	971	1100	214	193	380	517	68	194	283
双流县	8647	6919	2865	2441	2732	391	308	623	259	338	329	802
郫　县	5466	4424	1761	1550	1758	244	229	432	240	79	261	462
大邑县	3996	2962	1208	974	1082	188	161	323	292	127	178	437
蒲江县	1961	1552	603	449	460	123	99	267	139	56	90	124
新津县	2979	2267	799	635	913	137	102	316	165	45	103	399
都江堰市	6726	5068	1733	1409	1969	357	277	732	384	303	405	566
彭州市	5983	4435	1758	1373	1516	283	249	629	396	188	283	681
邛崃市	3976	2863	1167	950	995	229	154	318	317	115	203	478
崇州市	4816	3808	1400	1096	1445	298	187	478	284	82	223	419
自贡市	20598	15390	6235	4810	6169	683	739	1564	1757	511	1241	1699
自流井区	6555	5214	1826	1675	2348	218	281	541	77	172	521	571
贡井区	2769	2184	799	631	975	111	98	201	115	81	181	208
大安区	2663	2037	753	610	845	99	95	245	223	104	99	200
沿滩区	1327	865	396	244	268	41	45	115	309	15	69	69
荣　县	3208	2301	1154	763	766	87	97	197	376	95	151	285
富顺县	4076	2789	1307	887	967	127	123	265	657	44	220	366
攀枝花市	12035	9349	3779	3322	3818	416	456	880	489	302	724	1171
东　区	6225	5069	1986	1862	2159	211	251	462	2	212	302	640
西　区	1592	1276	526	464	538	74	57	81	10	22	96	188
仁和区	1582	1175	442	358	507	69	55	102	102	21	121	163
米易县	1438	1023	469	375	359	28	42	125	166	16	146	87
盐边县	1198	806	356	263	255	34	51	110	209	31	59	93

续表 2-1-3（1）

地 区	合 计	卫生技术人员								乡村医生和卫生员	其他技术人员	管理人员	工勤技能人员
		小 计	执业（助理）医师	执业医师	注册护士	药师（士）	技师（士）	其 他					
泸州市	27965	19708	8073	6162	7123	1124	985	2403	4612	828	1302	1515
江阳区	8929	7131	2686	2409	2978	311	365	791	344	388	514	552
纳溪区	2619	1715	714	486	664	97	94	146	568	77	83	176
龙马潭区	2327	1793	860	705	589	122	95	127	237	117	94	86
泸 县	4025	2550	1237	827	784	136	149	244	1127	54	137	157
合江县	4212	2704	1121	775	951	246	110	276	1069	70	172	197
叙永县	2911	1843	717	497	570	120	77	359	640	40	177	211
古蔺县	2942	1972	738	463	587	92	95	460	627	82	125	136
德阳市	24803	18387	7863	6111	6557	1056	881	2030	2706	685	967	2058
旌阳区	7436	6031	2387	2154	2527	321	304	492	275	162	334	634
中江县	4751	3287	1655	1000	861	141	161	469	872	157	155	280
罗江县	1431	1020	458	362	313	74	39	136	229	21	64	97
广汉市	3968	2896	1232	947	1035	218	152	259	413	115	129	415
什邡市	3654	2721	1095	892	996	166	117	347	388	112	114	319
绵竹市	3563	2432	1036	756	825	136	108	327	529	118	171	313
绵阳市	35932	26610	10788	8423	9586	1560	1329	3347	3589	1275	1470	2988
涪城区	10116	8028	3012	2757	3669	429	413	505	142	566	424	956
游仙区	4220	3028	1162	949	1208	161	158	339	263	243	206	480
三台县	5757	4034	1727	1120	1071	272	186	778	936	89	183	515
盐亭县	2703	1694	711	526	433	104	95	351	595	43	157	214
安 县	2208	1712	828	555	491	92	90	211	235	26	74	161
梓潼县	1848	1245	591	386	321	102	52	179	355	55	63	130
北川县	1354	842	312	224	252	49	59	170	325	100	34	53
平武县	922	622	265	169	179	27	28	123	159	32	47	62
江油市	6804	5405	2180	1737	1962	324	248	691	579	121	282	417
广元市	20155	14031	5727	4596	4789	818	740	1957	2964	746	1090	1324
利州区	7267	5775	2032	1849	2521	291	280	651	184	276	473	559
昭化区	959	618	348	222	113	40	34	83	220	20	57	44
朝天区	1141	690	300	211	184	32	35	139	285	14	47	105
旺苍县	2493	1759	711	518	598	154	91	205	396	69	131	138
青川县	1311	746	325	248	171	37	27	186	352	32	62	119
剑阁县	3280	1909	813	601	505	117	126	348	864	181	146	180
苍溪县	3704	2534	1198	947	697	147	147	345	663	154	174	179

续表 2-1-3（2）

地 区	合 计	卫生技术人员							乡村医生和卫生员	其他技术人员	管理人员	工勤技能人员
		小 计	执业（助理）医师	执业医师	注册护士	药师（士）	技师（士）	其 他				
遂宁市	19195	13621	6080	5000	4799	778	664	1300	3043	420	842	1269
船山区	6468	5103	2017	1882	2218	218	295	355	369	208	346	442
安居区	2375	1345	571	437	366	73	80	255	770	104	71	85
蓬溪县	2920	1698	821	642	516	95	67	199	876	21	131	194
射洪县	5014	3882	1913	1406	1261	310	150	248	596	25	184	327
大英县	2418	1593	758	633	438	82	72	243	432	62	110	221
内江市	23030	16537	6975	5217	5774	639	1147	2002	3165	495	1427	1406
市中区	6226	5007	1856	1612	1702	173	632	644	296	170	446	307
东兴区	5089	3526	1527	1141	1373	106	174	346	766	57	392	348
威远县	3901	2558	1323	921	799	125	102	209	750	47	307	239
资中县	4644	3178	1446	938	1036	127	127	442	956	83	139	288
隆昌县	3170	2268	823	605	864	108	112	361	397	138	143	224
乐山市	22671	16954	7209	5410	6574	953	800	1418	2264	534	1005	1914
市中区	7086	5780	2271	1926	2640	283	291	295	240	171	323	572
沙湾区	1243	937	377	255	342	54	67	97	139	33	43	91
五通桥区	2021	1483	672	512	501	110	83	117	244	51	73	170
金口河区	244	169	64	43	55	3	7	40	35	8	9	23
犍为县	2664	1885	929	566	608	141	67	140	456	74	89	160
井研县	2009	1310	590	410	402	74	64	180	419	36	84	160
夹江县	1898	1392	630	470	532	78	63	89	187	52	55	212
沐川县	1003	617	266	162	160	30	17	144	230	21	57	78
峨边县	594	387	173	121	144	18	18	34	71	3	51	82
马边县	686	484	168	106	181	29	12	94	86	23	50	43
峨眉山市	3223	2510	1069	839	1009	133	111	188	157	62	171	323
南充市	39455	24612	11038	9110	7535	1087	908	4044	9079	552	2362	2850
顺庆区	9971	7824	2561	2398	2973	287	258	1745	334	89	841	883
高坪区	2515	1568	843	661	447	66	80	132	630	37	111	169
嘉陵区	1974	950	525	403	239	36	44	106	754	14	105	151
南部县	5153	2934	1706	1397	642	99	82	405	1703	73	210	233
营山县	4413	2155	1018	818	659	86	82	310	1440	144	283	391
蓬安县	2875	1529	753	619	382	90	76	228	932	27	140	247
仪陇县	5046	2863	1166	965	814	139	113	631	1559	87	229	308
西充县	2510	1342	632	521	484	45	43	138	844	12	203	109
阆中市	4998	3447	1834	1328	895	239	130	349	883	69	240	359

续表 2-1-3（3）

地 区	合 计	卫生技术人员							乡村医生和卫生员	其他技术人员	管理人员	工勤技能人员
		小 计	执业（助理）医师	执业医师	注册护士	药师（士）	技师（士）	其 他				
眉山市	18784	13353	5740	4116	4818	678	692	1425	2337	751	697	1646
东坡区	6511	4937	2025	1589	1853	260	266	533	569	211	240	554
仁寿县	6498	4360	2088	1370	1485	177	198	412	1023	318	264	533
彭山县	1806	1206	505	353	450	70	68	113	208	94	71	227
洪雅县	1687	1229	493	336	423	75	74	164	219	50	41	148
丹棱县	1005	679	259	196	264	32	33	91	196	20	26	84
青神县	1277	942	370	272	343	64	53	112	122	58	55	100
宜宾市	29572	20938	8186	6021	7897	886	939	3030	4542	724	1243	2125
翠屏区	10355	8528	3053	2661	3871	359	384	861	308	298	510	711
南溪区	1979	1396	590	417	457	68	81	200	383	35	87	78
宜宾县	3743	2173	963	576	677	69	114	350	1017	12	165	376
江安县	2298	1355	555	366	509	48	40	203	634	59	70	180
长宁县	1977	1514	697	454	474	76	54	213	254	48	47	114
高 县	1986	1278	492	327	414	60	54	258	404	65	56	183
珙 县	2305	1567	668	436	525	73	67	234	418	44	118	158
筠连县	1659	1153	410	279	382	46	51	264	251	85	58	112
兴文县	2071	1232	487	341	381	57	56	251	603	29	90	117
屏山县	1199	742	271	164	207	30	38	196	270	49	42	96
广安市	17459	11114	4619	3718	3589	453	473	1980	3448	320	1065	1512
广安区	4533	3008	1199	1000	1112	124	164	409	653	92	331	449
前锋区	889	441	212	152	103	19	18	89	286	20	42	100
岳池县	3538	2096	920	753	600	91	89	396	815	59	273	295
武胜县	2882	1891	868	704	583	95	94	251	601	67	138	185
邻水县	4025	2582	928	730	810	86	73	685	872	60	183	328
华蓥市	1592	1096	492	379	381	38	35	150	221	22	98	155
达州市	32888	20911	8535	6198	7317	981	999	3079	7191	973	1392	2421
通川区	5760	4488	1506	1308	2122	214	255	391	369	125	347	431
达川区	5881	3564	1581	1161	1154	228	146	455	1237	155	307	618
宣汉县	5758	3578	1438	956	1222	141	153	624	1586	141	164	289
开江县	2040	1290	692	519	345	67	62	124	425	67	87	171
大竹县	4818	3042	1268	873	957	118	137	562	1252	156	129	239
渠 县	5956	3294	1382	927	1017	153	160	582	1672	257	211	522
万源市	2675	1655	668	454	500	60	86	341	650	72	147	151
雅安市	11435	8685	3606	2811	3293	466	439	881	849	361	755	785
雨城区	4599	3561	1330	1158	1515	181	176	359	239	88	333	378

续表 2-1-3（4）

地 区	合 计	卫生技术人员							乡村医生和卫生员	其他技术人员	管理人员	工勤技能人员
		小 计	执业（助理）医师	执业医师	注册护士	药师（士）	技师（士）	其 他				
名山区	1130	787	372	284	252	50	56	57	162	39	79	63
荥经县	947	704	353	276	237	28	33	53	73	8	87	75
汉源县	1460	1081	475	341	317	80	39	170	122	108	99	50
石棉县	1174	924	362	281	393	41	45	83	60	40	66	84
天全县	1147	869	374	245	315	49	46	85	110	43	33	92
芦山县	570	469	216	142	170	25	25	33	33	16	31	21
宝兴县	408	290	124	84	94	12	19	41	50	19	27	22
巴中市	20502	13097	6605	4220	3951	546	647	1348	4630	631	875	1269
巴州区	6048	4535	2045	1466	1638	174	254	424	689	235	280	309
恩阳区	2170	1318	1001	422	105	47	36	129	648	32	96	76
通江县	3668	2102	1132	800	633	76	98	163	1055	174	141	196
南江县	3312	1720	797	559	486	84	73	280	1093	101	123	275
平昌县	5304	3422	1630	973	1089	165	186	352	1145	89	235	413
资阳市	24593	16762	7117	5212	5261	738	720	2926	4192	545	1144	1950
雁江区	6989	4908	1921	1535	1618	191	207	971	982	91	379	629
安岳县	6771	4591	1892	1249	1370	216	223	890	1336	179	360	305
乐至县	3363	2066	968	744	574	122	89	313	803	115	99	280
简阳市	7470	5197	2336	1684	1699	209	201	752	1071	160	306	736
阿坝州	7164	4710	1829	1433	1243	178	281	1179	1403	196	454	401
汶川县	833	499	204	163	135	22	22	116	206	28	31	69
理 县	345	222	87	65	62	13	5	55	81	6	19	17
茂 县	886	584	207	149	163	41	51	122	130	45	64	63
松潘县	485	294	126	98	70	8	18	72	101	5	49	36
九寨沟县	558	381	161	130	102	12	25	81	118	5	29	25
金川县	503	322	137	101	84	10	20	71	105	40	31	5
小金县	432	276	95	69	67	12	25	77	134	0	13	9
黑水县	398	219	73	53	71	8	13	54	135	6	22	16
马尔康县	1185	852	353	304	278	20	59	142	108	30	99	96
壤塘县	343	257	81	67	48	7	7	114	60	1	21	4
阿坝县	419	271	84	63	59	11	14	103	84	19	29	16
若尔盖县	426	284	116	84	66	9	17	76	108	6	17	11
红原县	351	249	105	87	38	5	5	96	33	5	30	34
甘孜州	8482	5300	1735	1295	1284	167	255	1859	2217	145	564	256
康定县	1692	1179	486	423	431	57	70	135	202	108	122	81
泸定县	595	418	197	157	103	16	45	57	125	1	27	24

续表 2-1-3（5）

| 地　区 | 合　计 | 卫生技术人员 | | | | | | | 乡村医生和卫生员 | 其他技术人员 | 管理人员 | 工勤技能人员 |
		小　计	执业（助理）医师	执业医师	注册护士	药师（士）	技师（士）	其　他				
丹巴县	503	265	117	96	64	42	21	21	206	0	26	6
九龙县	396	250	96	75	88	3	6	57	118	0	23	5
雅江县	419	206	65	44	62	5	21	53	180	5	21	7
道孚县	414	224	95	74	48	7	7	67	139	4	30	17
炉霍县	398	250	44	25	50	0	1	155	119	0	23	6
甘孜县	473	287	76	47	64	8	11	128	144	1	29	12
新龙县	351	221	45	25	33	3	7	133	98	3	29	0
德格县	472	277	56	25	19	3	5	194	150	0	31	14
白玉县	410	228	45	19	41	2	8	132	145	0	26	11
石渠县	342	254	54	37	38	1	0	161	52	1	32	3
色达县	261	172	49	36	27	4	8	84	55	1	26	7
理塘县	454	290	74	37	38	3	16	159	117	5	30	12
巴塘县	384	255	81	58	80	5	7	82	88	6	27	8
乡城县	272	177	59	47	37	5	8	68	52	0	20	23
稻城县	356	201	38	30	33	2	10	118	109	10	24	12
得荣县	290	146	58	40	28	1	4	55	118	0	18	8
凉山州	**24965**	**16437**	**6277**	**4707**	**6024**	**582**	**787**	**2767**	**5406**	**561**	**1102**	**1459**
西昌市	7684	5933	2259	1947	2599	262	313	500	449	187	568	547
木里县	612	386	167	93	130	6	21	62	120	7	47	52
盐源县	1199	732	329	221	216	16	28	143	394	12	29	32
德昌县	1214	877	365	259	334	26	45	107	223	9	14	91
会理县	1991	1281	528	394	460	56	54	183	402	61	63	184
会东县	1555	994	391	211	338	33	48	184	370	34	60	97
宁南县	972	694	259	168	244	14	23	154	170	28	34	46
普格县	692	367	147	121	114	5	17	84	270	8	18	29
布拖县	574	351	112	82	94	8	11	126	187	1	31	4
金阳县	653	406	175	114	127	9	24	71	177	9	11	50
昭觉县	858	513	156	90	165	20	21	151	269	30	24	22
喜德县	703	416	152	117	114	13	15	122	216	19	19	33
冕宁县	1480	981	405	295	369	34	57	116	367	34	31	67
越西县	1585	786	263	193	283	23	18	199	644	22	60	73
甘洛县	870	570	208	160	185	28	27	122	228	10	20	42
美姑县	1033	419	94	81	67	6	20	232	584	3	15	12
雷波县	1290	731	267	161	185	23	45	211	336	87	58	78

表 2-1-4　2013 年按城乡、经济类型、主办单位分类医疗卫生机构卫生人员数

| 分　类 | 合　计 | 卫生技术人员 | | | | | | | 其他技术人员 | 管理人员 | 工勤技能人员 | 乡村医生 | 卫生员 |
		小计	执业（助理）医师	执业医师	注册护士	药师（士）	技师（士）	其他					
总　计	595645	426597	173842	139037	157459	21627	21067	52602	17758	29675	47688	68394	5533
按城乡分													
城　市	234557	189286	70037	65118	82235	9278	10150	17586	9147	13855	22269	0	0
农　村	361088	237311	103805	73919	75224	12349	10917	35016	8611	15820	25419	68394	5533
按登记注册类型分													
公　立	447601	334700	126551	101649	128838	16882	17286	45143	14185	24102	38251	33779	2584
国　有	368911	297528	106269	90802	120882	14801	16042	39534	12885	21801	34945	1491	261
集　体	78690	37172	20282	10847	7956	2081	1244	5609	1300	2301	3306	32288	2323
民　营	148044	91897	47291	37388	28621	4745	3781	7459	3573	5573	9437	34615	2949
联　营	5906	1922	1193	896	498	52	69	110	51	118	128	3331	356
私　营	111326	70755	38117	30190	20481	3782	2731	5644	2520	3670	6111	26194	2076
其　他	30812	19220	7981	6302	7642	911	981	1705	1002	1785	3198	5090	517
按主办单位分													
政府办	378353	305068	110853	91191	119321	15552	16127	43215	13252	22057	35952	1692	332
卫生部门	367687	297389	107753	88883	116228	15207	15769	42432	12772	20895	34607	1692	332
社会办	112196	52488	26282	18724	17767	2399	2125	3915	1964	3714	5328	45146	3556
个人办	105096	69041	36707	29122	20371	3676	2815	5472	2542	3904	6408	21556	1645

注：本表按城乡及按经济类型分卫生技术人员总数中不包括乡镇卫生院在村卫生室工作的人员数（这部分人员计入乡镇卫生院中）。

表 2-1-5　2013 年全省各类卫生人员性别、年龄、工作年限、学历、职称构成（%）

分类（组）	卫生技术人员							其他技术人员	管理人员	工勤技能人员
	小计	执业（助理）医师	执业医师	注册护士	药剂人员	检验人员	其他			
总　计	100.00	100.00	100.00	100.00	100.00	100.00	100.00	100.00	100.00	100.00
按性别分										
男　性	32.16	58.95	60.04	1.86	36.12	43.21	40.72	40.02	47.30	49.99
女　性	67.84	41.05	39.96	98.14	63.88	56.79	59.28	59.98	52.70	50.01
按年龄分										
25 岁以下	11.13	0.10	0.03	19.19	4.66	6.83	19.53	11.64	2.94	6.80
25 岁～	38.98	24.51	23.06	47.40	30.99	39.21	53.14	36.68	23.45	21.82
35 岁～	24.16	32.76	30.93	19.34	27.98	25.73	15.16	26.81	31.23	31.09
45 岁～	15.54	22.02	22.58	11.32	23.24	17.93	8.16	18.01	30.91	28.46
55 岁～	4.31	7.66	8.41	1.56	7.96	5.44	1.95	4.22	7.40	7.38
60 岁及以上	5.88	12.96	14.98	1.19	5.17	4.87	2.07	2.65	4.06	4.45
按工作年限分										
5 年以下	30.43	13.14	12.66	38.12	21.03	26.41	54.15	35.77	17.29	33.07
5 年～	18.92	15.74	15.40	22.42	15.34	17.28	19.26	16.99	11.37	17.65
10 年～	20.89	26.44	25.23	18.70	22.29	23.06	12.89	18.41	20.30	16.03
20 年～	14.52	19.58	19.16	12.22	18.26	15.70	7.37	15.60	26.25	17.26
30 年及以上	15.24	25.10	27.56	8.54	23.09	17.54	6.33	13.23	24.79	15.99
按学位分										
博　士	2.44	3.25	3.27	0.12	0.22	1.21	1.52	6.05	1.43	0.00
硕　士	13.65	16.53	16.61	2.09	12.58	10.16	10.51	15.51	9.86	0.00
学　士	83.91	80.22	80.13	97.79	87.21	88.63	87.97	78.44	88.71	100.00
按学历分										
研究生	2.55	5.55	6.63	0.08	1.17	1.64	2.57	2.89	2.00	0.05
大学本科	18.74	29.97	35.23	6.67	11.96	19.39	24.75	18.84	25.37	3.32
大　专	42.92	35.45	33.27	52.78	37.47	48.03	36.26	39.56	44.78	20.05
中专及中技	31.63	23.89	20.24	38.59	36.35	26.99	31.86	26.69	17.55	20.53
技　校	0.39	0.30	0.24	0.32	0.85	0.39	0.59	1.11	0.63	2.93
高中及以下	3.77	4.84	4.40	1.55	12.20	3.57	3.97	10.92	9.68	53.13
按专业技术资格分										
正　高	0.85	2.17	2.60	0.07	0.22	0.48	0.13	0.45	1.31	0.00
副　高	4.78	10.74	12.88	1.50	1.98	4.44	0.60	1.74	5.49	0.00
中　级	15.91	25.14	30.01	12.91	13.97	17.70	3.07	9.45	14.48	0.00
师级/助理	30.17	46.22	46.95	20.84	37.16	33.16	14.13	18.42	16.57	0.00
士　级	34.87	9.39	1.74	55.17	36.75	31.51	42.83	35.32	13.65	0.01
未评及不详	13.41	6.34	5.82	9.50	9.92	12.72	39.24	34.62	48.50	99.99
按聘任技术职务分										
正　高	0.84	2.12	2.54	0.07	0.25	0.52	0.14	0.55	1.49	0.00
副　高	4.84	10.87	13.03	1.49	1.99	4.49	0.67	1.60	5.61	0.00
中　级	16.56	26.41	31.46	13.05	14.75	18.55	3.49	10.35	15.69	0.00
师级/助理	31.78	49.69	48.43	22.07	37.69	33.97	13.17	20.81	18.53	0.00
士　级	33.62	8.48	2.29	55.96	37.77	32.57	34.63	33.25	13.40	0.00
待　聘	12.36	2.43	2.25	7.37	7.55	9.90	47.90	33.44	45.29	100.00

表 2-1-6　2013 年全省各类特色分类医疗卫生机构卫生人员数

| 分　类 | 合计 | 卫生技术人员 | | | | | | | 乡村医生和卫生员 | 其他技术人员 | 管理人员 | 工勤技能人员 |
		小计	执业（助理）医师	执业医师	注册护士	药师（士）	技师（士）	其他				
总　计	595645	426597	173842	139037	157459	21627	21067	52602	73927	17758	29675	47688
地区分类	595645	426597	173842	139037	157459	21627	21067	52602	74584	17758	29675	47688
一类地区	165997	129440	49605	44467	53876	7254	6642	12063	4533	6505	8678	16841
二类地区	389037	270710	114396	87135	95032	13446	13102	34734	60368	10351	18877	28731
三类地区	40611	26447	9841	7435	8551	927	1323	5805	9026	902	2120	2116
地震灾区	520129	374250	152705	123146	139106	19221	18678	44540	61439	15846	25847	42747
国定39个重灾县	118270	85707	35238	27444	29969	5157	4314	11029	13761	3854	5429	9519
10个极重灾县	27440	19661	7763	5938	6697	1210	1028	2963	3104	984	1285	2406
18个对口支援县	45460	32875	13012	9998	11196	2070	1689	4908	5404	1493	2138	3550
省定12个重灾县	45068	31094	14211	10685	10416	1483	1373	3611	7484	1229	2047	3214
88个一般灾区	352020	254187	101930	84002	97499	12422	12831	29505	39481	10650	18128	29574
"8·30"会理地震3县	4771	3262	1326	1015	1222	159	160	395	713	113	243	440
三州地区	40611	26447	9841	7435	8551	927	1323	5805	9026	902	2120	2116
民族地区	53742	35482	13538	10141	11668	1374	1754	7148	11014	1332	2919	2995
藏族地区	16258	10396	3731	2821	2657	351	557	3100	3740	348	1065	709
彝族地区	9948	5912	2214	1529	1863	195	243	1397	2913	232	380	511
革命老区	206440	137889	57990	43721	46184	6818	6594	20303	38831	5369	10213	14138
草原草地县	4705	3020	822	557	521	55	102	1520	1176	49	318	142
国家级扶贫开发重点县	70566	43275	18804	13542	12720	1967	1968	7816	18304	1573	3197	4217
扩权试点县	211122	138293	62064	44408	43442	7206	6199	19382	43469	5068	9146	15146

表 2-2-1　2009—2013 年全省每千人口卫生技术人员数（按城乡分）

年　份	每千人口卫生技术人员			每千人口执业（助理）医师			每千人口执业医师	每千人口注册护士		
	合计	城市	农村	合计	城市	农村		合计	城市	农村
2009	3.37	5.29	2.68	1.54	2.15	1.32	1.21	1.01	2.04	0.65
2010	3.60	5.79	2.80	1.61	2.32	1.35	1.27	1.17	2.36	0.73
2011	3.90	6.26	3.05	1.70	2.45	1.43	1.35	1.34	2.65	0.86
2012	4.28	6.82	3.33	1.80	2.58	1.50	1.43	1.54	2.94	1.01
2013	4.67	7.11	3.67	1.90	2.63	1.60	1.52	1.72	3.09	1.16

注：本表按四川省公安厅提供的户籍人口计算。

表 2-2-2　2013 年市（州）每千人口卫生技术人员数

地　区	每千人口卫生技术人员	每千人口执业（助理）医师	每千人口执业医师	每千人口注册护士
总　计	5.26	2.14	1.72	1.94
成都市	8.40	3.21	2.88	3.50
自贡市	5.62	2.28	1.76	2.25
攀枝花市	7.58	3.06	2.69	3.10
泸州市	4.64	1.90	1.45	1.68
德阳市	5.22	2.23	1.73	1.86
绵阳市	5.69	2.31	1.80	2.05
广元市	5.51	2.25	1.81	1.88
遂宁市	4.16	1.86	1.53	1.47
内江市	4.44	1.87	1.40	1.55
乐山市	5.21	2.21	1.66	2.02
南充市	3.90	1.75	1.44	1.19
眉山市	4.48	1.93	1.38	1.62
宜宾市	4.69	1.83	1.35	1.77
广安市	3.45	1.43	1.15	1.11
达州市	3.79	1.55	1.12	1.33
雅安市	5.66	2.35	1.83	2.15
巴中市	3.95	1.99	1.27	1.19
资阳市	4.69	1.99	1.46	1.47
阿坝州	5.16	2.00	1.57	1.36
甘孜州	4.66	1.52	1.14	1.13
凉山州	3.58	1.37	1.03	1.31

表 2-2-3 2013 年市（州）及县（市、区）每千人口卫生技术人员数

地 区	每千人口卫生技术人员	每千人口执业（助理）医师	每千人口执业医师	每千人口注册护士
总　计	**4.67**	**1.90**	**1.52**	**1.72**
成都市	10.11	3.86	3.46	4.21
锦江区	14.12	5.72	5.31	5.99
青羊区	24.06	8.68	8.35	11.57
金牛区	15.19	5.72	5.38	6.94
武侯区	25.68	9.46	9.13	11.25
成华区	10.54	4.47	4.19	4.06
龙泉驿区	7.59	3.06	2.79	3.15
青白江区	5.91	2.04	1.68	2.04
新都区	7.19	2.73	2.39	2.99
温江区	11.33	4.11	3.76	4.98
金堂县	3.64	1.53	1.09	1.23
双流县	7.07	2.93	2.50	2.79
郫　县	8.41	3.35	2.95	3.34
大邑县	5.78	2.36	1.90	2.11
蒲江县	5.86	2.28	1.69	1.74
新津县	7.31	2.58	2.05	2.95
都江堰市	8.23	2.81	2.29	3.20
彭州市	5.50	2.18	1.70	1.88
邛崃市	4.36	1.78	1.45	1.51
崇州市	5.70	2.10	1.64	2.16
自贡市	4.67	1.89	1.46	1.87
自流井区	14.42	5.05	4.63	6.49
贡井区	7.33	2.68	2.12	3.27
大安区	4.44	1.64	1.33	1.84
沿滩区	2.19	1.00	0.62	0.68
荣　县	3.32	1.66	1.10	1.10
富顺县	2.56	1.20	0.81	0.89
攀枝花市	8.35	3.37	2.97	3.41
东　区	16.27	6.37	5.98	6.93
西　区	8.72	3.59	3.17	3.67
仁和区	5.13	1.93	1.56	2.21
米易县	4.62	2.12	1.69	1.62
盐边县	3.81	1.68	1.24	1.21

注：本表按四川省公安厅提供的户籍人口计算。

续表 2-2-3（1）

地　区	每千人口卫生技术人员	每千人口执业（助理）医师	每千人口执业医师	每千人口注册护士
泸州市	3.88	1.59	1.21	1.40
江阳区	10.87	4.09	3.67	4.54
纳溪区	3.56	1.48	1.01	1.38
龙马潭区	5.02	2.41	1.97	1.65
泸　县	2.34	1.14	0.76	0.72
合江县	2.97	1.23	0.85	1.05
叙永县	2.52	0.98	0.68	0.78
古蔺县	2.30	0.86	0.54	0.68
德阳市	4.69	2.01	1.56	1.67
旌阳区	8.76	3.47	3.13	3.67
中江县	2.30	1.16	0.70	0.60
罗江县	4.07	1.83	1.44	1.25
广汉市	4.77	2.03	1.56	1.71
什邡市	6.21	2.50	2.04	2.27
绵竹市	4.80	2.04	1.49	1.63
绵阳市	4.86	1.97	1.54	1.75
涪城区	11.46	4.30	3.94	5.24
游仙区	5.47	2.10	1.71	2.18
三台县	2.73	1.17	0.76	0.73
盐亭县	2.82	1.18	0.88	0.72
安　县	3.84	1.86	1.24	1.10
梓潼县	3.24	1.54	1.00	0.83
北川县	3.49	1.29	0.93	1.05
平武县	3.38	1.44	0.92	0.97
江油市	6.08	2.45	1.95	2.21
广元市	4.52	1.85	1.48	1.54
利州区	11.85	4.17	3.79	5.17
昭化区	2.58	1.45	0.93	0.47
朝天区	3.32	1.45	1.02	0.89
旺苍县	3.86	1.56	1.14	1.31
青川县	3.11	1.35	1.03	0.71
剑阁县	2.80	1.19	0.88	0.74
苍溪县	3.21	1.52	1.20	0.88

续表 2-2-3（2）

地　区	每千人口卫生技术人员	每千人口执业（助理）医师	每千人口执业医师	每千人口注册护士
遂宁市	3.59	1.60	1.32	1.26
船山区	7.17	2.84	2.65	3.12
安居区	1.67	0.71	0.54	0.46
蓬溪县	2.37	1.15	0.90	0.72
射洪县	3.85	1.90	1.39	1.25
大英县	2.89	1.37	1.15	0.79
内江市	3.87	1.63	1.22	1.35
市中区	9.35	3.47	3.01	3.18
东兴区	3.95	1.71	1.28	1.54
威远县	3.43	1.77	1.23	1.07
资中县	2.43	1.11	0.72	0.79
隆昌县	2.88	1.04	0.77	1.10
乐山市	4.76	2.03	1.52	1.85
市中区	9.57	3.76	3.19	4.37
沙湾区	4.99	2.01	1.36	1.82
五通桥区	4.69	2.12	1.62	1.58
金口河区	3.18	1.20	0.81	1.03
犍为县	3.31	1.63	0.99	1.07
井研县	3.15	1.42	0.99	0.97
夹江县	3.96	1.79	1.34	1.51
沐川县	2.38	1.03	0.62	0.62
峨边县	2.54	1.14	0.80	0.95
马边县	2.24	0.78	0.49	0.84
峨眉山市	5.79	2.47	1.93	2.33
南充市	3.24	1.45	1.20	0.99
顺庆区	11.86	3.88	3.64	4.51
高坪区	2.60	1.40	1.10	0.74
嘉陵区	1.35	0.74	0.57	0.34
南部县	2.27	1.32	1.08	0.50
营山县	2.26	1.07	0.86	0.69
蓬安县	2.14	1.05	0.87	0.53
仪陇县	2.54	1.03	0.86	0.72
西充县	2.04	0.96	0.79	0.73
阆中市	3.93	2.09	1.51	1.02

续表 2-2-3（3）

地　区	每千人口卫生技术人员	每千人口执业（助理）医师	每千人口执业医师	每千人口注册护士
眉山市	3.79	1.63	1.17	1.37
东坡区	5.66	2.32	1.82	2.13
仁寿县	2.72	1.30	0.86	0.93
彭山县	3.61	1.51	1.06	1.35
洪雅县	3.49	1.40	0.95	1.20
丹棱县	4.14	1.58	1.20	1.61
青神县	4.75	1.87	1.37	1.73
宜宾市	3.80	1.49	1.09	1.43
翠屏区	10.27	3.68	3.21	4.66
南溪区	3.21	1.36	0.96	1.05
宜宾县	2.11	0.93	0.56	0.66
江安县	2.42	0.99	0.65	0.91
长宁县	3.29	1.51	0.99	1.03
高　县	2.38	0.92	0.61	0.77
珙　县	3.65	1.56	1.02	1.22
筠连县	2.67	0.95	0.65	0.88
兴文县	2.57	1.02	0.71	0.80
屏山县	2.39	0.87	0.53	0.67
广安市	2.36	0.98	0.79	0.76
广安区	3.35	1.33	1.11	1.24
前锋区	1.20	0.58	0.41	0.28
岳池县	1.76	0.77	0.63	0.50
武胜县	2.23	1.02	0.83	0.69
邻水县	2.49	0.90	0.70	0.78
华蓥市	3.03	1.36	1.05	1.05
达州市	3.04	1.24	0.90	1.06
通川区	7.55	2.53	2.20	3.57
达川区	2.94	1.31	0.96	0.95
宣汉县	2.73	1.10	0.73	0.93
开江县	2.14	1.15	0.86	0.57
大竹县	2.72	1.13	0.78	0.85
渠　县	2.29	0.96	0.64	0.71
万源市	2.76	1.12	0.76	0.84
雅安市	5.53	2.30	1.79	2.10
雨城区	10.27	3.83	3.34	4.37

续表 2-2-3（4）

地　区	每千人口卫生技术人员	每千人口执业（助理）医师	每千人口执业医师	每千人口注册护士
名山区	2.81	1.33	1.01	0.90
荥经县	4.61	2.31	1.81	1.55
汉源县	3.28	1.44	1.03	0.96
石棉县	7.43	2.91	2.26	3.16
天全县	5.60	2.41	1.58	2.03
芦山县	3.84	1.77	1.16	1.39
宝兴县	4.92	2.10	1.42	1.59
巴中市	3.36	1.69	1.08	1.01
巴州区	5.66	2.55	1.83	2.04
恩阳区	2.24	1.70	0.72	0.18
通江县	2.73	1.47	1.04	0.82
南江县	2.51	1.16	0.82	0.71
平昌县	3.24	1.54	0.92	1.03
资阳市	3.30	1.40	1.03	1.04
雁江区	4.45	1.74	1.39	1.47
安岳县	2.82	1.16	0.77	0.84
乐至县	2.41	1.13	0.87	0.67
简阳市	3.50	1.57	1.13	1.14
阿坝州	5.12	1.99	1.56	1.35
汶川县	4.96	2.03	1.62	1.34
理　县	4.85	1.90	1.42	1.35
茂　县	5.20	1.84	1.33	1.45
松潘县	3.87	1.66	1.29	0.92
九寨沟县	5.63	2.38	1.92	1.51
金川县	4.36	1.85	1.37	1.14
小金县	3.39	1.17	0.85	0.82
黑水县	3.53	1.18	0.85	1.15
马尔康县	15.19	6.29	5.42	4.96
壤塘县	6.02	1.90	1.57	1.12
阿坝县	3.50	1.09	0.81	0.76
若尔盖县	3.65	1.49	1.08	0.85
红原县	5.42	2.29	1.90	0.83
甘孜州	4.81	1.57	1.18	1.17
康定县	10.40	4.29	3.73	3.80
泸定县	4.76	2.24	1.79	1.17

续表 2-2-3（5）

地 区	每千人口卫生技术人员	每千人口执业（助理）医师	每千人口执业医师	每千人口注册护士
丹巴县	4.35	1.92	1.58	1.05
九龙县	3.75	1.44	1.12	1.32
雅江县	4.09	1.29	0.87	1.23
道孚县	3.95	1.68	1.31	0.85
炉霍县	5.27	0.93	0.53	1.05
甘孜县	4.12	1.09	0.68	0.92
新龙县	4.32	0.88	0.49	0.64
德格县	3.22	0.65	0.29	0.22
白玉县	4.19	0.83	0.35	0.75
石渠县	2.64	0.56	0.39	0.40
色达县	3.26	0.93	0.68	0.51
理塘县	4.29	1.09	0.55	0.56
巴塘县	4.80	1.53	1.09	1.51
乡城县	5.90	1.97	1.57	1.23
稻城县	6.26	1.18	0.93	1.03
得荣县	5.64	2.24	1.54	1.08
凉山州	3.25	1.24	0.93	1.19
西昌市	9.19	3.50	3.02	4.03
木里县	2.79	1.21	0.67	0.94
盐源县	1.88	0.84	0.57	0.55
德昌县	4.17	1.74	1.23	1.59
会理县	2.76	1.14	0.85	0.99
会东县	2.36	0.93	0.50	0.80
宁南县	3.61	1.35	0.87	1.27
普格县	1.91	0.77	0.63	0.59
布拖县	1.87	0.60	0.44	0.50
金阳县	2.02	0.87	0.57	0.63
昭觉县	1.67	0.51	0.29	0.54
喜德县	1.86	0.68	0.52	0.51
冕宁县	2.49	1.03	0.75	0.94
越西县	2.27	0.76	0.56	0.82
甘洛县	2.54	0.93	0.71	0.82
美姑县	1.60	0.36	0.31	0.26
雷波县	2.75	1.00	0.61	0.70

表 2-2-4　2013 年全省各类特色分类每千人口卫生技术人员数

地　　区	每千人口卫生技术人员	每千人口执业（助理）医师	每千人口执业医师	每千人口注册护士
总　　计	**4.67**	**1.90**	**1.52**	**1.72**
地区分类	4.67	1.90	1.52	1.72
一类地区	9.96	3.82	3.42	4.14
二类地区	3.80	1.61	1.22	1.33
三类地区	3.73	1.39	1.05	1.21
地震灾区	4.71	1.92	1.55	1.75
国定 39 个重灾县	4.80	1.97	1.54	1.68
10 个极重灾县	5.33	2.10	1.61	1.81
18 个对口支援县	5.04	1.99	1.53	1.72
省定 12 个重灾县	3.60	1.65	1.24	1.21
88 个一般灾区	4.88	1.96	1.61	1.87
"8·30" 会理地震 3 县	3.61	1.47	1.12	1.35
三州地区	3.73	1.39	1.05	1.21
民族地区	3.70	1.41	1.06	1.22
藏族地区	4.81	1.73	1.31	1.23
彝族地区	2.14	0.80	0.55	0.68
革命老区	3.35	1.41	1.06	1.12
草原草地县	4.03	1.10	0.74	0.69
国家级扶贫开发重点县	2.68	1.17	0.84	0.79
扩权试点县	2.91	1.31	0.94	0.92

注：本表按四川省公安厅提供的户籍人口计算。

表 2-3-1　2013 年全省执业（助理）医师性别、年龄、工作年限、学历及职称构成（%）

分类（组）	执业（助理）医师						执业医师					
	合计	临床	中医	口腔	公共卫生	不详	合计	临床	中医	口腔	公共卫生	不详
总　　计	100.00	100.00	100.00	100.00	100.00	100.00	100.00	100.00	100.00	100.00	100.00	100.00
按性别分												
男　性	58.95	54.83	72.21	54.34	62.85	50.83	60.04	56.14	72.67	55.20	63.81	50.96
女　性	41.05	45.17	27.79	45.66	37.15	49.17	39.96	43.86	27.33	44.80	36.19	49.04
按年龄分												
25 岁以下	0.10	0.06	0.17	0.33	0.03	1.04	0.03	0.03	0.02	0.02	0.00	0.79
25 岁～	24.51	25.36	22.03	27.32	11.98	53.85	23.06	24.30	19.45	23.99	12.17	55.91
35 岁～	32.76	35.08	25.85	34.16	29.72	25.68	30.93	32.96	24.80	34.05	26.97	22.52
45 岁～	22.02	21.78	22.29	19.35	32.53	12.26	22.58	22.34	22.82	20.53	32.68	12.91
55 岁～	7.66	6.43	10.80	6.13	16.96	3.65	8.41	7.16	11.61	6.45	18.46	3.78
60 岁及以上	12.96	11.28	18.87	12.71	8.78	3.52	14.98	13.22	21.30	14.96	9.73	4.09
按工作年限分												
5 年以下	13.14	12.67	15.03	12.37	5.51	32.91	12.66	12.44	13.82	11.26	5.85	32.25
5 年～	15.74	16.38	14.67	15.21	6.23	24.87	15.40	16.16	13.83	14.40	6.68	27.62
10 年～	26.44	28.24	20.95	30.93	20.73	17.98	25.23	27.06	19.83	29.36	18.78	15.43
20 年～	19.58	20.28	17.16	18.78	24.99	12.24	19.16	19.55	17.52	19.83	23.55	12.50
30 年及以上	25.10	22.43	32.19	22.72	42.54	11.99	27.56	24.78	35.01	25.15	45.13	12.19
按学历分												
研究生	5.55	5.68	4.84	7.53	3.36	13.44	6.63	6.79	5.77	9.07	3.99	16.07
大学本科	29.97	33.78	20.08	23.68	18.09	50.50	35.23	39.79	23.57	27.66	20.57	56.75
大　专	35.45	35.87	33.38	38.55	39.78	24.89	33.27	33.17	32.58	37.38	38.56	19.66
中专及中技	23.89	21.81	29.32	25.75	32.92	10.61	20.24	17.94	25.99	21.87	32.60	7.35
技　校	0.30	0.24	0.51	0.23	0.18	0.00	0.24	0.18	0.45	0.19	0.07	0.00
高中及以下	4.84	2.60	11.88	4.25	5.66	0.57	4.40	2.12	11.64	3.84	4.20	0.17
按专业技术资格分												
正　高	2.17	2.44	1.54	1.94	1.17	1.02	2.60	2.92	1.83	2.31	1.40	1.23
副　高	10.74	12.04	7.65	7.62	8.36	5.61	12.88	14.44	9.17	9.15	9.98	6.48
中　级	25.14	26.78	19.88	20.89	35.74	16.45	30.01	31.97	23.69	25.06	42.48	19.14
师级/助理	46.22	43.95	52.95	52.40	43.92	25.64	46.95	44.16	55.51	53.72	42.15	25.00
士　级	9.39	9.27	10.13	8.97	7.43	6.63	1.74	1.53	2.46	2.08	0.90	0.62
未评及不详	6.34	5.53	7.84	8.18	3.39	44.64	5.82	4.99	7.32	7.67	3.09	47.53
按聘任技术职务分												
正　高	2.13	2.37	1.51	2.07	1.08	1.22	2.55	2.84	1.80	2.50	1.29	1.62
副　高	10.90	12.17	7.80	8.16	8.12	8.15	13.07	14.60	9.34	9.76	9.66	10.24
中　级	26.47	27.92	21.40	22.55	37.90	27.70	31.55	33.28	25.46	26.91	44.99	34.77
师级/助理	49.81	47.36	56.80	56.53	45.15	46.03	48.57	45.58	57.34	55.72	42.05	44.47
士　级	8.50	8.32	9.34	7.70	6.89	10.59	2.29	2.07	3.08	2.47	1.29	1.89
待　聘	2.19	1.86	3.15	2.98	0.87	6.31	1.98	1.64	2.97	2.64	0.72	7.01

表 2-3-2 2013 年全省不同执业类别执业（助理）医师数及构成

执业类别	执业（助理）医师数			构成比（%）		
	合　计	执业医师	执业助理医师	合　计	执业医师	执业助理医师
总　计	116812	96606	20206	100.00	100.00	100.00
临床类别小计	86528	71828	14700	74.07	74.35	72.75
内科专业	31970	25033	6937	27.37	25.91	34.33
外科专业	21222	18634	2588	18.17	19.29	12.81
妇产科专业	13174	10379	2795	11.28	10.74	13.83
儿科专业	6070	4960	1110	5.20	5.13	5.49
眼耳鼻咽喉科专业	3047	2837	210	2.61	2.94	1.04
皮肤病与性病专业	971	893	78	0.83	0.92	0.39
精神卫生专业	1011	932	79	0.87	0.96	0.39
职业病专业	27	27	0	0.02	0.03	0.00
医学影像和放射治疗专业	8012	6735	1277	6.86	6.97	6.32
医学检验、病理专业	844	676	168	0.72	0.70	0.83
全科医学专业	1425	1039	386	1.22	1.08	1.91
急救医学专业	815	773	42	0.70	0.80	0.21
康复医学专业	394	330	64	0.34	0.34	0.32
预防保健专业	634	352	282	0.54	0.36	1.40
特种医学与军事医学专业	20	20	0	0.02	0.02	0.00
计划生育技术服务专业	1719	735	984	1.47	0.76	4.87
其他专业	2857	2353	504	2.45	2.44	2.49
中医类别小计	23861	19402	4459	20.43	20.08	22.07
中医专业	14749	12525	2224	12.63	12.97	11.01
中西医结合专业	4743	3443	1300	4.06	3.56	6.43
蒙医专业	1	1	0	0.00	0.00	0.00
藏医专业	246	209	37	0.21	0.22	0.18
维医专业	0	0	0	0.00	0.00	0.00
傣医专业	1	1	0	0.00	0.00	0.00
其他专业	4624	3666	958	3.96	3.79	4.74
口腔类别小计	3164	2663	501	2.71	2.76	2.48
口腔专业	3092	2603	489	2.65	2.69	2.42
其他专业	72	60	12	0.06	0.06	0.06
公共卫生类别小计	3259	2713	546	2.79	2.81	2.70
公共卫生专业	949	700	249	0.81	0.72	1.23
其他专业	2310	2013	297	1.98	2.08	1.47

注：①本表统计数据不包括门诊部、诊所、村卫生室数据；②本表统计数据来源于四川省卫生统计数据采集与决策支持系统卫生人力个案数据库，因填报原因，数据与表2-1-2略有差异，仅供参考。

表 2-3-3 2013 年全省各类特色分类执业（助理）医师数及构成

分 类	执业（助理）医师数			构成比（%）		
	合计	执业医师	执业助理医师	合计	执业医师	执业助理医师
总 计	173842	139037	34805	100.00	79.98	20.02
省 级	5424	5399	25	100.00	99.54	0.46
市 级	19972	19617	355	100.00	98.22	1.78
县 级	76968	59538	17430	100.00	77.35	22.65
其 他	71478	54483	16995	100.00	76.22	23.78
地区分类						
一类地区	49605	44467	5138	100.00	89.64	10.36
二类地区	114396	87135	27261	100.00	76.17	23.83
三类地区	9841	7435	2406	100.00	75.55	24.45
地震灾区	152705	123146	29559	100.00	80.64	19.36
国定 39 个重灾县	35238	27444	7794	100.00	77.88	22.12
10 个极重灾县	7763	5938	1825	100.00	76.49	23.51
18 个对口支援县	13012	9998	3014	100.00	76.84	23.16
省定 12 个重灾县	14211	10685	3526	100.00	75.19	24.81
88 个一般灾区	101930	84002	17928	100.00	82.41	17.59
"8·30" 会理地震 3 县	1326	1015	311	100.00	76.55	23.45
三州地区	9841	7435	2406	100.00	75.55	24.45
民族地区	13538	10141	3397	100.00	74.91	25.09
藏族地区	3731	2821	910	100.00	75.61	24.39
彝族地区	2214	1529	685	100.00	69.06	30.94
革命老区	57990	43721	14269	100.00	75.39	24.61
草原草地县	822	557	265	100.00	67.76	32.24
国家级扶贫开发重点县	18804	13542	5262	100.00	72.02	27.98
扩权试点县	62064	44408	17656	100.00	71.55	28.45

表 2-4-1　2013年全省医院各类卫生人员数

| 分　类 | 合　计 | 卫生技术人员 | | | | | | | 其他技术人员 | 管理人员 | 工勤技能人员 |
		小　计	执业（助理）医师	执业医师	注册护士	药师（士）	技师（士）	其他			
总　计	309129	248753	82456	77174	115444	12847	12993	25013	11384	18256	30736
按城乡分											
城　市	179565	143475	47521	45339	68679	6901	7301	13073	7227	10979	17884
农　村	129564	105278	34935	31835	46765	5946	5692	11940	4157	7277	12852
按登记注册类型分											
公　立	244695	200395	64848	62359	95970	10173	10041	19363	8129	13115	23056
民　营	64434	48358	17608	14815	19474	2674	2952	5650	3255	5141	7680
按主办单位分											
政府办	225023	184254	59056	56880	88461	9253	9234	18250	7579	11679	21511
社会办	40458	31609	11085	10118	14273	1780	1669	2802	1526	3022	4301
个人办	43648	32890	12315	10176	12710	1814	2090	3961	2279	3555	4924
按管理类别分											
非营利性	267145	217866	71125	67763	103160	11107	11066	21408	9259	14762	25258
营利性	41984	30887	11331	9411	12284	1740	1927	3605	2125	3494	5478
按医院等级分											
三级医院	120342	98388	30976	30687	49313	4366	4653	9080	4931	5741	11282
二级医院	119563	98277	32292	30390	45672	5433	5078	9802	3207	6912	11167
一级医院	10908	8661	3143	2598	3402	561	543	1012	427	797	1023
其　他	58316	43427	16045	13499	17057	2487	2719	5119	2819	4806	7264

表 2-4-2　2013 年市（州）及县（市、区）医院卫生人员数

| 地　区 | 合　计 | 卫生技术人员 | | | | | | | | 其他技术人员 | 管理人员 | 工勤技能人员 |
		小计	执业（助理）医师	执业医师	注册护士	药师（士）	技师（士）	检验师（士）	其他			
总　　计	309129	248753	82456	77174	115444	12847	12993	8676	25013	11384	18256	30736
成都市	104184	81701	28210	26983	38680	4223	4229	2927	6359	4692	6315	11476
锦江区	5470	4366	1595	1541	2051	221	205	154	294	173	412	519
青羊区	15326	11819	4006	3903	6122	606	693	518	392	882	613	2012
金牛区	10561	8260	2730	2616	4141	500	412	326	477	549	812	940
武侯区	27926	20959	7164	6978	9870	792	1078	673	2055	1653	1643	3671
成华区	4857	3978	1517	1455	1755	186	203	150	317	101	339	439
龙泉驿区	3664	3029	1104	1059	1458	173	133	97	161	79	296	260
青白江区	1443	1171	366	341	489	80	62	37	174	32	101	139
新都区	3823	3127	1116	1042	1390	175	133	94	313	141	225	330
温江区	3865	3197	1056	1035	1609	147	153	100	232	148	224	296
金堂县	2087	1724	583	549	769	108	126	68	138	32	160	171
双流县	5093	4093	1481	1405	1893	221	185	140	313	255	276	469
郫　县	2932	2398	848	812	1123	135	133	90	159	58	177	299
大邑县	2147	1731	661	596	751	100	90	58	129	79	127	210
蒲江县	930	782	265	239	287	56	48	31	126	18	52	78
新津县	1725	1348	432	400	679	69	58	41	110	18	73	286
都江堰市	3918	3124	984	929	1468	203	169	117	300	220	288	286
彭州市	3471	2711	997	900	1081	185	158	107	290	141	192	427
邛崃市	2323	1727	636	578	723	114	88	57	166	79	134	383
崇州市	2623	2157	669	605	1021	152	102	69	213	34	171	261
自贡市	11505	9200	2897	2756	4442	446	434	284	981	344	896	1065
自流井区	5207	4159	1276	1218	2043	172	212	117	456	135	458	455
贡井区	1873	1513	438	429	788	80	65	52	142	69	151	140
大安区	1127	921	303	287	419	61	29	25	109	69	40	97
沿滩区	236	198	49	43	94	15	12	7	28	2	31	5
荣　县	1381	1089	389	354	480	50	50	36	120	38	92	162
富顺县	1681	1320	442	425	618	68	66	47	126	31	124	206
攀枝花市	7818	6330	2086	1992	3010	316	308	240	610	186	438	864
东　区	4597	3807	1272	1241	1827	173	173	131	362	132	183	475
西　区	1094	877	322	292	399	48	40	38	68	18	74	125
仁和区	957	713	198	192	379	56	42	36	38	13	97	134
米易县	629	498	162	157	224	19	20	18	73	15	54	62
盐边县	541	435	132	110	181	20	33	17	69	8	30	68

续表 2-4-2（1）

| 地 区 | 合 计 | 卫生技术人员 | | | | | | | | 其他技术人员 | 管理人员 | 工勤技能人员 |
		小计	执业（助理）医师	执业医师	注册护士	药师（士）	技师（士）	检验师（士）	其他			
泸州市	12975	10593	3579	3306	4710	565	621	399	1118	530	864	988
江阳区	6648	5412	1777	1735	2401	242	299	206	693	341	416	479
纳溪区	1160	942	319	257	451	68	68	34	36	33	60	125
龙马潭区	745	592	224	198	251	43	39	22	35	58	50	45
泸 县	1137	975	406	352	357	61	76	48	75	15	83	64
合江县	1443	1207	381	328	603	68	53	40	102	28	118	90
叙永县	857	666	227	212	298	36	31	22	74	23	68	100
古蔺县	985	799	245	224	349	47	55	27	103	32	69	85
德阳市	12334	10177	3551	3365	4675	559	525	356	867	336	592	1229
旌阳区	4945	4124	1442	1395	1998	199	206	139	279	110	267	444
中江县	1394	1163	436	397	510	62	77	40	78	59	51	121
罗江县	556	449	167	158	195	26	16	14	45	5	50	52
广汉市	1999	1630	547	515	751	121	93	66	118	70	62	237
什邡市	1924	1580	553	522	692	92	75	56	168	78	63	203
绵竹市	1516	1231	406	378	529	59	58	41	179	14	99	172
绵阳市	19411	15523	5129	4871	7237	801	793	557	1563	939	783	2166
涪城区	7755	6145	2088	2001	3086	311	286	211	374	477	329	804
游仙区	2440	1725	573	552	909	71	101	70	71	201	115	399
三台县	1911	1523	485	456	644	93	79	64	222	60	34	294
盐亭县	1049	789	246	233	280	33	47	30	183	15	83	162
安 县	791	686	267	247	253	33	35	22	98	11	24	70
梓潼县	654	551	178	159	208	32	31	22	102	34	15	54
北川县	376	330	107	102	141	18	30	15	34	28	4	14
平武县	298	240	63	59	116	13	9	6	39	21	4	33
江油市	4137	3534	1122	1062	1600	197	175	117	440	92	175	336
广元市	9421	7787	2488	2304	3501	470	451	295	877	317	549	768
利州区	5676	4677	1479	1386	2247	239	209	156	503	213	328	458
昭化区	187	149	64	59	44	8	12	8	21	0	15	23
朝天区	329	274	78	71	111	15	18	12	52	3	13	39
旺苍县	824	685	230	199	312	50	53	35	40	20	56	63
青川县	405	318	91	74	111	20	17	14	79	2	17	68
剑阁县	869	741	250	236	282	59	61	25	89	24	48	56
苍溪县	1131	943	296	279	394	79	81	45	93	55	72	61

续表 2-4-2（2）

地 区	合 计	卫生技术人员								其他技术人员	管理人员	工勤技能人员
		小计	执业（助理）医师	执业医师	注册护士	药师（士）	技师（士）	检验师（士）	其他			
遂宁市	9007	7354	2476	2340	3466	376	436	254	600	324	535	794
船山区	4518	3727	1233	1193	1871	159	234	128	230	189	258	344
安居区	567	433	158	149	179	31	37	21	28	54	37	43
蓬溪县	935	761	271	234	326	37	43	27	84	18	77	79
射洪县	1857	1530	503	478	760	94	78	47	95	20	118	189
大英县	1130	903	311	286	330	55	44	31	163	43	45	139
内江市	11173	9106	2941	2693	4363	456	458	327	888	328	907	832
市中区	3602	2970	1003	953	1436	131	132	103	268	113	323	196
东兴区	2448	2000	629	599	1074	72	113	80	112	38	249	161
威远县	1905	1494	517	454	646	102	80	62	149	36	219	156
资中县	1728	1377	411	386	643	82	77	42	164	67	68	216
隆昌县	1490	1265	381	301	564	69	56	40	195	74	48	103
乐山市	11380	9288	3132	2882	4492	593	494	349	577	308	571	1213
市中区	4495	3754	1249	1184	1944	214	183	129	164	124	218	399
沙湾区	564	477	151	121	208	26	41	19	51	13	23	51
五通桥区	987	770	269	249	326	58	48	37	69	35	58	124
金口河区	97	84	23	22	37	2	4	4	18	5	1	7
犍为县	878	748	239	227	382	64	38	33	25	34	23	73
井研县	653	544	184	167	268	34	33	24	25	8	45	56
夹江县	904	712	249	230	339	53	33	25	38	24	21	147
沐川县	292	236	67	59	103	13	9	8	44	3	25	28
峨边县	274	182	70	58	84	10	12	6	6	0	18	74
马边县	260	197	62	50	74	16	5	4	40	10	21	32
峨眉山市	1976	1584	569	515	727	103	88	60	97	52	118	222
南充市	16126	13117	3912	3684	5611	612	589	388	2393	242	1246	1521
顺庆区	7596	6120	1629	1568	2500	232	205	150	1554	79	631	766
高坪区	930	757	271	246	323	42	47	30	74	20	61	92
嘉陵区	169	146	70	56	58	6	8	6	4	7	13	3
南部县	1096	918	331	314	399	44	46	32	98	10	78	90
营山县	1258	992	294	263	496	54	56	35	92	51	108	107
蓬安县	883	701	236	210	230	55	51	28	129	19	82	81
仪陇县	1652	1343	367	337	591	61	72	41	252	33	111	165
西充县	719	616	210	206	359	21	18	15	8	2	32	69
阆中市	1823	1524	504	484	655	97	86	51	182	21	130	148

续表 2-4-2（3）

地 区	合 计	卫生技术人员								其他技术人员	管理人员	工勤技能人员
		小计	执业（助理）医师	执业医师	注册护士	药师（士）	技师（士）	检验师（士）	其他			
眉山市	8196	6659	2110	1947	3210	378	362	230	599	337	320	880
东坡区	3710	3072	1017	943	1415	168	163	105	309	134	144	360
仁寿县	1887	1481	441	418	817	61	70	43	92	115	78	213
彭山县	706	550	158	146	275	45	37	17	35	9	37	110
洪雅县	735	615	212	185	285	36	38	26	44	23	15	82
丹棱县	445	371	108	98	171	25	19	15	48	7	7	60
青神县	713	570	174	157	247	43	35	24	71	49	39	55
宜宾市	14853	12421	3879	3573	5762	588	626	373	1566	541	672	1219
翠屏区	7775	6556	2019	1888	3222	282	308	194	725	262	379	578
南溪区	863	780	280	254	327	37	59	26	77	21	32	30
宜宾县	815	677	229	210	292	38	51	23	67	5	39	94
江安县	848	683	199	189	347	32	18	16	87	25	25	115
长宁县	738	640	190	173	281	30	23	12	116	20	22	56
高县	829	655	192	172	285	43	35	24	100	52	15	107
珙县	1131	927	310	276	397	55	52	35	113	24	77	103
筠连县	699	564	160	142	252	26	35	15	91	61	23	51
兴文县	756	635	217	192	237	33	33	21	115	27	39	55
屏山县	399	304	83	77	122	12	12	7	75	44	21	30
广安市	7384	5996	1919	1789	2607	267	276	197	927	158	490	740
广安区	2586	2021	676	631	911	93	107	65	234	48	190	327
前锋区	72	61	16	14	23	1	2	1	19	3	6	2
岳池县	1385	1083	351	331	457	52	46	37	177	46	120	136
武胜县	1201	1007	338	319	418	56	53	38	142	37	53	104
邻水县	1443	1239	346	318	522	40	47	37	284	17	82	105
华蓥市	697	585	192	176	276	25	21	19	71	7	39	66
达州市	12298	10104	3165	2844	4950	530	589	344	870	445	688	1061
通川区	4089	3451	1002	933	1870	182	201	107	196	69	261	308
达川区	1709	1311	440	398	617	73	69	51	112	51	93	254
宣汉县	2008	1670	497	455	830	80	88	49	175	78	103	157
开江县	636	521	189	179	234	37	33	21	28	38	27	50
大竹县	1449	1250	409	366	583	59	69	44	130	91	49	59
渠县	1541	1216	408	351	524	60	79	40	145	83	78	164
万源市	866	685	220	162	292	39	50	32	84	35	77	69
雅安市	6759	5384	1775	1613	2576	303	302	184	428	254	503	618
雨城区	3249	2588	838	795	1303	137	136	86	174	66	275	320

续表 2-4-2（4）

地区	合计	卫生技术人员								其他技术人员	管理人员	工勤技能人员
		小计	执业（助理）医师	执业医师	注册护士	药师（士）	技师（士）	检验师（士）	其他			
名山区	460	355	133	128	161	20	26	14	15	27	43	35
荥经县	505	401	140	127	181	24	21	13	35	1	44	59
汉源县	639	467	138	133	189	29	24	15	87	90	54	28
石棉县	780	645	193	173	326	37	34	21	55	19	45	71
天全县	712	592	225	165	257	40	34	21	36	35	14	71
芦山县	246	203	64	54	103	9	14	7	13	10	19	14
宝兴县	168	133	44	38	56	7	13	7	13	6	9	20
巴中市	7284	5973	2018	1756	2652	308	374	225	621	384	308	619
巴州区	3327	2833	981	869	1270	123	179	103	280	172	117	205
恩阳区	167	146	66	54	43	10	2	2	25	7	2	12
通江县	1184	883	309	284	410	51	56	35	57	116	39	146
南江县	777	589	201	182	245	49	32	24	62	44	33	111
平昌县	1829	1522	461	367	684	75	105	61	197	45	117	145
资阳市	10187	8135	2513	2345	3563	375	346	249	1338	275	584	1193
雁江区	3674	2929	812	766	1229	121	114	88	653	58	273	414
安岳县	2327	2045	627	581	919	108	95	73	296	48	170	64
乐至县	1205	877	334	305	354	53	45	34	91	48	59	221
简阳市	2981	2284	740	693	1061	93	92	54	298	121	82	494
阿坝州	3094	2543	925	817	863	135	161	92	459	94	186	271
汶川县	362	278	88	74	91	13	10	10	76	24	10	50
理县	111	100	36	30	37	9	2	2	16	2	1	8
茂县	514	375	109	97	137	35	40	18	54	39	43	57
松潘县	208	154	58	47	47	7	16	8	26	1	25	28
九寨沟县	233	212	84	78	72	8	13	8	35	2	9	10
金川县	167	151	41	39	53	7	14	7	36	5	8	3
小金县	145	131	44	38	47	9	16	8	15	0	10	4
黑水县	105	92	39	31	31	7	4	3	11	3	3	7
马尔康县	682	553	226	205	211	18	26	18	72	14	49	66
壤塘县	132	126	53	45	37	5	4	1	27	0	4	2
阿坝县	146	131	40	34	43	7	9	5	32	3	7	5
若尔盖县	136	123	55	50	30	7	7	4	24	0	6	7
红原县	153	117	52	49	27	3	0	0	35	1	11	24
甘孜州	2542	2237	845	692	777	102	134	81	379	35	126	144
康定县	895	781	295	267	358	45	38	28	45	13	58	43
泸定县	219	189	77	69	61	8	24	15	19	0	13	17

续表 2-4-2（5）

地　区	合　计	卫生技术人员								其他技术人员	管理人员	工勤技能人员
		小计	执业（助理）医师	执业医师	注册护士	药师（士）	技师（士）	检验师（士）	其他			
丹巴县	117	107	45	44	35	14	11	6	2	0	5	5
九龙县	84	79	33	26	34	3	4	2	5	0	2	3
雅江县	80	70	30	24	22	4	10	3	4	5	2	3
道孚县	101	92	43	34	23	4	4	2	18	0	3	6
炉霍县	105	100	23	17	25	0	0	0	52	0	2	3
甘孜县	104	91	44	35	26	5	4	3	12	1	4	8
新龙县	74	70	19	14	15	2	4	2	30	2	2	0
德格县	69	57	25	15	10	3	4	2	15	0	2	10
白玉县	87	76	18	10	22	2	6	4	28	0	6	5
石渠县	93	86	28	18	19	0	0	0	39	1	4	2
色达县	89	79	31	23	21	4	6	3	17	0	5	5
理塘县	93	79	36	16	24	1	3	3	15	3	3	8
巴塘县	102	95	38	31	35	3	6	3	13	0	3	4
乡城县	72	61	25	22	21	3	3	2	9	0	3	8
稻城县	97	73	13	11	12	0	5	1	43	10	6	8
得荣县	61	52	22	16	14	1	2	2	13	0	3	6
凉山州	11198	9125	2906	2622	4297	444	485	325	993	315	683	1075
西昌市	5266	4272	1361	1260	2144	211	207	156	349	129	455	410
木里县	234	172	62	50	71	4	13	7	22	5	12	45
盐源县	272	240	99	95	85	7	9	7	40	8	10	14
德昌县	590	505	147	141	238	17	27	12	76	4	2	79
会理县	1028	837	260	235	382	50	34	23	111	12	43	136
会东县	645	501	102	84	233	26	32	18	108	26	33	85
宁南县	425	365	91	86	192	10	10	9	62	11	9	40
普格县	176	157	62	59	72	5	9	7	9	1	3	15
布拖县	111	94	40	30	38	4	7	5	5	0	16	1
金阳县	167	122	46	41	59	6	11	5	0	2	1	42
昭觉县	150	131	51	43	57	10	9	6	4	0	6	13
喜德县	193	156	61	54	64	5	7	2	19	10	7	20
冕宁县	665	585	199	173	277	28	36	26	45	24	12	44
越西县	408	312	91	79	144	16	14	10	47	18	40	38
甘洛县	272	240	67	66	115	21	22	10	15	4	4	24
美姑县	124	114	45	39	39	4	12	7	14	3	2	5
雷波县	472	322	122	87	87	20	26	15	67	58	28	64

表 2-4-3　2013 年全省医院卫生人员性别、年龄、工作年限、学历、职称构成（%）

分类（组）	卫生技术人员							其他技术人员	管理人员	工勤技能人员
	小计	执业（助理）医师	执业医师	注册护士	药剂人员	检验人员	其他			
总　计	100.00	100.00	100.00	100.00	100.00	100.00	100.00	100.00	100.00	100.00
按性别分										
男　性	27.54	58.04	58.49	2.11	35.60	44.26	37.85	41.32	42.72	50.03
女　性	72.37	41.69	41.23	97.89	64.38	55.74	62.14	58.57	57.27	49.96
按年龄分										
25 岁以下	12.92	0.08	0.03	19.78	4.59	6.76	24.22	11.70	3.40	7.32
25 岁～	44.25	31.62	30.37	48.99	33.39	40.39	62.87	35.85	25.36	22.32
35 岁～	21.08	31.27	31.04	17.47	26.57	23.02	7.10	24.95	27.48	29.57
45 岁～	14.20	20.71	21.38	11.52	23.39	17.72	3.41	19.52	31.18	28.72
55 岁～	3.37	6.14	6.44	1.44	7.83	6.01	0.99	4.78	7.84	7.71
60 岁及以上	4.16	10.16	10.72	0.80	4.23	6.09	1.38	3.12	4.75	4.36
按工作年限分										
5 年以下	34.63	16.35	15.87	39.28	21.45	27.64	69.12	34.77	20.95	35.55
5 年～	20.80	19.64	19.35	22.99	16.22	18.68	18.27	17.31	12.26	18.36
10 年～	18.92	26.10	25.68	17.26	20.57	20.44	6.69	16.47	16.16	13.92
20 年～	13.37	18.57	18.95	12.12	19.05	14.85	2.70	15.95	25.04	15.48
30 年及以上	12.28	19.33	20.16	8.35	22.72	18.40	3.22	15.50	25.58	16.69
按学位分										
博　士	0.60	1.67	1.77	0.00	0.02	0.26	0.61	1.36	0.31	
硕　士	3.22	8.16	8.68	0.09	1.76	1.87	4.06	3.02	2.12	
学　士	18.48	36.77	39.02	4.11	11.45	16.64	30.92	14.87	16.91	
按学历分										
研究生	3.82	9.78	10.40	0.09	1.77	2.05	4.75	4.38	2.60	
大学本科	24.84	46.20	48.81	7.99	16.48	23.27	39.43	23.68	28.29	
大　专	43.59	29.97	28.09	55.47	40.60	47.04	32.58	39.08	42.72	
中专及中技	25.66	12.66	11.41	34.71	31.76	24.26	21.64	21.35	15.73	
技　校	0.24	0.11	0.09	0.26	0.55	0.36	0.32	1.14	0.70	
高中及以下	1.75	1.15	1.07	1.37	8.77	2.94	1.22	10.09	9.90	
按专业技术资格分										
正　高	1.22	3.64	3.88	0.08	0.33	0.59	0.21	0.73	1.85	
副　高	6.37	16.53	17.63	1.79	3.01	5.27	0.71	2.31	7.29	
中　级	17.96	30.39	32.31	13.74	18.69	19.87	2.86	11.79	17.30	
师级/助理	27.75	40.17	40.01	20.52	39.47	34.03	17.42	21.49	16.77	
士　级	34.23	3.85	1.20	54.81	30.12	28.67	35.26	30.89	12.64	
未评及不详	12.47	5.43	4.98	9.06	8.39	11.56	43.54	32.61	44.15	
按聘任技术职务分										
正　高	1.21	3.59	3.82	0.08	0.36	0.61	0.23	0.95	2.00	
副　高	6.40	16.62	17.72	1.77	3.05	5.36	0.80	2.06	7.33	
中　级	18.41	31.41	33.37	13.85	19.27	20.73	2.95	12.35	18.11	
师级/助理	28.40	42.38	41.23	21.43	39.42	33.99	13.89	23.04	18.70	
士　级	33.20	3.82	1.77	55.38	30.66	29.73	24.64	27.63	12.40	
待　聘	12.38	2.17	2.09	7.48	7.24	9.58	57.48	33.96	41.45	

表 2-4-4　2013 年全省各类特色分类医院卫生人员数

| 分　　类 | 合　计 | 卫生技术人员 | | | | | | | | 其他技术人员 | 管理人员 | 工勤技能人员 |
		小计	执业（助理）医师	执业医师	注册护士	药师（士）	技师（士）	检验师（士）	其他			
总　计	309129	248753	82456	77174	115444	12847	12993	8676	25013	11384	18256	30736
省　级	20578	16429	4946	4923	7978	753	830	558	1922	1021	865	2263
市　级	69219	57559	18162	17912	29732	2620	2706	1944	4339	2239	3861	5560
县　级	118561	97857	31881	30069	45106	5467	5067	3420	10336	3193	6130	11381
其　他	100771	76908	27467	24270	32628	4007	4390	2754	8416	4931	7400	11532
地区分类	309129	248753	82456	77174	115444	12847	12993	8676	25013	11384	18256	30736
一类地区	112002	88031	30296	28975	41690	4539	4537	3167	6969	4878	6753	12340
二类地区	180293	146817	47484	44068	67817	7627	7676	5011	16213	6062	10508	16906
三类地区	16834	13905	4676	4131	5937	681	780	498	1831	444	995	1490
地震灾区	274904	220801	73269	68724	102727	11485	11557	7708	21763	10241	16231	27631
国定 39 个重灾县	59436	48113	16081	15029	21770	2786	2592	1741	4884	2327	3093	5903
10 个极重灾县	13575	10873	3665	3382	4619	671	601	406	1317	578	744	1380
18 个对口支援县	22412	18249	6021	5564	7873	1140	1001	653	2214	824	1231	2108
省定 12 个重灾县	18727	15213	5011	4605	7208	758	792	487	1444	614	960	1940
88 个一般灾区	194215	155490	51587	48553	72807	7815	8064	5404	15217	7267	12008	19450
"8·30"会理地震 3 县	2526	1985	590	537	942	126	109	76	218	33	170	338
三州地区	16834	13905	4676	4131	5937	681	780	498	1831	444	995	1490
民族地区	22609	18464	6085	5417	7981	941	1039	668	2418	686	1371	2088
藏族地区	5870	4952	1832	1559	1711	241	308	180	860	134	324	460
彝族地区	2852	2237	794	684	916	122	135	81	270	116	155	344
革命老区	89100	73377	23786	21696	33101	3875	4039	2533	8576	2862	5216	7645
草原草地县	1304	1138	418	323	296	37	48	26	339	19	60	87
国家级扶贫开发重点县	22165	17962	5883	5236	7782	984	1091	652	2222	747	1373	2083
扩权试点县	76638	62565	20510	18761	27921	3507	3381	2187	7246	2352	4154	7567

表 2-5-1　2013 年全省不同性质基层医疗卫生机构卫生人员数

| 分　类 | 合　计 | 卫生技术人员 | | | | | | | | 乡村医生和卫生员 | 其他技术人员 | 管理人员 | 工勤技能人员 |
		小计	执业（助理）医师	执业医师	注册护士	药师（士）	技师（士）	检验师（士）	其他				
总　　计	239292	143283	77343	50697	32789	7769	4682	3119	20700	73927	3346	6977	11759
按城乡分													
城　市	33945	30760	16964	14972	9049	1906	1129	912	1712	0	409	721	2055
农　村	205347	112523	60379	35725	23740	5863	3553	2207	18988	73927	2937	6256	9704
按登记注册类型分													
公　立	157003	100695	47873	28311	24040	5720	3956	2528	19106	36363	3231	6631	10083
国　有	84193	68158	29311	18992	18044	3931	2969	1892	13903	1752	2185	4748	7350
集　体	72810	32537	18562	9319	5996	1789	987	636	5203	34611	1046	1883	2733
民　营	82289	42588	29470	22386	8749	2049	726	591	1594	37564	115	346	1676
联　营	4584	878	822	574	36	8	2	2	10	3687	0	0	19
私　营	68571	38536	26244	20327	8155	1975	670	558	1492	28270	104	296	1365
其　他	9134	3174	2404	1485	558	66	54	31	92	5607	11	50	292
按主办单位分													
政府办	111076	89737	39323	24097	22535	5411	3743	2370	18725	2024	3153	6488	9674
卫生部门	110334	89093	39021	23836	22305	5347	3714	2353	1079	2024	3145	6481	9591
社会办	67279	17661	13662	7685	2639	502	255	180	247	48702	93	172	651
个人办	60937	35885	24358	18915	7615	1856	684	569	2045	23201	100	317	1434
按管理类别分													
非营利性	202096	112162	57501	33041	25276	5962	4046	2583	1273	69310	3335	6935	10354
营利性	37770	31695	20416	17656	7513	1807	636	536	2115	4617	11	42	1405

表 2-5-2　2013 年全省基层医疗卫生机构卫生人员性别、年龄、工作年限、学历、职称构成（%）

分类（组）	卫生技术人员							其他技术人员	管理人员	工勤技能人员
	小计	执业（助理）医师	执业医师	注册护士	药剂人员	检验人员	其他			
总　计	100.00	100.00	100.00	100.00	100.00	100.00	100.00	100.00	100.00	100.00
按性别分										
男　性	42.56	65.06	67.78	1.22	38.42	43.79	44.22	38.48	59.94	44.49
女　性	57.43	34.94	32.22	98.77	61.58	56.21	55.77	61.52	40.06	55.50
按年龄分										
25 岁以下	8.94	0.12	0.03	18.57	5.11	9.06	17.55	15.37	3.33	7.26
25 岁 ~	30.30	16.39	11.08	42.58	26.33	38.36	45.47	38.14	23.30	21.94
35 岁 ~	28.63	33.88	30.18	24.50	29.92	30.23	21.64	27.88	38.94	31.89
45 岁 ~	16.05	21.63	22.35	9.46	22.75	14.79	10.14	13.07	25.57	26.52
55 岁 ~	5.97	9.59	11.58	2.08	8.73	3.87	2.34	2.89	5.17	7.02
60 岁及以上	10.09	18.38	24.77	2.78	7.16	3.63	2.85	2.66	3.71	5.35
按工作年限分										
5 年以下	25.02	10.22	8.28	36.42	20.96	27.23	44.07	44.08	16.63	34.42
5 年 ~	16.74	11.97	9.74	21.45	13.97	15.88	22.34	17.66	13.14	18.70
10 年 ~	23.71	26.92	24.58	22.08	24.45	28.87	17.79	19.15	27.81	17.55
20 年 ~	14.51	18.75	17.86	11.40	16.16	13.67	8.77	10.81	23.28	16.52
30 年及以上	20.01	32.14	39.55	8.66	24.46	14.35	7.03	8.29	19.14	12.81
按学位分										
博　士	0.02	0.05	0.07	0.00	0.03	0.00	0.00	0.04	0.04	
硕　士	0.19	0.37	0.52	0.00	0.03	0.11	0.07	0.02	0.34	
学　士	2.88	4.75	6.57	0.54	1.58	1.80	2.19	2.19	5.35	
按学历分										
研究生	0.24	0.46	0.64	0.03	0.07	0.05	0.09	0.08	0.45	
大学本科	5.94	9.22	12.27	1.69	3.69	4.94	4.75	5.52	11.57	
大　专	38.92	39.28	38.85	40.41	30.56	44.34	38.01	37.29	46.33	
中专及中技	45.77	39.73	36.27	54.96	45.22	42.56	48.50	41.93	28.26	
技　校	0.69	0.59	0.54	0.56	1.42	0.68	0.85	1.44	0.97	
高中及以下	8.40	10.69	11.41	2.30	19.02	7.34	7.76	13.72	12.40	
按专业技术资格分										
正　高	0.21	0.43	0.61	0.03	0.06	0.08	0.01	0.04	0.43	
副　高	1.58	3.16	4.51	0.41	0.23	0.63	0.14	0.12	1.95	
中　级	10.38	16.56	23.53	8.77	5.91	6.96	0.90	2.48	10.78	
师级/助理	34.36	54.86	60.76	20.50	33.33	28.54	8.07	10.89	23.84	
士　级	38.83	17.27	2.93	59.26	48.00	47.75	56.76	48.82	22.74	
未评及不详	14.64	7.72	7.67	11.03	12.45	16.04	34.11	37.66	40.26	
按聘任技术职务分										
正　高	0.20	0.39	0.55	0.03	0.09	0.22	0.03	0.04	0.22	
副　高	1.69	3.39	4.83	0.41	0.17	0.65	0.18	0.17	2.13	
中　级	11.27	18.00	25.51	9.06	6.90	7.50	1.33	3.23	12.54	
师级/助理	37.47	59.87	62.75	22.55	34.50	30.37	9.14	12.83	25.75	
士　级	36.78	15.21	3.46	60.27	49.91	49.00	49.45	45.56	21.79	
待　聘	12.60	3.15	2.91	7.67	8.43	12.25	39.87	38.16	37.56	

注：本表不含村卫生室人员。

表 2-6-1 2013 年市（州）及县（市、区）乡镇卫生院卫生人员数

| 地 区 | 合 计 | 卫生技术人员 | | | | | | | 其他技术人员 | 管理人员 | 工勤技能人员 | 每千农业人口乡镇卫生院人员数 |
		小计	执业（助理）医师	执业医师	注册护士	药师（士）	技师（士）	其他				
总　计	95859	78691	34725	20404	18682	4553	3193	17538	2742	5902	8524	1.47
成都市	11469	9559	3760	2216	2427	881	487	2004	321	408	1181	2.50
锦江区	118	82	30	26	32	6	7	7	11	7	18	—
青羊区												
金牛区												
武侯区												
成华区												
龙泉驿区	382	318	147	109	102	32	13	24	13	10	41	1.29
青白江区	679	573	176	113	149	54	27	167	32	19	55	2.58
新都区	868	724	315	218	222	71	40	76	14	24	106	2.91
温江区	418	366	136	95	114	24	13	79	4	7	41	5.29
金堂县	1102	965	465	209	220	87	39	154	31	20	86	1.66
双流县	1314	1102	445	281	348	76	47	186	32	31	149	3.75
郫　县	769	672	219	129	185	56	36	176	13	37	47	2.56
大邑县	805	636	257	164	141	61	46	131	24	38	107	2.61
蒲江县	478	404	155	82	87	39	23	100	33	27	14	2.49
新津县	509	435	158	70	102	36	18	121	16	11	47	2.53
都江堰市	1264	1014	319	194	272	123	58	242	22	43	185	5.80
彭州市	998	818	306	152	152	63	43	254	15	43	122	1.84
邛崃市	732	583	272	165	126	52	34	99	30	53	66	1.78
崇州市	1033	867	360	209	175	101	43	188	31	38	97	2.20
自贡市	3006	2454	1117	653	702	135	146	354	77	132	343	1.38
自流井区	108	93	50	31	24	5	4	10	1	6	8	1.50
贡井区	353	289	115	63	96	18	21	39	6	15	43	1.83
大安区	395	345	138	75	95	16	22	74	7	14	29	1.40
沿滩区	500	414	166	102	128	19	23	78	11	18	57	1.66
荣　县	657	496	233	119	146	29	35	53	44	31	86	1.33
富顺县	993	817	415	263	213	48	41	100	8	48	120	1.20
攀枝花市	808	663	309	201	211	24	25	94	18	103	24	1.55
东　区	26	23	11	4	6	1	1	4	1	1	1	3.28
西　区	16	13	5	5	8	0	0	0	0	2	1	1.63
仁和区	226	200	76	50	68	9	5	42	0	14	12	1.69
米易县	328	253	126	86	84	7	13	23	0	70	5	1.74
盐边县	212	174	91	56	45	7	6	25	17	16	5	1.17

续表 2-6-1（1）

| 地 区 | 合 计 | 卫生技术人员 | | | | | | | 其他技术人员 | 管理人员 | 工勤技能人员 | 每千农业人口乡镇卫生院人员数 |
		小计	执业（助理）医师	执业医师	注册护士	药师（士）	技师（士）	其他				
泸州市	4799	4100	1563	825	1190	242	174	931	136	238	325	1.35
江阳区	374	303	136	74	109	13	21	24	18	26	27	2.63
纳溪区	449	375	148	88	127	13	11	76	27	13	34	1.85
龙马潭区	368	327	151	99	112	19	13	32	4	19	18	5.10
泸 县	857	745	311	170	247	44	39	104	23	33	56	0.89
合江县	954	810	344	176	217	73	40	136	24	36	84	1.25
叙永县	850	693	225	109	167	45	21	235	3	75	79	1.38
古蔺县	947	847	248	109	211	35	29	324	37	36	27	1.24
德阳市	4761	3875	1838	983	834	295	171	737	216	199	471	1.73
旌阳区	585	495	215	129	111	50	22	97	15	15	60	2.17
中江县	1411	1167	549	270	190	59	52	317	78	70	96	1.15
罗江县	286	234	115	68	43	23	13	40	8	10	34	1.48
广汉市	751	584	295	135	131	63	28	67	12	32	123	2.04
什邡市	723	599	273	166	149	39	17	121	17	24	83	2.18
绵竹市	1005	796	391	215	210	61	39	95	86	48	75	2.77
绵阳市	7043	5963	2556	1440	1245	450	278	1434	147	422	511	1.81
涪城区	452	395	176	118	111	35	22	51	8	19	30	2.28
游仙区	996	857	341	205	177	52	40	247	26	62	51	2.87
三台县	2050	1778	732	415	339	130	79	498	23	72	177	1.64
盐亭县	664	571	243	136	109	58	29	132	18	52	23	1.35
安 县	633	519	241	129	133	40	29	76	5	41	68	1.69
梓潼县	418	328	158	79	63	43	14	50	1	32	57	1.32
北川县	497	397	137	79	91	28	17	124	48	23	29	3.13
平武县	290	232	103	37	39	8	10	72	4	37	17	1.89
江油市	1043	886	425	242	183	56	38	184	14	84	59	1.72
广元市	4180	3311	1626	1014	668	194	145	678	254	309	306	1.76
利州区	343	259	107	70	66	26	14	46	21	30	33	1.92
昭化区	302	250	149	79	33	22	13	33	16	29	7	1.40
朝天区	318	252	125	77	48	15	9	55	4	29	33	1.68
旺苍县	644	540	261	150	120	24	18	117	13	45	46	1.86
青川县	401	308	159	117	45	13	6	85	18	37	38	2.09
剑阁县	1050	774	368	218	137	39	42	188	129	71	76	1.76
苍溪县	1122	928	457	303	219	55	43	154	53	68	73	1.69

续表 2-6-1（2）

| 地 区 | 合 计 | 卫生技术人员 | | | | | | | 其他技术人员 | 管理人员 | 工勤技能人员 | 每千农业人口乡镇卫生院人员数 |
		小计	执业（助理）医师	执业医师	注册护士	药师（士）	技师（士）	其他				
遂宁市	3033	2546	1074	805	685	182	133	472	49	184	254	1.08
船山区	360	324	143	112	92	22	21	46	0	14	22	1.11
安居区	689	590	193	133	129	39	37	192	49	26	24	0.92
蓬溪县	621	488	228	167	128	38	12	82	0	47	86	1.04
射洪县	964	849	400	309	258	62	43	86	0	45	70	1.34
大英县	399	295	110	84	78	21	20	66	0	52	52	0.92
内江市	4164	3414	1516	954	997	150	135	616	11	326	413	1.26
市中区	620	491	199	93	126	30	18	118	0	65	64	2.05
东兴区	1092	827	402	267	232	26	38	129	2	102	161	1.50
威远县	592	479	272	172	134	20	11	42	2	49	62	1.06
资中县	1046	943	395	249	270	42	31	205	0	56	47	0.93
隆昌县	814	674	248	173	235	32	37	122	7	54	79	1.38
乐山市	3825	3137	1401	820	912	210	101	513	114	209	365	1.61
市中区	482	391	186	118	143	15	18	29	13	26	52	1.69
沙湾区	246	208	75	44	77	18	13	25	7	9	22	2.12
五通桥区	359	311	146	91	91	32	17	25	6	11	31	2.00
金口河区	45	33	9	4	10	0	0	14	2	5	5	1.19
犍为县	694	556	258	150	145	55	20	78	30	40	68	1.64
井研县	598	476	202	112	88	33	16	137	11	30	81	1.88
夹江县	301	255	141	89	71	10	7	26	18	12	16	1.12
沐川县	303	238	112	53	35	15	1	75	15	20	30	1.45
峨边县	150	126	59	31	44	7	0	16	3	18	3	1.22
马边县	248	210	74	38	79	12	2	43	9	19	10	1.42
峨眉山市	399	333	139	90	129	13	7	45	0	19	47	1.67
南充市	6407	4923	2526	1749	934	279	128	1056	181	563	740	1.10
顺庆区	330	246	106	74	75	7	5	53	2	43	39	1.22
高坪区	345	282	155	120	67	19	14	27	4	29	30	0.78
嘉陵区	621	429	186	116	123	25	20	75	2	63	127	1.08
南部县	1183	932	489	353	154	34	19	236	40	114	97	1.12
营山县	1029	665	356	263	101	31	8	169	79	114	171	1.31
蓬安县	572	447	244	183	118	28	16	41	5	29	91	0.97
仪陇县	949	791	362	247	102	49	21	257	27	55	76	1.00
西充县	566	471	270	182	85	21	13	82	5	62	28	1.09
阆中市	812	660	358	211	109	65	12	116	17	54	81	1.28

续表 2-6-1（3）

| 地　区 | 合　计 | 卫生技术人员 | | | | | | | 其他技术人员 | 管理人员 | 工勤技能人员 | 每千农业人口乡镇卫生院人员数 |
		小计	执业（助理）医师	执业医师	注册护士	药师（士）	技师（士）	其他				
眉山市	4403	3477	1647	1003	918	203	163	546	204	224	498	1.74
东坡区	1042	867	427	269	188	58	48	146	15	41	119	2.00
仁寿县	2066	1594	774	485	468	82	78	192	117	132	223	1.62
彭山县	530	377	180	103	102	17	13	65	55	16	82	2.71
洪雅县	451	373	137	73	92	32	18	94	6	20	52	1.79
丹棱县	143	124	62	35	30	4	1	27	8	8	3	1.12
青神县	171	142	67	38	38	10	5	22	3	7	19	1.06
宜宾市	5087	4039	1686	847	1066	165	145	977	69	308	671	1.15
翠屏区	439	345	157	76	122	17	12	37	7	27	60	1.01
南溪区	404	346	146	63	93	16	8	83	9	20	29	1.18
宜宾县	1378	1018	416	214	284	27	42	249	1	93	266	1.52
江安县	506	395	205	99	92	12	12	74	27	28	56	1.06
长宁县	451	371	182	98	95	25	14	55	14	18	48	1.12
高　县	445	362	117	67	96	13	14	122	3	21	59	0.95
珙　县	399	341	163	79	71	10	6	91	6	26	26	1.17
筠连县	351	286	112	64	78	12	9	75	2	24	39	0.94
兴文县	366	293	97	42	67	17	13	99	0	34	39	0.87
屏山县	348	282	91	45	68	16	15	92	0	17	49	1.29
广安市	3704	2915	1297	862	645	149	96	728	85	282	422	0.98
广安区	517	404	205	128	88	16	16	79	5	64	44	0.79
前锋区	371	291	121	88	79	18	13	60	14	23	43	1.23
岳池县	730	555	252	168	114	29	21	139	8	82	85	0.72
武胜县	611	497	261	169	126	35	27	48	23	40	51	0.85
邻水县	1213	977	384	261	193	38	14	348	25	55	156	1.41
华蓥市	262	191	74	48	45	13	5	54	10	18	43	1.05
达州市	8087	6493	3014	1669	1488	278	235	1478	315	390	889	1.48
通川区	414	345	154	75	80	10	9	92	13	16	40	1.36
达川区	1494	1163	602	365	267	37	34	223	58	82	191	1.54
宣汉县	1508	1301	643	329	314	56	51	237	39	56	112	1.38
开江县	499	387	223	134	75	24	16	49	8	28	76	1.00
大竹县	1512	1264	501	276	305	54	37	367	42	67	139	1.68
渠　县	1928	1411	632	344	301	81	64	333	127	100	290	1.59
万源市	732	622	259	146	146	16	24	177	28	41	41	1.46
雅安市	1834	1559	844	493	382	107	48	178	39	167	69	1.60
雨城区	333	293	153	89	76	19	4	41	5	26	9	1.84

续表 2-6-1（4）

地 区	合 计	卫生技术人员							其他技术人员	管理人员	工勤技能人员	每千农业人口乡镇卫生院人员数
		小计	执业（助理）医师	执业医师	注册护士	药师（士）	技师（士）	其他				
名山区	339	285	146	96	74	26	17	22	10	27	17	1.40
荥经县	172	133	89	56	35	3	4	2	3	26	10	1.68
汉源县	362	306	178	108	57	30	5	36	8	37	11	1.27
石棉县	159	134	74	40	48	2	2	8	6	17	2	1.89
天全县	196	166	89	43	28	8	9	32	0	16	14	1.61
芦山县	156	141	74	38	35	14	4	14	2	9	4	1.84
宝兴县	117	101	41	23	29	5	3	23	5	9	2	2.72
巴中市	4518	3770	2305	1285	650	157	167	491	130	288	330	1.45
巴州区	557	487	329	179	66	23	22	47	15	43	12	1.04
恩阳区	707	601	419	224	44	28	27	83	20	43	43	1.33
通江县	865	755	493	274	133	17	24	88	26	59	25	1.36
南江县	1031	789	379	234	173	33	34	170	40	73	129	1.82
平昌县	1358	1138	685	374	234	56	60	103	29	70	121	1.60
资阳市	6227	5093	2248	1346	1107	289	236	1213	201	405	528	1.49
雁江区	1072	874	382	250	185	46	39	222	11	58	129	1.27
安岳县	2283	1813	772	411	359	97	106	479	120	144	206	1.60
乐至县	831	691	277	181	156	49	25	184	57	35	48	1.18
简阳市	2041	1715	817	504	407	97	66	328	13	168	145	1.69
阿坝州	1331	1062	365	199	204	26	18	449	58	170	41	1.86
汶川县	147	120	51	36	31	8	4	26	2	13	12	2.28
理 县	80	64	17	10	17	3	0	27	0	13	3	2.28
茂 县	109	91	47	14	11	4	1	28	2	16	0	1.30
松潘县	87	56	24	14	13	0	0	19	3	22	6	1.50
九寨沟县	129	103	45	28	22	4	3	29	1	18	7	2.72
金川县	151	100	45	21	20	1	3	31	35	16	0	2.43
小金县	78	78	20	11	7	2	0	49	0	0	0	1.12
黑水县	92	70	14	7	26	0	0	30	0	17	5	1.73
马尔康县	84	68	22	9	27	0	3	16	5	11	0	2.65
壤塘县	86	74	6	6	0	0	0	68	0	12	0	2.37
阿坝县	87	62	20	12	6	3	0	33	5	15	5	1.25
若尔盖县	112	100	36	18	20	0	4	40	5	6	1	1.65
红原县	89	76	18	13	4	1	0	53	0	11	2	2.48
甘孜州	2334	1978	343	185	354	48	46	1187	0	333	23	2.48
康定县	168	141	35	19	49	2	6	49	0	22	5	2.27
泸定县	136	121	46	26	36	5	14	20	0	12	3	2.03

续表 2-6-1（5）

地 区	合 计	卫生技术人员							其他技术人员	管理人员	工勤技能人员	每千农业人口乡镇卫生院人员数
		小计	执业（助理）医师	执业医师	注册护士	药师（士）	技师（士）	其他				
丹巴县	131	115	43	28	24	27	6	15	0	16	0	2.59
九龙县	139	119	38	26	37	0	1	43	0	18	2	2.42
雅江县	105	88	10	3	32	1	6	39	0	17	0	2.41
道孚县	116	91	22	16	21	3	2	43	0	22	3	2.39
炉霍县	116	97	12	5	18	0	0	67	0	18	1	2.82
甘孜县	180	158	15	4	30	2	3	108	0	22	0	2.88
新龙县	130	107	13	5	10	1	0	83	0	23	0	2.86
德格县	211	184	12	5	4	0	0	168	0	26	1	2.63
白玉县	140	122	14	5	14	0	0	94	0	16	2	2.83
石渠县	138	114	13	9	12	1	0	88	0	23	1	1.52
色达县	70	52	1	1	0	0	0	51	0	18	0	1.47
理塘县	168	145	7	1	5	1	8	124	0	23	0	2.79
巴塘县	141	122	27	14	33	2	0	60	0	19	0	3.04
乡城县	86	69	15	10	8	2	0	44	0	12	5	3.39
稻城县	95	80	11	8	13	1	0	55	0	15	0	3.45
得荣县	64	53	9	0	8	0	0	36	0	11	0	2.89
凉山州	4839	4360	1690	855	1063	89	116	1402	117	242	120	1.09
西昌市	482	414	209	130	133	23	21	28	5	47	16	1.09
木里县	190	158	67	16	51	2	1	37	2	27	3	1.56
盐源县	366	340	129	72	105	9	15	82	2	11	13	1.01
德昌县	220	210	91	56	74	8	14	23	4	5	1	1.20
会理县	331	282	178	89	41	3	4	56	25	12	12	0.86
会东县	403	371	221	79	76	7	7	60	3	23	6	1.03
宁南县	228	195	63	25	42	3	8	79	14	18	1	1.33
普格县	157	145	49	33	27	0	3	66	4	5	3	0.90
布拖县	192	186	39	23	37	4	0	106	0	4	2	1.10
金阳县	229	213	99	49	47	3	6	58	7	5	4	1.22
昭觉县	301	289	58	13	81	8	7	135	0	10	2	1.05
喜德县	184	162	40	21	31	3	2	86	6	8	8	0.90
冕宁县	283	252	106	59	77	6	9	54	7	10	14	0.80
越西县	415	373	134	83	105	4	1	129	4	18	20	1.31
甘洛县	260	239	95	59	52	3	4	85	6	7	8	1.25
美姑县	244	234	21	17	16	1	2	194	0	9	1	0.98
雷波县	354	297	91	31	68	2	12	124	28	23	6	1.44

表 2-6-2 2013年全省乡镇卫生院卫生人员性别、年龄、工作年限、学历、职称构成（%）

分类（组）	卫生技术人员							其他技术人员	管理人员	工勤技能人员
	小计	执业（助理）医师	执业医师	注册护士	药剂人员	检验人员	其他			
总　计	100.00	100.00	100.00	100.00	100.00	100.00	100.00	100.00	100.00	100.00
按性别分										
男　性	42.85	67.45	72.46	1.32	41.35	47.14	44.66	40.40	65.54	46.95
女　性	57.14	32.55	27.54	98.66	58.65	52.86	55.33	59.60	34.46	53.04
按年龄分										
25岁以下	10.75	0.11	0.02	20.87	5.68	9.94	18.04	15.53	2.97	6.42
25岁～	34.13	19.86	13.40	43.79	27.12	38.25	46.68	38.65	22.16	20.52
35岁～	30.69	40.17	38.34	25.60	30.04	31.69	21.86	27.95	41.10	32.85
45岁～	15.68	23.24	25.23	8.78	23.01	15.10	9.54	12.94	26.00	27.37
55岁～	5.32	10.03	13.54	0.74	9.35	3.28	2.12	2.88	5.22	7.36
60岁及以上	3.42	6.59	9.48	0.19	4.80	1.67	1.74	2.04	2.55	5.45
按工作年限分										
5年以下	29.12	11.15	8.18	40.78	22.56	28.45	45.72	45.00	14.53	33.73
5年～	17.75	13.14	10.06	20.99	13.66	15.27	22.67	17.71	13.30	18.90
10年～	23.86	29.37	28.27	21.66	23.14	29.53	17.42	19.02	29.45	17.51
20年～	14.10	19.94	19.10	11.29	15.57	14.05	8.04	10.38	23.54	16.74
30年及以上	15.16	26.40	34.39	5.28	25.08	12.69	6.16	7.89	19.18	13.11
按学位分										
博　士	0.00	0.00	0.00	0.00	0.02	0.00	0.00	0.05	0.00	
硕　士	0.02	0.03	0.04	0.01	0.00	0.07	0.00	0.00	0.00	
学　士	1.45	2.28	3.68	0.35	0.95	0.80	1.48	1.63	3.36	
按学历分										
研究生	0.05	0.07	0.11	0.04	0.04	0.03	0.02	0.09	0.06	
大学本科	3.53	5.16	7.59	1.23	2.65	3.00	3.55	4.49	7.96	
大　专	39.89	41.56	42.64	41.12	29.87	42.05	38.40	36.00	45.66	
中专及中技	47.96	42.79	38.90	54.86	46.06	46.03	49.83	43.71	31.01	
技　校	0.60	0.51	0.36	0.45	1.10	0.66	0.74	1.43	1.02	
高中及以下	7.94	9.87	10.37	2.25	20.26	8.12	7.42	14.26	14.26	
按专业技术资格分										
正　高	0.03	0.07	0.13	0.01	0.00	0.00	0.00	0.02	0.15	
副　高	0.79	1.70	2.94	0.43	0.15	0.21	0.04	0.09	1.32	
中　级	8.41	14.68	25.14	8.36	5.44	5.20	0.74	2.22	10.48	
师级/助理	30.88	54.14	64.42	20.90	31.59	27.02	7.31	10.43	26.81	
士　级	44.71	24.44	3.66	58.50	51.55	50.98	58.64	49.54	25.88	
未评及不详	15.18	4.97	3.72	11.78	11.25	16.60	33.26	37.70	35.36	
按聘任技术职务分										
正　高	0.03	0.03	0.04	0.01	0.00	0.14	0.02	0.05	0.03	
副　高	0.79	1.71	2.95	0.39	0.11	0.21	0.06	0.14	1.32	
中　级	8.75	15.24	26.02	8.33	5.87	5.37	1.12	2.99	11.89	
师级/助理	33.77	59.84	65.88	22.61	31.91	28.84	8.03	12.08	28.46	
士　级	41.65	21.25	3.95	58.95	52.62	52.06	51.15	45.59	24.44	
待　聘	15.01	1.94	1.16	9.71	9.48	13.39	39.61	39.15	33.86	

表 2-6-3　2013年全省各类特色分类乡镇卫生院卫生人员数

分类	合计	卫生技术人员							其他技术人员	管理人员	工勤技能人员
		小计	执业（助理）医师	执业医师	注册护士	药师（士）	技师（士）	其他			
总　计	95859	78691	34725	20404	18682	4553	3193	17538	2742	5902	8524
省　级	0	0	0	0	0	0	0	0	0	0	0
市　级	0	0	0	0	0	0	0	0	0	0	0
县　级	88141	72236	32198	18948	17350	4166	2931	15591	2574	5321	8010
其　他	7718	6455	2527	1456	1332	387	262	1947	168	581	514
地区分类	95859	78691	34725	20404	18682	4553	3193	17538	2742	5902	8524
一类地区	12277	10222	4069	2417	2638	905	512	2098	339	511	1205
二类地区	75078	61069	28258	16748	14423	3485	2501	12402	2228	4646	7135
三类地区	8504	7400	2398	1239	1621	163	180	3038	175	745	184
地震灾区	81881	66873	30054	17906	15883	4081	2798	14057	2430	4901	7677
国定39个重灾县	23443	19197	8584	4930	4065	1457	852	4239	795	1390	2061
10个极重灾县	6067	4894	2027	1139	1133	387	224	1123	219	325	629
18个对口支援县	9892	7995	3433	1958	1748	618	352	1844	404	607	886
省定12个重灾县	8909	7323	3634	2338	1699	387	278	1325	270	649	667
88个一般灾区	48760	39697	17491	10443	9965	2218	1653	8370	1323	2820	4920
"8·30"会理地震3县	769	656	345	195	154	19	15	123	42	42	29
三州地区	8504	7400	2398	1239	1621	163	180	3038	175	745	184
民族地区	11504	9859	3463	1833	2282	295	256	3563	277	1044	324
藏族地区	3855	3198	775	400	609	76	65	1673	60	530	67
彝族地区	2901	2613	876	457	686	55	52	944	71	133	84
革命老区	43053	34652	15850	9233	7602	1855	1323	8022	1351	3051	3999
草原草地县	1492	1264	165	87	126	9	15	949	10	205	13
国家级扶贫开发重点县	17812	14937	6446	3703	3200	614	485	4192	431	1198	1246
扩权试点县	52359	42462	19616	11586	9855	2429	1713	8849	1675	3154	5068

表 2-7-1　2013 年市（州）及县（市、区）社区服务中心（站）卫生人员数

地　区	合　计	卫生技术人员								其他技术人员	管理人员	工勤技能人员
		小计	执业（助理）医师	执业医师	注册护士	药师（士）	技师（士）	检验师（士）	其他			
总　计	18619	15416	6529	5268	5347	1251	743	515	1546	599	1074	1530
成都市	8673	7193	2916	2453	2476	635	368	267	798	254	450	776
锦江区	359	263	106	96	94	23	10	7	30	22	20	54
青羊区	1265	1069	438	409	375	97	49	45	110	30	85	81
金牛区	959	779	311	274	294	65	40	30	69	35	45	100
武侯区	1275	1142	447	419	442	122	74	50	57	27	34	72
成华区	1578	1236	493	428	415	108	73	51	147	69	102	171
龙泉驿区	380	330	160	132	96	28	15	11	31	3	13	34
青白江区	194	160	65	48	45	20	5	5	25	2	12	20
新都区	169	134	55	43	53	9	6	4	11	11	7	17
温江区	354	293	113	92	57	35	8	4	80	4	19	38
金堂县	79	74	44	29	14	3	2	2	11	0	1	4
双流县	435	390	160	115	145	31	17	12	37	0	5	40
郫　县	434	373	151	131	151	23	16	15	32	4	22	35
大邑县	101	73	13	6	37	3	2	2	18	16	4	8
蒲江县	158	143	59	35	36	14	10	6	24	2	5	8
新津县	78	69	27	20	14	4	2	1	22	2	5	2
都江堰市	422	312	133	90	101	26	13	9	39	24	49	37
彭州市	214	165	65	38	50	11	12	6	27	1	9	39
邛崃市	110	98	40	27	26	8	10	5	14	2	4	6
崇州市	109	90	36	21	31	5	4	2	14	0	9	10
自贡市	232	192	66	54	79	20	13	7	14	7	13	20
自流井区	157	124	42	34	44	17	9	5	12	6	10	17
贡井区	8	6	3	2	2	0	0	0	1	0	0	2
大安区	43	40	14	13	23	0	2	1	1	1	1	1
沿滩区	24	22	7	5	10	3	2	1	0	0	2	0
荣　县	0	0	0	0	0	0	0	0	0	0	0	0
富顺县	0	0	0	0	0	0	0	0	0	0	0	0
攀枝花市	619	511	222	191	207	37	27	21	18	16	39	53
东　区	274	242	112	101	93	16	14	11	7	8	15	9
西　区	218	170	62	50	76	20	10	8	2	1	14	33
仁和区	74	59	32	27	21	0	2	1	4	6	5	4
米易县	22	18	7	7	9	0	0	0	2	0	4	0
盐边县	31	22	9	6	8	1	1	1	3	1	1	7

续表 2-7-1（1）

地 区	合 计	卫生技术人员								其他技术人员	管理人员	工勤技能人员
		小计	执业（助理）医师	执业医师	注册护士	药师（士）	技师（士）	检验师（士）	其他			
泸州市	1134	987	379	293	385	78	53	34	92	29	70	48
江阳区	673	588	237	185	237	44	33	22	37	13	39	33
纳溪区	55	42	12	11	11	6	4	2	9	7	4	2
龙马潭区	129	118	48	38	49	7	5	3	9	2	4	5
泸县	96	86	30	22	34	5	4	3	13	4	6	0
合江县												
叙永县	171	147	48	35	52	16	7	4	24	1	15	8
古蔺县	10	6	4	2	2	0	0	0	0	2	2	0
德阳市	681	579	261	199	176	53	16	10	73	26	36	40
旌阳区	370	312	149	126	80	32	11	7	40	15	19	24
中江县	160	137	59	35	53	6	3	2	16	4	11	8
罗江县	41	39	14	12	17	3	1	0	4	0	2	0
广汉市	21	20	12	7	6	2	0	0	0	0	1	0
什邡市	89	71	27	19	20	10	1	1	13	7	3	8
绵竹市	0	0	0	0	0	0	0	0	0	0	0	0
绵阳市	795	690	325	253	230	61	31	24	43	24	46	35
涪城区	363	312	140	110	118	30	13	9	11	13	25	13
游仙区	117	99	44	38	44	4	7	7	0	10	5	3
三台县	92	75	35	25	14	11	1	1	14	0	6	11
盐亭县	14	13	5	1	4	2	1	1	1	0	0	1
安 县												
梓潼县												
北川县												
平武县												
江油市	209	191	101	79	50	14	9	6	17	1	10	7
广元市	444	354	149	119	124	29	22	15	30	25	27	38
利州区	278	221	98	82	81	18	14	10	10	18	21	18
昭化区	34	32	21	18	5	3	2	1	1	0	2	0
朝天区	31	22	8	5	5	0	0	0	9	0	0	1
旺苍县	70	54	14	9	23	6	4	2	7	4	2	10
青川县												
剑阁县												
苍溪县	31	25	8	5	10	2	2	2	3	3	1	2

续表 2-7-1（2）

地 区	合 计	卫生技术人员								其他技术人员	管理人员	工勤技能人员
		小计	执业（助理）医师	执业医师	注册护士	药师（士）	技师（士）	检验师（士）	其他			
遂宁市	528	451	198	182	173	40	22	13	18	1	48	28
船山区	360	310	142	130	122	28	12	7	6	1	38	11
安居区												
蓬溪县	0	0	0	0	0	0	0	0	0	0	0	0
射洪县	168	141	56	52	51	12	10	6	12	0	10	17
大英县												
内江市	100	58	22	16	25	6	4	3	1	17	12	13
市中区	66	34	13	9	13	4	3	2	1	17	8	7
东兴区	34	24	9	7	12	2	1	1	0	0	4	6
威远县	0	0	0	0	0	0	0	0	0	0	0	0
资中县	0	0	0	0	0	0	0	0	0	0	0	0
隆昌县	0	0	0	0	0	0	0	0	0	0	0	0
乐山市	751	638	268	207	258	44	32	19	36	24	31	58
市中区	367	322	148	109	132	15	17	9	10	11	17	17
沙湾区	115	95	37	30	33	9	4	2	12	7	0	13
五通桥区	58	51	18	14	16	5	5	4	7	5	1	1
金口河区												
犍为县	42	33	12	11	14	7	0	0	0	1	1	7
井研县	54	43	16	13	18	2	4	2	3	0	3	8
夹江县	43	37	15	14	17	4	1	1	0	0	0	6
沐川县												
峨边县												
马边县												
峨眉山市	72	57	22	16	28	2	1	1	4	0	9	6
南充市	1174	936	474	406	264	77	34	24	87	24	103	111
顺庆区	325	270	137	126	85	23	6	6	19	1	36	18
高坪区	77	66	36	27	18	2	4	3	6	4	2	5
嘉陵区	66	56	31	29	18	3	3	2	1	1	8	1
南部县	49	35	17	13	10	2	2	2	4	0	4	10
营山县	71	46	21	18	14	0	2	1	9	4	5	16
蓬安县	47	33	17	14	12	2	1	0	1	0	3	11
仪陇县	240	192	99	89	43	18	2	1	30	4	27	17
西充县												
阆中市	299	238	116	90	64	27	14	9	17	10	18	33

续表 2-7-1（3）

地　区	合　计	卫生技术人员								其他技术人员	管理人员	工勤技能人员
		小计	执业（助理）医师	执业医师	注册护士	药师（士）	技师（士）	检验师（士）	其他			
眉山市	463	367	156	98	108	28	17	11	58	38	11	47
东坡区	183	166	69	37	54	19	7	4	17	3	4	10
仁寿县	156	105	40	28	24	1	7	4	33	18	4	29
彭山县	42	25	15	10	8	1	1	1	0	12	2	3
洪雅县	33	30	15	8	9	2	0	0	4	3	0	0
丹棱县	24	21	8	6	7	1	1	1	4	0	1	2
青神县	25	20	9	9	6	4	1	1	0	2	0	3
宜宾市	593	492	215	139	174	35	18	13	50	22	41	38
翠屏区	420	359	148	105	137	25	14	10	35	4	27	30
南溪区												
宜宾县	23	14	5	4	7	1	1	1	0	2	5	2
江安县	29	20	12	6	6	0	2	1	0	6	1	2
长宁县												
高　县												
珙　县	88	74	42	19	15	6	1	1	10	6	7	1
筠连县	33	25	8	5	9	3	0	0	5	4	1	3
兴文县	0	0	0	0	0	0	0	0	0	0	0	0
屏山县												
广安市	407	300	143	96	90	15	13	10	39	10	31	66
广安区	200	137	68	44	35	8	8	6	18	8	19	36
前锋区	5	3	1	1	1	0	0	0	1	0	0	2
岳池县	48	38	16	13	7	4	3	2	8	0	0	10
武胜县	42	35	25	19	9	0	0	0	1	0	7	0
邻水县	39	34	12	4	14	3	1	1	4	0	1	3
华蓥市	73	53	21	15	24	0	1	1	7	1	4	15
达州市	748	602	266	185	220	30	16	10	70	43	47	56
通川区	202	156	73	62	62	9	6	5	6	18	13	15
达川区	244	212	81	54	75	14	7	3	35	7	17	8
宣汉县	46	42	26	15	13	1	0	0	2	0	2	2
开江县	22	11	6	4	5	0	0	0	0	0	4	7
大竹县	28	24	14	10	9	0	0	0	1	0	4	0
渠　县	81	58	28	13	21	4	1	0	4	14	1	8
万源市	125	99	38	27	35	2	2	2	22	4	6	16
雅安市	98	82	40	34	31	7	4	3	0	3	7	6
雨城区	84	70	32	28	29	6	3	2	0	3	6	5

续表 2-7-1（4）

地 区	合 计	卫生技术人员								其他技术人员	管理人员	工勤技能人员
		小计	执业（助理）医师	执业医师	注册护士	药师（士）	技师（士）	检验师（士）	其他			
名山区	14	12	8	6	2	1	1	1	0	0	1	1
荥经县												
汉源县												
石棉县												
天全县												
芦山县												
宝兴县												
巴中市	369	323	157	120	95	23	24	12	24	13	12	21
巴州区	163	139	80	66	28	6	7	3	18	10	7	7
恩阳区	25	24	13	13	2	6	1	1	2	0	0	1
通江县	0	0	0	0	0	0	0	0	0	0	0	0
南江县	30	20	7	7	10	0	1	0	2	3	4	3
平昌县	151	140	57	34	55	11	15	8	2	0	1	10
资阳市	468	394	152	125	146	18	19	12	59	6	34	34
雁江区	74	59	33	29	18	3	2	1	3	1	8	6
安岳县	43	40	17	11	11	4	3	1	5	0	1	2
乐至县	28	26	10	7	9	0	0	0	7	1	1	0
简阳市	323	269	92	78	108	11	14	10	44	4	24	26
阿坝州	49	33	11	9	7	0	0	0	15	14	2	0
汶川县	6	5	3	3	2	0	0	0	0	0	1	0
理 县												
茂 县	15	13	1	1	3	0	0	0	9	2	0	0
松潘县												
九寨沟县												
金川县												
小金县												
黑水县												
马尔康县	16	15	7	5	2	0	0	0	6	1	0	0
壤塘县												
阿坝县	12	0	0	0	0	0	0	0	0	11	1	0
若尔盖县												
红原县												
甘孜州	17	15	6	5	6	2	0	0	1	0	1	1
康定县	17	15	6	5	6	2	0	0	1	0	1	1
泸定县												

| 地　区 | 合　计 | 卫生技术人员 | | | | | | | | 其他技术人员 | 管理人员 | 工勤技能人员 |
		小计	执业（助理）医师	执业医师	注册护士	药师（士）	技师（士）	检验师（士）	其他			
丹巴县												
九龙县												
雅江县												
道孚县												
炉霍县												
甘孜县												
新龙县												
德格县												
白玉县												
石渠县												
色达县												
理塘县												
巴塘县												
乡城县												
稻城县												
得荣县												
凉山州	276	219	103	84	73	13	10	7	20	3	13	41
西昌市	170	138	61	57	48	9	9	6	11	2	10	20
木里县												
盐源县												
德昌县	8	8	5	4	3	0	0	0	0	0	0	0
会理县	47	27	18	13	5	3	1	1	0	1	0	19
会东县												
宁南县	9	8	5	4	3	0	0	0	0	0	1	0
普格县												
布拖县												
金阳县												
昭觉县												
喜德县	5	4	2	1	1	0	0	0	1	0	1	0
冕宁县												
越西县	17	15	4	2	8	1	0	0	2	0	0	2
甘洛县	1	1	1	1	0	0	0	0	0	0	0	0
美姑县												
雷波县	19	18	7	2	5	0	0	0	6	0	1	0

表 2-7-2　2013 年全省社区卫生服务机构卫生人员性别、年龄、工作年限、学历、职称构成（%）

分类（组）	卫生技术人员							其他技术人员	管理人员	工勤技能人员
	小计	执业（助理）医师	执业医师	注册护士	药剂人员	检验人员	其他			
总 计	100.00	100.00	100.00	100.00	100.00	100.00	100.00	100.00	100.00	100.00
按性别分										
男　性	28.14	50.99	52.56	0.61	24.92	30.50	32.29	25.71	43.00	35.52
女　性	71.85	48.99	47.41	99.39	75.08	69.50	67.71	74.29	57.00	64.48
按年龄分										
25 岁以下	8.94	0.15	0.04	15.74	6.50	6.76	20.13	14.46	3.15	8.70
25 岁～	35.62	23.16	19.73	43.91	34.75	41.04	50.52	39.29	24.72	26.10
35 岁～	26.86	32.63	30.16	24.03	26.00	26.89	17.19	28.93	34.68	29.03
45 岁～	15.49	19.34	20.33	12.63	21.75	14.47	7.65	12.68	27.36	25.52
55 岁～	5.27	8.87	10.45	2.20	6.75	4.25	1.83	2.50	5.04	6.23
60 岁及以上	7.82	15.83	19.27	1.48	4.25	6.60	2.67	2.14	5.04	4.42
按工作年限分										
5 年以下	25.18	13.66	12.62	30.85	22.67	22.17	48.06	42.50	19.67	35.58
5 年～	20.07	16.36	15.75	23.44	19.08	19.18	23.38	18.39	11.73	18.51
10 年～	22.99	25.42	23.40	22.75	21.83	29.56	14.73	18.39	23.83	17.79
20 年～	14.44	17.44	16.89	13.86	14.25	12.42	7.60	13.21	25.73	16.49
30 年及以上	17.32	27.11	31.34	9.11	22.17	16.67	6.24	7.50	19.04	11.62
按学位分										
博　士	0.05	0.12	0.15	0.00	0.00	0.00	0.00	0.00	0.25	
硕　士	0.61	1.30	1.61	0.00	0.17	0.16	0.52	0.18	1.51	
学　士	7.80	13.85	17.00	1.19	3.83	5.82	9.91	7.32	12.36	
按学历分										
研究生	0.70	1.52	1.82	0.00	0.17	0.16	0.52	0.00	1.77	
大学本科	13.61	22.56	27.09	3.31	7.83	11.48	17.82	14.29	22.19	
大　专	46.94	45.31	42.48	50.13	42.17	54.56	43.92	49.82	49.68	
中专及中技	32.89	24.41	22.37	43.24	33.75	28.14	32.49	26.25	18.54	
技　校	0.45	0.34	0.36	0.49	0.50	0.47	0.63	1.79	1.01	
高中及以下	5.40	5.84	5.88	2.81	15.58	5.19	4.61	7.86	6.81	
按专业技术资格分										
正　高	0.51	1.13	1.40	0.08	0.08	0.31	0.10	0.18	1.13	
副　高	3.30	7.29	9.12	0.63	0.17	1.73	0.63	0.36	4.67	
中　级	15.16	24.60	30.71	11.50	7.92	10.38	2.10	5.36	14.12	
师级/助理	34.26	49.37	50.20	24.85	37.33	34.59	10.85	13.75	19.04	
士　级	34.20	10.44	1.78	52.96	44.58	38.68	49.27	46.43	14.38	
未评及不详	12.57	7.17	6.78	9.98	9.92	14.31	37.05	33.93	46.66	
按聘任技术职务分										
正　高	0.34	0.77	0.97	0.02	0.00	0.47	0.05	0.00	0.76	
副　高	3.57	7.86	9.83	0.63	0.25	1.73	0.94	0.54	5.04	
中　级	16.59	26.57	33.05	12.33	9.75	13.21	2.78	5.71	15.26	
师级/助理	37.41	54.35	52.41	27.72	38.00	35.85	11.37	17.32	20.30	
士　级	32.96	8.68	2.21	54.98	43.50	39.78	40.09	46.25	15.01	
待　聘	9.12	1.78	1.52	4.32	8.50	8.96	44.76	30.18	43.63	

表 2-7-3　2013年全省各类特色分类社区卫生服务中心（站）卫生人员数

分　类	合　计	卫生技术人员							其他技术人员	管理人员	工勤技能人员
		小计	执业（助理）医师	执业医师	注册护士	药师（士）	技师（士）	其他			
总　计	18619	15416	6529	5268	5347	1251	743	1546	599	1074	1530
省　级	0	0	0	0	0	0	0	0	0	0	0
市　级	174	155	61	59	71	10	9	4	0	11	8
县　级	11441	9496	3861	3021	3318	732	497	1088	381	543	1021
其　他	7004	5765	2607	2188	1958	509	237	454	218	520	501
地区分类	18619	15416	6529	5268	5347	1251	743	1546	599	1074	1530
一类地区	9292	7704	3138	2644	2683	672	395	816	270	489	829
二类地区	8985	7445	3271	2526	2578	564	338	694	312	569	659
三类地区	342	267	120	98	86	15	10	36	17	16	42
地震灾区	16437	13557	5761	4669	4653	1103	649	1391	540	938	1402
国定39个重灾县	3116	2539	1109	827	828	215	115	272	131	203	243
10个极重灾县	746	566	229	151	176	47	26	88	34	62	84
18个对口支援县	1064	847	366	251	257	66	39	119	35	81	101
省定12个重灾县	1243	1003	437	373	316	62	46	142	39	83	118
88个一般灾区	11926	9907	4156	3423	3475	822	484	970	362	646	1011
"8·30"会理地震3县	152	108	59	46	34	4	4	7	8	6	30
三州地区	342	267	120	98	86	15	10	36	17	16	42
民族地区	469	366	168	138	124	16	13	45	24	26	53
藏族地区	66	48	17	14	13	2	0	16	14	3	1
彝族地区	42	38	14	6	14	1	0	9	0	2	2
革命老区	3860	3106	1400	1034	1010	222	143	331	165	247	342
草原草地县	12	0	0	0	0	0	0	0	11	1	0
国家级扶贫开发重点县	1561	1251	555	410	389	97	60	150	40	112	158
扩权试点县	3449	2794	1198	892	939	197	123	337	112	212	331

表 2-8-1　2009—2013年全省乡村医生、卫生员数

年份	乡村医生和卫生员			平均每村乡村医生和卫生员	每千农业人口乡村医生和卫生员
	合　计	乡村医生	卫生员		
2009	72808	69711	3097	1.52	1.09
2010	73933	70680	3253	1.54	1.11
2011	74584	70955	3629	1.59	1.13
2012	74730	68936	5794	1.59	1.13
2013	73927	68394	5533	1.59	1.14

表 2-8-2　2013年按主办单位分类村卫生室人员数

按主办单位分类	执业（助理）医师	注册护士	乡村医生数	卫生员
总　计	14120	446	68394	5533
村　办	7816	247	37381	2620
乡卫生院设点	0	0	1692	332
联合办	762	20	4096	487
私人办	5216	162	21556	1645
其　他	326	17	3669	449

表 2-8-3 2013年市（州）及县（市、区）村卫生室卫生人员数

| 地 区 | 执业（助理）医师 | 注册护士 | 单位下设的村卫生室 | | 乡村医生和卫生员 | | | 平均每村乡村医生和卫生员 | 平均每千农业人口乡村医生和卫生员 |
			执业（助理）医师	注册护士	小 计	乡村医生	卫生员		
总 计	14120	446	6748	913	73927	68394	5533	1.59	1.14
成都市	831	105	646	169	4044	3745	299	2.09	0.88
锦江区	0	0	0	0	0	0	0		
青羊区	0	0	40	24	0	0	0		
金牛区	0	0	3	5	0	0	0		
武侯区	11	1	0	0	25	24	1	—	—
成华区	0	0	30	12	0	0	0		
龙泉驿区	33	22	37	28	249	223	26	3.28	0.84
青白江区	33	3	4	0	193	181	12	2.05	0.73
新都区	36	6	0	0	400	374	26	3.15	1.34
温江区	46	9	2	2	184	175	9	5.26	2.33
金堂县	80	13	83	19	517	458	59	2.79	0.78
双流县	112	17	47	5	259	246	13	2.23	0.74
郫 县	57	13	6	4	240	229	11	1.73	0.80
大邑县	75	4	26	1	292	272	20	1.92	0.95
蒲江县	32	0	34	0	139	123	16	1.30	0.72
新津县	21	1	12	2	165	160	5	2.06	0.82
都江堰市	56	11	43	18	384	342	42	2.05	1.76
彭州市	122	2	102	7	396	363	33	1.58	0.73
邛崃市	38	0	97	31	317	301	16	1.57	0.77
崇州市	79	3	80	11	284	274	10	1.51	0.60
自贡市	804	16	410	27	1757	1637	120	1.56	0.81
自流井区	24	0	31	1	77	77	0	1.24	1.07
贡井区	103	0	79	0	115	113	2	0.77	0.60
大安区	50	2	84	0	223	215	8	1.51	0.79
沿滩区	90	2	5	1	309	301	8	2.01	1.03
荣 县	258	8	0	0	376	355	21	1.27	0.76
富顺县	279	4	211	25	657	576	81	2.06	0.79
攀枝花市	113	5	57	37	489	448	41	1.39	0.94
东 区	7	0	25	23	2	2	0	0.22	0.25
西 区	5	0	9	14	10	10	0	1.00	1.02
仁和区	22	2	5	0	102	95	7	1.28	0.76
米易县	44	1	7	0	166	162	4	1.89	0.88
盐边县	35	2	11	0	209	179	30	1.27	1.15

续表 2-8-3（1）

地　区	执业（助理）医师	注册护士	单位下设的村卫生室		乡村医生和卫生员			平均每村乡村医生和卫生员	平均每千农业人口乡村医生和卫生员
			执业（助理）医师	注册护士	小　计	乡村医生	卫生员		
泸州市	773	32	202	11	4612	4253	359	3.43	1.30
江阳区	113	2	6	3	344	276	68	3.87	2.42
纳溪区	107	3	54	5	568	512	56	3.23	2.34
龙马潭区	52	3	7	0	237	229	8	5.15	3.28
泸县	215	14	110	0	1127	1089	38	4.49	1.17
合江县	106	5	1	0	1069	1040	29	3.76	1.40
叙永县	64	4	20	3	640	531	109	2.77	1.04
古蔺县	116	1	4	0	627	576	51	2.33	0.82
德阳市	436	23	119	8	2706	2541	165	1.88	0.99
旌阳区	26	3	34	1	275	258	17	2.46	1.02
中江县	243	1	49	3	872	845	27	1.15	0.71
罗江县	15	0	2	0	229	194	35	2.18	1.19
广汉市	46	6	0	0	413	380	33	2.26	1.12
什邡市	40	6	26	4	388	366	22	3.13	1.17
绵竹市	66	7	8	0	529	498	31	3.46	1.46
绵阳市	1009	21	671	28	3589	3403	186	1.10	0.92
涪城区	31	7	0	0	142	137	5	1.01	0.72
游仙区	25	0	102	9	263	232	31	1.05	0.76
三台县	321	3	156	0	936	887	49	1.00	0.75
盐亭县	72	2	86	0	595	590	5	1.30	1.21
安　县	179	2	87	3	235	221	14	1.00	0.63
梓潼县	128	2	0	0	355	349	6	1.08	1.12
北川县	23	1	47	4	325	296	29	1.05	2.05
平武县	44	0	27	3	159	137	22	0.64	1.04
江油市	186	4	166	9	579	554	25	1.59	0.95
广元市	291	3	616	87	2964	2823	141	1.18	1.25
利州区	23	0	76	15	184	182	2	0.96	1.03
昭化区	48	1	52	7	220	220	0	1.04	1.02
朝天区	22	0	77	2	285	261	24	1.33	1.50
旺苍县	35	0	12	0	396	380	16	1.12	1.14
青川县	14	0	0	0	352	331	21	1.31	1.83
剑阁县	48	0	192	47	864	807	57	1.58	1.45
苍溪县	101	2	207	16	663	642	21	0.92	1.00

续表 2-8-3（2）

地 区	执业（助理）医师	注册护士	单位下设的村卫生室		乡村医生和卫生员			平均每村乡村医生和卫生员	平均每千农业人口乡村医生和卫生员
			执业（助理）医师	注册护士	小 计	乡村医生	卫生员		
遂宁市	1058	31	721	66	3043	2701	342	1.49	1.08
船山区	103	10	52	13	369	299	70	2.01	1.14
安居区	136	5	140	31	770	683	87	1.63	1.03
蓬溪县	126	3	12	2	876	749	127	1.77	1.47
射洪县	553	12	367	13	596	542	54	1.01	0.83
大英县	140	1	150	7	432	428	4	1.43	1.00
内江市	902	11	47	4	3165	2988	177	1.89	0.96
市中区	90	3	0	0	296	271	25	1.72	0.98
东兴区	171	4	22	0	766	697	69	1.79	1.05
威远县	256	1	11	0	750	742	8	2.34	1.34
资中县	329	1	14	4	956	886	70	2.44	0.85
隆昌县	56	2	0	0	397	392	5	1.09	0.67
乐山市	860	27	435	52	2264	2077	187	1.11	0.95
市中区	160	0	88	5	240	232	8	0.95	0.84
沙湾区	35	1	21	3	139	133	6	1.09	1.20
五通桥区	93	10	55	10	244	228	16	1.63	1.36
金口河区	6	3	6	0	35	28	7	0.85	0.93
犍为县	270	2	28	2	456	417	39	1.31	1.08
井研县	81	1	58	1	419	404	15	2.11	1.32
夹江县	60	5	42	1	187	173	14	0.81	0.70
沐川县	36	1	57	12	230	196	34	1.18	1.10
峨边县	6	1	11	11	71	58	13	0.55	0.58
马边县	4	1	58	4	86	80	6	0.73	0.49
峨眉山市	109	2	11	3	157	128	29	0.64	0.66
南充市	2043	20	327	4	9079	8041	1038	1.71	1.56
顺庆区	56	0	14	3	334	316	18	1.42	1.24
高坪区	132	2	2	0	630	588	42	1.79	1.43
嘉陵区	83	3	12	0	754	683	71	1.43	1.31
南部县	552	1	168	0	1703	1327	376	1.64	1.61
营山县	267	3	0	0	1440	1290	150	2.19	1.83
蓬安县	155	1	33	1	932	881	51	1.57	1.57
仪陇县	155	3	58	0	1559	1404	155	1.78	1.65
西充县	42	2	12	0	844	720	124	1.44	1.62
阆中市	601	5	28	0	883	832	51	2.07	1.39

续表 2-8-3（3）

地　区	执业（助理）医师	注册护士	单位下设的村卫生室		乡村医生和卫生员			平均每村乡村医生和卫生员	平均每千农业人口乡村医生和卫生员
			执业（助理）医师	注册护士	小　计	乡村医生	卫生员		
眉山市	835	20	384	35	2337	2248	89	2.05	0.92
东坡区	166	9	22	1	569	554	15	2.39	1.09
仁寿县	496	0	361	34	1023	998	25	1.94	0.80
彭山县	50	9	1	0	208	207	1	2.36	1.06
洪雅县	59	1	0	0	219	211	8	1.54	0.87
丹棱县	19	1	0	0	196	158	38	2.76	1.54
青神县	45	0	0	0	122	120	2	1.61	0.75
宜宾市	634	26	26	0	4542	4268	274	1.60	1.02
翠屏区	90	1	0	0	308	279	29	1.24	0.71
南溪区	33	0	2	0	383	372	11	1.85	1.11
宜宾县	100	7	0	0	1017	967	50	1.90	1.12
江安县	45	3	0	0	634	604	30	2.14	1.32
长宁县	135	3	0	0	254	238	16	0.94	0.63
高　县	78	0	2	0	404	371	33	1.42	0.86
珙　县	48	2	2	0	418	402	16	1.60	1.23
筠连县	30	2	0	0	251	241	10	1.03	0.67
兴文县	39	8	1	0	603	568	35	2.54	1.44
屏山县	36	0	19	0	270	226	44	1.04	1.00
广安市	517	3	30	2	3448	3400	48	1.25	0.91
广安区	56	0	0	0	653	652	1	1.14	1.00
前锋区	53	0	0	0	286	269	17	1.08	0.95
岳池县	157	0	0	0	815	806	9	0.99	0.80
武胜县	119	1	30	2	601	584	17	1.17	0.84
邻水县	42	2	0	0	872	868	4	1.84	1.02
华蓥市	90	0	0	0	221	221	0	2.05	0.88
达州市	550	21	144	35	7191	6677	514	2.60	1.31
通川区	24	1	10	5	369	337	32	1.91	1.22
达川区	102	2	13	10	1237	1170	67	1.92	1.27
宣汉县	70	11	93	17	1586	1437	149	3.23	1.45
开江县	133	5	6	0	425	411	14	2.17	0.86
大竹县	82	0	0	0	1252	1198	54	3.28	1.39
渠　县	91	2	2	0	1672	1593	79	3.41	1.38
万源市	48	0	20	3	650	531	119	1.75	1.30
雅安市	193	19	230	47	849	669	180	0.83	0.74
雨城区	54	8	103	31	239	100	139	1.25	1.32

续表 2-8-3（4）

地 区	执业（助理）医师	注册护士	单位下设的村卫生室		乡村医生和卫生员			平均每村乡村医生和卫生员	平均每千农业人口乡村医生和卫生员
			执业（助理）医师	注册护士	小 计	乡村医生	卫生员		
名山区	29	0	1	0	162	158	4	0.84	0.67
荥经县	14	1	0	0	73	73	0	0.70	0.71
汉源县	55	8	59	10	122	107	15	0.60	0.43
石棉县	14	0	27	4	60	51	9	0.65	0.71
天全县	11	1	10	0	110	109	1	0.80	0.90
芦山县	14	1	12	2	33	33	0	0.83	0.39
宝兴县	2	0	18	0	50	38	12	0.91	1.16
巴中市	1106	18	770	29	4630	4465	165	1.95	1.48
巴州区	326	3	222	1	689	671	18	1.71	1.29
恩阳区	408	1	259	1	648	623	25	1.64	1.22
通江县	69	1	71	9	1055	1007	48	2.01	1.66
南江县	56	0	18	0	1093	1077	16	2.09	1.93
平昌县	247	13	200	18	1145	1087	58	2.18	1.35
资阳市	789	15	233	8	4192	4028	164	1.50	1.00
雁江区	213	5	1	0	982	963	19	2.11	1.17
安岳县	187	6	76	4	1336	1211	125	1.44	0.94
乐至县	101	0	136	2	803	800	3	1.33	1.14
简阳市	288	4	20	2	1071	1054	17	1.35	0.88
阿坝州	25	1	164	78	1403	1241	162	1.04	1.96
汶川县	4	1	5	7	206	177	29	1.76	3.19
理 县	0	0	5	2	81	81	0	1.00	2.31
茂 县	0	0	28	3	130	67	63	0.87	1.55
松潘县	2	0	27	2	101	91	10	0.71	1.75
九寨沟县	10	0	0	0	118	93	25	0.98	2.49
金川县	2	0	50	0	105	90	15	0.96	1.69
小金县	5	0	0	0	134	134	0	1.00	1.93
黑水县	0	0	0	0	135	124	11	1.10	2.54
马尔康县	1	0	18	5	108	101	7	1.03	3.41
壤塘县	0	0	0	0	60	60	0	1.00	1.65
阿坝县	0	0	25	56	84	83	1	1.01	1.20
若尔盖县	1	0	6	3	108	107	1	1.13	1.59
红原县	0	0	0	0	33	33	0	1.00	0.92
甘孜州	2	4	0	6	2217	2042	175	0.83	2.36
康定县	0	0	0	1	202	202	0	0.87	2.74
泸定县	1	1	0	0	125	122	3	0.86	1.87

续表 2-8-3（5）

地 区	执业（助理）医师	注册护士	单位下设的村卫生室		乡村医生和卫生员			平均每村乡村医生和卫生员	平均每千农业人口乡村医生和卫生员
			执业（助理）医师	注册护士	小 计	乡村医生	卫生员		
丹巴县	0	0	0	0	206	206	0	1.14	4.07
九龙县	0	2	0	0	118	29	89	1.87	2.06
雅江县	0	0	0	0	180	98	82	1.59	4.12
道孚县	0	1	0	0	139	139	0	0.89	2.87
炉霍县	0	0	0	0	119	119	0	0.70	2.89
甘孜县	0	0	0	0	144	144	0	0.66	2.30
新龙县	0	0	0	5	98	98	0	1.03	2.16
德格县	0	0	0	0	150	150	0	0.88	1.87
白玉县	0	0	0	0	145	145	0	0.93	2.93
石渠县	0	0	0	0	52	52	0	0.32	0.57
色达县	0	0	0	0	55	55	0	0.41	1.15
理塘县	0	0	0	0	117	117	0	0.55	1.94
巴塘县	0	0	0	0	88	88	0	0.70	1.90
乡城县	0	0	0	0	52	51	1	0.58	2.05
稻城县	1	0	0	0	109	109	0	0.90	3.95
得荣县	0	0	0	0	118	118	0	0.93	5.33
凉山州	349	25	516	180	5406	4699	707	1.44	1.21
西昌市	127	5	0	0	449	440	9	1.94	1.01
木里县	0	1	57	56	120	120	0	1.06	0.98
盐源县	51	7	26	4	394	314	80	1.60	1.09
德昌县	68	4	84	3	223	206	17	1.63	1.22
会理县	0	0	16	4	402	402	0	1.33	1.05
会东县	11	2	4	2	370	357	13	1.16	0.95
宁南县	45	0	23	5	170	170	0	1.36	0.99
普格县	0	0	0	4	270	135	135	1.76	1.54
布拖县	0	0	20	6	187	1	186	0.98	1.07
金阳县	0	0	33	1	177	176	1	1.01	0.94
昭觉县	0	0	76	32	269	269	0	0.99	0.94
喜德县	1	3	7	0	216	195	21	1.27	1.06
冕宁县	45	1	32	2	367	247	120	1.64	1.03
越西县	0	0	41	36	644	579	65	2.23	2.03
甘洛县	0	0	28	2	228	227	1	1.00	1.10
美姑县	0	0	0	0	584	584	0	2.00	2.35
雷波县	1	2	69	23	336	277	59	1.20	1.37

注：本表包括乡镇卫生院在村卫生室工作的执业（助理）医师和注册护士数。

表 2-8-4　2013 年全省各类特色分类村卫生室人员数

分　类	执业（助理）医师	注册护士	单位下设的村卫生室		乡村医生和卫生员		
			执业助理医师数	注册护士数	小　计	乡村医生	卫生员
总　　计	14120	446	6748	913	73927	68394	5533
省　　级	0	0	0	0	0	0	0
市　　级	0	0	0	0	0	0	0
县　　级	0	0	5759	729	0	0	0
其　　他	14120	446	989	184	73927	68394	5533
地区分类	14120	446	6748	913	73927	68394	5533
一类地区	944	110	703	206	4533	4193	340
二类地区	12800	306	5365	443	60368	56219	4149
三类地区	376	30	680	264	9026	7982	1044
地震灾区	12313	384	6009	736	61439	56996	4443
国定 39 个重灾县	2831	82	1884	190	13761	12923	838
10 个极重灾县	548	30	373	49	3104	2798	306
18 个对口支援县	923	45	902	130	5404	4970	434
省定 12 个重灾县	2497	37	1401	83	7484	6670	814
88 个一般灾区	6928	261	2692	459	39481	36727	2754
"8·30" 会理地震 3 县	57	4	32	4	713	676	37
三州地区	376	30	680	264	9026	7982	1044
民族地区	670	57	957	300	11014	9781	1233
藏族地区	27	6	221	140	3740	3403	337
彝族地区	69	17	375	123	2913	2339	574
革命老区	5985	141	2741	340	38831	35959	2872
草原草地县	2	0	31	59	1176	1174	2
国家级扶贫开发重点县	2373	58	1422	241	18304	16348	1956
扩权试点县	9061	193	3379	235	43469	40584	2885

表 2-9　2013 年全省不同性质专业公共卫生机构卫生人员数

分类	合计	卫生技术人员							其他技术人员	管理人员	工勤技能人员
		小计	执业（助理）医师	执业医师	注册护士	药师（士）	技师（士）	其他			
总　计	44117	33010	13488	10699	8827	942	3291	6462	2352	3874	4881
按城乡分											
城　市	18737	13863	5200	4469	4168	408	1628	2459	1010	1785	2079
农　村	25380	19147	8288	6230	4659	534	1663	4003	1342	2089	2802
按登记注册类型分											
公　立	43232	32280	13281	10518	8431	920	3230	6418	2312	3821	4819
国　有	42777	32047	13167	10431	8343	913	3224	6400	2257	3753	4720
集　体	455	233	114	87	88	7	6	18	55	68	99
民　营	885	730	207	181	396	22	61	44	40	53	62
联　营	0	0	0	0	0	0	0	0	0	0	0
私　营	175	119	37	30	62	6	13	1	0	13	43
其　他	710	611	170	151	334	16	48	43	40	40	19
按主办单位分											
政府办	40138	30060	12097	9878	7977	823	3113	6050	2087	3453	4538
卫生部门	36754	27986	10810	9209	7629	770	2996	5781	1861	2826	4081
社会办	3847	2860	1361	794	806	113	169	411	265	414	308
个人办	132	90	30	27	44	6	9	1	0	7	35

表 2-10-1　2013 年市（州）妇幼保健院（所、站）卫生人员数

地　区	合　计	卫生技术人员								其他技术人员	管理人员	工勤技能人员
		小　计	执业（助理）医师	执业医师	注册护士	药师（士）	技师（士）	检验师（士）	其　他			
总　计	16950	13824	4785	4375	6255	579	994	737	1211	753	843	1530
成都市	4738	4007	1269	1232	1967	175	286	232	310	164	166	401
自贡市	933	746	209	201	375	29	51	40	82	25	64	98
攀枝花市	328	262	108	102	115	16	23	20	0	1	34	31
泸州市	356	282	109	100	126	11	22	19	14	25	10	39
德阳市	900	725	253	230	317	32	65	41	58	59	23	93
绵阳市	932	745	232	212	340	28	69	40	76	63	45	79
广元市	664	539	206	166	215	22	30	18	66	29	54	42
遂宁市	378	295	98	98	149	14	23	17	11	10	17	56
内江市	411	326	124	113	143	14	23	21	22	19	36	30
乐山市	921	759	254	237	381	35	49	43	40	18	54	90
南充市	1053	842	280	247	346	31	56	41	129	28	79	104
眉山市	804	593	203	184	272	38	48	32	32	102	43	66
宜宾市	649	540	205	194	229	23	40	26	43	22	36	51
广安市	431	338	119	99	142	16	25	17	36	29	23	41
达州市	724	583	187	162	257	23	41	23	75	45	24	72
雅安市	238	194	95	88	60	10	16	10	13	6	14	24
巴中市	595	465	180	160	217	11	26	14	31	42	27	61
资阳市	661	555	202	184	235	20	27	26	71	18	20	68
阿坝州	288	239	123	103	67	8	17	13	24	6	25	18
甘孜州	305	258	120	85	71	6	21	17	40	3	25	19
凉山州	641	531	209	178	231	17	36	27	38	39	24	47

表 2-10-2　2013 年全省妇幼保健院（所、站）卫生人员性别、年龄、工作年限、学历、职称构成（%）

分类（组）	卫生技术人员							其他技术人员	管理人员	工勤技能人员
	小计	执业（助理）医师	执业医师	注册护士	药剂人员	检验人员	其他			
总　计	100.00	100.00	100.00	100.00	100.00	100.00	100.00	100.00	100.00	100.00
按性别分										
男　性	13.74	24.89	24.98	0.41	25.70	29.28	18.67	31.19	43.30	46.65
女　性	86.22	75.08	74.99	99.53	74.30	70.61	81.33	68.81	56.70	53.15
按年龄分										
25 岁以下	11.16	0.12	0.05	17.06	4.20	6.29	22.83	9.16	3.08	6.31
25 岁～	41.26	24.28	23.14	46.86	39.69	44.25	62.11	40.19	22.79	25.69
35 岁～	26.86	38.15	37.04	22.99	29.37	30.91	9.92	29.10	26.41	32.57
45 岁～	16.64	28.24	29.73	11.94	22.38	13.45	4.27	16.88	36.86	26.96
55 岁～	2.49	5.33	5.78	0.84	2.80	3.47	0.50	3.54	7.51	5.29
60 岁及以上	1.55	3.85	4.23	0.24	1.57	1.52	0.39	1.13	3.35	3.00
按工作年限分										
5 年以下	29.63	10.29	10.09	34.59	23.60	27.44	62.11	36.98	15.42	33.08
5 年～	18.00	13.59	12.94	20.67	16.96	17.46	20.39	17.52	10.46	18.10
10 年～	24.46	30.70	29.29	23.60	24.13	28.20	10.80	17.20	16.22	18.42
20 年～	15.68	22.91	23.32	13.63	19.41	15.62	4.16	17.68	27.21	18.10
30 年及以上	12.23	22.51	24.36	7.51	15.91	11.28	2.55	10.61	30.70	12.30
按学位分										
博　士	0.05	0.14	0.16	0.00	0.00	0.00	0.06	0.00	0.13	
硕　士	0.94	2.08	2.28	0.05	1.05	0.87	1.16	0.64	0.94	
学　士	11.96	21.54	23.45	2.03	9.62	10.74	22.77	12.38	13.67	
按学历分										
研究生	1.05	2.27	2.49	0.03	1.05	1.19	1.39	0.80	1.88	
大学本科	19.21	31.67	34.19	5.21	15.73	18.87	36.23	22.83	24.40	
大　专	52.56	46.77	44.44	59.15	51.22	60.20	41.50	48.23	50.27	
中专及中技	25.81	18.55	18.24	34.14	26.40	17.68	20.06	17.20	15.95	
技　校	0.32	0.05	0.05	0.41	0.52	0.33	0.61	0.16	0.67	
高中及以下	1.00	0.68	0.57	0.98	5.07	1.63	0.22	10.77	6.84	
按专业技术资格分										
正　高	0.37	1.04	1.14	0.05	0.00	0.00	0.11	0.00	0.80	
副　高	4.43	11.14	12.24	1.24	1.92	2.39	0.78	0.96	8.04	
中　级	19.57	36.01	39.46	14.22	12.76	14.53	2.94	9.97	18.63	
师级/助理	29.57	40.80	40.65	23.72	40.03	36.88	14.96	20.58	17.02	
士　级	32.40	5.62	1.48	49.81	33.22	32.10	39.22	35.21	13.67	
未评及不详	13.66	5.40	5.03	10.96	12.06	14.10	41.99	33.28	41.82	
按聘任技术职务分										
正　高	0.36	1.04	1.12	0.02	0.00	0.00	0.17	0.00	1.21	
副　高	4.40	11.26	12.37	1.10	1.75	2.39	0.78	0.80	7.91	
中　级	19.79	36.74	40.31	13.68	14.34	15.94	3.32	10.93	19.57	
师级/助理	32.06	44.60	43.32	25.89	42.48	39.91	15.12	22.99	19.17	
士　级	32.75	5.52	2.08	53.76	35.84	31.13	29.03	35.69	14.48	
待　聘	10.64	0.85	0.80	5.55	5.59	10.63	51.58	29.58	37.67	

表 2-10-3 2013 年全省各类特色分类妇幼保健院（所、站）各类卫生人员数

| 分　类 | 合　计 | 卫生技术人员 | | | | | | | 其他技术人员 | 管理人员 | 工勤技能人员 |
		小　计	执业（助理）医师	执业医师	注册护士	药师（士）	技师（士）	其　他			
总　计	16950	13824	4785	4375	6255	579	994	1211	753	843	1530
省　级	612	497	164	163	253	27	47	6	37	25	53
市　级	2129	1643	520	489	788	71	122	142	121	157	208
县　级	13732	11258	3982	3606	4953	468	796	1059	570	645	1259
其　他	477	426	119	117	261	13	29	4	25	16	10
地区分类	16950	13824	4785	4375	6255	579	994	1211	753	843	1530
一类地区	5066	4269	1377	1334	2082	191	309	310	165	200	432
二类地区	10650	8527	2956	2675	3804	357	611	799	540	569	1014
三类地区	1234	1028	452	366	369	31	74	102	48	74	84
地震灾区	15328	12491	4262	3930	5713	535	894	1087	704	751	1382
国定 39 个重灾县	4051	3294	1127	1008	1455	132	252	328	196	186	375
10 个极重灾县	1043	837	275	256	379	29	57	97	52	45	109
18 个对口支援县	1652	1350	455	418	594	55	104	142	81	78	143
省定 12 个重灾县	1402	1106	379	361	501	55	77	94	93	57	146
88 个一般灾区	9744	7986	2704	2515	3719	341	557	665	402	500	856
"8·30" 会理地震 3 县	131	105	52	46	38	7	8	0	13	8	5
三州地区	1234	1028	452	366	369	31	74	102	48	74	84
民族地区	1583	1289	575	468	454	46	99	115	72	111	111
藏族地区	609	511	250	192	142	14	39	66	9	51	38
彝族地区	251	214	92	76	91	11	11	9	4	16	17
革命老区	5300	4279	1591	1389	1738	174	302	474	268	306	447
草原草地县	204	174	78	50	50	5	12	29	2	19	9
国家级扶贫开发重点县	2029	1646	614	507	690	56	104	182	90	100	193
扩权试点县	5568	4481	1578	1413	1939	190	312	462	299	258	530

表 2-11-1　2013 年市（州）疾病预防控制中心卫生人员数

| 地　区 | 合　计 | 卫生技术人员 | | | | | | | 其他技术人员 | 管理人员 | 工勤技能人员 |
		小　计	执业（助理）医师	执业医师	注册护士	药师（士）	技师（士）	其　他			
总　计	11307	8239	4616	3944	617	96	1644	1266	733	944	1391
成都市	2556	1684	858	797	99	19	463	245	276	263	333
自贡市	414	284	166	136	18	4	67	29	23	54	53
攀枝花市	235	182	114	106	11	0	38	19	11	24	18
泸州市	379	306	171	146	15	4	61	55	11	24	38
德阳市	438	313	175	152	23	1	70	44	28	20	77
绵阳市	569	442	252	223	57	13	96	24	29	31	67
广元市	376	267	159	123	18	3	45	42	14	31	64
遂宁市	226	190	112	94	14	3	18	43	5	13	18
内江市	353	260	151	143	15	2	49	43	22	42	29
乐山市	508	401	258	218	23	1	84	35	13	38	56
南充市	526	366	163	141	21	5	73	104	38	58	64
眉山市	394	277	144	109	36	3	60	34	51	21	45
宜宾市	495	378	253	189	22	2	68	33	25	48	44
广安市	400	272	136	116	15	2	43	76	14	45	69
达州市	613	437	241	197	29	2	75	90	31	41	104
雅安市	345	261	160	143	24	6	42	29	23	15	46
巴中市	308	244	165	111	21	12	30	16	12	17	35
资阳市	366	255	146	127	21	2	58	28	25	33	53
阿坝州	479	389	191	157	51	2	62	83	16	41	33
甘孜州	406	324	172	130	22	0	40	90	12	32	38
凉山州	921	707	429	386	62	10	102	104	54	53	107

表 2-11-2　2013 年全省疾病预防控制机构卫生人员性别、年龄、工作年限、学历、职称构成（%）

| 分类（组） | 卫生技术人员 | | | | | | | 其他技术人员 | 管理人员 | 工勤技能人员 |
	小　计	执业（助理）医师	执业医师	注册护士	药剂人员	检验人员	其　他			
总　计	100.00	100.00	100.00	100.00	100.00	100.00	100.00	100.00	100.00	100.00
按性别分										
男　性	50.00	60.52	62.19	1.41	34.29	45.12	49.81	42.73	54.63	70.97
女　性	50.00	39.48	37.81	98.59	65.71	54.88	50.19	57.27	45.37	29.03
按年龄分										
25 岁以下	2.30	0.23	0.17	3.69	0.95	3.23	5.23	2.94	1.58	1.34
25 岁~	26.57	16.04	15.13	27.24	25.71	29.02	44.97	30.25	16.59	15.52
35 岁~	30.17	31.73	28.40	39.37	40.95	29.88	23.79	32.16	32.39	36.41
45 岁~	27.42	31.08	32.29	27.07	29.52	29.55	18.45	25.40	36.34	35.23
55 岁~	9.74	14.62	16.83	2.46	1.90	6.46	5.73	6.61	11.17	7.80
60 岁及以上	3.79	6.30	7.18	0.18	0.95	1.85	1.83	2.64	1.92	3.69
按工作年限分										
5 年以下	13.45	6.05	5.72	9.67	2.86	14.58	28.79	19.09	6.21	7.72
5 年~	10.53	7.58	7.82	10.72	12.38	11.81	15.06	10.57	7.45	9.98
10 年~	23.50	22.65	19.75	32.69	42.86	24.60	20.18	23.79	20.88	23.24
20 年~	23.55	25.21	24.38	27.24	26.67	25.40	17.40	23.94	31.04	32.47
30 年及以上	28.98	38.52	42.33	19.68	15.24	23.61	18.57	22.61	34.42	26.59
按学位分										
博　士	0.12	0.06	0.07	0.00	0.00	0.20	0.22	0.00	0.23	
硕　士	2.80	3.41	3.96	0.18	0.95	3.10	2.28	1.17	1.58	
学　士	16.44	15.10	16.69	1.58	4.76	17.08	23.90	17.62	14.67	
按学历分										
研究生	2.90	3.49	4.06	0.18	1.90	3.10	2.50	1.17	2.60	
大学本科	24.08	23.25	25.07	7.73	9.52	23.75	32.02	28.05	29.01	
大　专	46.85	44.68	41.57	61.16	58.10	51.98	41.58	47.87	48.98	
中专及中技	24.20	26.82	27.87	29.88	28.57	20.05	20.51	13.80	11.40	
技　校	0.08	0.09	0.07	0.00	0.95	0.00	0.11	0.44	0.23	
高中及以下	1.86	1.67	1.36	1.05	0.95	1.12	3.17	8.66	7.79	
按专业技术资格分										
正　高	0.75	1.08	1.26	0.00	0.00	1.06	0.11	0.15	1.24	
副　高	7.14	9.96	11.57	2.81	0.00	8.38	2.33	2.06	5.53	
中　级	28.04	36.76	42.53	24.43	13.33	28.96	12.17	17.33	16.14	
师级/助理	35.78	41.16	39.61	39.37	38.10	34.70	24.90	28.63	17.27	
士　级	14.66	6.07	0.96	22.32	38.10	15.17	27.24	23.35	9.14	
未评及不详	13.64	4.97	4.06	11.07	10.48	11.74	33.24	28.49	50.68	
按聘任技术职务分										
正　高	0.71	1.02	1.20	0.00	0.00	1.06	0.06	0.15	1.35	
副　高	6.98	9.68	11.24	2.99	0.00	8.25	2.28	2.06	5.87	
中　级	29.53	38.83	44.76	25.48	15.24	29.68	13.29	19.24	18.74	
师级/助理	38.41	43.06	40.04	41.65	44.76	37.60	28.57	33.92	19.64	
士　级	14.98	5.99	1.33	24.43	36.19	16.29	27.24	25.26	9.03	
待　聘	9.41	1.42	1.43	5.45	3.81	7.12	28.57	19.38	45.37	

表 2-11-3　2013 年全省各类特色分类疾病预防控制机构各类卫生人员数

| 分　类 | 合　计 | 卫生技术人员 | | | | | | | 其他技术人员 | 管理人员 | 工勤技能人员 |
		小　计	执业（助理）医师	执业医师	注册护士	药师（士）	技师（士）	其　他			
总　计	11307	8239	4616	3944	617	96	1644	1257	733	944	1391
省　级	706	387	179	178	14	7	128	59	158	84	77
市　级	2098	1527	883	840	84	13	380	167	99	256	216
县　级	8389	6254	3515	2891	514	75	1118	1032	467	581	1087
其　他	114	71	39	35	5	1	18	8	9	23	11
地区分类	11307	8239	4616	3944	617	96	1644	1257	733	944	1391
一类地区	2791	1866	972	903	110	19	501	264	287	287	351
二类地区	6710	4953	2852	2368	372	65	939	725	364	531	862
三类地区	1806	1420	792	673	135	12	204	277	82	126	178
	9570	6899	3827	3300	524	86	1431	1031	642	824	1205
地震灾区	2146	1555	874	736	151	27	315	188	115	124	352
国定39个重灾县	600	413	217	188	45	7	83	61	33	39	115
10个极重灾县	951	685	377	326	72	15	126	95	54	55	157
18个对口支援县	792	598	356	297	42	9	109	82	42	52	100
省定12个重灾县	6502	4650	2540	2212	322	50	984	754	476	642	734
88个一般灾区	130	96	57	55	9	0	23	7	9	6	19
"8·30"会理地震3县											
	1806	1420	792	673	135	12	204	277	82	126	178
三州地区	2154	1692	956	813	158	16	253	309	101	147	214
民族地区	916	740	381	304	76	2	107	174	28	74	74
藏族地区	452	351	217	193	44	5	36	49	35	24	42
彝族地区	4016	2975	1687	1364	229	40	513	506	191	319	531
革命老区	276	231	88	54	25	1	21	96	6	17	22
草原草地县	1533	1162	703	560	110	22	158	169	99	87	185
国家级扶贫开发重点县	3412	2509	1450	1163	182	32	433	412	186	241	476
扩权试点县	3376	2464	1469	1189	167	32	410	386	209	225	478

表 2-12-1　2013 年市（州）卫生监督所（中心）卫生人员数

地　区	合　计	卫生技术人员			其他技术人员	管理人员	工勤技能人员
		小　计	卫生监督员	其他			
总　计	3420	2877	2795	82	79	152	312
成都市	762	612	578	34	26	29	95
自贡市	78	64	63	1	8	4	2
攀枝花市	127	78	75	3	0	12	37
泸州市	132	120	120	0	4	1	7
德阳市	146	122	116	6	1	2	21
绵阳市	185	138	136	2	28	8	11
广元市	148	124	121	3	0	7	17
遂宁市	107	96	96	0	3	1	7
内江市	131	115	114	1	0	7	9
乐山市	141	126	124	2	1	5	9
南充市	197	160	158	2	0	24	13
眉山市	103	89	89	0	3	8	3
宜宾市	181	164	164	0	2	3	12
广安市	108	97	97	0	0	6	5
达州市	228	202	191	11	0	5	21
雅安市	92	79	75	4	1	6	6
巴中市	122	112	103	9	0	4	6
资阳市	103	93	93	0	0	2	8
阿坝州	104	80	77	3	0	9	15
甘孜州	94	90	89	1	0	2	2
凉山州	131	116	116	0	2	7	6

表 2-12-2　2013 年全省卫生监督机构卫生人员性别、年龄、工作年限、学历、职称构成（％）

分类（组）	卫生技术人员							其他技术人员	管理人员	工勤技能人员
	小计	执业（助理）医师	执业医师	注册护士	药剂人员	检验人员	其他			
总　计	100.00	100.00	100.00	100.00	100.00	100.00	100.00	100.00	100.00	100.00
按性别分										
男　性	57.08	71.11	71.43	0.00	20.00	57.14	57.06	57.43	64.24	70.97
女　性	42.92	28.89	28.57	100.00	80.00	42.86	42.94	42.57	35.76	29.03
按年龄分										
25 岁以下	1.51	0.00	0.00	0.00	0.00	0.00	1.55	1.98	1.04	1.34
25 岁～	23.43	6.67	8.57	14.29	20.00	0.00	23.84	38.61	21.00	15.52
35 岁～	35.08	35.56	28.57	28.57	20.00	42.86	35.10	29.70	34.72	36.41
45 岁～	30.95	35.56	34.29	57.14	60.00	42.86	30.69	24.75	34.51	35.23
55 岁～	6.52	15.56	20.00	0.00	0.00	0.00	6.41	3.96	7.07	7.80
60 岁及以上	2.51	6.67	8.57	0.00	0.00	14.29	2.41	0.99	1.66	3.69
按工作年限分										
5 年以下	10.38	2.22	2.86	0.00	0.00	0.00	10.61	25.74	8.94	7.72
5 年～	8.11	2.22	2.86	14.29	0.00	0.00	8.24	8.91	10.81	9.98
10 年～	26.49	26.67	22.86	14.29	40.00	42.86	26.45	23.76	23.49	23.24
20 年～	29.87	24.44	17.14	57.14	20.00	0.00	30.00	17.82	29.11	32.47
30 年及以上	25.14	44.44	54.29	14.29	40.00	57.14	24.69	23.76	27.65	26.59
按学位分										
博　士	0.04	0.00	0.00	0.00	0.00	0.00	0.04	0.00	0.00	
硕　士	1.07	0.00	0.00	0.00	0.00	0.00	1.10	3.96	0.62	
学　士	15.55	6.67	8.57	14.29	0.00	0.00	15.80	23.76	18.71	
按学历分										
研究生	1.19	0.00	0.00	0.00	0.00	0.00	1.22	3.96	1.87	
大学本科	31.70	26.67	28.57	14.29	20.00	28.57	31.88	37.62	40.54	
大　专	52.07	48.89	45.71	57.14	40.00	57.14	52.12	42.57	49.27	
中专及中技	11.73	24.44	25.71	28.57	40.00	14.29	11.39	11.88	7.48	
技　校	0.04	0.00	0.00	0.00	0.00	0.00	0.04	0.00	0.00	
高中及以下	3.14	0.00	0.00	0.00	0.00	0.00	3.22	3.96	0.83	
按专业技术资格分										
正　高	0.08	0.00	0.00	0.00	0.00	0.00	0.08	0.00	0.00	
副　高	1.19	8.89	11.43	0.00	0.00	14.29	1.02	0.99	3.12	
中　级	16.35	26.67	31.43	57.14	20.00	28.57	16.00	6.93	13.10	
师级/助理	22.16	48.89	51.43	14.29	60.00	42.86	21.55	15.84	20.17	
士　级	12.33	11.11	0.00	14.29	20.00	14.29	12.33	36.63	15.18	
未评及不详	47.89	4.44	5.71	14.29	0.00	0.00	49.02	39.60	48.44	
按聘任技术职务分										
正　高	0.00	0.00	0.00	0.00	0.00	0.00	0.00	0.00	0.00	
副　高	1.31	8.89	11.43	0.00	0.00	14.29	1.14	0.99	3.95	
中　级	18.66	22.22	25.71	57.14	20.00	28.57	18.45	8.91	16.01	
师级/助理	25.86	57.78	62.86	28.57	60.00	42.86	25.14	18.81	22.87	
士　级	14.48	11.11	0.00	14.29	20.00	14.29	14.53	37.62	14.97	
待　聘	39.70	0.00	0.00	0.00	0.00	0.00	40.73	33.66	42.20	

表 2-12-3　2013 年全省各类特色分类卫生监督所（中心）各类卫生人员数

分　类	合　计	卫生技术人员			其他技术人员	管理人员	工勤技能人员
		小　计	卫生监督员	其　他			
总　计	3420	2877	2795	82	79	152	312
省　级	102	97	97	0	0	0	5
市　级	577	458	454	4	27	35	57
县　级	2741	2322	2244	78	52	117	250
其　他	0	0	0	0	0	0	0
地区分类	3420	2877	2795	82	79	152	312
一类地区	889	690	653	37	26	41	132
二类地区	2202	1901	1860	41	51	93	157
三类地区	329	286	282	4	2	18	23
地震灾区	2915	2451	2372	79	71	132	261
国定 39 个重灾县	708	565	550	15	44	28	71
10 个极重灾县	163	137	135	2	16	6	4
18 个对口支援县	279	237	230	7	16	8	18
省定 12 个重灾县	267	239	232	7	4	16	8
88 个一般灾区	1905	1620	1563	57	23	84	178
"8·30" 会理地震 3 县	35	27	27	0	0	4	4
三州地区	329	286	282	4	2	18	23
民族地区	437	367	361	6	3	28	39
藏族地区	198	170	166	4	0	11	17
彝族地区	65	62	60	2	0	3	0
革命老区	1293	1135	1095	40	4	53	101
草原草地县	56	48	48	0	0	4	4
国家级扶贫开发重点县	395	362	355	7	0	19	14
扩权试点县	1113	1000	973	27	11	39	63

表 2-12-4 2013 年卫生监督员性别、年龄、工作年限、学历、职称人员数及构成

分类（组）	卫生监督员数			构成比（%）		
	合计	卫生监督机构	疾病预防控制机构	合计	卫生监督机构	疾病预防控制机构
总　计	2887	2356	47	100.00	100.00	100.00
按性别分						
男　性	1622	1346	31	56.18	57.13	65.96
女　性	1265	1010	16	43.82	42.87	34.04
按年龄分						
25 岁以下	78	36	0	2.70	1.53	0.00
25 岁~	675	541	11	23.38	22.96	23.40
35 岁~	990	828	11	34.29	35.14	23.40
45 岁~	873	738	19	30.24	31.32	40.43
55 岁~	193	155	5	6.69	6.58	10.64
60 岁及以上	78	58	1	2.70	2.46	2.13
按工作年限分						
5 年以下	394	248	8	13.65	10.53	17.02
5 年~	252	173	1	8.73	7.34	2.13
10 年~	715	624	4	24.77	26.49	8.51
20 年~	819	717	15	28.37	30.43	31.91
30 年及以上	707	594	19	24.49	25.21	40.43
按学位分						
博　士	1	1	0	0.03	0.04	0.00
硕　士	26	25	0	0.90	1.06	0.00
学　士	396	370	6	13.72	15.70	12.77
按学历分						
研究生	32	30	0	1.11	1.27	0.00
大学本科	811	754	7	28.09	32.00	14.89
大　专	1439	1224	18	49.84	51.95	38.30
中专及中技	459	267	19	15.90	11.33	40.43
技　校	4	1	0	0.14	0.04	0.00
高中及以下	139	77	3	4.81	3.27	6.38
按专业技术资格分						
正　高	4	2	0	0.14	0.08	0.00
副　高	29	24	1	1.00	1.02	2.13
中　级	415	384	11	14.37	16.30	23.40
师级/助理	572	510	17	19.81	21.65	36.17
士　级	399	283	9	13.82	12.01	19.15
其　他	1468	1153	9	50.85	48.94	19.15
按聘任技术职务分						
正　高	0	0	0	0.00	0.00	0.00
副　高	32	27	1	1.11	1.15	2.13
中　级	485	443	12	16.80	18.80	25.53
师级/助理	658	590	18	22.79	25.04	38.30
士　级	451	335	11	15.62	14.22	23.40
待　聘	1261	961	5	43.68	40.79	10.64

表 2-12-5 2013 年卫生监督员执业科别人员数及其构成

科室名称	卫生监督员数			构成比（%）		
	小计	卫生监督机构	疾病预防控制机构	小计	卫生监督机构	疾病预防控制机构
总　计	**2887**	**2356**	**47**	**100.00**	**100.00**	**100.00**
综合卫生监督科	950	904		32.91	38.37	0.00
食品卫生专业	28	28		0.97	1.19	0.00
生活饮用水卫生专业	72	72		2.49	3.06	0.00
化妆品卫生专业	117	117		4.05	4.97	0.00
职业卫生专业	29	28		1.00	1.19	0.00
公共场所卫生专业	251	249		8.69	10.57	0.00
放射卫生专业	111	111		3.84	4.71	0.00
传染病管理专业	179	179		6.20	7.60	0.00
医疗服务监督专业	21	21		0.73	0.89	0.00
采供血监督专业	42	42		1.45	1.78	0.00
其他专业			47			100.00

三、卫生设施

简要说明

1. 本部分主要介绍全省及 21 个市（州）、183 个县（市、区）医疗卫生机构床位、医用设备和房屋面积情况。统计内容主要包括各级各类医疗卫生机构床位数，医院、妇幼保健院、疾病预防控制机构主要医用设备数，各类医疗卫生机构房屋建筑面积等。

2. 本部分数据来源于四川省卫生统计数据采集及决策支持系统年报数据库。

3. 综合医院各科床位数中所列科室主要依据医疗机构《诊疗科目》。其他医疗卫生机构床位的科室归类原则为：中医医院全部计入中医科，中西医结合医院全部计入中西医结合科，民族医院全部计入民族医学科，妇幼保健院（所、站）分别计入妇产科和儿科，儿童医院计入儿科，传染病院、麻风病院全部计入传染科，疗养院、康复医院全部计入康复医学科，肿瘤医院全部计入肿瘤科，其他专科医院计入相关科室。

4. 房屋面积统计口径和主要指标解释与卫生部制定的《综合医院建设标准》《妇幼保健院建设标准》《乡镇卫生院建设标准》《疾病预防控制中心建设标准》一致。

主要指标解释

床位数：指年底固定实有床位（非编制床位）数，包括正规床位、简易床位、监护床位、正在消毒和修理的床位、因扩建或大修而停用的床位，不包括产科新生儿床位、接产室待产床位、库存床位、观察床位、临时加床位和病人家属陪侍床位。

每千人口医院、卫生院床位数：即（医院床位数+卫生院床位数）/人口数 × 1 000。

设备台数：指实有设备数。即单位实际拥有的、可供调配的设备台数，包括安装的和未安装的设备，不包括已经批准报废的设备和已订购尚未运抵单位的设备台数。

房屋建筑面积：指单位购建并有产权证的房屋建筑面积，不包括租房面积。

租房面积：医疗卫生机构使用的、无产权证的房屋建筑面积，无论其是否缴纳租金，均计入租房面积。

业务用房面积：医院包括门诊部、急诊部、住院部、医技科室、行政管理、保障系统和院内生活用房面积；社区卫生服务中心和卫生院包括临床科室、预防保健科室、医技科室和管理保障用房面积；妇幼保健院（所、站）包括医疗保健、医技、辅助和行政用房面积；专科疾病防治院（所、站）包括医疗、医技、疾病控制、辅助和行政用房面积；疾病预防控制机构包括检验、疾病控制、辅助和行政用房面积。

表 3-1-1　2009—2013 年全省各类医疗卫生机构床位数

机构分类	2009	2010	2011	2012	2013
合　计	**275555**	**302061**	**335151**	**390122**	**426378**
医　院	167271	185459	212282	257333	289022
综合医院	118233	129495	147528	175479	198894
中医医院	22148	25023	30223	36288	40385
专科医院	24201	28113	31006	39331	43075
基层医疗卫生机构	99911	107260	113496	122678	125964
社区卫生服务中心（站）	6733	8415	10224	10485	10767
乡镇卫生院	92052	98085	102508	111514	114388
专业公共卫生机构	8086	8885	8918	9761	10926
妇幼保健院（所、站）	7050	7843	7892	8759	9682
专科疾病防治院（所、站）	1009	1015	1001	1002	1244
急救中心（站）	27	27	25	0	0
其他医疗卫生机构	287	457	455	350	466

表 3-1-2 2013 年全省不同性质

机构类别	合计	按城乡分		按主办单位分			
		城市	农村	政府办	卫生部门	社会办	个人办
总　计	426378	168192	258186	335943	324449	39744	50691
医　院	289022	156647	132375	204094	193099	36549	48379
综合医院	198894	105407	93487	134032	130407	29514	35348
中医医院	40385	16667	23718	37192	37192	1286	1907
中西医结合医院	6092	4949	1143	5318	5318	234	540
民族医院	576		576	576	576		
专科医院	43075	29624	13451	26976	19606	5515	10584
基层医疗卫生机构	125964	6836	119128	121417	121314	2345	2202
社区卫生服务中心（站）	10767	6664	4103	7964	7871	1246	1557
社区卫生服务中心	9003	5508	3495	7783	7690	830	390
社区卫生服务站	1764	1156	608	181	181	416	1167
卫生院	114412	24	114388	113443	113443	946	23
街道卫生院	24	24		24	24		
乡镇卫生院	114388		114388	113419	113419	946	23
中心卫生院	53882		53882	53836	53836	46	
乡卫生院	60506		60506	59583	59583	900	23
门诊部	785	148	637	10	0	153	622
专业公共卫生机构	10926	4321	6605	10036	10028	780	110
专科疾病防治院（所、站）	1244	723	521	534	526	600	110
专科疾病防治院	912	600	312	202	202	600	110
专科疾病防治所（站、中心）	332	123	209	332	324	0	
妇幼保健院（所、站）	9682	3598	6084	9502	9502	180	
妇幼保健院	9436	3598	5838	9256	9256	180	
妇幼保健所（站）	246		246	246	246	0	
急救中心（站）	0	0	0	0	0	0	
其他卫生机构	466	388	78	396	8	70	0
疗养院	466	388	78	396	8	70	

医疗卫生机构床位数

按登记注册类型分							按管理类别分	
公立	国有	集体	民营	联营	私营	其他	非营利性	营利性
356405	**312489**	**43916**	**69973**	**1489**	**48219**	**2337**	**382449**	**43929**
221853	216250	5603	67169	1464	45957	2100	246078	42944
149939	147327	2612	48955	1234	33338	1384	166211	32683
37804	36267	1537	2581		2026	70	39145	1240
5318	5264	54	774		580		5512	580
576	576						576	
28216	26816	1400	14859	230	10013	646	34634	8441
123450	85745	37705	2514	25	2152	237	124979	985
9048	6911	2137	1719		1467	157	10328	439
8333	6636	1697	670		590		8908	95
715	275	440	1049		877	157	1420	344
114264	78696	35568	148		98	50	114412	
24		24					24	
114240	78696	35544	148		98	50	114388	
53882	48052	5830					53882	
60358	30644	29714	148		98	50	60506	
138	138	0	647	25	587	30	239	546
10636	10036	600	290	0	110	0	10926	
1134	534	600	110		110		1244	
802	202	600	110		110		912	
332	332	0					332	
9502	9502		180	0			9682	
9256	9256		180	0			9436	
246	246						246	
0	0						0	
466	458	8	0		0	0	466	0
466	458	8					466	

表 3-1-3   2013 年市（州）

地　区	合计	医　院						基层医疗卫生机构		
		小计	综合医院	中医医院	中西医结合医院	民族医院	专科医院	小计	社区卫生服务中心	社区卫生服务站
总　计	426378	289022	198894	40385	6092	576	43075	125964	9003	1764
成都市	100957	80176	54858	8199	2840	0	14279	17790	3932	167
锦江区	5272	4318	3059	292	0	0	967	174	70	0
青羊区	10175	9497	6459	240	0	0	2798	637	637	0
金牛区	9806	9482	4526	2043	100	0	2813	251	251	0
武侯区	18114	17761	10970	750	2430	0	3611	153	153	0
成华区	4751	3649	3484	0	50	0	115	992	992	0
龙泉驿区	3920	3387	2739	215	0	0	433	487	186	0
青白江区	2317	1244	1046	124	0	0	74	930	146	0
新都区	4638	3420	2760	410	0	0	250	740	94	0
温江区	4225	3061	2786	205	0	0	70	1062	201	25
金堂县	3877	1971	1581	200	0	0	190	1836	29	0
双流县	5429	3473	2734	400	0	0	339	1832	186	0
郫　县	3471	2591	1867	694	0	0	30	800	264	30
大邑县	3474	2119	1434	320	0	0	365	1229	50	0
蒲江县	1468	815	545	160	0	0	110	597	136	0
新津县	1877	1269	829	280	0	0	160	541	28	0
都江堰市	5759	3730	2369	522	0	0	839	1929	206	112
彭州市	4823	3472	1740	897	260	0	575	1181	211	0
邛崃市	3289	2131	1881	250	0	0	0	1093	80	0
崇州市	4272	2786	2049	197	0	0	540	1326	12	0
自贡市	15249	11005	7918	1126	0	0	1961	3696	216	93
自流井区	4477	4228	3947	140	0	0	141	229	41	58
贡井区	3018	2345	1245	100	0	0	1000	548	0	5
大安区	1882	980	344	456	0	0	180	624	164	30
沿滩区	749	180	180	0	0	0	0	549	11	0
荣　县	2630	1908	1118	150	0	0	640	682	0	0
富顺县	2493	1364	1084	280	0	0	0	1064	0	0
攀枝花市	9254	7920	5386	429	1063	0	1042	1117	184	114
东　区	4496	4345	3270	0	1063	0	12	32	15	0
西　区	1276	1035	1035	0	0	0	0	223	97	114
仁和区	1727	1322	268	24	0	0	1030	380	42	0
米易县	852	575	425	150	0	0	0	247	0	0
盐边县	903	643	388	255	0	0	0	235	30	0

及县（市、区）医疗卫生机构床位数

基层医疗卫生机构			专业公共卫生机构			其他机构
街道卫生院	乡镇卫生院	门诊部	小计	专科疾病防治院（所、站）	妇幼保健院（所、站）	
24	114388	785	10926	1244	9682	466
0	13503	188	2703	734	1969	288
0	100	4	780	600	180	0
0	0	0	41	0	41	0
0	0	0	73	0	73	0
0	0	0	200	0	200	0
0	0	0	110	0	110	0
0	291	10	46	0	46	0
0	784	0	143	55	88	0
0	646	0	190	30	160	288
0	836	0	102	0	102	0
0	1807	0	70	0	70	0
0	1476	170	124	0	124	0
0	506	0	80	0	80	0
0	1179	0	126	6	120	0
0	461	0	56	0	56	0
0	513	0	67	28	39	0
0	1611	0	100	0	100	0
0	970	0	170	15	155	0
0	1009	4	65	0	65	0
0	1314	0	160	0	160	0
0	3387	0	448	0	448	100
0	130	0	20	0	20	0
0	543	0	25	0	25	100
0	430	0	278	0	278	0
0	538	0	20	0	20	0
0	682	0	40	0	40	0
0	1064	0	65	0	65	0
0	814	5	217	0	217	0
0	12	5	119	0	119	0
0	12	0	18	0	18	0
0	338	0	25	0	25	0
0	247	0	30	0	30	0
0	205	0	25	0	25	0

地 区	合计	医 院						基层医疗卫生机构		
		小计	综合医院	中医医院	中西医结合医院	民族医院	专科医院	小计	社区卫生服务中心	社区卫生服务站
泸州市	21897	13315	8595	3101	70	0	1549	8411	487	741
江阳区	6835	5344	3013	1659	0	0	672	1471	310	513
纳溪区	2180	1418	1258	160	0	0	0	744	28	20
龙马潭区	1241	725	265	310	0	0	150	497	69	0
泸 县	3130	1729	1279	250	0	0	200	1367	35	38
合江县	4050	1999	1297	225	0	0	477	2021	0	0
叙永县	2190	787	480	237	70	0	0	1373	25	170
古蔺县	2271	1313	1003	260	0	0	50	938	20	0
德阳市	17785	11479	7881	1471	140	0	1987	5764	131	41
旌阳区	4848	4011	2647	390	140	0	834	716	56	1
中江县	3790	1880	1330	100	0	0	450	1750	65	0
罗江县	945	480	380	100	0	0	0	435	10	20
广汉市	2560	1734	1062	216	0	0	456	776	0	0
什邡市	2659	1896	1706	190	0	0	0	662	0	20
绵竹市	2983	1478	756	475	0	0	247	1425	0	0
绵阳市	28755	18304	12087	2308	0	0	3909	9787	205	6
涪城区	7064	6116	4550	747	0	0	819	789	81	4
游仙区	3812	2416	809	0	0	0	1607	1346	106	0
三台县	5052	2153	1242	400	0	0	511	2813	14	0
盐亭县	2039	1033	618	150	0	0	265	944	0	0
安 县	1811	955	705	250	0	0	0	740	0	0
梓潼县	1212	657	443	184	0	0	30	480	0	0
北川县	1101	292	200	92	0	0	0	789	0	0
平武县	581	285	200	85	0	0	0	266	0	0
江油市	6083	4397	3320	400	0	0	677	1620	4	2
广元市	15567	9790	5919	2096	0	0	1775	5183	420	55
利州区	6858	6081	3394	942	0	0	1745	641	203	25
昭化区	850	300	200	100	0	0	0	460	30	0
朝天区	724	317	257	60	0	0	0	367	17	0
旺苍县	1805	815	547	268	0	0	0	940	120	0
青川县	627	321	201	120	0	0	0	305	0	0
剑阁县	2052	880	474	406	0	0	0	1112	0	0
苍溪县	2651	1076	846	200	0	0	30	1358	50	30

3-1-3（1）

基层医疗卫生机构			专业公共卫生机构			其他机构
街道卫生院	乡镇卫生院	门诊部	小计	专科疾病防治院（所、站）	妇幼保健院（所、站）	
0	6915	268	171	0	171	0
0	648	0	20	0	20	0
0	696	0	18	0	18	0
0	428	0	19	0	19	0
0	1036	258	34	0	34	0
0	2021	0	30	0	30	0
0	1168	10	30	0	30	0
0	918	0	20	0	20	0
0	5543	49	542	96	446	0
0	653	6	121	0	121	0
0	1685	0	160	80	80	0
0	365	40	30	0	30	0
0	776	0	50	0	50	0
0	639	3	101	16	85	0
0	1425	0	80	0	80	0
0	9576	0	664	20	644	0
0	704	0	159	4	155	0
0	1240	0	50	0	50	0
0	2799	0	86	0	86	0
0	944	0	62	0	62	0
0	740	0	116	16	100	0
0	480	0	75	0	75	0
0	789	0	20	0	20	0
0	266	0	30	0	30	0
0	1614	0	66	0	66	0
0	4628	80	594	130	464	0
0	413	0	136	0	136	0
0	430	0	90	0	90	0
0	350	0	40	0	40	0
0	820	0	50	0	50	0
0	305	0	1	0	1	0
0	1032	80	60	0	60	0
0	1278	0	217	130	87	0

地　区	合计	医　院						基层医疗卫生机构		
		小计	综合医院	中医医院	中西医结合医院	民族医院	专科医院	小计	社区卫生服务中心	社区卫生服务站
遂宁市	14110	9602	6609	1608	85	0	1300	4283	321	42
船山区	5322	4537	3227	480	30	0	800	685	145	42
安居区	2080	1277	1002	20	55	0	200	798	0	0
蓬溪县	1795	951	541	200	0	0	210	804	0	0
射洪县	3459	1810	972	748	0	0	90	1573	176	0
大英县	1454	1027	867	160	0	0	0	423	0	0
内江市	18399	11738	9091	2060	0	0	587	6252	20	0
市中区	4115	3222	2025	910	0	0	287	833	0	0
东兴区	4159	2561	2561	0	0	0	0	1564	20	0
威远县	2883	2042	1882	160	0	0	0	821	0	0
资中县	3715	1939	1249	390	0	0	300	1721	0	0
隆昌县	3527	1974	1374	600	0	0	0	1313	0	0
乐山市	17282	11600	6892	2032	40	0	2636	4830	448	62
市中区	5669	4491	2072	895	40	0	1484	894	213	22
沙湾区	1049	656	656	0	0	0	0	373	99	40
五通桥区	1788	1263	701	180	0	0	382	495	60	0
金口河区	162	109	109	0	0	0	0	35	0	0
犍为县	1849	987	750	237	0	0	0	782	10	0
井研县	1397	692	542	150	0	0	0	654	30	0
夹江县	1606	994	330	106	0	0	558	402	18	0
沐川县	576	168	168	0	0	0	0	376	0	0
峨边县	371	199	135	64	0	0	0	160	0	0
马边县	502	230	230	0	0	0	0	268	0	0
峨眉山市	2313	1811	1199	400	0	0	212	391	18	0
南充市	26779	16963	13051	1691	0	0	2221	9063	492	142
顺庆区	6950	6478	5371	200	0	0	907	414	59	0
高坪区	1813	1194	924	270	0	0	0	559	39	0
嘉陵区	1304	325	277	0	0	0	48	889	0	0
南部县	2531	1015	815	200	0	0	0	1406	30	0
营山县	3611	2090	970	120	0	0	1000	1451	40	17
蓬安县	2231	1253	1122	131	0	0	0	938	30	0
仪陇县	3284	1742	1350	290	0	0	102	1342	28	125
西充县	1610	780	600	180	0	0	0	770	0	0
阆中市	3445	2086	1622	300	0	0	164	1294	266	0

3-1-3（2）

基层医疗卫生机构			专业公共卫生机构			其他机构
街道卫生院	乡镇卫生院	门诊部	小计	专科疾病防治院（所、站）	妇幼保健院（所、站）	
0	3910	10	225	0	225	0
0	498	0	100	0	100	0
0	798	0	5	0	5	0
0	804	0	40	0	40	0
0	1387	10	76	0	76	0
0	423	0	4	0	4	0
24	6208	0	409	40	369	0
0	833	0	60	0	60	0
24	1520	0	34	0	34	0
0	821	0	20	0	20	0
0	1721	0	55	0	55	0
0	1313	0	240	40	200	0
0	4315	5	782	118	664	70
0	654	5	284	0	284	0
0	234	0	20	0	20	0
0	435	0	30	0	30	0
0	35	0	18	8	10	0
0	772	0	80	0	80	0
0	624	0	51	0	51	0
0	384	0	210	110	100	0
0	376	0	32	0	32	0
0	160	0	12	0	12	0
0	268	0	4	0	4	0
0	373	0	41	0	41	70
0	8425	4	753	0	753	0
0	351	4	58	0	58	0
0	520	0	60	0	60	0
0	889	0	90	0	90	0
0	1376	0	110	0	110	0
0	1394	0	70	0	70	0
0	908	0	40	0	40	0
0	1189	0	200	0	200	0
0	770	0	60	0	60	0
0	1028	0	65	0	65	0

续表

地 区	合计	医 院						基层医疗卫生机构		
		小计	综合医院	中医医院	中西医结合医院	民族医院	专科医院	小计	社区卫生服务中心	社区卫生服务站
眉山市	14376	8137	4426	2339	54	0	1318	5672	324	5
东坡区	5985	4338	2150	1311	54	0	823	1464	155	0
仁寿县	4754	1780	1030	500	0	0	250	2794	100	0
彭山县	1109	415	280	120	0	0	15	604	24	0
洪雅县	1282	788	458	180	0	0	150	448	15	0
丹棱县	495	308	210	98	0	0	0	159	20	0
青神县	751	508	298	130	0	0	80	203	10	5
宜宾市	23611	16743	12737	2663	50	0	1293	6427	346	45
翠屏区	9103	8223	7152	415	0	0	656	806	240	45
南溪区	1448	1000	750	250	0	0	0	424	0	0
宜宾县	2735	1161	499	140	0	0	522	1504	20	0
江安县	1659	940	700	240	0	0	0	659	30	0
长宁县	1869	1139	639	500	0	0	0	670	0	0
高 县	1408	782	522	260	0	0	0	599	0	0
珙 县	1815	1248	803	330	50	0	65	541	56	0
筠连县	1153	840	690	100	0	0	50	283	0	0
兴文县	1702	1132	804	328	0	0	0	545	0	0
屏山县	719	278	178	100	0	0	0	396	0	0
广安市	12080	7476	5555	1437	0	0	484	4362	359	58
广安区	2762	2044	1451	369	0	0	224	666	169	1
前锋区	633	99	99	0	0	0	0	534	0	30
岳池县	2386	1380	1040	280	0	0	60	976	40	0
武胜县	2564	1803	1198	405	0	0	200	681	15	27
邻水县	2536	1345	962	383	0	0	0	1126	51	0
华蓥市	1199	805	805	0	0	0	0	379	84	0
达州市	22225	11937	8332	1470	1067	0	1068	9874	367	29
通川区	4704	4091	2715	270	987	0	119	570	41	10
达川区	3351	1732	1103	200	0	0	429	1549	138	16
宣汉县	3114	1559	1339	220	0	0	0	1525	20	0
开江县	1297	625	415	210	0	0	0	634	14	0
大竹县	3162	1284	764	270	0	0	250	1788	1	3
渠 县	4818	1754	1454	150	50	0	100	2964	53	0
万源市	1779	892	542	150	30	0	170	844	100	0
雅安市	9738	7773	5072	1683	164	0	854	1733	36	0
雨城区	4323	3875	2610	411	0	0	854	407	20	0

3-1-3（3）

基层医疗卫生机构			专业公共卫生机构			其他机构
街道卫生院	乡镇卫生院	门诊部	小计	专科疾病防治院（所、站）	妇幼保健院（所、站）	
0	5343	0	567	71	496	0
0	1309	0	183	21	162	0
0	2694	0	180	0	180	0
0	580	0	90	50	40	0
0	433	0	46	0	46	0
0	139	0	28	0	28	0
0	188	0	40	0	40	0
0	6036	0	441	0	441	0
0	521	0	74	0	74	0
0	424	0	24	0	24	0
0	1484	0	70	0	70	0
0	629	0	60	0	60	0
0	670	0	60	0	60	0
0	599	0	27	0	27	0
0	485	0	26	0	26	0
0	283	0	30	0	30	0
0	545	0	25	0	25	0
0	396	0	45	0	45	0
0	3945	0	242	0	242	0
0	496	0	52	0	52	0
0	504	0	0	0	0	0
0	936	0	30	0	30	0
0	639	0	80	0	80	0
0	1075	0	65	0	65	0
0	295	0	15	0	15	0
0	9426	52	414	0	414	0
0	519	0	43	0	43	0
0	1395	0	70	0	70	0
0	1505	0	30	0	30	0
0	620	0	38	0	38	0
0	1764	20	90	0	90	0
0	2881	30	100	0	100	0
0	742	2	43	0	43	0
0	1697	0	232	35	197	0
0	387	0	41	5	36	0

地　区	合计	医　院						基层医疗卫生机构		
		小计	综合医院	中医医院	中西医结合医院	民族医院	专科医院	小计	社区卫生服务中心	社区卫生服务站
名山区	663	300	180	120	0	0	0	343	16	0
荥经县	757	533	369	0	164	0	0	196	0	0
汉源县	1019	698	335	363	0	0	0	251	0	0
石棉县	1277	1116	881	235	0	0	0	142	0	0
天全县	1160	947	413	534	0	0	0	164	0	0
芦山县	370	197	197	0	0	0	0	173	0	0
宝兴县	169	107	87	20	0	0	0	57	0	0
巴中市	13459	7502	4483	1354	0	0	1665	5659	229	90
巴州区	4227	3414	1425	499	0	0	1490	738	44	90
恩阳区	1117	150	150	0	0	0	0	961	0	0
通江县	2287	1059	699	275	0	0	85	1151	0	0
南江县	1990	880	630	220	0	0	30	1020	30	0
平昌县	3838	1999	1579	360	0	0	60	1789	155	0
资阳市	19553	10858	6588	2010	0	0	2260	8280	344	65
雁江区	6271	4286	2186	500	0	0	1600	1854	50	65
安岳县	5098	2347	1377	510	0	0	460	2615	15	0
乐至县	2109	1130	930	200	0	0	0	939	10	0
简阳市	6075	3095	2095	800	0	0	200	2872	269	0
阿坝州	3883	2636	2195	230	23	188	0	1111	4	8
汶川县	446	312	227	62	23	0	0	124	0	6
理　县	170	90	90	0	0	0	0	77	0	0
茂　县	444	350	270	80	0	0	0	84	4	2
松潘县	221	143	107	0	0	36	0	72	0	0
九寨沟县	351	200	150	50	0	0	0	131	0	0
金川县	270	165	125	0	0	40	0	99	0	0
小金县	357	172	134	38	0	0	0	155	0	0
黑水县	173	120	110	0	0	10	0	43	0	0
马尔康县	639	575	535	0	0	40	0	52	0	0
壤塘县	136	102	90	0	0	12	0	33	0	0
阿坝县	285	196	186	0	0	10	0	79	0	0
若尔盖县	225	107	77	0	0	30	0	102	0	0
红原县	166	104	94	0	0	10	0	60	0	0
甘孜州	4136	2768	2354	61	0	353	0	1107	1	1
康定县	1042	957	876	1	0	80	0	67	1	1
泸定县	270	171	166	5	0	0	0	91	0	0

3-1-3（4）

基层医疗卫生机构			专业公共卫生机构			其他机构
街 道卫生院	乡 镇卫生院	门诊部	小计	专科疾病防治院（所、站）	妇幼保健院（所、站）	
0	327	0	20	0	20	0
0	196	0	28	0	28	0
0	251	0	70	0	70	0
0	142	0	19	0	19	0
0	164	0	49	30	19	0
0	173	0	0	0	0	0
0	57	0	5	0	5	0
0	5340	0	298	0	298	0
0	604	0	75	0	75	0
0	961	0	6	0	6	0
0	1151	0	77	0	77	0
0	990	0	90	0	90	0
0	1634	0	50	0	50	0
0	7757	114	407	0	407	8
0	1625	114	131	0	131	0
0	2600	0	136	0	136	0
0	929	0	40	0	40	0
0	2603	0	100	0	100	8
0	1099	0	136	0	136	0
0	118	0	10	0	10	0
0	77	0	3	0	3	0
0	78	0	10	0	10	0
0	72	0	6	0	6	0
0	131	0	20	0	20	0
0	99	0	6	0	6	0
0	155	0	30	0	30	0
0	43	0	10	0	10	0
0	52	0	12	0	12	0
0	33	0	1	0	1	0
0	79	0	10	0	10	0
0	102	0	16	0	16	0
0	60	0	2	0	2	0
0	1105	0	261	0	261	0
0	65	0	18	0	18	0
0	91	0	8	0	8	0

地　区	合计	医　院						基层医疗卫生机构		
		小计	综合医院	中医医院	中西医结合医院	民族医院	专科医院	小计	社区卫生服务中心	社区卫生服务站
丹巴县	224	160	140	0	0	20	0	44	0	0
九龙县	199	80	80	0	0	0	0	93	0	0
雅江县	136	70	60	0	0	10	0	46	0	0
道孚县	172	109	104	5	0	0	0	58	0	0
炉霍县	196	161	111	50	0	0	0	27	0	0
甘孜县	289	179	120	0	0	59	0	100	0	0
新龙县	118	51	50	0	0	1	0	55	0	0
德格县	129	60	50	0	0	10	0	54	0	0
白玉县	230	142	112	0	0	30	0	81	0	0
石渠县	165	71	54	0	0	17	0	88	0	0
色达县	147	66	56	0	0	10	0	31	0	0
理塘县	203	110	100	0	0	10	0	71	0	0
巴塘县	238	148	98	0	0	50	0	85	0	0
乡城县	156	110	80	0	0	30	0	38	0	0
稻城县	124	61	60	0	0	1	0	52	0	0
得荣县	98	62	37	0	0	25	0	26	0	0
凉山州	17283	11300	8865	1017	496	35	887	5563	137	0
西昌市	5069	4428	2997	98	446	0	887	532	40	0
木里县	391	172	137	0	0	35	0	204	0	0
盐源县	897	418	298	120	0	0	0	459	0	0
德昌县	1046	825	550	275	0	0	0	206	0	0
会理县	1523	902	802	100	0	0	0	571	50	0
会东县	1311	720	640	80	0	0	0	581	0	0
宁南县	787	506	407	99	0	0	0	265	5	0
普格县	484	249	249	0	0	0	0	225	0	0
布拖县	400	240	240	0	0	0	0	150	0	0
金阳县	583	150	150	0	0	0	0	418	0	0
昭觉县	532	200	200	0	0	0	0	292	0	0
喜德县	468	300	300	0	0	0	0	158	11	0
冕宁县	1052	735	590	145	0	0	0	277	0	0
越西县	819	526	526	0	0	0	0	283	19	0
甘洛县	573	310	310	0	0	0	0	243	0	0
美姑县	419	109	109	0	0	0	0	300	0	0
雷波县	929	510	360	100	50	0	0	399	12	0

3-1-3（5）

基层医疗卫生机构			专业公共卫生机构			其他机构
街 道卫生院	乡 镇卫生院	门诊部	小计	专科疾病防治院（所、站）	妇幼保健院（所、站）	
0	44	0	20	0	20	0
0	93	0	26	0	26	0
0	46	0	20	0	20	0
0	58	0	5	0	5	0
0	27	0	8	0	8	0
0	100	0	10	0	10	0
0	55	0	12	0	12	0
0	54	0	15	0	15	0
0	81	0	7	0	7	0
0	88	0	6	0	6	0
0	31	0	50	0	50	0
0	71	0	22	0	22	0
0	85	0	5	0	5	0
0	38	0	8	0	8	0
0	52	0	11	0	11	0
0	26	0	10	0	10	0
0	5416	10	420	0	420	0
0	482	10	109	0	109	0
0	204	0	15	0	15	0
0	459	0	20	0	20	0
0	206	0	15	0	15	0
0	521	0	50	0	50	0
0	581	0	10	0	10	0
0	260	0	16	0	16	0
0	225	0	10	0	10	0
0	150	0	10	0	10	0
0	418	0	15	0	15	0
0	292	0	40	0	40	0
0	147	0	10	0	10	0
0	277	0	40	0	40	0
0	264	0	10	0	10	0
0	243	0	20	0	20	0
0	300	0	10	0	10	0
0	387	0	20	0	20	0

表 3-1-4 2013 年全省各类

分 类	合计	医 院						基层医疗卫生机构		
		小计	综合医院	中医医院	中西医结合医院	民族医院	专科医院	小计	社区卫生服务中心	社区卫生服务站
总　计	426378	289022	198894	40385	6092	576	43075	125964	9003	1764
省　级	14892	14692	9474	3274	680	0	1264	0	0	0
市　级	63859	62734	41617	5807	4386	120	10804	125	125	0
县　级	236734	114723	76194	28057	198	456	9818	113067	6856	155
其　他	110893	96873	71609	3247	828	0	21189	12772	2022	1609
地区分类	426378	289022	198894	40385	6092	576	43075	125964	9003	1764
一类地区	110211	88096	60244	8628	3903	0	15321	18907	4116	281
二类地区	290865	184222	125236	30449	1670	0	26867	99276	4745	1474
三类地区	25302	16704	13414	1308	519	576	887	7781	142	9
地震灾区	372692	254300	174434	34844	4463	276	40283	108056	8143	901
国定 39 个重灾县	90867	58151	38319	9179	423	46	10184	30022	1535	222
10 个极重灾县	21234	13091	8374	2773	283	0	1661	7505	421	140
18 个对口支援县	35581	22377	14993	4177	283	46	2878	12161	437	142
省定 12 个重灾县	32731	19794	12041	4089	0	120	3544	11864	686	216
88 个一般灾区	244941	173488	122616	21197	4040	110	25525	64984	5800	463
"8·30" 会理地震 3 县	4153	2867	1458	379	0	0	1030	1186	122	0
三州地区	25302	16704	13414	1308	519	576	887	7781	142	9
民族地区	35668	23412	17476	2924	519	576	1917	11156	214	9
藏族地区	8410	5576	4686	291	23	576	0	2422	5	9
彝族地区	6720	3441	3107	284	50	0	0	3090	42	0
革命老区	152092	94414	67139	14963	1374	348	10590	54078	2226	559
草原草地县	2295	1359	1110	50	0	199	0	778	0	0
国家级扶贫开发重点县	45126	22363	17378	3767	150	105	963	21219	1072	326
扩权试点县	154955	82676	57316	16139	150	0	9071	67922	2050	452

特色分类医疗机构床位数

基层医疗卫生机构			专业公共卫生机构			其他机构	
街道卫生院	乡镇卫生院	门诊部	小计	专科疾病防治院（所、站）	妇幼保健院（所、站）	小计	疗养院
24	**114388**	**785**	**10926**	**1244**	**9682**	**466**	**466**
0	0	0	200	0	200	0	0
0	0	0	900	0	900	100	100
24	106032	0	8936	534	8402	8	8
0	8356	785	890	710	180	358	358
24	114388	785	10926	1244	9682	466	466
0	14317	193	2920	734	2186	288	288
24	92451	582	7189	510	6679	178	178
0	7620	10	817	0	817	0	0
24	98228	760	9870	1244	8626	466	466
0	28136	129	2694	267	2427	0	0
0	6941	3	638	47	591	0	0
0	11499	83	1043	47	996	0	0
0	10952	10	1065	145	920	8	8
24	58076	621	6011	832	5179	458	458
0	1064	0	100	0	100	0	0
0	7620	10	817	0	817	0	0
0	10923	10	1100	8	1092	0	0
0	2408	0	412	0	412	0	0
0	3048	0	189	8	181	0	0
24	51123	146	3600	171	3429	0	0
0	778	0	158	0	158	0	0
0	19809	12	1544	130	1414	0	0
0	64967	453	4279	442	3837	78	78

表 3-1-5 2009—2013 年全省每千人口医疗机构床位数

年 份	每千人口医疗机构床位数	每千人口医院和卫生院床位数			每千农业人口乡镇卫生院床位数
		合计	市	县	
2009	3.07	2.89	4.38	2.01	1.37
2010	3.36	3.15	4.76	2.82	1.48
2011	3.70	3.48	5.26	3.12	1.55
2012	4.29	4.05	6.08	2.83	1.69
2013	4.67	4.42	6.42	3.10	1.77

注：本表按四川省公安厅提供的户籍人口计算。

表 3-1-6 2013 年市（州）每千人口医疗机构床位数

地 区	每千人口医疗机构床位数	每千人口医院和卫生院床位数	每千人口医院床位数
总 计	**5.26**	**4.98**	**3.57**
成都市	7.06	6.55	5.61
自贡市	5.57	5.26	4.02
攀枝花市	7.50	7.08	6.42
泸州市	5.16	4.76	3.14
德阳市	5.05	4.83	3.26
绵阳市	6.15	5.96	3.91
广元市	6.12	5.67	3.85
遂宁市	4.31	4.13	2.93
内江市	4.94	4.82	3.15
乐山市	5.31	4.89	3.56
南充市	4.24	4.02	2.69
眉山市	4.83	4.53	2.73
宜宾市	5.29	5.10	3.75
广安市	3.75	3.54	2.32
达州市	4.03	3.88	2.17
雅安市	6.35	6.17	5.07
巴中市	4.06	3.87	2.26
资阳市	5.48	5.21	3.04
阿坝州	4.26	4.09	2.89
甘孜州	3.64	3.40	2.43
凉山州	3.77	3.65	2.46

表 3-1-7 2013 年全省医疗卫生机构分科床位数及构成

分　科	医疗卫生机构		医　院	
	床位数（张）	构成（%）	床位数（张）	构成（%）
总　计	426378	100.00	289022	100.00
预防保健科	1332	0.31	206	0.07
全科医疗科	28146	6.60	4006	1.39
内　科	142427	33.40	92427	31.98
外　科	86884	20.38	69032	23.88
儿　科	26180	6.14	14757	5.11
妇产科	41003	9.62	23235	8.04
眼　科	6078	1.43	5816	2.01
耳鼻咽喉科	6276	1.47	5935	2.05
口腔科	1080	0.25	861	0.30
皮肤科	1670	0.39	1667	0.58
医疗美容科	269	0.06	269	0.09
精神科	21348	5.01	20603	7.13
传染科	4832	1.13	4343	1.50
结核病科	424	0.10	424	0.15
地方病科	0	0.00	0	0.00
肿瘤科	8268	1.94	8268	2.86
急诊医学科	1819	0.43	1342	0.46
康复医学科	10955	2.57	8213	2.84
运动医学科	290	0.07	290	0.10
职业病科	356	0.08	356	0.12
中医科	10362	2.43	4844	1.68
骨伤科	7520	1.76	7520	2.60
肛肠科	1836	0.43	1836	0.64
针灸科	2484	0.58	2484	0.86
推拿科	294	0.07	294	0.10
民族医学科	138	0.03	138	0.05
中西医结合科	2466	0.58	2466	0.85
疼痛科	135	0.03	135	0.05
重症医学科	1	0.00	1	0.00
其　他	11505	2.70	7254	2.51

表 3-1-8　2013 年市（州）及县（市、区）每千人口医疗机构床位数

地　区	每千人口医疗机构床位数	每千人口医院和卫生院床位数	每千农业人口乡镇卫生院床位数
总　计	4.67	4.42	1.76
成都市	8.50	7.89	2.94
锦江区	11.20	9.39	
青羊区	16.44	15.35	
金牛区	13.24	12.80	
武侯区	17.96	17.61	
成华区	6.90	5.30	
龙泉驿区	6.38	5.98	0.98
青白江区	5.58	4.89	2.98
新都区	6.60	5.79	2.16
温江区	10.82	9.98	10.58
金堂县	4.35	4.24	2.73
双流县	5.55	5.06	4.21
郫　县	6.60	5.89	1.69
大邑县	6.78	6.43	3.82
蒲江县	5.54	4.82	2.40
新津县	6.05	5.75	2.55
都江堰市	9.35	8.67	7.40
彭州市	5.98	5.51	1.79
邛崃市	5.01	4.78	2.45
崇州市	6.40	6.14	2.80
自贡市	4.62	4.36	1.56
自流井区	12.38	12.05	1.80
贡井区	10.13	9.70	2.81
大安区	4.10	3.07	1.52
沿滩区	1.90	1.82	1.79
荣　县	3.79	3.73	1.38
富顺县	2.29	2.23	1.29
攀枝花市	8.26	7.80	1.56
东　区	14.43	13.98	1.52
西　区	8.72	7.15	1.22
仁和区	7.54	7.25	2.53
米易县	3.85	3.71	1.31
盐边县	4.27	4.01	1.13

续表 3-1-8（1）

地　区	每千人口医疗机构床位数	每千人口医院和卫生院床位数	每千农业人口乡镇卫生院床位数
泸州市	4.31	3.98	1.94
江阳区	10.42	9.13	4.56
纳溪区	4.53	4.39	2.87
龙马潭区	3.47	3.23	5.93
泸　县	2.87	2.54	1.08
合江县	4.45	4.42	2.64
叙永县	3.00	2.67	1.90
古蔺县	2.64	2.60	1.20
德阳市	4.54	4.34	2.02
旌阳区	7.04	6.78	2.43
中江县	2.65	2.49	1.38
罗江县	3.77	3.37	1.89
广汉市	4.22	4.14	2.11
什邡市	6.07	5.79	1.93
绵竹市	5.88	5.73	3.92
绵阳市	5.25	5.09	2.46
涪城区	10.08	9.73	3.56
游仙区	6.88	6.60	3.57
三台县	3.43	3.36	2.24
盐亭县	3.40	3.29	1.93
安　县	4.06	3.80	1.98
梓潼县	3.15	2.96	1.51
北川县	4.57	4.48	4.97
平武县	3.16	3.00	1.74
江油市	6.84	6.76	2.66
广元市	5.02	4.65	1.94
利州区	14.07	13.32	2.31
昭化区	3.54	3.04	1.99
朝天区	3.49	3.21	1.84
旺苍县	3.96	3.59	2.37
青川县	2.61	2.61	1.59
剑阁县	3.01	2.81	1.73
苍溪县	3.36	2.98	1.93

续表 3-1-8（2）

地 区	每千人口医疗机构床位数	每千人口医院和卫生院床位数	每千农业人口乡镇卫生院床位数
遂宁市	3.72	3.56	1.39
船山区	7.48	7.08	1.54
安居区	2.59	2.58	1.07
蓬溪县	2.50	2.45	1.35
射洪县	3.43	3.17	1.92
大英县	2.63	2.63	0.98
内江市	4.31	4.21	1.88
市中区	7.68	7.57	2.75
东兴区	4.66	4.60	2.08
威远县	3.86	3.84	1.46
资中县	2.84	2.80	1.54
隆昌县	4.48	4.17	2.23
乐山市	4.85	4.47	1.82
市中区	9.39	8.52	2.30
沙湾区	5.59	4.74	2.02
五通桥区	5.65	5.36	2.42
金口河区	3.05	2.71	0.93
犍为县	3.24	3.09	1.82
井研县	3.36	3.17	1.96
夹江县	4.57	3.92	1.43
沐川县	2.22	2.10	1.80
峨边县	2.44	2.36	1.30
马边县	2.32	2.30	1.54
峨眉山市	5.33	5.04	1.56
南充市	3.53	3.35	1.45
顺庆区	10.54	10.35	1.30
高坪区	3.01	2.85	1.18
嘉陵区	1.85	1.72	1.55
南部县	1.96	1.85	1.30
营山县	3.78	3.65	1.77
蓬安县	3.12	3.02	1.53
仪陇县	2.91	2.60	1.26
西充县	2.44	2.35	1.48
阆中市	3.93	3.55	1.62

续表 3-1-8（3）

地　区	每千人口医疗机构床位数	每千人口医院和卫生院床位数	每千农业人口乡镇卫生院床位数
眉山市	4.08	3.83	2.11
东坡区	6.86	6.48	2.52
仁寿县	2.97	2.79	2.11
彭山县	3.32	2.98	2.97
洪雅县	3.64	3.47	1.71
丹棱县	3.02	2.73	1.09
青神县	3.79	3.51	1.16
宜宾市	4.29	4.14	1.36
翠屏区	10.97	10.53	1.19
南溪区	3.33	3.27	1.23
宜宾县	2.65	2.56	1.64
江安县	2.96	2.80	1.31
长宁县	4.06	3.93	1.66
高　县	2.63	2.58	1.27
珙　县	4.23	4.04	1.42
筠连县	2.67	2.60	0.75
兴文县	3.56	3.50	1.30
屏山县	2.32	2.17	1.47
广安市	2.57	2.43	1.04
广安区	3.07	2.83	0.76
前锋区	1.72	1.64	1.67
岳池县	2.00	1.94	0.92
武胜县	3.02	2.88	0.89
邻水县	2.45	2.34	1.25
华蓥市	3.31	3.04	1.18
达州市	3.23	3.11	1.72
通川区	7.91	7.75	1.71
达川区	2.77	2.58	1.44
宣汉县	2.37	2.34	1.38
开江县	2.15	2.07	1.25
大竹县	2.82	2.72	1.96
渠　县	3.35	3.22	2.37
万源市	2.97	2.73	1.48
雅安市	6.20	6.03	1.48
雨城区	12.46	12.29	2.14

续表 3-1-8（4）

地　区	每千人口医疗机构床位数	每千人口医院和卫生院床位数	每千农业人口乡镇卫生院床位数
名山区	2.37	2.24	1.35
荥经县	4.96	4.78	1.92
汉源县	3.09	2.88	0.88
石棉县	10.27	10.11	1.69
天全县	7.47	7.16	1.34
芦山县	3.03	3.03	2.04
宝兴县	2.86	2.78	1.33
巴中市	3.45	3.29	1.71
巴州区	5.27	5.01	1.13
恩阳区	1.90	1.89	1.80
通江县	2.97	2.87	1.81
南江县	2.90	2.73	1.75
平昌县	3.64	3.44	1.92
资阳市	3.85	3.67	1.86
雁江区	5.68	5.36	1.93
安岳县	3.14	3.04	1.83
乐至县	2.46	2.40	1.32
简阳市	4.09	3.83	2.15
阿坝州	4.22	4.06	1.54
汶川县	4.43	4.27	1.83
理　县	3.71	3.65	2.20
茂　县	3.95	3.81	0.93
松潘县	2.91	2.83	1.25
九寨沟县	5.18	4.89	2.77
金川县	3.65	3.57	1.59
小金县	4.38	4.01	2.23
黑水县	2.79	2.63	0.81
马尔康县	11.39	11.18	1.64
壤塘县	3.19	3.16	0.91
阿坝县	3.68	3.55	1.13
若尔盖县	2.89	2.68	1.50
红原县	3.62	3.57	1.68
甘孜州	3.75	3.51	1.18
康定县	9.19	9.01	0.88
泸定县	3.08	2.98	1.36

续表 3-1-8（5）

地　区	每千人口医疗机构床位数	每千人口医院和卫生院床位数	每千农业人口乡镇卫生院床位数
丹巴县	3.68	3.35	0.87
九龙县	2.98	2.59	1.62
雅江县	2.70	2.30	1.06
道孚县	3.03	2.95	1.20
炉霍县	4.14	3.97	0.66
甘孜县	4.15	4.01	1.60
新龙县	2.30	2.07	1.21
德格县	1.50	1.33	0.67
白玉县	4.23	4.10	1.63
石渠县	1.72	1.65	0.97
色达县	2.79	1.84	0.65
理塘县	3.00	2.68	1.18
巴塘县	4.48	4.39	1.83
乡城县	5.20	4.93	1.50
稻城县	3.86	3.52	1.88
得荣县	3.78	3.40	1.18
凉山州	3.41	3.30	1.21
西昌市	7.85	7.61	1.09
木里县	2.83	2.72	1.67
盐源县	2.30	2.25	1.27
德昌县	4.98	4.91	1.12
会理县	3.28	3.07	1.36
会东县	3.11	3.09	1.49
宁南县	4.09	3.99	1.51
普格县	2.52	2.47	1.28
布拖县	2.13	2.08	0.86
金阳县	2.90	2.83	2.23
昭觉县	1.73	1.60	1.02
喜德县	2.09	2.00	0.72
冕宁县	2.67	2.57	0.78
越西县	2.37	2.28	0.83
甘洛县	2.55	2.46	1.17
美姑县	1.60	1.56	1.21
雷波县	3.49	3.37	1.58

注：本表按四川省公安厅提供的户籍人口计算。

表 3-1-9　2009—2013 年全省医院分科床位数

分　科	2009	2010	2011	2012	2013
总　计	167271	185459	212282	257333	289022
预防保健科	443	92	62	95	206
全科医疗科	2111	2222	2374	3509	4006
内　科	40687	45867	53246	81697	92427
外　科	36642	39311	42755	62660	69032
儿　科	8559	9423	10514	13480	14757
妇产科	11606	12924	14744	21109	23235
眼　科	3074	3214	3385	4903	5816
耳鼻咽喉科	2744	2918	3578	5210	5935
口腔科	807	813	830	877	861
皮肤科	998	1016	1218	1570	1667
医疗美容科	60	249	321	267	269
精神科	13387	15451	16695	18289	20603
传染科	3786	3868	4329	3958	4343
结核病科	174	160	93	332	424
肿瘤科	5083	5398	5763	6998	8268
康复医学科	1787	2408	3214	5842	8213
职业病科	451	661	677	360	356
中医科	23504	26454	32081	4304	4844
民族医学科	327	369	428	22	138
中西医结合科	3514	3951	5317	4227	2466
其　他	7527	8690	10658	17624	7390

表 3-2   2013 年全省各类医疗卫生机构万元以上设备总价值及台数

机构类别	万元以上 设备总价值 （万元）	万元以上设备台数			
		合计	50万元以下	50万元~	100万元及以上
总　计	2953083	251606	241970	5839	3797
医　院	2473508	187675	179327	4891	3457
综合医院	1848652	135138	128922	3563	2653
中医医院	285437	25905	24881	637	387
中西医结合医院	54180	3793	3619	93	81
民族医院	3866	369	355	11	3
专科医院	281373	22470	21550	587	333
口腔医院	18746	2314	2264	34	16
眼科医院	11935	1156	1089	51	16
耳鼻喉科医院	1977	239	236	0	3
肿瘤医院	53414	1930	1801	57	72
心血管病医院	5104	400	374	13	13
胸科医院					
血液病医院					
妇产（科）医院	10380	1469	1422	29	18
儿童医院	33383	3235	3125	73	37
精神病医院	47058	3142	3019	77	46
传染病医院	12138	1125	1084	25	16
皮肤病医院	293	81	81	0	0
结核病医院					
麻风病医院	418	38	38	0	0
职业病医院	6765	370	348	12	10
骨科医院	27284	1948	1833	77	38
康复医院	4089	278	270	4	4
整形外科医院	200	10	8	2	0
美容医院	5240	415	389	25	1
其他专科医院	42949	4320	4169	108	43
基层医疗卫生机构	214210	33218	32754	396	68
社区卫生服务中心（站）	37816	5355	5261	74	20
社区卫生服务中心	34007	4814	4725	69	20
社区卫生服务站	3809	541	536	5	0
卫生院	176394	27863	27493	322	48
街道卫生院	65	15	15	0	0
乡镇卫生院	176329	27848	27478	322	48
中心卫生院	105857	14397	14086	266	45
乡卫生院	70472	13451	13392	56	3
门诊部					
综合门诊部					
中医门诊部					
中西医结合门诊部					
民族医门诊部					
专科门诊部					
专业公共卫生机构	241364	28655	27959	461	235
疾病预防控制中心	66286	7945	7761	146	38
省　属	9970	1031	984	28	19
地级市属	24635	2605	2521	68	16
县级市属	12080	1847	1828	19	0

续表 3-2

机构类别	万元以上设备总价值（万元）	万元以上设备台数			
		合计	50万元以下	50万元~	100万元及以上
县　属	19124	2426	2395	28	3
其　他	477	36	33	3	0
专科疾病防治院（所、站）	3011	357	350	6	1
专科疾病防治院	789	100	99	1	0
传染病防治院					
结核病防治院					
职业病防治院					
其　他	789	100	99	1	0
专科疾病防治所（站、中心）	2222	257	251	5	1
口腔病防治所（站、中心）	176	34	34	0	0
精神病防治所（站、中心）	0	0	0	0	0
精神病防治所（站、中心）	477	16	14	1	1
结核病防治所（站、中心）	46	4	4	0	0
职业病防治所（站、中心）					
地方病防治所（站、中心）					
血吸虫病防治所（站、中心）	1523	203	199	4	0
药物戒毒所（中心）	0	0	0	0	0
其　他	0	0	0	0	0
健康教育所（站、中心）	81	18	18	0	0
妇幼保健院（所、站）	99003	11372	11076	164	132
按机构隶属关系分类					
省　属	11361	665	638	10	17
地级市属	12238	1491	1445	26	20
县级市属	34833	4602	4500	64	38
县　属	36087	4264	4158	59	47
其　他	4484	350	335	5	10
按机构类别分类					
妇幼保健院	98043	11219	10926	161	132
妇幼保健所					
妇幼保健站	960	153	150	3	0
生殖保健中心					
急救中心（站）	1973	204	198	5	1
采供血机构	29071	2262	2142	77	43
卫生监督所（中心）	8697	2085	2085	0	0
省　属	601	153	153	0	0
地级市属	1527	269	269	0	0
县级市属	2033	595	595	0	0
县　属	4536	1068	1068	0	0
其　他	0	0	0	0	0
计划生育技术服务机构	33242	4412	4329	63	20
其他卫生机构	24001	2058	1930	91	37
疗养院	2209	184	176	5	3
医学科学研究机构	18747	1402	1286	84	32
医学在职培训机构	415	102	102	0	0
临床检验中心（所、站）	1357	136	132	2	2
其　他	1273	234	234	0	0

注：本表不包括诊所、卫生所、医务室和村卫生室统计数字。

表 3-3-1　2013 年全省各类医疗卫生机构房屋建筑面积

机构类别	合　计（平方米）	房屋建筑面积	业务用房面积	危房面积	危房占业务用房面积(%)	租房面积	占地面积（平方米）
总　计	34976771	32419676	25165508	407403	1.62	2557095	33664419
医　院	20635502	18679966	15140194	136137	0.90	1955536	17796501
综合医院	14925940	13621906	10912879	71343	0.65	1304034	13078219
中医医院	2655187	2608904	2195809	47425	2.16	46283	2193525
中西医结合医院	385254	364001	344853	3284	0.95	21253	237542
民族医院	107171	106835	77717	3030	3.90	336	153306
专科医院	2561950	1978320	1608936	11055	0.69	583630	2133909
口腔医院	158421	139847	108097	0	0.00	18574	59866
眼科医院	82178	37688	32109	0	0.00	44490	33018
耳鼻喉科医院	49558	26107	11198	0	0.00	23451	15540
肿瘤医院	186939	162721	93944	800	0.85	24218	157596
心血管病医院	82937	78911	64947	4918	7.57	4026	63815
胸科医院							
血液病医院							
妇产（科）医院	183722	68411	66540	0	0.00	115311	45177
儿童医院	87658	66078	48078	0	0.00	21580	17281
精神病医院	658971	642549	587685	2129	0.36	16422	913173
传染病医院	140305	140305	113748	3008	2.64	0	264769
皮肤病医院	12669	558	558	0	0.00	12111	3136
结核病医院							
麻风病医院	4700	4700	3832	0	0.00	0	3150
职业病医院	44871	44871	28379	0	0.00	0	126950
骨科医院	263209	197957	162929	0	0.00	65252	149610
康复医院	67457	36672	32038	200	0.62	30785	37422
整形外科医院	7000	4000	3000	0	0.00	3000	4200
美容医院	51277	25420	23490	0	0.00	25857	8342
其他专科医院	480078	301525	228364	0	0.00	178553	230864
基层医疗卫生机构	10677173	10204881	7207152	186334	2.59	472292	12559482
社区卫生服务中心（站）	1016272	826972	745409	8366	1.12	189300	918892
社区卫生服务中心	823773	708915	639676	7944	1.24	114858	813931
社区卫生服务站	192499	118057	105733	422	0.40	74442	104961
卫生院	8306491	8137662	6461743	177968	2.75	168829	10482857
街道卫生院	1873	1873	1873	0	0.00	0	1525
乡镇卫生院	8304618	8135789	6459870	177968	2.75	168829	10481332

续表 3-3-1（1）

机构类别	合 计（平方米）	房屋建筑面积	业务用房面积	危房面积	危房占业务用房面积（%）	租房面积	占地面积（平方米）
中心卫生院	4036538	3968463	2984935	74523	2.50	68075	4475851
乡卫生院	4268080	4167326	3474935	103445	2.98	100754	6005481
村卫生室	99	99	0	0		0	0
门诊部	260948	222463	0	0		38485	189574
综合门诊部	176353	156785	0	0		19568	140448
中医门诊部	11246	8541	0	0		2705	6057
中西医结合门诊部	8320	6700	0	0		1620	6784
民族医门诊部							
专科门诊部	65029	50437	0	0		14592	36285
诊所、卫生所、医务室	1093363	1017685	0	0		75678	968159
诊 所	982253	908563	0	0		73690	849821
卫生所、医务室	111110	109122	0	0		1988	118338
专业公共卫生机构	3329776	3222343	2574427	81256	3.16	107433	2916228
疾病预防控制中心	841717	839884	654046	13094	2.00	1833	867782
省 属	20536	20536	13261	0	0.00	0	23940
地级市属	188789	188298	114261	2372	2.08	491	167811
县级市属	220188	219196	181354	2467	1.36	992	169721
县 属	405247	404897	338965	8255	2.44	350	495067
其 他	6957	6957	6205	0	0.00	0	11243
专科疾病防治院（所、站）	104998	98748	77352	486	0.63	6250	161206
专科疾病防治院	31215	24965	22391	0	0.00	6250	62140
传染病防治院							
结核病防治院							
职业病防治院							
其 他	31215	24965	22391	0	0.00	6250	62140
专科疾病防治所（站、中心）	73783	73783	54961	486	0.88	0	99066
口腔病防治所（站、中心）	1578	1578	1578	0	0.00	0	2072
精神病防治所（站、中心）	0	0	0	0	0.00	0	0
皮肤病与性病防治所（中心）	4212	4212	1152	0	0.00	0	3826
结核病防治所（站、中心）	7049	7049	6949	0	0.00	0	5991
职业病防治所（站、中心）							
地方病防治所（站、中心）							
血吸虫病防治所（站、中心）	60594	60594	44932	486	1.08	0	86816
药物戒毒所（中心）	100	100	100	0	0.00	0	110
其 他	250	250	250	0	0.00	0	251

续表 3-3-1（2）

机构类别	合　计 （平方米）	房屋建筑面积	业务用房面积	危房面积	危房占业务 用房面积（%）	租房面积	占地面积 （平方米）
健康教育所（站、中心）	3322	2222	2132	0	0.00	1100	2299
妇幼保健院（所、站）	926340	908718	783176	28664	3.66	17622	735166
按机构隶属关系分类							
省　属	28931	28931	28931	0	0.00	0	27994
地级市属	93229	92829	71201	14103	19.81	400	56520
县级市属	324047	313300	284611	1800	0.63	10747	254527
县　属	466460	462558	388561	12761	3.28	3902	391810
其　他	13673	11100	9872	0	0.00	2573	4315
按机构类别分类							
妇幼保健院	890582	876309	756786	28104	3.71	14273	700968
妇幼保健所					0.00		
妇幼保健站	35758	32409	26390	560	2.12	3349	34198
生殖保健中心							
急救中心（站）	27205	24940	21459	0	0.00	2265	15467
采供血机构	134156	125936	85665	0	0.00	8220	160784
卫生监督所（中心）	208386	160956	115285	3096	2.69	47430	116852
省　属	6600	6600	6600	0	0.00	0	3300
地级市属	39413	26510	15158	0	0.00	12903	17889
县级市属	66254	49100	31319	795	2.54	17154	43495
县　属	96119	78746	62208	2301	3.70	17373	52168
其　他	0	0	0	0		0	0
计划生育技术服务机构	1083652	1060939	835312	35916	4.30	22713	856672
其他卫生机构	334320	312486	243735	3676	1.51	21834	392208
疗养院	104765	104765	57219	0	0.00	0	74406
医学科学研究机构	53719	49994	48093	1500	3.12	3725	105204
医学在职培训机构	104341	102741	91333	135	0.15	1600	149957
临床检验中心（所、站）	8814	2807	2807	0	0.00	6007	1100
其　他	62681	52179	44283	2041	4.61	10502	61541

表 3-3-2 2013 年全省政府办医疗卫生机构房屋建筑面积

机构类别	合计（平方米）	房屋建筑面积	业务用房面积	危房比例（%）	租房面积	每床占用业务用房面积（平方米）
总　计	26920440	26381872	21185998	1.81	538568	59.03
医　院	14776518	14583669	11755049	1.06	192849	58.26
综合医院	10466928	10334781	8192512	0.79	132147	61.98
中医医院	2501308	2468000	2079213	2.24	33308	56.62
中西医结合医院	346395	345627	326899	1.00	768	61.47
民族医院	107171	106835	77717	3.90	336	135.22
专科医院	1354716	1328426	1078708	0.57	26290	39.88
基层医疗卫生机构	8983388	8735159	7002747	2.65	248229	58.12
社区卫生服务中心（站）	725879	645079	579752	1.42	80800	67.01
社区卫生服务中心	708338	631488	568788	1.40	76850	67.41
社区卫生服务站	17541	13591	10964	2.37	3950	46.53
卫生院	8252230	8084801	6422995	2.76	167429	57.52
街道卫生院	1873	1873	1873	0.00	0.00	78.04
乡镇卫生院	8250357	8082928	6421122	2.76	167429	57.52
中心卫生院	4032753	3964678	2983040	2.47	68075	56.22
乡卫生院	4217604	4118250	3438082	3.01	99354	58.70
村卫生室	99	99	0		0	
门诊部	5180	5180	0		0	0.00
专业公共卫生机构	2904959	2822196	2251234	3.22	82763	83.47
专科疾病防治院（所、站）	86988	86638	66342	0.73	350	91.98
专科疾病防治院	13465	13115	11541	0.00	350	62.05
专科疾病防治所（站、中心）	73523	73523	54801	0.89	0	108.75
妇幼保健院（所、站）	912667	897618	773304	3.71	15049	83.00
妇幼保健院	879482	865209	746914	3.76	14273	82.12
妇幼保健所（站）	33185	32409	26390	2.12	776	119.41
急救中心（站）	20465	18700	17459	0.00	1765	
其他卫生机构	255575	240848	176968	1.43	14727	114.19
疗养院	92765	92765	45219	0.00	0.00	114.19

四、卫生经费

简要说明

1. 本部分主要介绍全省及 21 个市（州）、183 个县（市、区）卫生事业费、卫生机构年收入与支出、门诊病人次均医药费用和出院病人人均医药费用等。

2. 本部分数据来源于四川省卫生统计数据采集及决策支持系统年报数据库。

3. 非营利性医院各项指标的统计口径和解释与财政部制定的《医院会计制度》一致，营利性医院与《企业会计制度》一致，其他医疗卫生机构与《行政事业单位会计制度》一致。

4. 本部分涉及医疗卫生机构的口径和指标解释与"医疗卫生机构"部分一致。

主要指标解释

当年价格：也称"现行价格"，指报告期内的实际市场价格，按当年价格计算的各种综合指标可反映当年国民经济发展水平比例关系，但因其变化受食物数量增减和价格升降因素的影响，在不同时期缺乏可比性。当年价格可计算国内生产总值、卫生总费用等。在计算增长速度时，一般都使用"可比价格"来消除价格变动的因素，真实地反映经济发展动态。

卫生事业费：是指各级政府用于医疗卫生机构的财政补助。不包括预算内卫生基建投资。

总收入：指单位为开展业务及其他活动，依法取得的非偿还性资金。总收入包括医疗收入、财政补助收入、科教项目收入和其他收入。

医疗收入：医院开展医疗服务活动取得的收入，包括门诊收入和住院收入。医疗收入中包括药品收入。实行收支两条线的基层医疗卫生机构，医疗收入为实际医疗收费。

财政补助收入：指单位从主管部门或主办单位取得的财政性事业经费，包括基本支出补助和项目支出补助。

科教项目收入：医院取得的除财政补助收入外专门用于科研、教学项目的补助收入。包括科研项目收入、教学项目收入。

基本药物收入：指医院、基层医疗卫生机构使用国家基本药物目录药品和省级增补药品的收入。

药品收入：指医疗机构在开展医疗业务活动中所取得的中、西药品收入。药品包括西药、中成药和中草药。

总支出：指单位在开展业务及其他活动中发生的资金耗费和损失。包括医疗业务成本、财政项目补助支出、科教项目支出、管理费用和其他支出。

医疗业务成本：医院开展医疗服务及其辅助活动发生的各项费用，包括人员经费、耗用的药品及卫生材料费、固定资产折旧费、无形资产摊销费、提取医疗风险基金和其他费用，不包括财政补助收入和科教项目收入形成的固定资产折旧和无形资产摊销。

财政项目补助支出：医院使用财政项目补助（包括当年取得的财政补助和以前年度结转或结余的财政补助）发生的支出。

科教项目支出：医院使用除财政补助收入以外的科研、教学项目收入开展科研、教学项目活动所发生的各项支出。包括科研项目支出、教学项目支出。

管理费用：医院行政及后勤管理部门为组织、管理医疗、科研、教学业务活动所发生的各项费用，包括医院行政及后勤管理部门发生的人员经费、公用经费、资产折旧（摊销）费等费用，以及医院统一负担的离退休人员经费、坏账损失、银行借款利息支出、银行手续费支出、汇兑损益、聘请中介机构费、印花税、房产税、车船使用税等。

药品支出：指医疗机构在药品采购和管理过程中发生的支出。

人员经费：指医疗和药品支出中的基本工资、绩效工资、津贴、社会保险缴费等，但不包括对个人家庭的补助支出。基本工资指事业单位工作人员的岗位工资和薪级工资。

门诊病人次均医药费用：又称"每诊疗人次医药费用"。即（医疗门诊收入＋药品门诊收入）/总诊疗人次数。

出院病人人均医药费用：又称"出院者人均医药费用"。即（医疗住院收入＋药品住院收入）/出院人数。

出院病人日均医药费用：即（医疗住院收入+药品住院收入）/出院者占用总床日数。

职工人均年业务收入：即年业务收入/年平均职工数。

医师人均年业务收入：即年业务收入/年平均医师数。

表 4-1　2008—2012 年全省卫生总费用

指　标	2008	2009	2010	2011	2012
卫生总费用（亿元）	729.71	994.26	1019.06	1157.21	1405.91
政府卫生支出	199.54	286.92	323.89	414.41	473.89
社会卫生支出	250.90	364.15	355.41	327.56	467.31
个人卫生支出	279.27	343.20	339.76	415.04	464.71
卫生总费用构成（%）					
政府卫生支出	27.34	28.86	31.78	35.83	33.71
社会卫生支出	34.38	36.62	34.88	28.31	33.24
个人卫生支出	38.27	34.52	33.34	35.87	33.05
卫生总费用占 GDP%	5.26	6.26	5.57	5.50	5.89
卫生弹性系数	1.61	2.50	0.17	0.90	1.13
政府卫生支出占财政支出%	6.51	7.12	7.15	8.87	8.69

注：① 本表按当年价格计算。② 2013 年数据暂时无法提供。

表 4-2-1　2013 年全省各类医疗卫生机构资产与负债

机构类别	总资产 （万元）			负　债 （万元）	净资产 （万元）
		流动资产	固定资产		
总　　计	**14031414**	**6077947**	**6230882**	**5149587**	**8881827**
医　　院	10825262	4857977	4400382	4330015	6495247
综合医院	7892423	3561931	3218575	3182094	4710329
中医医院	1317711	528976	563774	595454	722258
中西医结合医院	319299	157241	124990	109383	209916
民族医院	28512	11644	15808	4144	24369
专科医院	1267317	598185	477234	438942	828375
口腔医院	121393	66803	45196	17426	103967
眼科医院	43842	23748	16706	16400	27443
耳鼻喉科医院	5291	2486	2457	2341	2950
肿瘤医院	192660	101472	55913	50108	142552
心血管病医院	27706	7829	7962	24299	3407
胸科医院					
血液病医院					
妇产（科）医院	40534	18980	15931	24380	16154
儿童医院	116594	79530	36256	11955	104639
精神病医院	293895	115585	100838	112458	181437
传染病医院	74452	53655	20585	25832	48619
皮肤病医院	1169	552	535	696	474
结核病医院					
麻风病医院	961	183	587	101	860
职业病医院	18658	9365	9113	2001	16657
骨科医院	114529	42688	46488	43441	71087
康复医院	12884	5921	5512	4008	8876
整形外科医院	1579	20	200	1578	1
美容医院	29063	11475	7870	18184	10879
其他专科医院	172108	57896	105085	83733	88375
基层医疗卫生机构	1955197	771276	1095360	534641	1420557
社区卫生服务中心（站）	273405	141836	122861	79724	193680
社区卫生服务中心	253079	135697	112024	74710	178369
社区卫生服务站	20325	6140	10837	5014	15311
卫生院	1681793	629439	972499	454917	1226876
街道卫生院	533	132	401	129	404
乡镇卫生院	1681260	629308	972098	454788	1226472
中心卫生院	852303	317299	499079	247210	605093
乡卫生院	828957	312009	473019	207578	621379

续表 4-2-1（1）

机构类别	总资产（万元）			负债（万元）	净资产（万元）
		流动资产	固定资产		
门诊部					
综合门诊部					
中医门诊部					
中西医结合门诊部					
民族医门诊部					
专科门诊部					
专业公共卫生机构	1136076	408437	665521	253989	882088
疾病预防控制中心	339938	139835	187160	84614	255324
省 属	29437	7920	21518	3172	26265
地级市属	116364	56684	53226	34011	82353
县级市属	75466	31463	40917	19048	56418
县 属	117783	43731	70651	28381	89402
其 他	888	38	848	2	886
专科疾病防治院（所、站）	25617	11313	13491	6762	18855
专科疾病防治院	10712	5715	4887	4495	6217
传染病防治院					
结核病防治院					
职业病防治院					
其 他	10712	5715	4887	4495	6217
专科疾病防治所（站、中心）	14905	5598	8604	2268	12638
口腔病防治所（站、中心）	684	213	411	1	683
精神病防治所（站、中心）					
精神病防治所（站、中心）	1339	606	733	70	1269
结核病防治所（站、中心）	492	332	160	310	182
职业病防治所（站、中心）					
地方病防治所（站、中心）					
血吸虫病防治所（站、中心）	12363	4444	7275	1875	10488
药物戒毒所（中心）	15	0	15	0	15
其 他	12	2	10	12	0
健康教育所（站、中心）	758	286	311	245	512

续表 4-2-1（2）

机构类别	总资产（万元）	流动资产	固定资产	负 债（万元）	净资产（万元）
妇幼保健院（所、站）	468824	199891	232578	123758	345066
按机构隶属关系分类					
省　属	37401	7863	23397	5265	32136
地级市属	51038	20646	20433	9579	41460
县级市属	189906	91335	91593	53664	136243
县　属	170963	69443	88255	46203	124760
其　他	19515	10604	8899	9047	10468
按机构类别分类					
妇幼保健院	461520	195910	229830	122145	339375
妇幼保健所					
妇幼保健站	7304	3981	2748	1612	5692
生殖保健中心					
急救中心（站）	6824	562	6262	130	6695
采供血机构	94325	33530	58048	18381	75944
卫生监督所（中心）	43185	10696	32148	8259	34926
省　属	1728	84	1644	3	1725
地级市属	6382	1225	5122	381	6001
县级市属	14344	3658	10687	2270	12075
县　属	20731	5730	14695	5605	15126
其　他	0	0	0	0	0
计划生育技术服务机构	156606	12323	135523	11840	144765
其他卫生机构	114878	40258	69619	30943	83936
疗养院	9310	3068	5952	2811	6499
医学科学研究机构	66902	19501	47344	15867	51035
医学在职培训机构	16489	3557	10077	5500	10988
临床检验中心（所、站）	6373	4405	1770	4351	2022
其　他	15804	9727	4477	2413	13391

表 4-2-2　2013 年全省不同性质医疗卫生机构资产与负债

分　类	总资产（万元）	流动资产	固定资产	负债（万元）	净资产（万元）
总　计	14031414	6077947	6230882	5149587	8881827
按登记注册类型分					
公　立	12819824	5598545	5680659	4467084	8352740
国　有	12071480	5294394	5273429	4248350	7823130
集　体	748344	304151	407230	218734	529610
民　营	1211590	479402	550223	682504	529086
联　营	23379	12792	9937	5043	18336
私　营	714552	264255	355329	411951	302601
其　他	473660	202355	184957	265510	208150
按主办单位分					
政府办	12170692	5327196	5350366	4192062	7978631
卫生部门	11911178	5253468	5212614	4114262	7796915
社会办	1160538	503593	528754	578152	582386
个人办	700183	247159	351763	379373	320810

表 4-3-1　2013 年全省各类医疗卫生机构收入与支出

机构类别	总收入（万元）	财政补助收入	科教项目收入	上级补助收入	医疗收入/事业收入	总支出（万元）	医疗业务成本/事业支出	财政项目补助支出	总支出中：人员支出（万元）
总　计	12328375	1677203	24230	148813	10193129	11461762	9062879	453272	3623503
医　院	9050870	587927	23596	0	8271562	8358735	6774803	250480	2493314
综合医院	6598534	382717	19727	0	6072639	6126140	5040468	147240	1799690
中医医院	1152112	101102	1235	0	1032997	1089161	874495	52925	331096
中西医结合医院	238940	20627	93	0	213651	207177	166181	13234	61013
民族医院	13376	7559	101	0	5593	12721	5879	2270	5050
专科医院	1047909	75923	2440	0	946681	923536	687780	34811	296465
口腔医院	62043	4180	1001	0	54485	46973	30381	2476	19273
眼科医院	42963	162	0	0	41965	36724	27136	44	9030
耳鼻喉科医院	10350	0	0	0	10256	9658	4376	0	2713
肿瘤医院	136097	4471	288	0	127224	112372	97059	3053	28291
心血管病医院	15317	0	0	0	15316	14748	10476	0	3613
胸科医院									
血液病医院									
妇产（科）医院	64256	66	0	0	63931	55299	40480	10	15114
儿童医院	121718	3687	328	0	114713	104061	91577	1332	36985
精神病医院	200823	27978	163	0	165905	185536	129808	14958	71161
传染病医院	66950	26610	251	0	39657	53546	35372	10902	15100
皮肤病医院	1949	34	0	0	1913	1835	885	0	525
结核病医院									
麻风病医院	275	254	0	0	21	279	28	24	161
职业病医院	18700	3027	243	0	14997	16717	12462	665	6180
骨科医院	87302	1404	6	0	84531	82326	64411	658	24671
康复医院	10131	524	0	0	9562	10117	7270	57	3628
整形外科医院	158	0	0	0	129	136	54	0	76
美容医院	35609	0	5	0	35598	30324	13702	1	7357
其他专科医院	173268	3527	156	0	166480	162888	122305	631	52588
基层医疗卫生机构	2318117	672337		111271	1455620	2194115	1615823	21709	827470
社区卫生服务中心(站)	337096	123437	0	1698	204385	310161	233624	1209	105315
社区卫生服务中心	312288	120087	0	1458	183460	286586	213877	1165	95541
社区卫生服务站	24808	3349	0	240	20926	23575	19747	44	9774
卫生院	1551221	548901	0	12826	959243	1506916	1267935	20500	548075
街道卫生院	356	150	0	0	205	345	268	0	113
乡镇卫生院	1550864	548751	0	12826	959039	1506571	1267667	20500	547963
中心卫生院	798161	248419	0	5304	530054	775263	680639	8224	280935
乡卫生院	752704	300332	0	7521	428985	731308	587028	12276	267028

续表 4-3-1（1）

机构类别	总收入（万元）	财政补助收入	科教项目收入	上级补助收入	医疗收入/事业收入	总支出（万元）	医疗业务成本/事业支出	财政项目补助支出	总支出中：人员支出（万元）
村卫生室	256854	0	0	96747	151430	228220	114263	0	101659
门诊部	35348	0	0	0	29565	29358	0	0	13238
综合门诊部	16404	0	0	0	11932	13988	0	0	6421
中医门诊部	4073	0	0	0	3942	3153	0	0	811
中西医结合门诊部	952	0	0	0	721	887	0	0	455
民族医门诊部									
专科门诊部	13918	0	0	0	12971	11329	0	0	5552
诊所、卫生所、医务室	137600	0	0	0	110997	119460	0	0	59183
诊 所	128734	0	0	0	104569	110667	0	0	54583
卫生所、医务室	8866	0	0	0	6428	8793	0	0	4601
专业公共卫生机构	861744	391612	635	10116	422140	811847	593634	165693	283960
疾病预防控制中心	273459	181514	0	3401	77621	259560	230367	78334	77624
省 属	38228	13239	0	0	24055	38036	37569	13209	4541
地级市属	52535	43614	0	403	4978	45643	44018	24535	16044
县级市属	69896	51146	0	1126	16928	67420	58401	14885	20883
县 属	109513	72853	0	1870	29038	105538	87544	23128	34642
其 他	3286	662	0	2	2622	2924	2834	2576	1514
专科疾病防治院（所、站）	22117	8296	0	0	13534	20303	12632	2427	8553
专科疾病防治院	9088	484	0	0	8491	7583	6542	145	3097
传染病防治院									
结核病防治院									
职业病防治院									
其 他	9088	484	0	0	8491	7583	6542	145	3097
专科疾病防治所（站、中心）	13029	7812	0	0	5043	12721	6090	2282	5456
口腔病防治所（站、中心）	294	32	0	0	262	292	238	23	180
精神病防治所（站、中心）									
皮肤病与性病防治所(中心)	898	673	0	0	223	805	437	229	372
结核病防治所（站、中心）	670	323	0	0	346	670	521	49	299
职业病防治所（站、中心）									
地方病防治所（站、中心）									
血吸虫病防治所（站、中心）	11136	6783	0	0	4182	10923	4893	1981	4594
药物戒毒所（中心）	28	0	0	0	28	28	0	0	12
其 他	3	1	0	0	2	3	1	0	0
健康教育所（站、中心）	1364	1190	0	92	2	1337	748	233	710
妇幼保健院（所、站）	398409	95816	635	0	296041	369012	247920	56067	126673
按机构隶属关系分									
省 属	30449	8715	24	0	21267	27154	15465	8612	6867
地级市属	47531	8842	3	0	37985	43071	30610	5181	14374
县级市属	143949	27754	12	0	114562	135193	91537	15369	49665
县 属	154142	50141	596	0	100253	147543	94588	26577	49901
其 他	22339	365	0	0	21974	16050	15721	329	5866

续表 4-3-1（2）

机构类别	总收入（万元）	财政补助收入	科教项目收入	上级补助收入	医疗收入/事业收入	总支出（万元）	医疗业务成本/事业支出	财政项目补助支出	总支出中：人员支出（万元）
按机构类别分									
妇幼保健院	390994	89967	623	0	294576	361956	245852	53583	124151
妇幼保健所									
妇幼保健站	7415	5849	12	0	1465	7056	2069	2484	2523
生殖保健中心									
急救中心（站）	2582	2122	0	62	359	3047	2334	686	1476
采供血机构	53457	21330	0	0	21460	50425	39513	9495	12479
卫生监督所（中心）	41557	35837	0	1658	497	40166	19838	6034	19354
省　属	2165	2142	0	22	0	2183	1156	125	775
地级市属	7725	6980	0	374	68	7508	4206	1038	4081
县级市属	13020	11837	0	625	172	13302	6963	2473	6097
县　属	18647	14878	0	637	256	17173	7514	2399	8401
其　他	0	0	0	0	0	0	0	0	0
计划生育技术服务机构	68799	45506	0	4904	12627	67998	40282	12417	37090
其他卫生机构	97643	25327	0	27427	43807	97065	78619	15391	18759
疗养院	12627	5033	0	0	7488	12868	3904	5028	3186
医学科学研究机构	54161	8796	0	27059	17917	56013	53849	6654	6670
医学在职培训机构	7087	4669	0	342	1769	8176	6967	1555	2690
临床检验中心（所、站）	11500	0	0	0	11500	9194	5047	0	2362
其　他	12269	6830	0	26	5132	10813	8852	2155	3850

表 4-3-2　2013 年全省不同性质医疗卫生机构收入与支出

分　类	总收入（万元）	财政补助收入	上级补助收入	医疗收入/事业收入	总支出（万元）	医疗业务成本/事业支出	财政项目补助支出	总支出中：人员支出（万元）
总　计	12328375	1677203	148813	10193129	11461762	9062879	453272	3623503
按登记注册类型分								
公　立	10994424	1667572	99795	8974860	10223842	8325983	449707	3212754
国　有	10221145	1480377	49187	8455723	9480609	7759490	442151	2943939
集　体	773280	187195	50608	519136	743233	566493	7556	268815
民　营	1333951	9631	49018	1218270	1237920	736896	3565	410750
联　营	38681	615	4399	32693	30933	19512	79	12231
私　营	834375	5537	38106	748376	780029	427654	2347	272767
其　他	460894	3479	6513	437200	426958	289730	1139	125753
按主办单位分								
政府办	10321266	1627751	52132	8410466	9569288	7860634	437017	3004487
卫生部门	10167348	1571838	50283	8320510	9427176	7845176	412815	2329084
社会办	1170287	44396	63598	1020177	1111166	764440	13927	345408
个人办	836822	5056	33084	762486	781309	437805	2328	273609

表 4-3-3　2013 年市（州）及县（市、区）医疗卫生机构收入与支出

地　区	总收入（万元）	财政补助收入	上级补助收入	医疗收入/事业收入	总支出（万元）	医疗业务成本/事业支出	财政项目补助支出	总支出中：人员支出（万元）
总　计	12328375	1677203	148813	10193129	11461762	9062879	453272	3623503
成都市	4388550	469775	34626	3765734	4034817	3211159	186661	1225179
锦江区	242274	38393	74	199574	215131	166226	17911	66498
青羊区	742278	39834	16	679113	692367	560875	18455	194650
金牛区	372518	36928	126	329388	355439	263744	25409	95659
武侯区	1403948	122842	23	1228198	1202676	1005334	60914	348868
成华区	219171	15130	27112	173368	209518	172210	4609	56695
龙泉驿区	113635	27055	898	83466	110566	70885	3336	42335
青白江区	50708	7771	476	41590	50309	39537	1500	17762
新都区	167161	35304	884	127959	159296	115196	13377	47946
温江区	156943	18653	220	135920	143293	113748	7759	49531
金堂县	72743	7563	508	63200	72441	56755	599	23959
双流县	189099	44706	781	137282	187650	145341	9649	66355
郫　县	103556	14151	362	87496	100817	75350	5457	36273
大邑县	71818	10567	722	59410	69257	50759	3021	21919
蒲江县	33765	3371	181	29310	33585	28644	557	10525
新津县	52344	8224	226	43062	51527	40491	3929	18775
都江堰市	123605	10068	446	111329	122054	98140	2013	40420
彭州市	115606	11181	572	102056	110984	90532	1579	34694
邛崃市	62867	5829	429	55122	58015	44932	826	21771
崇州市	94512	12204	571	78893	89892	72461	5761	30546
自贡市	381467	50783	4987	320518	355257	279241	9688	123791
自流井区	154261	15487	506	137107	138996	117418	2124	43306
贡井区	46104	4677	794	39821	43727	29508	831	16833
大安区	45537	6884	517	37624	43428	33180	1658	15545
沿滩区	14655	4264	729	9303	14184	9933	924	5149
荣　县	55476	8659	915	44526	53459	39226	2137	18142
富顺县	65433	10811	1525	52137	61462	49976	2015	24817
攀枝花市	299028	48800	1115	245035	284020	214692	12977	86217
东　区	198792	20292	167	176064	189499	146569	6802	53678
西　区	26519	4448	49	21719	25525	19401	742	5862
仁和区	29237	8507	195	19621	27219	19023	2485	9687
米易县	27508	8540	459	18210	25161	18080	1398	9958
盐边县	16972	7014	245	9420	16616	11619	1550	7034

续表 4-3-3（1）

地　区	总收入（万元）	财政补助收入	上级补助收入	医疗收入/事业收入	总支出（万元）	医疗业务成本/事业支出	财政项目补助支出	总支出中：人员支出（万元）
泸州市	625423	65340	8454	539853	570593	460673	20052	171266
江阳区	333377	18999	627	307416	299064	252443	10330	78963
纳溪区	37304	5385	816	30473	36148	27160	502	11561
龙马潭区	27705	6091	459	20330	26535	20996	1330	10003
泸　县	66732	9670	2795	53040	61258	46239	2142	20307
合江县	64475	8079	1295	54216	60342	45071	3163	19640
叙永县	47041	8976	985	35768	42152	33199	752	13828
古蔺县	48788	8141	1478	38608	45094	35566	1833	16963
德阳市	472054	49321	6149	407551	447400	364930	9944	143360
旌阳区	175054	14581	1006	156823	163064	137253	5461	50679
中江县	84640	8242	2727	72339	80661	69785	428	23440
罗江县	23574	4621	375	18322	22705	17682	676	8005
广汉市	64111	7094	704	54852	60078	46368	961	21157
什邡市	64662	8701	686	52459	64168	47896	1129	21038
绵竹市	60014	6083	650	52757	56724	45946	1289	19042
绵阳市	724527	81527	6569	616352	692084	555777	21770	221568
涪城区	287450	27330	1392	248762	272258	223096	10465	79929
游仙区	99878	13172	561	82476	97681	78344	1111	29234
三台县	91662	10904	1033	78293	89639	69520	2419	31258
盐亭县	43542	7599	732	33623	40797	30543	3270	13282
安　县	33474	4536	616	27096	32901	27213	1097	11442
梓潼县	24451	3953	473	19475	24090	19106	1056	8534
北川县	17816	4212	608	12714	16920	13845	633	6380
平武县	10762	2392	331	7563	9488	6957	72	4146
江油市	115493	7430	823	106351	108308	87155	1648	37364
广元市	331286	46562	6115	269915	316049	254635	10507	106693
利州区	158851	13131	719	141425	143903	120114	3568	48145
昭化区	9550	2548	369	6369	9123	7433	190	3056
朝天区	13427	5267	593	7149	14083	9271	2143	4107
旺苍县	32033	4890	680	26302	31214	23945	622	12160
青川县	15882	5066	518	9819	16640	12390	1515	5659
剑阁县	44292	6132	2101	34906	43954	35391	978	15022
苍溪县	57252	9529	1135	43944	57131	46091	1492	18544

续表 4-3-3（2）

地 区	总收入（万元）	财政补助收入	上级补助收入	医疗收入/事业收入	总支出（万元）	医疗业务成本/事业支出	财政项目补助支出	总支出中：人员支出（万元）
遂宁市	340936	35967	4840	293942	311260	250340	7403	92338
船山区	174461	9483	738	161812	150877	128040	1618	44498
安居区	30531	7519	1129	21171	27892	20797	1222	9199
蓬溪县	32745	7346	1041	24094	31571	22092	1955	10978
射洪县	71446	6947	1315	61030	68997	54081	1480	19228
大英县	31752	4672	617	25835	31925	25331	1127	8436
内江市	397531	48606	6915	336311	378703	294207	12714	123740
市中区	114553	9691	658	102740	110274	89549	4379	33311
东兴区	90167	15662	928	72737	81099	63649	2572	27095
威远县	62929	7924	1446	51693	59440	44084	1421	20959
资中县	74399	8460	3094	61824	74129	53467	3498	22715
隆昌县	55483	6870	789	47317	53762	43458	843	19661
乐山市	363026	53641	4836	292761	339747	265249	13577	121216
市中区	158658	15459	970	136344	145007	118159	7041	43266
沙湾区	16065	3247	350	12244	14846	10346	237	4772
五通桥区	24162	4983	301	17838	23476	16950	588	9632
金口河区	2992	1327	156	1247	2798	1724	463	1125
犍为县	33297	4121	1058	27106	31606	26324	137	12218
井研县	26292	4660	564	20492	24562	19852	503	8990
夹江县	26323	4495	320	20983	26374	19904	1270	11553
沐川县	11898	2171	255	9040	11600	8352	490	4966
峨边县	7691	3545	153	3770	7100	5245	215	3046
马边县	7592	2479	251	4795	6640	5423	281	2298
峨眉山市	48055	7155	458	38902	45738	32970	2353	19350
南充市	678494	73777	9894	574930	609630	491842	14242	187031
顺庆区	308717	15882	406	281122	259354	221143	6149	73591
高坪区	41010	5849	633	33692	38727	28800	392	12842
嘉陵区	18306	3342	924	13592	19222	15090	135	6431
南部县	53815	9532	1484	40700	52686	40231	1689	21153
营山县	48603	9207	1499	37253	46496	34995	2447	15044
蓬安县	39570	5442	1550	31890	36208	28445	691	11018
仪陇县	68916	12001	1412	53347	62246	47334	1144	18820
西充县	33579	5251	1113	26663	30283	24192	193	9632
阆中市	65979	7272	873	56671	64408	51611	1401	18499

续表 4-3-3（3）

地　区	总收入（万元）	财政补助收入	上级补助收入	医疗收入/事业收入	总支出（万元）	医疗业务成本/事业支出	财政项目补助支出	总支出中：人员支出（万元）
眉山市	347853	45916	4575	286215	319583	257732	9607	105466
东坡区	142280	15296	1653	123163	129845	104371	5995	42533
仁寿县	115777	17052	1422	92570	106799	87804	1316	34968
彭山县	27117	3036	426	22612	23911	20058	209	8702
洪雅县	32104	5333	447	25784	29159	23447	1184	8375
丹棱县	14236	2096	379	9431	13610	9411	121	4693
青神县	16338	3104	248	12655	16259	12641	781	6195
宜宾市	511936	73448	7532	412970	486261	377032	10683	149811
翠屏区	257253	21104	894	228407	248125	200463	3110	72244
南溪区	28868	6944	789	20900	25715	19733	1034	9175
宜宾县	45899	9604	1235	34262	44168	33146	2187	14785
江安县	29313	7031	968	20219	25752	20273	672	7993
长宁县	35560	5747	528	23233	34143	23713	1158	7837
高　县	26294	5470	792	19640	23808	17955	647	7347
珙　县	29174	5392	619	21411	27804	20407	1140	10098
筠连县	17958	3686	797	13301	17338	11413	349	7152
兴文县	28590	4871	485	22856	26866	20424	230	8698
屏山县	13026	3600	425	8741	12542	9505	156	4483
广安市	314207	44338	6730	258179	298348	239444	5738	89241
广安区	94875	11202	1273	81657	87253	68680	1439	25342
前锋区	13488	3490	563	9334	13497	11467	392	4468
岳池县	63122	11443	1559	49020	59914	47537	1230	19312
武胜县	55050	6873	1366	45927	51855	42666	1273	14528
邻水县	63508	8366	1089	53521	62937	51082	1074	18494
华蓥市	24165	2965	881	18720	22893	18014	330	7097
达州市	513237	79334	8605	416275	489651	385434	10393	152539
通川区	155377	16527	502	137148	139103	113066	4629	35780
达川区	67668	12749	1527	51383	62802	45219	1144	20918
宣汉县	79931	15883	1817	60786	80874	62987	1365	27166
开江县	28236	4336	621	23047	28607	23818	134	8916
大竹县	67966	12015	1509	53345	64946	51703	1183	22059
渠　县	78877	12106	1832	63188	77926	60656	1553	27123
万源市	35182	5719	799	27378	35393	27985	384	10577
雅安市	230242	63642	2086	157379	201403	148649	15604	67415
雨城区	121221	37124	418	80471	96229	68219	10844	27835

续表 4-3-3（4）

地 区	总收入（万元）	财政补助收入	上级补助收入	医疗收入/事业收入	总支出（万元）	医疗业务成本/事业支出	财政项目补助支出	总支出中：人员支出（万元）
名山区	17326	3697	269	12927	17019	13330	388	6519
荥经县	15314	3476	309	11367	14629	11290	562	4764
汉源县	23504	6948	341	15649	21806	16289	1063	8641
石棉县	22286	3202	102	18251	22972	17249	1000	7936
天全县	16561	2545	199	13084	15052	13212	783	6126
芦山县	8081	3341	259	4126	8532	6016	645	3393
宝兴县	5949	3310	189	1504	5164	3045	319	2202
巴中市	294235	53710	8197	227532	281415	221748	7312	89686
巴州区	109129	14115	1924	91561	106148	82697	2653	31070
恩阳区	18846	7903	1511	9210	18457	13135	1322	7238
通江县	53228	7715	1311	42029	48594	40265	601	16638
南江县	45709	9798	1505	34042	45137	34966	1984	13312
平昌县	67323	14180	1946	50690	63079	50685	751	21428
资阳市	452517	48752	7332	386183	432566	345882	11221	138410
雁江区	125760	13798	2226	107326	118107	93209	3410	39101
安岳县	121795	9733	2600	103839	118108	93615	1443	39159
乐至县	54620	8344	1045	44990	48891	43427	865	17132
简阳市	150341	16876	1461	130029	147460	115631	5503	43018
阿坝州	102198	50357	1443	49099	97853	67633	11966	34638
汶川县	10978	5119	169	5636	10340	7748	964	3952
理 县	3293	2191	38	1057	3062	1408	993	1535
茂 县	10899	3692	187	6599	10013	7584	690	3191
松潘县	5083	2143	85	2624	4826	3508	0	2463
九寨沟县	7357	2771	87	4372	6303	4626	667	2792
金川县	6881	4169	84	2517	6464	3651	1100	2128
小金县	6222	2750	88	3351	5961	4500	344	2426
黑水县	2707	1579	92	1032	3151	1823	165	933
马尔康县	26286	11636	97	14422	27088	18708	4475	5448
壤塘县	3354	2368	26	947	3939	1999	295	1991
阿坝县	6249	2895	267	2953	5219	3752	63	2354
若尔盖县	5596	3287	168	2134	5413	4599	265	2599
红原县	7293	5758	55	1458	6074	3726	1945	2827
甘孜州	129218	72323	3135	49405	123714	80522	21185	53432
康定县	53868	26315	566	25979	51430	32310	11691	15433
泸定县	8496	5028	60	3345	8201	5901	978	3932

续表 4-3-3（5）

地 区	总收入（万元）	财政补助收入	上级补助收入	医疗收入/事业收入	总支出（万元）	医疗业务成本/事业支出	财政项目补助支出	总支出中：人员支出（万元）
丹巴县	5602	3102	114	2380	5460	3935	301	3015
九龙县	4425	2535	133	1732	4391	3370	186	2424
雅江县	3469	2054	101	1314	3404	2515	366	1722
道孚县	4158	2067	400	1456	3785	1283	1429	1522
炉霍县	4089	2608	177	1296	3513	2195	763	1599
甘孜县	4179	2278	61	1832	3787	3131	0	2746
新龙县	3221	2152	136	671	2792	2299	62	2153
德格县	3497	2464	190	820	3617	2474	73	2242
白玉县	5683	3557	198	1546	5720	3561	369	3206
石渠县	3252	1910	83	1002	3060	1817	403	1890
色达县	3678	2496	66	1000	3467	2601	371	1830
理塘县	4309	3005	208	1089	5216	3413	1131	2570
巴塘县	5332	3040	419	1835	4920	3856	548	2303
乡城县	4869	2067	49	899	3687	2607	60	1890
稻城县	4636	3892	122	606	4947	1440	2347	1450
得荣县	2456	1753	54	603	2320	1815	108	1506
凉山州	430410	121286	4680	286993	391407	296056	30029	140467
西昌市	178696	35229	724	136715	162831	124699	10849	55584
木里县	9420	5155	222	3906	8795	6327	711	2898
盐源县	25575	5296	1087	14349	20603	14378	1820	5137
德昌县	24130	6006	176	17421	19684	17015	1152	7003
会理县	36437	8770	228	26837	35221	28338	1129	13919
会东县	23830	5779	266	17686	21883	17796	1020	6178
宁南县	19017	7647	66	11127	18382	11165	4749	6009
普格县	7643	3493	370	3679	7450	5154	1043	2734
布拖县	7298	3680	190	3423	6627	5533	172	2882
金阳县	8646	3669	25	4756	7828	5982	744	3079
昭觉县	11818	4119	96	4979	10287	6791	2200	3872
喜德县	8732	3960	166	4439	7569	6090	321	3176
冕宁县	20378	5028	341	14349	18833	13659	1805	7873
越西县	13478	6826	138	6199	12607	9069	969	6435
甘洛县	12292	5785	97	6296	10924	9008	524	4985
美姑县	8016	5032	70	2494	8041	5604	26	3305
雷波县	15004	5815	421	8338	13844	9451	796	5400

表 4-3-4　2013 年全省各类政府办医疗机构收入与支出

指　标	医院	综合医院	中医医院	社区卫生服务中心	乡镇卫生院	妇幼保健院
机构数（个）	553	303	140	284	4504	172
总收入（万元）	7614607.20	5550751.90	1101086.70	277244.60	1542713.30	368691.20
财政补助收入	563521.30	360783.40	101073.90	114210.10	547727.50	89638.40
科教项目收入	23452.40	19590.50	1235.10	—	—	622.70
上级补助收入	—	—	0.00	1167.10	12805.50	0.00
医疗收入	6884627.70	5067995.20	982729.40	155114.60	952263.30	272601.90
门诊收入	2054099.10	1433186.00	309870.90	109287.50	411374.10	158128.40
挂号收入	24987.80	14877.10	4814.90	1013.00	4994.00	2257.30
检查收入	491706.80	374472.90	62159.40	7513.70	45951.10	33737.30
治疗收入	231039.60	143848.20	36700.10	13725.90	29357.90	17492.10
手术收入	42776.30	29377.00	3683.00	917.80	8660.00	8399.20
药品收入	899997.00	609281.90	157087.50	62255.30	208078.40	48723.90
西药收入	672015.80	500575.30	60588.20	50162.60	157239.90	46626.90
中药收入	227981.20	108706.60	96499.30	12092.70	50838.50	2097.00
住院收入	4830528.60	3634809.20	672858.50	45827.10	540889.20	114473.50
床位收入	197940.00	135715.80	29963.50	2447.70	37127.60	9066.40
检查收入	432965.60	326447.10	56887.80	2859.70	36675.00	8444.80
治疗收入	795349.90	552248.00	130044.10	8899.00	72209.60	19843.10
手术收入	274832.70	206304.60	38762.00	1377.00	21928.40	17049.70
药品收入	1719809.10	1305334.40	244264.40	23034.50	253671.80	25754.10
西药收入	1566760.90	1242031.40	169312.60	20541.10	225847.40	25228.10
中药收入	153048.20	63303.00	74951.80	2493.40	27824.40	526.00
门诊和住院药品收入中：基本药物收入	813375.80	605264.40	142681.90	—	—	16006.20
其他收入	143005.80	102382.80	16048.30	6752.80	29917.00	5828.20
总支出（万元）	6972812.30	5102713.90	1041143.00	251636.60	1498327.70	345941.80
财政项目补助支出	241309.50	138753.20	52914.30	1165.30	20479.70	53253.90
科教项目支出	16876.20	13909.90	984.60	—	—	119.50
管理费用	860837.10	611953.80	131733.30	—	—	46245.40
医疗业务成本	5784592.70	4297982.60	836980.80	—	—	230166.40
药品费	2273967.20	1662113.50	348030.90	—	—	63229.20
基本药物经费	638559.00	482740.70	104290.80	—	—	16296.20
其他支出	69196.80	40114.40	18530.00	2654.30	18757.20	16156.60
总支出中：人员经费	2093444.90	1498401.60	316399.30	92739.30	589383.80	118320.20
离退休费	167457.40	120430.80	23198.70	6166.00	43582.00	8656.60
职工人均年业务收入（元）	312440.64	324295.82	255959.02	123036.94	103214.65	173109.99
医师人均年业务收入（元）	1190821.57	1256287.78	882468.37	359865.27	284582.71	617361.64
门诊病人次均医药费用（元）	183.99	185.83	141.78	74.53	45.68	144.24
挂号费	2.24	1.93	2.20	0.69	0.55	2.06
药　费	80.61	79.00	71.88	42.46	23.10	44.44
检查费	44.04	48.56	28.44	5.12	5.10	30.77
治疗费	20.69	18.65	16.79	9.36	3.26	15.96
出院病人人均医药费用（元）	7086.16	7205.22	5425.58	2183.14	1169.83	2661.39
床位费	290.37	269.03	241.61	116.60	80.30	210.78
药　费	2522.88	2587.54	1969.62	1097.33	548.64	598.76
检查费	635.14	647.11	458.71	136.23	79.32	196.33
治疗费	1166.74	1094.71	1048.61	423.94	156.17	461.33
手术费	403.17	408.95	312.56	65.60	47.43	396.39
出院病人日均医药费用（元）	669.27	741.22	522.70	264.60	198.29	485.03

表 4-3-5 2013 年全省公立医院收入与支出

指　标	医院	三级医院	二级医院	一级医院
机构数（个）	695	96	353	52
总收入（万元）	8099584.00	5050987.10	2776155.10	52339.70
财政补助收入	585325.90	286357.10	249393.90	5976.00
科教项目收入	23520.90	22664.60	738.50	0.00
医疗收入	7336394.20	4644145.60	2477823.70	44479.20
门诊收入	2201187.30	1383461.60	734035.80	12760.30
挂号收入	26479.00	15562.00	9792.20	218.00
检查收入	514100.60	321102.40	181955.00	2146.40
治疗收入	253941.40	158357.60	80288.60	1819.80
手术收入	46889.20	30318.90	13926.60	355.90
药品收入	974528.40	618583.00	314818.60	6023.30
西药收入	733693.20	472853.00	230074.90	5043.90
中药收入	240835.20	145730.00	84743.70	979.40
住院收入	5135206.90	3260684.00	1743787.90	31718.90
床位收入	210284.70	121251.10	78688.70	2227.60
检查收入	461457.60	302690.70	149825.60	2523.80
治疗收入	848704.10	507713.40	309866.00	7622.90
手术收入	292204.50	183522.20	103563.90	1295.70
药品收入	1840323.60	1163641.40	631531.50	10699.30
西药收入	1670938.60	1072758.60	559089.80	8919.40
中药收入	169385.00	90882.80	72441.70	1779.90
门诊和住院药品收入中：基本药物收入	883836.30	462704.10	386858.90	7147.50
其他收入	154343.00	97819.80	48199.00	1884.50
总支出（万元）	7450860.00	4547448.20	2647848.70	50435.40
财政项目补助支出	247793.20	141697.60	86575.50	1460.50
科教项目支出	16972.80	15483.90	1320.50	14.60
管理费用	934383.40	509238.50	386907.40	7944.70
医疗业务成本	6155138.00	3846192.60	2135846.00	38146.90
药品费	2438515.50	1522522.40	847075.80	14373.50
基本药物支出	6960102.00	4056632.00	2666208.00	59032.00
其他支出	96572.60	34835.60	37199.30	2868.70
总支出中：人员经费	2223486.50	1285999.90	848096.90	17996.00
离退休费	176077.30	97590.20	71236.00	1155.60
职工人均年业务收入（元）	306274.42	394040.77	233387.48	137049.07
医师人均年业务收入（元）	1156013.64	1530851.43	868974.75	492183.65
门诊病人次均医药费用（元）	185.07	229.21	142.47	86.43
挂号费	2.23	2.58	1.90	1.48
药费	81.93	102.49	61.10	40.80
检查费	43.22	53.20	35.32	14.54
治疗费	21.35	26.24	15.58	12.33
出院病人人均医药费用（元）	7093.04	10035.67	4741.05	3315.24
床位费	290.46	373.18	213.94	232.83
药费	2541.96	3581.43	1717.02	1118.28
检查费	637.39	931.62	407.35	263.79
治疗费	1172.28	1562.63	842.47	796.74
手术费	403.61	564.84	281.57	135.43
出院病人日均医药费用（元）	661.98	864.30	503.60	244.11

表 4-4-1　2009—2013 年全省卫生部门综合医院收入与支出

指　标	2009	2010	2011	2012	2013
机构数（个）	267	259	267	267	273
平均每所医院总收入（万元）	9217.25	11663.54	14120.06	17611.17	20151.62
财政补助收入	750.36	916.01	974.36	1178.90	1285.63
科教项目收入	0.00	0.00	0.00	53.35	71.74
医疗收入	8323.80	10563.46	12894.55	16118.57	18423.43
门诊收入	2573.34	3111.68	3769.04	4522.94	5212.70
药品收入	1134.46	1377.84	1657.01	1989.01	2214.09
住院收入	5750.46	7451.78	9125.51	11595.64	13210.72
药品收入	2242.15	2862.73	3404.66	4325.97	4744.55
其他收入	131.74	176.24	206.96	260.34	370.82
平均每所医院总支出（万元）	8443.35	10645.15	13238.30	16189.54	18521.29
财政项目补助支出	240.46	354.30	346.99	384.32	486.66
科教项目支出	—	—	—	45.72	50.72
管理费用	—	—	—	2329.04	2210.39
医疗业务成本	—	—	—	13314.04	15645.33
药品费	—	—	—	5463.73	0.00
其他支出	64.14	80.29	101.43	116.42	128.20
职工人均年业务收入（元）	212931.61	240794.20	270021.74	310510.66	328457.24
医师人均年业务收入（元）	745929.00	864812.34	984937.69	1176057.55	1275786.51
门诊病人次均医药费用（元）	126.82	143.08	156.44	170.44	186.67
挂号费	1.93	1.96	1.81	2.00	1.93
药　费	55.91	63.35	68.77	74.95	79.29
检查费	31.53	36.21	39.69	44.66	48.94
治疗费	15.07	16.75	18.21	16.86	18.71
出院病人人均医药费用（元）	4962.16	5680.74	6252.96	6782.12	7216.88
床位费	232.63	247.83	255.70	255.90	267.49
药　费	1934.78	2182.36	2332.93	2530.19	2591.90
检查费	383.98	448.81	529.67	602.73	649.56
治疗费	1133.76	1336.11	1489.27	1038.97	1092.77
手术费	435.10	459.68	470.27	410.20	410.89
出院病人日均医药费用（元）	504.00	570.43	627.80	691.79	751.39

表 4-4-2　2013 年全省卫生部门办五级综合医院收入与支出

指　标	合计	中央属	省属	地级市属	县级市属	县属
机构数（个）	273	1	7	49	62	154
平均每所医院总收入（万元）	20151.62	483050.10	111074.91	39764.69	12540.05	9836.78
财政补助收入	1285.63	17686.40	5216.76	2454.57	834.30	810.21
科教项目收入	71.74	12665.20	668.76	35.10	4.99	1.36
医疗收入	18423.43	435606.40	102560.14	36650.30	11521.67	8869.22
门诊收入	5212.70	104357.80	33370.81	9678.27	3423.84	2588.32
挂号收入	53.91	646.90	177.37	93.09	47.64	34.50
检查收入	1366.58	43506.40	7787.30	2400.56	799.70	700.32
治疗收入	522.50	14112.10	2646.40	955.67	427.17	238.27
手术收入	106.49	3695.30	580.50	177.93	69.15	53.94
药品收入	2214.09	7599.30	18119.73	4468.84	1431.64	1053.73
西药收入	1819.86	6350.20	15892.54	3593.28	1188.80	840.58
中药收入	394.23	1249.10	2227.19	875.57	242.85	213.15
住院收入	13210.72	331248.60	69189.33	26972.03	8097.83	6280.90
床位收入	489.66	12440.60	2134.03	860.57	357.73	272.40
检查收入	1189.05	22658.90	5945.09	2646.81	820.38	518.04
治疗收入	2000.35	28176.60	9727.41	4288.28	1399.70	992.99
手术收入	752.14	28299.80	3333.76	1385.74	499.34	356.10
药品收入	4744.55	101510.10	27562.14	9633.73	2837.09	2291.33
西药收入	4517.24	97092.40	27217.39	9082.26	2702.82	2162.25
中药收入	227.31	4417.70	344.76	551.47	134.27	129.08
其他收入	370.82	17092.10	2629.26	624.73	179.10	155.99
平均每所医院总支出（万元）	18521.29	425465.60	99521.36	35715.96	11945.20	9373.45
财政项目补助支出	486.66	8736.00	3193.46	866.51	282.94	271.21
科教项目支出	50.72	7050.30	636.97	27.78	2.76	5.22
管理费用	2210.39	13868.60	8483.27	4117.66	1778.15	1416.71
医疗业务成本	15645.33	394846.90	86763.13	30436.58	9784.84	7603.46
药品费	6041.17	93437.40	39980.43	11636.99	3866.79	3025.88
基本药物支出	1758.33	0.00	8718.80	3589.93	1323.40	1045.68
其他支出	128.20	963.80	444.53	267.43	96.50	76.85
平均每所医院人员支出（万元）	5437.93	129052.40	24913.93	10100.80	3673.49	2976.69
职工人均年业务收入（元）	328457.24	461748.78	502508.56	371839.64	261809.27	253055.62
医师人均年业务收入（元）	1275786.51	1922286.62	2234676.18	1394682.57	980864.39	987483.27
门诊病人次均医药费用（元）	186.67	253.95	332.43	199.05	158.53	142.95
挂号费	1.93	1.57	1.77	1.91	2.21	1.91
药　费	79.29	18.49	180.50	91.91	66.29	58.20
检查费	48.94	105.87	77.57	49.37	37.03	38.68
治疗费	18.71	34.34	26.36	19.65	19.78	13.16
出院病人人均医药费用（元）	7216.88	19735.62	14238.20	9041.51	5600.29	4538.74
床位费	267.49	741.20	439.15	288.48	247.40	196.84
药　费	2591.90	6047.92	5671.91	3229.40	1962.07	1655.77
检查费	649.56	1350.01	1223.42	887.26	567.36	374.35
治疗费	1092.77	1678.75	2001.77	1437.51	968.00	717.56
手术费	410.89	1686.09	686.04	464.52	345.33	257.32

表 4-5-1 2009—2013 年全省医院门诊病人次均医药费用和出院病人人均医药费用

医院类别	年份	门诊病人次均医药费用（元）			占门诊医药费比例（%）		出院病人人均医药费用（元）			占出院医药费比例（%）	
			药费	检查治疗费	药费	检查治疗费		药费	检查治疗费	药费	检查治疗费
合　计	**2009**	**116.52**	**52.56**	**40.75**	**45.11**	**34.97**	**4539.63**	**1760.55**	**1773.74**	**38.78**	**39.07**
	2010	136.51	61.29	48.42	44.90	35.47	5059.05	1931.36	1981.53	38.18	39.17
	2011	152.41	67.53	53.48	44.30	35.09	5603.61	2089.64	2201.18	37.29	39.28
	2012	165.67	73.06	58.16	44.10	35.11	5981.09	2239.17	1910.00	37.44	31.93
	2013	182.60	78.47	64.08	42.97	35.09	6368.03	2312.98	2003.25	36.32	31.46
公立医院	2009	118.93	54.54	41.54	45.86	34.93	4802.85	1862.20	1876.92	38.77	39.08
	2010	136.85	63.04	48.86	46.06	35.70	5405.07	2067.13	2118.47	38.24	39.19
	2011	152.26	69.56	54.01	45.68	35.47	6064.70	2264.13	2398.01	37.33	39.54
	2012	167.26	75.92	58.35	45.39	34.88	6628.14	2464.87	2092.98	37.19	31.58
	2013	185.07	81.93	64.57	44.27	34.89	7093.04	2541.96	2213.28	35.84	31.20
三级医院	2009	169.10	75.76	61.15	44.80	36.16	8023.01	3010.30	3315.10	37.52	41.32
	2010	188.76	84.05	69.57	44.53	36.86	8741.40	3255.21	3624.27	37.24	41.46
	2011	198.64	88.83	72.60	44.72	36.55	9060.94	3312.72	3772.14	36.56	41.63
	2012	211.27	95.16	73.92	45.04	34.99	9609.24	3495.76	2968.85	36.38	30.90
	2013	229.21	102.49	79.44	44.71	34.66	10035.67	3581.43	3059.09	35.69	30.48
二级医院	2009	99.36	45.99	34.59	46.29	34.81	3492.52	1400.69	1293.93	40.11	37.05
	2010	112.25	52.23	39.97	46.53	35.61	3838.51	1510.93	1421.24	39.36	37.03
	2011	123.62	57.17	43.11	46.24	34.87	4225.83	1627.64	1558.73	38.52	36.89
	2012	131.45	59.51	46.19	45.27	35.14	4545.70	1753.86	1481.24	38.58	32.59
	2013	142.47	61.10	50.90	42.89	35.73	4741.05	1717.02	1531.39	36.22	32.30
一级医院	2009	49.01	25.95	14.58	52.94	29.75	1974.73	882.55	613.04	44.69	31.04
	2010	64.06	35.57	17.56	55.53	27.41	2331.16	1011.44	721.45	43.39	30.95
	2011	75.28	39.14	22.93	51.98	30.45	2514.43	1004.24	922.00	39.94	36.67
	2012	69.31	33.77	22.28	48.72	32.15	2973.63	1074.43	1060.22	36.13	35.65
	2013	86.43	40.80	26.86	47.20	31.08	3315.24	1118.28	1195.95	33.73	36.07

注：①按当年价格计算；②出院病人检查治疗费中含手术费。

表 4-5-2　2009—2013 年全省卫生部门办五级综合医院门诊病人次均医药费用和出院病人人均医药费用

医院类别	年份	门诊病人次均医药费用（元）	药费	检查治疗费	占门诊医药费比例（%）药费	检查治疗费	出院病人人均医药费用（元）	药费	检查治疗费	占出院医药费比例（%）药费	检查治疗费
合　计	2009	126.82	55.91	46.60	44.09	36.74	4962.16	1934.78	1952.83	38.99	39.35
	2010	143.08	63.35	52.96	44.28	37.01	5680.74	2182.36	2244.61	38.42	39.51
	2011	156.44	68.77	57.90	43.96	37.01	6252.96	2332.93	2489.21	37.31	39.81
	2012	170.44	74.95	61.52	43.98	36.09	6782.12	2530.19	2051.89	37.31	30.25
	2013	186.67	79.29	67.65	42.47	36.24	7216.88	2591.90	2153.22	35.91	29.84
卫生部属	2009	160.40	15.45	96.68	9.63	60.27	13593.40	4846.74	6666.17	35.66	49.04
	2010	177.80	13.30	108.92	7.48	61.26	14994.82	5201.30	7443.93	34.69	49.64
	2011	188.99	11.73	119.40	6.21	63.18	16577.96	5346.53	8611.94	32.25	51.95
	2012	206.32	12.91	120.97	6.26	58.64	18630.14	5844.73	4442.26	31.37	23.84
	2013	253.95	18.49	140.21	7.28	55.21	19735.62	6047.92	4714.84	30.64	23.89
省　属	2009	216.51	109.43	70.11	50.54	32.38	9300.13	3712.04	3329.43	39.91	35.80
	2010	248.67	129.54	79.76	52.09	32.08	10529.30	4347.05	3703.40	41.29	35.17
	2011	265.04	140.74	82.78	53.10	31.23	11940.96	4879.84	4197.08	40.87	35.15
	2012	300.84	163.87	95.40	54.47	31.71	13137.72	5355.87	3611.58	40.77	27.49
	2013	332.43	180.50	103.94	54.30	31.27	14238.20	5671.91	3911.22	39.84	27.47
地级市属	2009	143.96	67.66	50.69	47.00	35.21	6140.47	2358.49	2412.22	38.41	39.28
	2010	159.85	76.48	55.47	47.84	34.70	6972.58	2574.25	2773.24	36.92	39.77
	2011	171.66	79.81	60.38	46.49	35.18	7490.37	2711.53	3007.49	36.20	40.15
	2012	180.14	85.33	62.06	47.37	34.45	8440.27	3071.68	2678.91	36.39	31.74
	2013	199.05	91.91	69.03	46.17	34.68	9041.51	3229.40	2789.29	35.72	30.85
县级市属	2009	108.48	48.56	39.73	44.76	36.62	3537.67	1364.26	1427.18	38.56	40.34
	2010	126.34	56.21	48.54	44.49	38.42	4523.27	1750.72	1832.56	38.70	40.51
	2011	140.51	62.14	52.94	44.23	37.67	5342.79	1994.12	2239.07	37.32	41.91
	2012	149.91	65.02	53.97	43.37	36.00	5427.21	2011.95	1908.46	37.07	35.16
	2013	158.53	66.29	56.81	41.81	35.83	5600.29	1962.07	1880.69	35.04	33.58
县　属	2009	93.27	41.37	33.33	44.35	35.74	3007.40	1240.32	1082.50	41.24	35.99
	2010	104.03	46.23	37.11	44.44	35.68	3344.54	1360.91	1190.97	40.69	35.61
	2011	117.60	52.26	42.35	44.44	36.01	3788.02	1480.42	1338.19	39.08	35.33
	2012	133.40	57.27	47.28	42.94	35.45	4203.76	1639.12	1252.91	38.99	29.80
	2013	142.95	58.20	51.84	40.71	36.26	4538.74	1655.77	1349.23	36.48	29.73

注：① 按当年价格计算；② 出院病人检查治疗费中含手术费。

表 4-5-3　2013年市（州）及县（市、区）医院门诊病人次均医药费用和出院病人人均医药费用

地　区	门诊病人次均医药费用	药费	检查治疗费	出院病人次均医药费用	药费	检查治疗费
总　计	**182.60**	**78.47**	**64.08**	**6368.03**	**2312.98**	**2003.25**
成都市	236.04	98.16	83.04	8759.90	3282.32	2678.16
锦江区	222.38	112.47	74.27	10756.96	4298.99	2974.50
青羊区	287.14	144.98	92.74	12223.57	4794.86	3577.55
金牛区	257.88	145.38	62.27	9752.01	3898.69	3133.84
武侯区	313.59	85.62	132.60	13501.82	4520.36	4136.47
成华区	256.74	126.90	67.37	8069.94	3709.18	2262.55
龙泉驿区	174.01	74.86	61.23	5089.16	2119.91	1545.60
青白江区	131.42	47.88	51.01	4750.67	2381.01	1348.31
新都区	159.61	76.59	58.19	5909.03	2738.47	1815.88
温江区	207.76	112.92	61.34	8634.22	3033.41	2952.91
金堂县	147.43	68.02	55.43	3964.69	1513.84	1329.60
双流县	172.07	75.15	54.77	5762.92	2375.91	1536.67
郫　县	115.61	47.78	40.98	4183.12	1299.79	1316.99
大邑县	108.03	49.18	35.39	4643.81	1861.15	1435.49
蒲江县	119.64	50.87	43.45	4925.85	2070.03	1539.47
新津县	128.80	58.66	47.89	3765.55	1478.67	1252.88
都江堰市	142.29	64.86	53.97	5582.47	2139.04	1820.39
彭州市	154.37	71.97	41.33	5270.74	2048.34	1567.06
邛崃市	110.75	31.91	44.76	3880.45	992.71	1540.29
崇州市	179.69	91.77	48.46	5872.94	2303.95	1849.53
自贡市	124.52	57.27	45.39	5658.30	1774.21	2267.24
自流井区	143.05	58.77	56.90	7087.38	2183.91	2855.93
贡井区	116.65	68.32	35.25	6793.01	1684.94	3091.97
大安区	92.94	60.19	22.82	5479.43	2048.08	2255.15
沿滩区	88.14	25.64	41.45	2839.15	1355.06	698.17
荣　县	103.48	46.37	32.85	4211.22	1363.83	1584.52
富顺县	123.63	59.69	47.56	3489.67	1244.15	1228.19
攀枝花市	189.08	101.72	55.62	6458.14	2191.02	2146.90
东　区	219.83	120.46	64.31	8206.71	2798.67	2687.23
西　区	169.58	82.05	61.01	5436.37	1892.44	1819.26
仁和区	171.00	112.22	36.29	5330.01	1576.72	2115.27
米易县	122.14	47.56	34.24	3194.08	1070.07	886.76
盐边县	99.19	44.61	40.90	2015.49	735.20	833.58

续表 4-5-3（1）

地　区	门诊病人次均医药费用	药费	检查治疗费	出院病人次均医药费用	药费	检查治疗费
泸州市	206.45	101.37	69.77	6748.71	2435.38	1966.90
江阳区	269.93	139.58	91.22	11671.55	4070.91	3425.20
纳溪区	125.25	54.34	55.07	3008.93	1346.67	826.47
龙马潭区	119.19	48.85	41.11	3345.90	1292.58	1128.02
泸　县	158.75	57.96	48.64	3721.09	1380.65	1026.50
合江县	122.68	69.91	36.23	4889.71	1799.76	1713.24
叙永县	154.45	70.94	51.17	3468.04	1223.28	888.04
古蔺县	176.35	68.83	63.68	3296.24	1307.75	764.45
德阳市	146.69	63.08	52.89	5830.80	2103.47	1955.28
旌阳区	186.14	80.77	69.16	7757.84	2687.39	2413.16
中江县	112.92	59.09	33.90	4690.26	1912.00	1337.67
罗江县	117.03	42.98	51.29	4236.60	1240.16	1565.62
广汉市	137.92	54.60	52.58	4512.22	1900.79	1504.89
什邡市	120.26	49.75	48.81	5187.32	1729.47	2297.49
绵竹市	132.36	53.14	38.00	5398.80	1910.82	1872.25
绵阳市	155.93	71.33	49.44	6401.46	2188.05	1997.58
涪城区	181.37	85.58	55.59	8421.80	3086.80	2249.17
游仙区	202.04	101.94	54.45	8845.04	3212.08	2841.97
三台县	101.11	48.69	34.47	4786.19	1410.83	1815.82
盐亭县	137.17	45.86	55.54	5439.84	1710.93	1805.05
安　县	111.80	57.91	21.78	3518.69	1338.91	838.57
梓潼县	133.82	53.82	54.32	4307.43	1445.05	1615.30
北川县	116.46	45.79	46.65	3992.94	1507.01	1299.09
平武县	104.70	30.05	51.44	3004.68	724.64	1059.57
江油市	144.55	60.60	49.33	4977.79	1430.94	1917.87
广元市	152.63	63.94	55.73	5668.21	2073.04	1880.40
利州区	166.57	72.11	63.01	6705.24	2325.40	2352.34
昭化区	57.95	22.00	24.06	2790.16	1060.81	781.03
朝天区	147.29	70.67	57.78	4200.42	1452.97	1187.88
旺苍县	95.01	40.90	30.26	5313.52	2012.70	1617.89
青川县	135.94	54.59	49.58	4259.76	1624.69	982.80
剑阁县	148.21	54.22	59.84	4060.77	1682.84	1129.40
苍溪县	192.88	76.50	59.10	4922.71	2015.03	1643.81

续表 4-5-3（2）

地　区	门诊病人次均医药费用	药费	检查治疗费	出院病人次均医药费用	药费	检查治疗费
遂宁市	152.14	63.90	51.93	5589.11	1818.57	1865.86
船山区	186.75	80.54	64.06	7702.21	2346.98	2626.53
安居区	81.78	34.97	24.49	2974.68	856.21	1123.65
蓬溪县	117.77	41.53	53.61	3588.63	1462.69	1011.58
射洪县	123.84	54.52	37.01	4388.40	1583.49	1452.82
大英县	122.99	42.83	42.39	3575.84	1372.68	1029.06
内江市	190.87	81.03	60.75	5415.22	1765.67	1861.71
市中区	211.46	92.72	55.86	7089.55	2286.61	2205.92
东兴区	244.68	100.21	84.19	5150.96	1487.19	2206.95
威远县	136.72	62.53	49.58	4347.85	1732.88	1405.24
资中县	242.10	107.37	80.97	4793.05	1589.85	1542.63
隆昌县	136.26	45.75	46.68	4826.12	1531.88	1602.53
乐山市	141.67	65.57	48.62	4841.44	1739.69	1644.70
市中区	210.71	101.85	73.00	7114.39	2484.61	2567.38
沙湾区	102.07	38.58	30.31	2460.89	1115.14	811.50
五通桥区	80.11	38.07	26.28	3342.58	1306.18	1176.78
金口河区	111.78	52.75	27.02	2185.94	732.13	547.79
犍为县	130.96	54.96	53.39	4208.78	1695.83	1342.88
井研县	121.25	60.74	35.58	3779.66	1401.95	776.67
夹江县	134.67	60.82	55.40	4195.56	1352.26	1595.38
沐川县	147.64	53.14	43.88	3515.84	1303.98	917.36
峨边县	121.43	49.13	43.32	2259.00	920.35	778.18
马边县	53.09	26.09	16.34	2062.98	1101.86	623.54
峨眉山市	102.89	46.34	31.58	4085.32	1350.58	1352.35
南充市	192.97	86.01	66.04	6085.03	2167.62	1725.59
顺庆区	270.69	124.32	93.91	9972.00	3576.60	2863.32
高坪区	134.32	51.71	57.10	3796.79	1227.13	1237.62
嘉陵区	119.97	28.27	66.76	1740.90	362.59	815.00
南部县	155.73	51.32	64.79	4341.27	1379.58	1375.69
营山县	120.17	60.04	40.22	3689.49	1364.26	937.40
蓬安县	91.41	34.94	28.34	3169.30	1105.33	1029.78
仪陇县	152.42	67.53	38.64	4290.22	1552.62	1215.92
西充县	124.97	47.04	41.07	4048.40	1509.96	497.56
阆中市	154.74	76.06	49.59	5303.56	1964.67	1510.98

续表 4-5-3（3）

地 区	门诊病人次均医药费用	药费	检查治疗费	出院病人次均医药费用	药费	检查治疗费
眉山市	137.28	59.50	44.63	5192.84	1848.43	1729.35
东坡区	135.60	58.18	45.12	5825.45	2058.90	2093.03
仁寿县	158.63	74.30	40.74	6099.22	2139.50	1896.74
彭山县	134.62	56.82	41.45	3531.11	1120.44	1125.09
洪雅县	112.59	48.36	43.46	3980.64	1609.33	1178.06
丹棱县	152.33	54.30	65.02	3647.05	1419.92	980.09
青神县	114.32	43.06	51.85	3208.66	1143.13	987.70
宜宾市	135.57	52.19	54.45	5184.71	1886.11	1416.44
翠屏区	155.90	61.82	62.75	8790.49	3212.88	2270.88
南溪区	127.06	51.19	40.99	2730.27	1115.01	626.64
宜宾县	108.99	43.60	28.45	4215.09	1358.09	1305.48
江安县	142.49	56.29	44.45	3065.80	1251.08	775.92
长宁县	118.56	25.20	59.81	3103.96	1125.97	897.94
高 县	111.87	53.45	40.60	2771.21	931.28	898.69
珙 县	77.23	28.76	36.13	2329.00	731.56	814.95
筠连县	116.24	40.55	53.11	2297.96	840.21	965.81
兴文县	144.92	47.78	66.27	2931.11	1047.74	869.44
屏山县	145.77	44.98	83.95	3276.46	1280.08	992.68
广安市	173.57	83.47	59.54	4522.84	1729.95	1444.10
广安区	192.74	103.08	55.90	5530.70	2051.30	1923.19
前锋区	95.25	28.95	34.33	2261.17	427.99	538.74
岳池县	142.72	67.44	52.68	4504.93	1485.28	1440.26
武胜县	146.37	76.80	52.87	4376.95	1757.49	1275.85
邻水县	198.54	77.61	76.39	4056.63	1651.09	1177.30
华蓥市	222.67	87.94	82.21	3222.97	1546.94	1067.53
达州市	149.84	54.61	60.61	6003.59	2294.42	1813.60
通川区	180.26	68.37	68.72	8511.73	3602.44	2153.29
达川区	214.76	72.45	96.28	5895.58	1908.64	2637.97
宣汉县	115.50	41.42	45.71	4596.21	1730.49	1354.03
开江县	170.85	73.31	61.69	4319.23	1697.94	1226.81
大竹县	132.09	40.57	66.59	4695.87	1316.34	1838.76
渠 县	123.66	43.02	48.14	4823.86	1696.89	1480.50
万源市	120.02	48.87	49.57	4875.58	2074.80	1320.07
雅安市	123.71	50.86	46.79	4190.63	1482.89	1507.68
雨城区	174.55	75.28	65.68	6026.47	2209.39	1983.38

续表 4-5-3（4）

地　区	门诊病人次均医药费用	药费	检查治疗费	出院病人次均医药费用	药费	检查治疗费
名山区	127.50	57.05	49.86	3464.59	1437.24	1418.31
荥经县	120.42	58.42	44.21	3393.62	1401.17	1183.15
汉源县	128.14	48.79	50.52	2315.66	838.26	760.33
石棉县	100.21	34.00	42.63	2739.77	1006.68	888.18
天全县	58.24	18.96	20.16	3888.83	622.62	2491.60
芦山县	89.57	34.99	22.86	2820.23	1106.30	791.74
宝兴县	73.73	25.53	29.80	1823.33	887.02	438.46
巴中市	131.75	50.18	48.87	5271.34	2015.08	1676.96
巴州区	157.28	58.86	53.84	5628.88	1977.57	1988.21
恩阳区	45.27	16.04	17.76	3117.49	1046.48	1008.78
通江县	227.64	93.84	97.72	5402.24	2033.69	1701.18
南江县	89.31	32.86	34.15	5142.34	2208.77	1345.93
平昌县	91.28	34.61	35.08	4818.55	2055.84	1338.37
资阳市	157.07	71.65	56.87	5558.47	1926.26	1952.87
雁江区	163.58	65.11	68.83	5524.89	1762.37	1966.37
安岳县	152.56	75.58	51.86	5937.39	2095.02	2003.70
乐至县	134.64	75.04	38.32	4054.87	1418.76	1744.09
简阳市	162.27	74.09	55.43	6151.89	2242.49	2018.98
阿坝州	131.49	43.73	57.96	3425.17	1240.17	1057.69
汶川县	111.51	32.01	55.24	3129.59	1215.16	1262.72
理　县	202.63	34.23	28.77	1484.68	504.96	375.49
茂　县	123.44	43.11	54.47	2912.74	1280.22	1129.83
松潘县	166.18	42.44	88.73	2244.74	879.97	592.17
九寨沟县	102.39	30.09	41.67	2039.96	555.41	880.13
金川县	112.47	26.50	60.91	3362.84	594.76	1276.81
小金县	155.72	29.55	104.80	3030.11	1539.74	871.36
黑水县	137.67	54.90	62.14	2535.14	1071.88	838.66
马尔康县	184.20	63.84	84.50	6090.51	2120.54	1688.48
壤塘县	45.10	17.59	15.95	2784.58	1193.68	854.25
阿坝县	128.40	41.06	48.23	3308.92	1128.47	563.91
若尔盖县	139.14	102.50	15.24	2822.31	955.92	606.99
红原县	90.16	28.18	46.35	2022.58	584.37	341.82
甘孜州	92.93	43.14	33.08	3871.13	1858.54	1061.26
康定县	122.18	58.07	46.58	5447.57	2616.73	1606.38
泸定县	76.25	29.88	38.14	2679.20	1193.40	779.68

续表 4-5-3（5）

地 区	门诊病人次均医药费用	药费	检查治疗费	出院病人次均医药费用	药费	检查治疗费
丹巴县	121.44	46.07	61.15	2041.46	956.93	551.27
九龙县	117.09	31.26	52.53	2839.90	1318.29	1014.73
雅江县	55.46	26.10	16.94	3144.54	1907.89	644.78
道孚县	127.16	10.37	60.69	2311.62	1364.40	444.22
炉霍县	75.18	42.54	18.59	2385.84	1479.53	188.86
甘孜县	113.88	49.71	37.82	3236.90	1173.88	905.47
新龙县	41.13	19.09	8.41	3439.34	1547.79	560.66
德格县	48.23	40.77	5.40	2545.09	859.72	948.90
白玉县	86.72	46.73	30.36	2375.93	849.68	579.83
石渠县	95.58	61.78	9.64	2754.91	1727.58	508.11
色达县	85.34	50.95	23.46	2622.03	963.06	618.73
理塘县	107.18	59.03	15.99	2297.07	1246.90	351.18
巴塘县	60.31	23.98	21.51	3791.04	2026.95	851.99
乡城县	100.08	50.06	24.33	1723.72	860.29	306.83
稻城县	37.74	13.04	7.38	2040.57	821.27	313.60
得荣县	75.60	51.85	10.28	1881.83	872.89	354.52
凉山州	123.99	55.08	45.53	4140.55	1668.37	1223.68
西昌市	174.63	81.67	65.27	7139.68	2894.44	2306.28
木里县	163.95	98.49	46.96	4138.74	2458.99	761.78
盐源县	135.47	58.64	33.25	3619.78	1534.30	777.62
德昌县	109.44	52.37	38.18	3411.25	971.17	1162.38
会理县	92.35	43.47	36.01	3900.74	1608.91	1249.37
会东县	126.01	44.97	53.89	3108.59	1334.03	821.08
宁南县	90.59	34.44	39.57	2967.57	686.35	1078.13
普格县	119.15	41.03	39.14	1749.48	408.78	540.47
布拖县	74.02	10.28	28.44	3626.71	1546.92	697.60
金阳县	100.65	35.28	3.65	3421.14	1902.56	591.50
昭觉县	155.46	17.54	66.35	2311.85	1070.61	471.89
喜德县	111.43	37.35	51.03	2804.22	1302.55	388.86
冕宁县	65.31	29.45	18.26	2565.98	1074.47	615.80
越西县	97.76	21.98	50.69	1896.23	806.42	552.74
甘洛县	70.05	25.65	35.52	2016.61	787.64	542.92
美姑县	64.49	23.17	29.93	1661.78	629.97	198.82
雷波县	70.15	28.61	21.45	2298.81	1115.19	525.39

注：① 按当年价格计算；② 出院病人检查治疗费中含手术费。

表 4-5-4　2013年市（州）及县（市、区）综合医院门诊病人次均医药费用和出院病人人均医药费用

地　区	门诊病人次均医药费用	药费	检查治疗费	住院病人人均医药费用	药费	检查治疗费
总　计	177.92	76.47	63.42	6374.25	2355.21	1921.34
成都市	216.34	91.57	79.01	8618.46	3287.31	2486.13
锦江区	233.42	110.97	88.75	9738.57	3695.43	3001.21
青羊区	317.28	176.92	100.53	14417.82	5842.69	4056.05
金牛区	228.01	116.55	63.73	8574.02	3687.02	2560.04
武侯区	237.25	48.21	113.42	13823.24	4620.25	3661.11
成华区	221.55	117.00	70.43	8118.54	3748.59	2280.49
龙泉驿区	182.39	75.76	63.99	5024.35	2067.64	1580.36
青白江区	139.41	50.48	55.24	4926.59	2455.91	1435.87
新都区	164.24	76.74	60.79	5671.32	2631.57	1783.50
温江区	223.94	121.94	65.43	9139.08	3193.71	3124.65
金堂县	172.41	77.72	65.65	4016.63	1513.25	1351.47
双流县	170.79	75.04	53.39	6054.10	2436.81	1599.00
郫　县	122.57	50.71	40.74	4115.98	1455.17	1037.14
大邑县	107.17	52.25	32.34	3978.13	1732.42	1033.54
蒲江县	133.67	50.40	53.15	5515.45	2188.45	1655.13
新津县	135.68	61.92	50.06	3676.43	1517.80	1083.86
都江堰市	154.25	66.24	63.13	5866.90	2217.40	1944.93
彭州市	149.95	63.61	34.45	4986.46	1826.46	1473.79
邛崃市	115.23	31.03	47.22	3860.93	965.40	1506.68
崇州市	181.97	87.07	51.91	5883.20	2387.76	1814.58
自贡市	124.79	52.13	48.53	5672.84	1815.23	2184.62
自流井区	143.80	59.15	57.44	7317.52	2248.32	2945.22
贡井区	105.86	46.33	42.64	6183.95	1883.82	2423.09
大安区	73.21	32.52	29.56	3609.85	1598.61	1174.75
沿滩区	88.14	25.64	41.45	2839.15	1355.06	698.17
荣　县	94.51	36.20	31.91	3938.79	1324.65	1396.22
富顺县	121.17	57.01	46.53	3460.19	1232.76	1171.38
攀枝花市	186.98	100.42	53.86	6485.35	2250.64	2119.99
东　区	221.25	127.18	59.69	8233.94	2846.21	2714.56
西　区	169.58	82.05	61.01	5436.37	1892.44	1819.26
仁和区	165.05	80.60	57.56	3369.50	1233.12	1161.68
米易县	126.75	47.09	32.28	3300.34	1134.90	847.63
盐边县	84.19	40.24	29.94	2054.45	757.40	729.36

续表 4-5-4（1）

地 区	门诊病人次均医药费用	药费	检查治疗费	住院病人人均医药费用	药费	检查治疗费
泸州市	213.93	107.52	66.61	6721.99	2426.04	1910.98
江阳区	297.89	162.99	87.28	12038.79	4173.17	3407.63
纳溪区	119.39	53.53	50.54	2840.44	1263.18	737.89
龙马潭区	89.44	34.60	22.82	3363.85	1119.27	1145.57
泸 县	163.44	56.10	49.43	3959.32	1477.29	1096.18
合江县	117.82	67.43	34.85	4689.04	1738.79	1663.63
叙永县	191.74	84.89	69.01	4326.73	1513.64	1144.23
古蔺县	168.36	56.21	67.35	3143.50	1289.61	750.03
德阳市	153.56	67.34	56.52	5999.68	2239.54	1903.65
旌阳区	198.37	89.12	73.55	8524.13	3012.54	2501.11
中江县	117.21	59.57	35.83	4563.12	1916.13	1213.63
罗江县	134.63	47.04	60.21	4626.20	1327.79	1679.13
广汉市	145.75	57.57	54.35	4561.42	2049.30	1366.53
什邡市	123.54	50.59	50.30	5154.40	1771.81	2284.21
绵竹市	135.49	59.67	46.91	5545.69	2132.52	1687.49
绵阳市	154.39	70.19	47.16	6111.55	2151.96	1801.25
涪城区	180.64	86.94	51.39	8657.75	3342.76	2180.39
游仙区	200.12	100.30	38.14	5319.09	2169.49	1565.12
三台县	98.80	47.12	37.68	4657.49	1421.04	1589.07
盐亭县	126.54	37.98	51.89	4661.03	1449.93	1364.07
安 县	119.88	61.15	19.70	3532.19	1351.91	830.00
梓潼县	140.39	57.63	57.90	4527.29	1458.79	1575.17
北川县	121.07	46.37	48.06	3637.47	1374.94	1011.96
平武县	102.65	25.86	52.73	3044.17	647.04	1116.79
江油市	145.40	59.72	50.05	5019.63	1451.60	1921.79
广元市	167.24	69.50	63.92	5969.42	2207.81	1926.70
利州区	184.88	78.15	74.01	7435.23	2677.73	2469.93
昭化区	83.84	31.23	36.16	3283.70	1194.39	957.67
朝天区	168.94	81.61	67.65	4369.00	1511.79	1226.49
旺苍县	102.85	43.81	33.24	4568.14	1759.43	1408.44
青川县	148.41	54.37	51.39	4062.76	1573.75	698.87
剑阁县	232.64	82.99	79.90	4248.86	1781.45	1180.12
苍溪县	166.38	69.09	61.55	4875.76	1851.53	1695.60

续表 4-5-4（2）

地　　区	门诊病人次均医药费用	药费	检查治疗费	住院病人人均医药费用	药费	检查治疗费
遂宁市	155.68	65.53	52.92	5772.57	1867.82	1896.88
船山区	190.81	81.72	63.76	7857.14	2395.35	2672.15
安居区	85.12	35.85	25.93	2898.81	885.53	1029.50
蓬溪县	117.16	48.73	47.03	3721.68	1396.17	1115.08
射洪县	124.03	52.90	42.22	4241.53	1588.16	1224.19
大英县	119.80	43.46	43.77	3636.82	1433.63	1029.25
内江市	193.83	79.64	65.92	5303.43	1756.89	1825.36
市中区	211.43	96.61	58.53	6998.60	2305.41	2086.41
东兴区	244.68	100.21	84.19	5150.96	1487.19	2206.95
威远县	139.10	60.65	53.87	4299.26	1737.33	1377.28
资中县	268.81	99.18	97.51	4769.31	1709.10	1402.74
隆昌县	136.93	44.41	52.75	4808.80	1500.75	1701.92
乐山市	137.89	60.94	44.57	4756.78	1729.56	1555.01
市中区	211.26	96.51	64.97	7981.73	2731.84	2856.27
沙湾区	102.07	38.58	30.31	2460.89	1115.14	811.50
五通桥区	88.54	40.99	30.42	3147.49	1300.72	1130.17
金口河区	111.78	52.75	27.02	2185.94	732.13	547.79
犍为县	133.57	53.04	56.76	4095.08	1526.33	1388.40
井研县	121.25	54.33	39.83	3970.13	1427.00	823.68
夹江县	171.37	76.71	69.16	4647.87	1847.16	1231.24
沐川县	147.64	53.14	43.88	3515.84	1303.98	917.36
峨边县	163.61	62.58	48.27	2601.01	841.80	977.61
马边县	53.09	26.09	16.34	2062.98	1101.86	623.54
峨眉山市	97.49	43.96	27.94	3792.32	1317.26	1168.09
南充市	205.05	90.58	71.10	6463.88	2352.88	1776.27
顺庆区	284.49	131.50	99.60	10611.58	3909.96	2963.94
高坪区	142.31	55.30	61.15	4033.17	1227.41	1375.63
嘉陵区	115.32	28.71	64.91	1620.05	361.44	713.33
南部县	157.24	50.61	67.47	4389.88	1380.19	1363.66
营山县	134.59	58.86	51.50	3465.34	1532.13	659.83
蓬安县	94.10	34.81	29.84	3148.27	1077.22	1060.37
仪陇县	164.34	75.27	39.26	4329.23	1545.96	1201.67
西充县	129.07	47.44	40.42	4296.78	1589.80	429.63
阆中市	155.15	72.15	50.76	5477.02	2091.21	1501.98

续表 4-5-4（3）

地　区	门诊病人次均医药费用	药费	检查治疗费	住院病人人均医药费用	药费	检查治疗费
眉山市	152.30	64.55	45.34	5467.97	2029.86	1711.24
东坡区	159.75	69.86	46.91	6211.60	2311.23	2102.64
仁寿县	170.00	73.05	40.63	6644.77	2431.09	1988.93
彭山县	154.57	65.97	41.53	3815.36	1205.45	1167.79
洪雅县	102.09	40.21	39.07	3839.07	1663.46	1073.77
丹棱县	172.24	59.08	80.94	3959.81	1497.54	1026.36
青神县	116.42	43.86	51.28	3286.19	1221.62	863.42
宜宾市	141.03	54.62	56.53	5861.11	2146.62	1555.16
翠屏区	156.32	62.95	62.81	9180.02	3365.33	2329.76
南溪区	152.46	60.11	51.72	2835.52	1110.67	675.99
宜宾县	99.59	33.80	26.98	5072.76	1834.50	1315.09
江安县	160.20	67.10	44.94	3087.45	1202.87	814.63
长宁县	194.55	45.35	83.88	3107.34	1183.88	851.63
高　县	105.62	49.37	43.21	2748.11	926.96	855.84
珙　县	65.59	19.62	32.50	2209.42	737.91	803.67
筠连县	126.10	44.04	59.03	2321.61	843.20	1015.55
兴文县	121.53	37.32	49.44	2806.52	956.16	812.64
屏山县	149.61	45.97	87.11	3365.94	1316.48	1002.94
广安市	172.02	80.06	60.08	4546.27	1784.88	1383.03
广安区	200.49	101.68	59.65	5898.25	2174.38	1938.87
前锋区	95.25	28.95	34.33	2261.17	427.99	538.74
岳池县	141.32	66.00	52.35	4542.57	1547.05	1307.87
武胜县	137.48	66.00	53.94	4156.18	1701.94	1239.09
邻水县	184.56	74.99	70.47	4065.90	1811.26	1061.54
华蓥市	222.67	87.94	82.21	3222.97	1546.94	1067.53
达州市	156.68	56.07	64.50	6129.46	2346.77	1801.70
通川区	197.74	77.02	77.27	9344.23	3957.18	2386.42
达川区	223.41	51.61	118.10	5858.20	2023.98	2582.00
宣汉县	121.61	43.10	47.05	4618.86	1766.81	1308.32
开江县	188.45	81.66	66.80	4383.05	1738.94	1123.52
大竹县	135.07	42.28	66.64	4951.16	1412.97	1613.70
渠　县	128.00	43.47	49.16	5039.13	1759.21	1534.16
万源市	130.94	49.99	57.68	5041.11	2080.35	1356.93
雅安市	140.47	57.62	53.27	4227.85	1592.82	1390.21
雨城区	179.44	76.50	68.91	5735.94	2176.49	1835.45

续表 4-5-4（4）

地　区	门诊病人次均医药费用	药费	检查治疗费	住院病人人均医药费用	药费	检查治疗费
名山区	144.44	57.30	61.30	3754.55	1295.77	1839.38
荥经县	101.78	54.45	28.65	3420.49	1488.66	927.80
汉源县	132.87	43.78	57.34	2366.72	750.77	871.75
石棉县	126.98	38.78	56.73	2893.88	1172.73	860.02
天全县	76.17	33.75	22.94	2328.31	615.21	1076.85
芦山县	89.57	34.99	22.86	2820.23	1106.30	791.74
宝兴县	93.30	26.53	39.81	1829.91	892.83	437.38
巴中市	142.87	53.99	51.76	5701.75	2134.88	1790.49
巴州区	202.94	74.11	69.24	7065.83	2386.28	2475.57
恩阳区	45.27	16.04	17.76	3117.49	1046.48	1008.78
通江县	231.18	101.53	94.80	5596.63	2222.37	1668.41
南江县	92.69	32.14	34.77	5194.92	2102.58	1406.19
平昌县	92.85	34.84	32.63	4745.91	1942.03	1347.38
资阳市	162.47	73.72	57.15	5490.03	1991.30	1843.58
雁江区	173.95	73.09	66.84	5338.56	1906.00	1731.19
安岳县	155.50	68.21	58.98	5707.15	2196.65	1782.96
乐至县	139.17	79.84	36.42	3965.90	1361.15	1686.25
简阳市	165.55	75.15	55.53	6600.63	2381.19	2121.98
阿坝州	143.92	38.85	71.29	3651.88	1282.63	1156.88
汶川县	130.63	38.45	68.71	3609.38	1418.74	1500.71
理　县	202.63	34.23	28.77	1484.68	504.96	375.49
茂　县	122.96	42.15	61.03	2861.94	1126.86	1224.17
松潘县	174.22	40.56	101.55	2320.72	893.09	635.28
九寨沟县	102.98	23.70	41.54	2315.61	606.80	1058.41
金川县	121.32	20.93	71.56	3806.61	607.33	1501.96
小金县	171.21	24.45	124.10	3640.82	1873.20	1142.00
黑水县	128.81	48.61	59.82	2535.14	1071.88	838.66
马尔康县	193.54	60.22	94.13	6269.19	2170.62	1749.11
壤塘县	48.86	15.23	20.64	2535.67	863.16	888.30
阿坝县	149.92	33.11	63.05	3408.47	1155.39	581.74
若尔盖县	116.94	34.98	37.54	2688.03	807.76	608.57
红原县	151.86	22.35	98.12	2022.58	584.37	341.82
甘孜州	97.35	38.50	39.61	3994.54	1885.27	1123.41
康定县	125.81	48.65	56.51	5519.03	2630.51	1642.08
泸定县	75.76	28.07	39.05	2758.24	1220.88	808.62

续表 4-5-4（5）

地　区	门诊病人次均医药费用	药费	检查治疗费	住院病人人均医药费用	药费	检查治疗费
丹巴县	126.59	37.58	73.66	2057.09	947.82	563.38
九龙县	117.09	31.26	52.53	2839.90	1318.29	1014.73
雅江县	57.78	24.27	19.62	3210.37	1902.87	681.93
道孚县	129.90	4.87	64.97	2311.62	1364.40	444.22
炉霍县	109.69	68.15	28.05	2181.48	1318.79	167.11
甘孜县	111.99	47.83	37.05	3408.06	1199.12	895.28
新龙县	35.23	15.85	6.39	3446.49	1551.66	559.04
德格县	38.50	15.25	16.96	2545.09	859.72	948.90
白玉县	55.14	26.48	13.41	2395.94	658.84	719.32
石渠县	100.67	57.50	12.35	3029.59	1857.99	581.85
色达县	131.74	71.55	40.95	2622.03	963.06	618.73
理塘县	111.07	59.60	17.10	2467.78	1315.37	386.00
巴塘县	56.92	22.75	25.06	4342.43	2336.85	1045.29
乡城县	112.23	46.72	29.93	1612.09	596.58	360.09
稻城县	36.78	12.70	7.67	2040.57	821.27	313.60
得荣县	76.89	50.23	11.55	2000.00	742.59	516.38
凉山州	132.65	57.34	49.25	4172.99	1728.20	1183.41
西昌市	180.79	83.95	66.70	7377.74	3151.05	2257.56
木里县	172.03	100.79	51.01	4138.74	2458.99	761.78
盐源县	156.63	60.31	41.53	3827.97	1672.30	768.44
德昌县	112.09	51.42	42.63	3377.96	872.03	1206.53
会理县	110.15	48.40	45.00	4058.64	1612.18	1314.43
会东县	121.21	45.71	50.31	3235.54	1392.34	842.04
宁南县	107.38	36.57	50.80	3131.35	764.46	1060.20
普格县	119.15	41.03	39.14	1749.48	408.78	540.47
布拖县	74.02	10.28	28.44	3626.71	1546.92	697.60
金阳县	100.65	35.28	3.65	3421.14	1902.56	591.50
昭觉县	155.46	17.54	66.35	2311.85	1070.61	471.89
喜德县	111.43	37.35	51.03	2804.22	1302.55	388.86
冕宁县	73.12	32.55	21.32	2656.48	1093.54	620.76
越西县	97.76	21.98	50.69	1896.23	806.42	552.74
甘洛县	70.05	25.65	35.52	2016.61	787.64	542.92
美姑县	64.49	23.17	29.93	1661.78	629.97	198.82
雷波县	72.21	28.57	21.95	2419.19	1155.75	554.61

注：① 按当年价格计算；② 出院病人检查治疗费中含手术费。

表 4-6-1　2013 年全省卫生部门办综合医院 30 种疾病出院病人人均医药费用

疾病名称（ICD-10）	出院人数（人）	出院者平均住院日（日）	出院病人人均医药费用（元）	综合服务费	诊断费	治疗费	药品费	耗材费	其他
内　科									
病毒性肝炎	11217	15.47	8979.56	1129.88	1838.64	663.52	4398.63	351.53	597.37
浸润性肺结核	12140	13.99	7697.72	1210.78	1778.15	540.00	3379.27	402.69	386.83
急性心肌梗塞	5468	9.75	23064.10	2252.16	3438.25	3441.78	5378.31	7136.45	1417.14
充血性心力衰竭	772	11.79	7478.21	1091.08	2050.74	337.48	3134.19	285.57	579.15
细菌性肺炎	8855	10.97	7937.33	1288.30	1866.04	365.25	3618.75	359.93	439.06
慢性肺源性心脏病	9815	11.94	9196.44	1587.38	1920.37	480.76	4415.01	418.10	374.81
急性上消化道出血	5825	8.89	8511.51	1168.72	1821.23	393.77	3429.37	404.92	1293.52
原发性肾病综合症	4688	14.62	7539.24	1005.20	2013.29	316.02	3695.66	230.71	278.36
甲状腺机能亢进	4952	7.86	4309.66	484.40	1657.45	397.00	1319.78	175.49	275.53
脑出血	23483	15.85	18477.97	3172.48	3105.15	2002.81	7372.73	1713.31	1111.49
脑梗塞	57953	13.70	9347.10	1344.67	2180.27	780.61	4173.84	369.65	498.06
再生障碍性贫血	2591	9.59	9817.41	939.34	1884.44	286.83	3883.08	185.34	2638.38
急性白血病	3664	16.90	21713.39	2038.88	2845.15	567.08	12165.86	455.47	3640.95
外　科									
结节性甲状腺肿	3009	9.13	9467.65	839.41	1929.35	2758.26	2100.66	1148.58	691.38
急性阑尾炎	39691	7.06	5819.57	707.74	1003.36	1071.34	2115.52	573.08	348.54
急性胆囊炎	6182	7.95	5643.71	712.48	1262.02	611.88	2275.57	420.29	361.48
腹股沟疝	27597	7.03	6021.44	674.03	842.57	1421.05	1040.15	1516.27	527.37
胃恶性肿瘤	10379	15.38	18626.87	2020.67	3039.66	2106.41	7306.11	2721.74	1432.28
肺恶性肿瘤	14007	15.44	14613.53	1616.95	3082.93	1542.02	6161.94	1186.15	1023.54
食管恶性肿瘤	11311	15.97	19068.90	2237.86	2887.97	2591.10	7310.99	2860.12	1180.86
心肌梗塞冠状动脉搭桥	208	27.51	90857.99	7955.89	12467.39	13423.42	26470.47	18183.07	12357.75
膀胱恶性肿瘤	2717	15.71	15653.96	1673.33	2637.88	2377.45	5692.17	2062.40	1210.73
前列腺增生	15801	12.23	9312.13	1180.05	1749.27	1413.39	3145.34	1244.97	579.11
颅内损伤	47113	14.67	13668.76	2031.73	2429.12	1387.10	5376.83	1511.29	932.69
腰椎间盘突出症	20071	13.33	6699.48	906.58	1141.55	1421.21	1727.11	857.00	646.03
儿　科									
支气管肺炎	76467	6.91	2355.53	573.07	390.30	142.69	954.19	151.47	143.81
感染性腹泻	2620	5.37	1966.85	356.20	490.35	128.23	757.25	117.94	116.87
妇产科									
子宫平滑肌瘤	14461	9.19	8381.60	879.44	1594.59	2297.36	1996.27	897.32	716.62
剖宫产	85194	6.73	5877.83	1022.73	824.78	1472.83	1333.26	753.50	470.73
眼　科									
老年性白内障	28685	5.19	5404.23	458.33	783.75	1418.31	446.92	1877.37	419.55

表 4-6-2　2013 年全省卫生部门办五级综合医院 30 种疾病出院病人人均医药费用及平均住院日

疾病名称（ICD-10）	出院病人人均医药费用（元）					出院者平均住院日（日）				
	中央属	省属	地级市属	县级市属	县属	中央属	省属	地级市属	县级市属	县属
内　科										
病毒性肝炎	17618.96	11960.86	9045.56	6957.68	5241.84	16.47	14.54	17.45	14.30	13.80
浸润性肺结核	13575.70	10422.17	8633.61	7185.28	4983.14	15.53	13.21	15.76	14.77	11.78
急性心肌梗塞	23287.29	47027.80	28870.44	11916.29	7232.28	7.71	12.23	11.65	9.16	7.55
充血性心力衰竭	5461.42	9748.97	7796.31	6951.54	7503.91	9.00	7.38	10.80	12.64	11.83
细菌性肺炎	31613.48	17817.76	8543.64	5480.01	3955.86	18.08	14.84	11.11	10.36	9.35
慢性肺源性心脏病	14282.88	62070.47	11898.43	9184.27	6008.20	12.21	20.52	13.72	11.54	11.08
急性上消化道出血	14959.86	15956.27	10089.67	7626.50	6500.82	13.24	11.24	9.34	9.32	7.96
原发性肾病综合症	7974.93	8299.21	8648.68	5859.77	4873.19	12.18	12.54	17.76	13.98	13.00
甲状腺机能亢进	8903.52	4422.56	4466.06	3790.70	3732.75	11.11	6.09	8.53	7.97	8.29
脑出血	36217.51	30238.78	24312.26	15849.19	12493.06	14.29	17.59	19.28	15.22	13.62
脑梗塞	17495.46	17817.90	12205.52	7566.06	6076.54	14.55	14.92	15.09	15.78	11.34
再生障碍性贫血	20690.61	17133.15	10133.08	6229.80	5013.75	14.04	10.14	11.60	7.17	6.18
急性白血病	47548.10	23926.23	18515.87	12327.86	7358.60	31.85	12.87	18.03	16.00	10.11
外　科										
结节性甲状腺肿	11260.57	11830.46	9767.54	7561.02	5900.16	9.25	9.27	9.34	8.93	8.10
急性阑尾炎	7501.28	8712.75	7692.27	5005.65	4506.47	5.23	6.40	7.59	6.78	7.08
急性胆囊炎	15716.72	11202.61	8136.79	4868.04	4186.93	8.38	9.90	8.84	8.08	7.23
腹股沟疝	5770.56	9489.20	7068.09	5538.01	4897.89	2.17	6.38	7.77	7.57	7.60
胃恶性肿瘤	26627.03	36586.79	22267.08	13085.80	8498.90	15.97	17.92	16.19	16.17	13.07
肺恶性肿瘤	19421.78	23817.72	15060.96	10566.71	6736.74	15.74	14.15	16.94	16.20	13.65
食管恶性肿瘤	23879.77	39334.33	21620.56	15005.50	8669.71	15.91	17.29	17.03	16.76	13.48
心肌梗塞冠状动脉搭桥	56716.85	141103.37	120187.34	84218.82	6806.25	21.82	33.32	33.50	29.25	8.00
膀胱恶性肿瘤	16103.58	24737.21	16794.00	12573.31	9215.92	13.00	14.69	17.19	15.54	15.98
前列腺增生	10774.03	12810.81	11283.44	7894.66	7621.23	10.63	11.39	12.92	11.56	12.21
颅内损伤	35496.91	32934.25	17643.70	11810.53	9136.56	14.55	18.91	17.71	13.44	12.92
腰椎间盘突出症	12458.05	17034.17	8790.24	4858.45	4283.93	11.28	17.08	15.49	13.25	11.35
儿　科										
支气管肺炎	3877.48	5125.00	2968.75	2005.63	1923.21	3.81	7.74	7.49	6.66	6.58
感染性腹泻	111590.01	3186.02	2577.05	1792.02	1415.58	20.50	4.99	5.70	5.36	5.24
妇产科										
子宫平滑肌瘤	11547.00	13908.81	10256.83	7219.19	6110.50	8.43	10.43	9.19	9.54	8.85
剖宫产	52374.22	10782.96	7650.16	5281.85	4580.53	13.50	6.91	7.04	6.72	6.54
眼　科										
老年性白内障	2798.02	8331.90	7271.90	4425.54	4213.84	1.99	4.69	5.99	5.75	5.35

五、医疗服务

简要说明

1. 本部分主要介绍全省及 21 个市（州）、183 个县（市、区）医疗卫生机构门诊、住院和床位利用情况，包括诊疗人次数、住院人数、病床使用率、平均住院日、医生人均工作量、住院病人疾病分类等。

2. 本部分数据来源于四川省卫生统计数据采集及决策支持系统年报数据库。

3. 本章涉及医疗卫生机构的统计口径和指标解释与"医疗卫生机构"章一致。医师工作负担指标（医师日均负担诊疗人次、住院床日）按卫生部统一口径计算，医师为执业（助理）医师总数。

主要指标解释

总诊疗人次数：指所有诊疗工作的总人次数，统计界定原则为：① 按挂号数统计，包括门诊、急诊、出诊、单项健康检查、健康咨询指导人次。患者 1 次就诊多次挂号，按实际诊疗次数统计，不包括根据医嘱进行的各项检查、治疗、处置工作量；② 未挂号就诊、本单位职工就诊及外出诊不收取挂号费的，按实际诊疗人次统计。预约诊疗人次数包括网上、电话、院内登记、双向转诊等预约诊疗人次之和。

急诊抢救成功率：即急诊抢救成功人次数/急诊人次数×100%。

急诊病死率：即急诊室死亡人数/急诊人次数×100%。

观察室病死率：即观察室死亡人数/观察室留观人次数×100%。

出院人数：指所有住院后出院的人数。包括治愈、好转、未愈、死亡及其他人数。统计界定原则为① "死亡"包括已办住院手续后死亡、未办理住院手续而实际上已收容入院的死亡者。② "其他"指正常分娩和未产出院、未治和住院经检查无病出院、无并发症的人工流产或绝育手术出院者。③ 3 日确诊人数指入院后确诊日期 − 入院日期 ≤ 3 日的出院人数。

每百门、急诊入院人数：即入院人数/（门诊人次数+急诊人次数）×100。

住院病死率：即出院人数中的死亡人数/出院人数×100%。其死亡人数包括：① 已办住院手续后死亡人数；② 虽未办理住院手续但实际已收入院后的死亡人数，不包括门、急诊室及观察室内的死亡人数。

住院病人手术人次数：指有正规手术单和麻醉单，施行手术的住院病人总人次数（包括产科手术病人人次数）。同一病人本次在院就诊期间患有同一疾病或不同疾病施行多次手术者，按实际施行的手术次数统计。

住院危重病人抢救成功率：即住院危重病人抢救成功人次数/住院危重病人抢救人次数×100%。

实际开放总床日数：指医院各科每日夜晚 12 点开放病床数总和，不论该床是否被病人占用，都应计算在内。包括消毒和小修理等暂停使用的病床数和超过半年的加床数。不包括因病房扩建或大修而停用的和临时增设病床数。

实际占用总床日数：指医院各科每日夜晚 12 点实际占用病床数（即每日夜晚 12 点住院人数）总和，包括实际占用的临时加床在内。病人入院后于当晚 12 点前死亡的或因故出院的病人，作为实际占用床位 1 天进行统计，同时亦应统计"出院者占用总床日数"1 天，入院及出院人数各 1 人。

出院者占用总床日数：指所有出院人数的住院床日数总和，包括正常分娩、未产出院、住院经检查无病出院、未治出院及健康人进行人工流产或绝育手术后正常出院者的住院床日数。

平均开放病床数：即实际开放总床日数/本年日历日数（365）。

病床使用率：即实际占用总床日数/实际开放总床日数×100%。

病床周转次数：即出院人数/平均开放床位数。

病床工作日：即实际占用总床日数/平均开放病床数。

出院者平均住院日：即出院者占用总床日数/出院人数。

医师人均每日担负诊疗人次：即诊疗人次数/平均执业（助理）医师人数/251。

医师人均每日担负住院床日：即实际占用总床日数/平均执业（助理）医师人数/365。

表 5-1-1　2009—2013 年全省医疗卫生机构诊疗人次数（万人次）

机构类别	2009	2010	2011	2012	2013
总　计	35421.58	36108.55	39040.49	42543.32	43601.91
医　院	9607.88	9855.20	11075.82	12817.80	13867.45
综合医院	6892.29	7094.06	8094.87	9043.23	9829.38
中医医院	1741.74	1789.34	1935.46	2204.06	2306.04
中西医结合医院	152.01	156.46	152.01	314.01	354.03
民族医院	41.72	39.03	40.67	43.94	44.35
专科医院	780.11	776.31	852.82	1212.56	1333.66
基层医疗卫生机构	24939.55	25276.01	26854.11	28582.64	28508.04
社区卫生服务中心	827.41	977.26	1148.75	1491.88	1652.57
政府办	633.22	884.40	1004.79	1315.85	1466.30
社区卫生服务站	311.60	322.60	375.51	415.30	405.74
政府办	55.02	52.68	40.14	32.42	28.41
卫生院	8072.87	7831.14	7841.20	8996.32	9070.45
街道卫生院	21.79	8.12	1.89	1.76	2.39
乡镇卫生院	8051.07	7823.02	7839.31	8994.55	9068.05
政府办	8020.92	7805.66	7777.80	8927.79	9006.15
中心卫生院	3486.14	3443.96	3444.66	3841.41	3897.98
乡卫生院	4564.93	4379.06	4394.65	5153.14	5170.07
村卫生室	10520.45	10863.10	12247.53	12392.63	11863.63
门诊部	149.76	143.90	170.27	216.84	228.37
诊所、卫生所、医务室	5057.46	5138.01	5070.86	5069.67	5287.29
专业公共卫生机构	872.84	948.05	1026.39	1127.67	1211.80
专科疾病防治院（所、站）	27.72	28.71	29.38	34.98	33.51
专科疾病防治院	8.52	8.45	8.60	7.86	9.24
妇幼保健院（所、站）	833.35	902.34	985.98	1079.77	1164.31
妇幼保健院	806.56	873.18	963.76	1068.91	1152.49
急救中心	11.77	17.01	11.03	12.92	13.98
其他机构	1.32	29.29	84.17	15.21	14.61
疗养院	1.32	17.70	16.01	15.21	14.61
临床检验中心	0.00	11.59	68.16	0.00	0.00

表 5-1-2 2013 年全省各类医疗卫生机构门诊服务情况

机构类别	总诊疗人次数	门、急诊人次数	观察室留观病例数	健康检查人次数	急诊病死率（%）	观察室病死率（%）
总　计	**436019115**	**418650296**	**4169422**	**27388515**	**0.07**	**0.03**
医　院	138674544	135024078	3216510	8055658	0.09	0.03
综合医院	98293791	95636448	2562351	6157592	0.10	0.04
中医医院	23060370	22525515	416071	1223808	0.07	0.03
中西医结合医院	3540302	3489981	109611	192385	0.08	0.00
民族医院	443483	421061	392	13414	0.00	0.00
专科医院	13336598	12951073	128085	468459	0.03	0.00
口腔医院	1153505	1140738	50	4646	0.00	0.00
眼科医院	521217	518298	1061	4672	0.00	0.00
耳鼻喉科医院	99048	91693	144	899	0.00	0.00
肿瘤医院	314116	311745	4544	44497	0.37	0.00
心血管病医院	116731	100393	422	1858	0.16	0.71
胸科医院						
血液病医院						
妇产（科）医院	717458	705765	7840	11155	0.01	0.00
儿童医院	2156998	2063776	62494	5773	0.02	0.00
精神病医院	2126108	2114338	33792	92348	0.09	0.00
传染病医院	683718	678674	88	11324	0.05	0.00
皮肤病医院	63815	59220	25	0	0.00	0.00
结核病医院						
麻风病医院	1532	350	0	302	0.00	
职业病医院	135038	78736	329	56302	0.04	0.00
骨科医院	1289230	1258038	4646	23164	0.04	0.02
康复医院	155826	145872	18	7132	0.01	0.00
整形外科医院	10021	6073	0	0		
美容医院	122661	110375	242	830		0.00
其他专科医院	3669576	3566989	12390	203557	0.00	0.00
基层医疗卫生机构	285080437	271653512	765333	18282457	0.02	0.01
社区卫生服务中心（站）	20583068	19017921	307846	3106946	0.01	0.00
社区卫生服务中心	16525677	15174244	236926	2671549	0.01	0.00
社区卫生服务站	4057391	3843677	70920	435397	0.03	0.00
卫生院	90704461	87588947	457487	15175511	0.03	0.02
街道卫生院	23942	23367	0	0	0.00	
乡镇卫生院	90680519	87565580	457487	15175511	0.03	0.02
中心卫生院	38979772	37703021	257255	4469878	0.04	0.03
乡卫生院	51700747	49862559	200232	10705633	0.02	0.01
村卫生室	118636274	110440757	0	0		
门诊部	2283685	2087976	0	0		
诊所、卫生所、医务室	52872949	52517911	0	0		
专业公共卫生机构	12118000	11826894	187579	1050400	0.00	0.00
专科疾病防治院(所、站）	335098	326577	1708	15040	0.00	0.00
妇幼保健院（所、站）	11643141	11360556	185871	1035360	0.00	0.00
妇幼保健院	11524906	11260221	185871	998480	0.00	0.00
急救中心（站）	139761	139761	0	0	0.00	
其他机构	146134	145812	0	0		0.00
疗养院	146134	145812	0	0		0.00
临床检验中心						

表 5-1-3　2013 年全省各类政府办医疗卫生机构门诊服务情况

机构类别	总诊疗人次数	门、急诊人次数	观察室留观病例数	健康检查人次数	急诊病死率（%）	观察室病死率（%）
总　计	230711047	223646319	3593800	24675336	0.07	0.03
医　院	111669727	109280746	2747135	6011992	0.09	0.04
综合医院	77147358	75445078	2125489	4404236	0.10	0.04
中医医院	21855475	21409113	409678	1167140	0.07	0.03
中西医结合医院	3220807	3206642	109418	190297	0.08	0.00
民族医院	443483	421061	392	13414	0.00	0.00
专科医院	9002604	8798852	102158	236905	0.02	0.00
口腔医院	836192	826184	0	0	0.00	
眼科医院	33725	33215	0	0		
耳鼻喉科医院					0.00	0.00
肿瘤医院	295053	293579	4441	44497	0.42	0.00
心血管病医院						
胸科医院						
血液病医院						
妇产（科）医院	211178	211178	0	2755	0.00	
儿童医院	2135352	2043387	62468	5773	0.02	0.00
精神病医院	2089898	2078828	33736	91948	0.08	0.00
传染病医院	683718	678674	88	11324	0.05	0.00
皮肤病医院						
结核病医院						
麻风病医院	1532	350	0	302	0.00	
职业病医院	131726	75424	329	56302	0.04	0.00
骨科医院	308808	308808	891	1878	0.03	0.00
康复医院	35674	34431	0	0	0.00	
整形外科医院						
美容医院						
其他专科医院	2239748	2214794	205	22126	0.00	0.00
基层医疗卫生机构	107377839	102982995	659314	17630402	0.02	0.02
社区卫生服务中心（站）	14947058	13794919	206161	2475890	0.01	0.00
社区卫生服务中心	14662997	13523388	205636	2419894	0.01	0.00
社区卫生服务站	284061	271531	525	55996	0.00	0.00
卫生院	90085444	86999042	453153	15154512	0.03	0.02
街道卫生院	23942	23367	0	0	0.00	
乡镇卫生院	90061502	86975675	453153	15154512	0.03	0.02
中心卫生院	38957779	37681028	257255	4469878	0.04	0.03
乡卫生院	51103723	49294647	195898	10684634	0.02	0.01
村卫生室	2227017	2070990	0	0		
门诊部	20055	20055	0	0		
诊所、卫生所、医务室	98265	97989	0	0		
专业公共卫生机构	11525648	11244745	187351	1032942	0.00	0.00
专科疾病防治院（所、站）	317381	309210	1708	15040	0.00	0.00
妇幼保健院（所、站）	11081451	10808719	185643	1017902	0.00	0.00
妇幼保健院	10963216	10708384	185643	981022	0.00	0.00
急救中心（站）	126816	126816	0	0	0.00	
其他机构	137833	137833	0	0	0.00	
疗养院	137833	137833	0	0	0.00	
临床检验中心						

表 5-1-4　2013 年市（州）及县（市、区）医疗卫生机构门诊服务情况

地　区	总诊疗人次数	门、急诊人次数	观察室留观病例数	健康检查人次数	急诊病死率（%）	观察室病死率（%）
总　计	436019115	418650296	4169422	27388515	0.07	0.03
成都市	101554559	98341917	1398248	6217171	0.05	0.03
锦江区	5321699	5115685	131763	201267	0.02	0.00
青羊区	11612948	11060025	257875	725661	0.04	0.02
金牛区	7189698	6940505	167836	481828	0.05	0.02
武侯区	19276549	18807256	276110	994415	0.04	0.08
成华区	5967016	5778008	130960	388347	0.11	0.01
龙泉驿区	3906061	3884890	54585	299885	0.03	0.03
青白江区	2221989	2080789	16521	183156	0.07	0.00
新都区	4707740	4627650	82422	215172	0.06	0.04
温江区	3581555	3464094	23600	223364	0.00	0.02
金堂县	3489673	3261119	1950	379708	0.06	0.05
双流县	6341494	6231989	113607	397189	0.08	0.00
郫　县	5500612	5244097	8887	329412	0.06	0.02
大邑县	2819869	2686477	7377	265861	0.25	0.01
蒲江县	1398953	1339461	3534	26300	0.07	0.00
新津县	2006914	1998787	13970	110193	0.12	0.00
都江堰市	4885724	4762955	10260	270075	0.03	0.10
彭州市	4449349	4326945	33523	250175	0.04	0.12
邛崃市	2906357	2816151	17220	242537	0.09	0.02
崇州市	3970359	3915034	46248	232626	0.07	0.00
自贡市	14521150	14134607	111130	508480	0.04	0.02
自流井区	2724301	2701485	62750	106735	0.00	0.00
贡井区	1205841	1139123	1907	34870	0.00	0.52
大安区	1827819	1789091	11201	48122	0.01	0.00
沿滩区	1428602	1416171	1248	116063	0.20	0.00
荣　县	2841558	2782216	25022	121907	0.17	0.02
富顺县	4493029	4306521	9002	80783	0.02	0.00
攀枝花市	7512079	7211353	88343	637793	0.05	0.01
东　区	2940651	2866413	38312	189780	0.04	0.00
西　区	755260	729926	956	45190	0.10	0.00
仁和区	1204935	1179834	19045	124826	0.07	0.01
米易县	1771434	1709583	11987	143271	0.03	0.00
盐边县	839799	725597	18043	134726	0.07	0.02
泸州市	18374837	17635929	77309	1024111	0.07	0.01
江阳区	4740837	4631888	20018	364583	0.10	0.03
纳溪区	1509328	1387738	3062	78443	0.10	0.00
龙马潭区	1175568	1153984	2696	8803	0.21	0.00
泸　县	4223297	4153484	770	56318	0.12	0.00
合江县	2912272	2726040	9298	251651	0.01	0.03
叙永县	2077829	1959345	28034	142859	0.00	0.00

续表 5-1-4（1）

地 区	总诊疗人次数	门、急诊人次数	观察室留观病例数	健康检查人次数	急诊病死率（%）	观察室病死率（%）
旌阳区	6099678	6010516	35436	225797	0.08	0.00
中江县	6751159	6591570	12288	242983	0.25	0.00
罗江县	1410441	1395979	4995	52371	0.15	0.00
广汉市	4344346	4309085	52860	188366	0.03	0.00
什邡市	3344387	3309847	69403	115580	0.02	0.00
绵竹市	4491809	4464680	17718	428975	0.06	0.01
绵阳市	29681709	28680387	226411	2264487	0.12	0.10
涪城区	6866589	6762208	109245	523888	0.06	0.12
游仙区	3306723	3224691	35544	232735	0.11	0.05
三台县	5559883	5200972	41782	721642	0.33	0.18
盐亭县	2971928	2818026	29	92848	0.00	0.00
安 县	2521695	2474092	8241	135177	0.07	0.02
梓潼县	1548523	1461411	2551	107607	0.20	0.00
北川县	904579	862667	11050	37860	0.22	0.07
平武县	724825	703810	331	73993	0.16	0.00
江油市	5276964	5172510	17638	338737	0.15	0.00
广元市	16311150	15065678	143203	1666890	0.05	0.02
利州区	3960034	3880856	76682	245749	0.06	0.00
昭化区	1296479	1183553	649	78714	0.01	0.00
朝天区	981255	874670	11767	56730	0.05	0.01
旺苍县	2664385	2607827	20792	153966	0.16	0.10
青川县	1123775	1084157	2648	115429	0.09	0.00
剑阁县	3035821	2687777	13542	449173	0.05	0.04
苍溪县	3249401	2746838	17123	567129	0.02	0.03
遂宁市	20275265	18897723	615997	683930	0.10	0.01
船山区	6507113	6374418	583914	280897	0.12	0.01
安居区	2879283	2560636	11290	70593	0.11	0.00
蓬溪县	2745969	2256252	373	133512	0.08	0.00
射洪县	5866355	5657546	15557	146529	0.05	0.01
大英县	2276545	2048871	4863	52399	0.06	0.16
内江市	14775316	14199359	103272	322349	0.08	0.04
市中区	1952833	1879243	29370	83702	0.06	0.09
东兴区	3521865	3383265	8461	49097	0.07	0.00
威远县	3338285	3168508	39440	54782	0.15	0.00
资中县	3889121	3738097	24532	59676	0.21	0.06
隆昌县	2073212	2030246	1469	75092	0.00	0.00
乐山市	15296231	14935607	141108	1022094	0.06	0.01
市中区	3583082	3538790	66361	436561	0.08	0.01
沙湾区	844968	816785	1649	100343	0.40	0.30

续表 5-1-4（2）

地 区	总诊疗人次数	门、急诊人次数	观察室留观病例数	健康检查人次数	急诊病死率（%）	观察室病死率（%）
犍为县	2298008	2213360	6828	81931	0.01	0.00
井研县	1480457	1437565	5	54463	0.22	0.00
夹江县	1212664	1195237	5531	79063	0.00	0.00
沐川县	993591	962593	1021	60843	0.00	0.00
峨边县	290878	288016	5348	22785	0.00	0.00
马边县	690549	674117	18883	48521	0.01	0.00
峨眉山市	2208128	2128432	34176	100853	0.01	0.02
南充市	31500348	29476910	55480	1878377	0.07	0.03
顺庆区	5428831	5306436	25429	263190	0.04	0.01
高坪区	2491971	2399460	6433	122062	0.08	0.03
嘉陵区	1926556	1785605	915	115963	0.33	0.55
南部县	5051929	4730650	2593	387731	0.12	0.15
营山县	3364293	3023867	4067	271758	0.06	0.00
蓬安县	3818386	3516015	4980	175041	0.07	0.04
仪陇县	3399946	3001316	5013	281893	0.03	0.06
西充县	1844369	1789914	894	84003	0.05	0.00
阆中市	4174067	3923647	5156	176736	0.11	0.00
眉山市	15092757	14809408	124786	558147	0.02	0.00
东坡区	5230281	5116787	8235	172646	0.04	0.00
仁寿县	5018722	4922172	95374	73872	0.02	0.00
彭山县	1533359	1529070	8366	128721	0.00	0.00
洪雅县	1718959	1683587	546	63330	0.00	0.00
丹棱县	649465	643990	1373	62975	0.00	0.00
青神县	941971	913802	10892	56603	0.00	0.00
宜宾市	20652959	19846269	162468	1488107	0.06	0.01
翠屏区	6157887	5872740	75582	296020	0.11	0.01
南溪区	1526899	1507232	14221	101365	0.05	0.00
宜宾县	2682324	2567263	1590	141651	0.00	0.13
江安县	1519247	1467136	4044	101995	0.06	0.00
长宁县	1695270	1660384	28709	141254	0.01	0.00
高 县	1514889	1458667	52	136459	0.03	0.00
珙 县	1703367	1659063	5339	160684	0.04	0.00
筠连县	1535414	1479394	28961	168996	0.00	0.00
兴文县	1574422	1448239	1252	152007	0.00	0.00
屏山县	743240	726151	2718	87676	0.03	0.04
广安市	12371087	11996774	17586	1362390	0.11	0.13
广安区	2826017	2750019	3550	326942	0.39	0.37
前锋区	1000999	945577	219	174490	0.15	0.00
岳池县	3132509	3062598	2055	101503	0.14	0.44
武胜县	2359579	2304644	5679	213795	0.00	0.00

续表 5-1-4（3）

地 区	总诊疗人次数	门、急诊人次数	观察室留观病例数	健康检查人次数	急诊病死率（%）	观察室病死率（%）
达州市	20441687	18973830	163748	1718224	0.10	0.06
通川区	2599480	2356152	112249	130790	0.09	0.05
达川区	2438775	2277155	10251	253732	0.03	0.00
宣汉县	3844362	3491941	3480	346109	0.13	0.03
开江县	1627711	1498477	1535	299692	0.20	0.52
大竹县	3161057	3015884	3954	217056	0.31	0.35
渠 县	4306655	4019043	30002	335167	0.02	0.08
万源市	2463647	2315178	2277	135678	0.02	0.04
雅安市	7049684	6944991	58351	561841	0.06	0.00
雨城区	2038017	1989052	15744	152430	0.05	0.00
名山区	1103063	1098275	7618	60721	0.00	0.00
荥经县	704184	694323	292	99843	0.43	0.00
汉源县	963627	958414	5052	146167	0.12	0.00
石棉县	690192	683830	4241	42319	0.00	0.00
天全县	811004	797441	16787	9172	0.00	0.00
芦山县	552848	537479	8600	46848	0.01	0.00
宝兴县	186749	186177	17	4341	0.00	0.00
巴中市	15142777	13717040	25772	1846556	0.08	0.07
巴州区	3474432	3188024	6349	416417	0.05	0.00
恩阳区	1899387	1647915	0	258848	0.02	0.00
通江县	2224824	2041263	12056	211449	0.03	0.13
南江县	4052443	3827843	3139	299623	0.10	0.00
平昌县	3491691	3011995	4228	660219	0.12	0.05
资阳市	28877579	28171155	88774	752963	0.13	0.00
雁江区	8582958	8421700	27907	121450	0.13	0.00
安岳县	9103438	8878729	27376	359163	0.04	0.00
乐至县	3266266	3118582	12592	113829	0.16	0.00
简阳市	7924917	7752144	20899	158521	0.20	0.00
阿坝州	2610717	2541714	6965	352076	0.04	0.00
汶川县	332422	319614	2356	49130	0.06	0.00
理 县	70714	70514	0	29109	0.00	0.00
茂 县	353119	348574	385	27176	0.03	0.00
松潘县	217019	214407	243	30698	0.03	0.00
九寨沟县	350647	344177	735	38977	0.04	0.00
金川县	162004	157749	0	30559	0.00	0.00
小金县	202779	196987	701	58965	0.00	0.00
黑水县	90954	89767	140	8510	0.00	0.00
马尔康县	332132	310322	1871	35102	0.07	0.00
壤塘县	57388	55326	0	0	0.00	0.00
阿坝县	103795	102049	0	25500	0.00	0.00

续表 5-1-4（4）

地 区	总诊疗人次数	门、急诊人次数	观察室留观病例数	健康检查人次数	急诊病死率（%）	观察室病死率（%）
达州市	20441687	18973830	163748	1718224	0.10	0.06
通川区	2599480	2356152	112249	130790	0.09	0.05
达川区	2438775	2277155	10251	253732	0.03	0.00
宣汉县	3844362	3491941	3480	346109	0.13	0.03
开江县	1627711	1498477	1535	299692	0.20	0.52
大竹县	3161057	3015884	3954	217056	0.31	0.35
渠 县	4306655	4019043	30002	335167	0.02	0.08
万源市	2463647	2315178	2277	135678	0.02	0.04
雅安市	7049684	6944991	58351	561841	0.06	0.00
雨城区	2038017	1989052	15744	152430	0.05	0.00
名山区	1103063	1098275	7618	60721	0.00	0.00
荥经县	704184	694323	292	99843	0.43	0.00
汉源县	963627	958414	5052	146167	0.12	0.00
石棉县	690192	683830	4241	42319	0.00	0.00
天全县	811004	797441	16787	9172	0.00	0.00
芦山县	552848	537479	8600	46848	0.01	0.00
宝兴县	186749	186177	17	4341	0.00	0.00
巴中市	15142777	13717040	25772	1846556	0.08	0.07
巴州区	3474432	3188024	6349	416417	0.05	0.00
恩阳区	1899387	1647915	0	258848	0.02	0.00
通江县	2224824	2041263	12056	211449	0.03	0.13
南江县	4052443	3827843	3139	299623	0.10	0.00
平昌县	3491691	3011995	4228	660219	0.12	0.05
资阳市	28877579	28171155	88774	752963	0.13	0.00
雁江区	8582958	8421700	27907	121450	0.13	0.00
安岳县	9103438	8878729	27376	359163	0.04	0.00
乐至县	3266266	3118582	12592	113829	0.16	0.00
简阳市	7924917	7752144	20899	158521	0.20	0.00
阿坝州	2610717	2541714	6965	352076	0.04	0.00
汶川县	332422	319614	2356	49130	0.06	0.00
理 县	70714	70514	0	29109	0.00	0.00
茂 县	353119	348574	385	27176	0.03	0.00
松潘县	217019	214407	243	30698	0.03	0.00
九寨沟县	350647	344177	735	38977	0.04	0.00
金川县	162004	157749	0	30559	0.00	0.00
小金县	202779	196987	701	58965	0.00	0.00
黑水县	90954	89767	140	8510	0.00	0.00
马尔康县	332132	310322	1871	35102	0.07	0.00
壤塘县	57388	55326	0	0	0.00	0.00
阿坝县	103795	102049	0	25500	0.00	0.00

表 5-1-5　2013 年市（州）及县（市、区）政府办医疗卫生机构门诊服务情况

地　区	总诊疗人次数	门、急诊人次数	观察室留观病例数	健康检查人次数	急诊病死率(%)	观察室病死率（%）
总　计	230711047	223646319	3593800	24675336	0.07	0.03
成都市	58882199	56890717	1082008	4613832	0.05	0.03
锦江区	2113361	2028104	107507	116283	0.02	0.00
青羊区	9229287	8813939	240583	567709	0.02	0.02
金牛区	3152244	3097293	129066	185152	0.01	0.00
武侯区	12996216	12741546	177342	550089	0.03	0.12
成华区	1813168	1673073	47976	148536	0.25	0.00
龙泉驿区	2094142	2084406	30993	174942	0.03	0.05
青白江区	1140264	1077830	14198	123675	0.07	0.00
新都区	2750588	2684748	81202	198816	0.07	0.04
温江区	2025371	1940138	22128	202681	0.00	0.02
金堂县	2372416	2223663	1883	372496	0.06	0.05
双流县	3846224	3762368	102875	360402	0.07	0.00
郫　县	3362430	3137911	6972	325129	0.06	0.01
大邑县	1257595	1214320	1090	209510	0.25	0.00
蒲江县	1007188	958083	3199	20809	0.07	0.00
新津县	1485409	1481433	13970	109508	0.12	0.00
都江堰市	2151367	2060042	5829	238268	0.04	0.17
彭州市	2047314	1946290	32949	241750	0.04	0.12
邛崃市	1583244	1534939	16504	235951	0.10	0.01
崇州市	2454371	2430591	45742	232126	0.07	0.00
自贡市	7237738	7026265	98013	462004	0.04	0.02
自流井区	1876006	1868873	53914	90031	0.00	0.00
贡井区	765432	707358	510	33820	0.00	1.96
大安区	1073846	1057312	11201	44989	0.01	0.00
沿滩区	622718	619810	1152	116063	0.20	0.00
荣　县	1137254	1114111	22246	96374	0.21	0.02
富顺县	1762482	1658801	8990	80727	0.02	0.00
攀枝花市	4086445	3825064	82018	575172	0.06	0.01
东　区	1793787	1739887	35792	140853	0.05	0.00
西　区	327738	305522	72	41286	0.12	0.00
仁和区	761105	739601	17951	118471	0.08	0.01
米易县	761562	706770	11987	140959	0.03	0.00
盐边县	442253	333284	16216	133603	0.08	0.02
泸州市	8114786	7837944	56460	952126	0.06	0.02
江阳区	3099108	3027703	15125	333599	0.11	0.04
纳溪区	560131	511142	2334	65614	0.09	0.00
龙马潭区	598332	593425	487	8493	0.07	0.00
泸　县	923643	906734	670	55318	0.12	0.00
合江县	1316679	1236405	732	250055	0.02	0.41
叙永县	809432	782501	27243	118982	0.00	0.00

续表 5-1-5（1）

地 区	总诊疗人次数	门、急诊人次数	观察室留观病例数	健康检查人次数	急诊病死率（%）	观察室病死率（%）
古蔺县	807461	780034	9869	120065	0.00	0.01
德阳市	13962051	13782051	161315	1137174	0.07	0.00
旌阳区	3483778	3414062	25581	159040	0.04	0.00
中江县	3509216	3473801	11608	236133	0.26	0.00
罗江县	818372	812554	4995	52371	0.15	0.00
广汉市	2038056	2008083	52687	155588	0.03	0.00
什邡市	1802993	1774582	52016	108251	0.02	0.00
绵竹市	2309636	2298969	14428	425791	0.06	0.01
绵阳市	18965088	18463594	193352	2107859	0.12	0.12
涪城区	4801945	4762034	78290	397348	0.05	0.17
游仙区	2336695	2279537	35544	232735	0.11	0.05
三台县	3378563	3208700	41744	697068	0.35	0.18
盐亭县	1493230	1402880	29	92848	0.00	0.00
安 县	1368687	1347391	8241	135177	0.08	0.02
梓潼县	669912	656756	1154	107542	0.19	0.00
北川县	678695	639223	11050	37860	0.22	0.07
平武县	576684	561497	331	73993	0.16	0.00
江油市	3660677	3605576	16969	333288	0.15	0.00
广元市	9009381	8837507	125385	1645973	0.05	0.02
利州区	2556244	2535914	60149	229204	0.06	0.00
昭化区	575279	544923	649	78714	0.01	0.00
朝天区	484119	474290	11767	56730	0.05	0.01
旺苍县	1491027	1490301	19792	149874	0.16	0.10
青川县	570384	564194	2648	115429	0.09	0.00
剑阁县	1647047	1633607	13257	449173	0.05	0.04
苍溪县	1685281	1594278	17123	566849	0.02	0.03
遂宁市	6609364	6510563	597773	565988	0.10	0.01
船山区	2288238	2278304	578575	202013	0.13	0.01
安居区	834458	818553	1130	67782	0.11	0.00
蓬溪县	1001646	984348	373	127506	0.01	0.00
射洪县	1886495	1840454	15557	132251	0.06	0.01
大英县	598527	588904	2138	36436	0.06	0.37
内江市	5601421	5345511	97561	310512	0.07	0.04
市中区	1295911	1235514	28976	80468	0.06	0.09
东兴区	1288084	1258443	8461	49097	0.08	0.00
威远县	1080200	993955	38658	46324	0.06	0.00
资中县	1037925	975265	19999	59676	0.11	0.07
隆昌县	899301	882334	1467	74947	0.00	0.00
乐山市	8715804	8539402	101712	914915	0.06	0.01
市中区	2268139	2242903	51617	384615	0.08	0.00
沙湾区	355895	348908	1649	62872	0.33	0.30

续表 5-1-5（2）

地 区	总诊疗人次数	门、急诊人次数	观察室留观病例数	健康检查人次数	急诊病死率(%)	观察室病死率(%)
五通桥区	798081	795026	1306	11041	0.00	0.00
金口河区	68458	65476	0	22234	0.84	0.00
犍为县	1223959	1159538	6826	79029	0.02	0.00
井研县	791057	773136	5	54463	0.22	0.00
夹江县	810297	803787	4738	78263	0.00	0.00
沐川县	464035	440575	1021	60843	0.00	0.00
峨边县	239528	236729	5348	22785	0.00	0.00
马边县	550146	535561	18883	48521	0.01	0.00
峨眉山市	1146209	1137763	10319	90249	0.01	0.06
南充市	15650464	15276244	37652	1798542	0.07	0.05
顺庆区	3189369	3140737	11764	240295	0.05	0.02
高坪区	848297	830256	5259	114952	0.10	0.04
嘉陵区	683609	681116	695	113814	0.45	0.72
南部县	2680465	2570595	2583	385984	0.12	0.15
营山县	1624660	1571993	3977	271149	0.05	0.00
蓬安县	1828398	1792316	3809	173451	0.04	0.03
仪陇县	1785850	1715701	3614	239123	0.04	0.08
西充县	1222434	1217138	894	84003	0.05	0.00
阆中市	1787382	1756392	5057	175771	0.09	0.00
眉山市	9616006	9420617	119773	525606	0.02	0.00
东坡区	3589789	3508223	4637	140556	0.04	0.00
仁寿县	3145835	3086329	95374	73872	0.02	0.00
彭山县	1018191	1016336	8366	128721	0.00	0.00
洪雅县	1086535	1057295	546	63330	0.00	0.00
丹棱县	349174	347736	1373	62524	0.00	0.00
青神县	426482	404698	9477	56603	0.00	0.00
宜宾市	9921473	9428266	151650	1409627	0.07	0.00
翠屏区	3726877	3489672	68023	241088	0.12	0.00
南溪区	597772	588902	11305	100716	0.04	0.00
宜宾县	1282517	1230134	1342	141524	0.00	0.15
江安县	593144	571040	4044	101995	0.06	0.00
长宁县	617399	606246	28674	140902	0.02	0.00
高 县	676351	658039	52	133879	0.05	0.00
珙 县	684794	658196	5339	141604	0.05	0.00
筠连县	696967	651031	28961	168766	0.00	0.00
兴文县	636793	577374	1192	151477	0.00	0.00
屏山县	408859	397632	2718	87676	0.03	0.04
广安市	5798575	5697733	14600	1325489	0.12	0.15
广安区	1303326	1284385	2989	324757	0.41	0.43
前锋区	370885	366073	219	174433	0.15	0.00
岳池县	1229765	1223291	1199	93072	0.14	0.75
武胜县	954646	951273	4490	203321	0.00	0.00

续表 5-1-5（3）

地 区	总诊疗人次数	门、急诊人次数	观察室留观病例数	健康检查人次数	急诊病死率（%）	观察室病死率（%）
邻水县	1457148	1443503	137	388661	0.07	0.00
华蓥市	482805	429208	5566	141245	0.39	0.00
达州市	10389575	9785143	157004	1649509	0.11	0.06
通川区	1958876	1783339	111174	101092	0.10	0.05
达川区	1355270	1308612	5066	231248	0.03	0.00
宣汉县	2002706	1946373	3420	344339	0.13	0.03
开江县	585516	542591	1535	299692	0.20	0.52
大竹县	1368137	1276542	3954	217056	0.31	0.35
渠 县	1920965	1797170	29578	320964	0.02	0.08
万源市	1198105	1130516	2277	135118	0.02	0.04
雅安市	4940954	4894161	52780	550946	0.06	0.00
雨城区	1357861	1341503	10173	141835	0.05	0.00
名山区	709042	706487	7618	60721	0.00	0.00
荥经县	398256	388405	292	99543	0.75	0.00
汉源县	728568	725963	5052	146167	0.12	0.00
石棉县	564870	563932	4241	42319	0.00	0.00
天全县	669227	669097	16787	9172	0.00	0.00
芦山县	353694	339875	8600	46848	0.01	0.00
宝兴县	159436	158899	17	4341	0.00	0.00
巴中市	8276465	7854620	21172	1786019	0.08	0.09
巴州区	1894478	1834742	2661	368306	0.06	0.00
恩阳区	1211095	1083607	0	258848	0.02	0.00
通江县	1306966	1275053	11909	202076	0.03	0.13
南江县	2043516	1956601	3139	299623	0.10	0.00
平昌县	1820410	1704617	3463	657166	0.12	0.06
资阳市	11888659	11622297	82218	739797	0.14	0.00
雁江区	2603959	2561257	23988	112151	0.12	0.00
安岳县	4654209	4541454	27376	357392	0.04	0.00
乐至县	1220960	1186045	10764	112717	0.16	0.00
简阳市	3409531	3333541	20090	157537	0.22	0.00
阿坝州	1881202	1827914	6965	352004	0.04	0.00
汶川县	238139	227355	2356	49110	0.06	0.00
理 县	66885	66685	0	29109	0.00	0.00
茂 县	207047	206079	385	27124	0.03	0.00
松潘县	152525	151363	243	30698	0.03	0.00
九寨沟县	240263	237991	735	38977	0.04	0.00
金川县	113569	111691	0	30559	0.00	0.00
小金县	160618	154826	701	58965	0.00	0.00
黑水县	66780	66733	140	8510	0.00	0.00
马尔康县	226260	205082	1871	35102	0.07	0.00
壤塘县	55064	53003	0	0	0.00	0.00
阿坝县	98670	96924	0	25500	0.00	0.00

续表 5-1-5（4）

地　区	总诊疗人次数	门、急诊人次数	观察室留观病例数	健康检查人次数	急诊病死率(%)	观察室病死率（%）
若尔盖县	160490	159381	434	2861	0.00	0.00
红原县	94892	90801	100	15489	0.00	0.00
甘孜州	2405073	2324383	54706	402406	0.04	0.02
康定县	557779	518373	7258	27322	0.00	0.00
泸定县	244420	236552	6760	28514	0.07	0.01
丹巴县	118703	118621	6	47595	0.00	0.00
九龙县	115262	109048	1010	58164	0.00	0.00
雅江县	78858	78576	277	47433	0.00	0.00
道孚县	73183	72474	0	11392	0.00	0.00
炉霍县	87891	87779	65	1523	0.08	0.00
甘孜县	120953	106667	2004	44462	0.07	0.25
新龙县	91849	85800	0	0	0.00	0.00
德格县	125853	124680	5	25616	0.00	0.00
白玉县	104820	104750	3889	21711	0.15	0.00
石渠县	136976	135280	8408	44111	0.19	0.00
色达县	76251	76151	0	4384	0.00	0.00
理塘县	69535	69183	10205	2805	0.04	0.02
巴塘县	147292	146368	5240	3390	0.41	0.04
乡城县	86026	85376	629	11552	0.00	0.00
稻城县	110182	109994	8764	3447	0.00	0.00
得荣县	59240	58711	186	18985	0.00	0.00
凉山州	8758324	8456323	299683	849836	0.14	0.07
西昌市	2567907	2565405	153345	320592	0.21	0.11
木里县	194949	194949	25540	0	0.00	0.00
盐源县	890637	829873	3498	114525	0.01	0.17
德昌县	665825	652009	9136	26757	0.08	0.00
会理县	1044252	1038725	25055	64754	0.03	0.00
会东县	658992	557741	0	3891	0.00	0.00
宁南县	580659	562504	3633	110191	0.13	0.17
普格县	98615	81863	0	6283	0.05	0.00
布拖县	81064	73606	0	815	0.00	0.00
金阳县	99088	97970	0	0	0.00	0.00
昭觉县	131663	126495	158	31763	0.00	0.00
喜德县	131518	119794	392	2101	0.60	8.42
冕宁县	768980	747039	77018	126088	0.00	0.00
越西县	120240	113442	696	10874	1.03	0.00
甘洛县	305615	288052	1145	11790	0.05	0.00
美姑县	123183	118915	0	2480	0.00	0.00
雷波县	295137	287941	67	16932	0.00	0.00

表 5-2-1 2009—2013 年全省医院诊疗人次数

年　份	总诊疗人次数（万人次）	卫生部门	综合医院	中医医院	门、急诊人次数（万人次）	卫生部门	综合医院	中医医院
2009	9607.88	7739.34	5440.12	1665.90	9333.44	7600.56	5319.85	1648.80
2010	9855.20	8025.92	5633.30	1706.10	9663.41	7890.02	5514.41	1690.94
2011	11075.82	8946.59	6432.88	1839.75	10807.66	8762.47	6283.72	1817.85
2012	12817.80	10288.17	7085.27	2112.50	12446.49	10055.56	6908.53	2072.05
2013	13867.45	11044.72	7637.11	2185.55	13502.41	10808.41	7468.80	2140.91

表 5-2-2 2009—2013 年全省不同性质医院诊疗人次数（万人次）

分　类	2009	2010	2011	2012	2013
总　计	9607.88	9855.20	11075.82	12817.80	13867.45
按登记注册类型分					
公　立	8592.97	8822.93	9726.14	11090.43	11896.57
民　营	1014.91	1032.28	1349.67	1727.36	1970.88
按主办单位分					
政府办	7904.58	8151.60	9093.11	10425.99	11166.97
社会办	1064.61	1068.33	1138.68	1275.57	1446.09
个人办	638.69	635.26	844.03	1116.24	1254.39
按管理类别分					
非营利性	9034.84	9268.52	10332.55	11845.69	12684.42
营利性	573.04	586.68	743.27	972.11	1183.03
按医院等级分					
三级医院	2756.71	3090.92	4002.35	5219.11	6035.80
二级医院	5000.85	5008.39	5146.58	5522.62	5583.60
一级医院	285.42	271.10	312.19	372.98	405.78
未评级	1564.90	1484.79	1614.69	1703.08	1842.27
按类别分					
综合医院	6892.29	7094.06	8094.87	9043.23	9829.38
中医医院	1741.74	1789.34	1935.46	2204.06	2306.04
中西医结合医院	152.01	156.46	152.01	314.01	354.03
民族医院	41.72	39.03	40.67	43.94	44.35
专科医院	780.11	776.31	852.82	1212.56	1333.66

表 5-2-3　2013 年市（州）及县（市、区）医院门诊服务情况

地　区	总诊疗人次数	门、急诊人次数	观察室留观病例数	健康检查人次数	急诊病死率（%）	观察室病死率（%）
总　计	138674544	135024078	3216510	8055658	0.09	0.03
成都市	48760077	47577159	1098289	2938353	0.06	0.04
锦江区	2642796	2600874	116839	116052	0.02	0.00
青羊区	8741981	8623008	236263	443938	0.04	0.02
金牛区	4053669	3912327	105776	323049	0.05	0.03
武侯区	12923013	12722063	233206	669886	0.06	0.09
成华区	2096650	1981258	102709	238499	0.13	0.01
龙泉驿区	1536216	1526893	43230	195822	0.05	0.03
青白江区	520316	501693	11982	76615	0.11	0.00
新都区	1940663	1900333	62052	71786	0.08	0.05
温江区	1366603	1279080	7128	117942	0.00	0.06
金堂县	1050232	1036544	1780	58971	0.06	0.06
双流县	2584193	2514579	63744	136754	0.09	0.00
郫　县	1914644	1838675	6489	119569	0.07	0.02
大邑县	957716	888783	6453	70340	0.36	0.02
蒲江县	451919	419497	3489	21659	0.09	0.00
新津县	818287	815406	8489	34895	0.15	0.00
都江堰市	1710439	1644654	9425	94567	0.05	0.11
彭州市	1468822	1427200	33484	56216	0.05	0.12
邛崃市	951181	925278	4121	53025	0.17	0.05
崇州市	1030737	1019014	41630	38768	0.09	0.00
自贡市	4664699	4466396	98583	162027	0.05	0.01
自流井区	2038364	2019746	62169	83741	0.00	0.00
贡井区	500288	445516	1889	5095	0.00	0.53
大安区	385153	383910	2175	7428	0.04	0.00
沿滩区	59757	59757	96	3358	0.46	0.00
荣　县	892638	874367	23281	30022	0.22	0.00
富顺县	788499	683100	8973	32383	0.03	0.00
攀枝花市	3333579	3271062	38975	209315	0.06	0.02
东　区	2001715	1968158	6373	112675	0.04	0.00
西　区	319333	319333	734	23397	0.10	0.00
仁和区	377093	366722	15625	18526	0.11	0.01
米易县	374146	358403	290	30076	0.05	0.00
盐边县	261292	258446	15953	24641	0.08	0.03
泸州市	4951594	4812308	51880	364366	0.08	0.00
江阳区	2475064	2472150	16292	240817	0.11	0.00
纳溪区	339263	301740	1631	30906	0.09	0.00
龙马潭区	259956	250783	527	4320	0.11	0.00
泸　县	490071	485940	670	25728	0.13	0.00
合江县	624313	579062	8670	32524	0.02	0.00
叙永县	375929	341729	12377	15229	0.00	0.00

续表 5-2-3（1）

地　区	总诊疗人次数	门、急诊人次数	观察室留观病例数	健康检查人次数	急诊病死率（%）	观察室病死率（%）
古蔺县	386998	380904	11713	14842	0.02	0.00
德阳市	7302069	7229268	94400	352682	0.10	0.00
旌阳区	2582212	2573666	21506	145075	0.09	0.00
中江县	1144928	1137911	297	67970	0.36	0.00
罗江县	359907	357302	4341	9715	0.34	0.00
广汉市	1147219	1129261	25767	63135	0.04	0.00
什邡市	1058950	1034590	36270	47815	0.02	0.00
绵竹市	1008853	996538	6219	18972	0.06	0.03
绵阳市	10073528	9877134	153491	802322	0.14	0.15
涪城区	4065300	4023310	97214	329147	0.06	0.14
游仙区	939459	939459	23641	109949	0.11	0.08
三台县	1230524	1139034	7451	138421	0.51	0.87
盐亭县	477099	472911	0	6270	0.00	0.00
安　县	555493	548108	7740	34864	0.09	0.03
梓潼县	320607	319634	1555	17092	0.24	0.00
北川县	158014	155845	70	18000	0.33	11.43
平武县	150495	150495	121	29554	0.51	0.00
江油市	2176537	2128338	15699	119025	0.22	0.00
广元市	4140925	4084229	89430	403876	0.08	0.03
利州区	2172361	2153064	54518	192029	0.07	0.00
昭化区	136908	136253	602	5516	0.00	0.00
朝天区	109381	106331	9239	8226	0.10	0.01
旺苍县	562786	562121	3315	4792	0.19	0.60
青川县	172008	172008	461	10714	0.27	0.00
剑阁县	474436	468135	12541	27940	0.17	0.04
苍溪县	513045	486317	8754	154659	0.02	0.00
遂宁市	4048268	3950596	606228	252742	0.12	0.01
船山区	2056447	2024591	580679	178092	0.14	0.01
安居区	290634	274292	10160	2811	0.03	0.00
蓬溪县	363575	325459	9	12588	0.22	0.00
射洪县	897328	894453	10932	32988	0.07	0.00
大英县	440284	431801	4448	26263	0.04	0.18
内江市	3433203	3267388	83016	174094	0.11	0.05
市中区	1043227	1005273	21488	59736	0.07	0.12
东兴区	509424	476964	8133	33004	0.11	0.00
威远县	789176	695241	28953	19606	0.23	0.00
资中县	504935	504935	24440	18475	0.40	0.06
隆昌县	586441	584975	2	43273	0.00	0.00
乐山市	4663153	4587254	84448	255357	0.10	0.02
市中区	1564458	1546221	17372	97993	0.13	0.02
沙湾区	213765	204139	372	30502	0.46	1.34

续表 5-2-3（2）

地 区	总诊疗人次数	门、急诊人次数	观察室留观病例数	健康检查人次数	急诊病死率（%）	观察室病死率（%）
五通桥区	419881	416868	0	8862	0.04	0.00
金口河区	39452	37439	0	1365	0.84	0.00
犍为县	438979	424801	5552	15105	0.02	0.00
井研县	230294	222034	0	6397	0.52	0.00
夹江县	337637	332995	5322	14262	0.00	0.00
沐川县	120140	120140	986	15540	0.00	0.00
峨边县	119553	119553	5326	5197	0.00	0.00
马边县	267500	267500	16848	4058	0.00	0.00
峨眉山市	911494	895564	32670	56076	0.02	0.02
南充市	7100340	6910590	27287	318677	0.07	0.01
顺庆区	3093202	3044215	9202	116935	0.05	0.00
高坪区	417476	411129	6395	27052	0.15	0.00
嘉陵区	49637	46801	220	3476	0.00	0.00
南部县	432328	407752	131	27388	0.07	1.53
营山县	591267	585991	3852	23858	0.07	0.00
蓬安县	671458	619351	3462	17571	0.20	0.03
仪陇县	670755	640364	3231	46198	0.04	0.00
西充县	432836	432836	700	15000	0.00	0.00
阆中市	741381	722151	94	41199	0.21	0.00
眉山市	4202988	4139315	51609	145286	0.03	0.00
东坡区	1912055	1897115	6753	75111	0.07	0.00
仁寿县	951301	914595	32232	14497	0.02	0.00
彭山县	430787	430787	8053	24215	0.00	0.00
洪雅县	528560	528560	321	8584	0.00	0.00
丹棱县	153544	153544	1373	8505	0.00	0.00
青神县	226741	214714	2877	14374	0.00	0.00
宜宾市	5776834	5479919	116239	384131	0.08	0.01
翠屏区	2928657	2704672	56017	209954	0.13	0.01
南溪区	392602	382529	3602	25340	0.06	0.00
宜宾县	316931	294474	358	30732	0.00	0.00
江安县	262967	262967	1565	9392	0.08	0.00
长宁县	231927	228932	26706	14871	0.06	0.00
高县	306856	306851	32	5975	0.01	0.00
珙县	642473	625920	5222	42832	0.04	0.00
筠连县	261228	258921	20999	18570	0.00	0.00
兴文县	329750	311210	766	18330	0.00	0.00
屏山县	103443	103443	972	8135	0.00	0.00
广安市	3055489	3013515	16724	160685	0.13	0.13
广安区	961403	949417	3392	77428	0.43	0.38
前锋区	20273	16082	0	57	0.00	0.00
岳池县	706072	699598	2055	17427	0.14	0.44
武胜县	653544	649166	5387	12110	0.00	0.00

续表 5-2-3（3）

地　区	总诊疗人次数	门、急诊人次数	观察室留观病例数	健康检查人次数	急诊病死率（%）	观察室病死率（%）
邻水县	511079	497452	380	36968	0.10	0.00
华蓥市	203118	201800	5510	16695	1.07	0.00
达州市	4684156	4348477	147558	229479	0.13	0.04
通川区	1633181	1429222	109914	53715	0.10	0.05
达川区	247445	241273	4516	32927	0.03	0.00
宣汉县	864322	832146	1295	44975	0.24	0.00
开江县	223238	222979	21	13813	0.19	0.00
大竹县	625861	608128	3045	30440	0.36	0.43
渠　县	788940	744243	28767	42899	0.01	0.00
万源市	301169	270486	0	10710	0.02	0.00
雅安市	3449615	3410753	43422	121788	0.05	0.00
雨城区	1126503	1115491	5717	58324	0.06	0.00
名山区	294680	294680	3214	3275	0.00	0.00
荥经县	353366	351887	0	11642	0.74	0.00
汉源县	378454	378454	4982	11500	0.05	0.00
石棉县	470152	469310	4222	14022	0.00	0.00
天全县	581523	568090	16787	4722	0.00	0.00
芦山县	154656	142560	8500	14850	0.00	0.00
宝兴县	90281	90281	0	3453	0.00	0.00
巴中市	2852290	2747559	4932	143136	0.19	0.32
巴州区	1247306	1193945	3869	54428	0.11	0.00
恩阳区	192759	187678	0	29120	0.00	0.00
通江县	315420	308507	298	11488	0.00	5.37
南江县	528899	514230	0	37476	0.23	0.00
平昌县	567906	543199	765	10624	0.55	0.00
资阳市	4189500	4049613	51116	177935	0.23	0.00
雁江区	1357530	1351075	27515	50092	0.16	0.00
安岳县	997537	989395	538	49565	0.08	0.00
乐至县	502969	458595	5534	21090	0.25	0.00
简阳市	1331464	1250548	17529	57188	0.38	0.00
阿坝州	1142630	1111431	5976	72516	0.04	0.00
汶川县	143941	142313	2315	25633	0.07	0.00
理　县	21063	21063	0	2840	0.00	0.00
茂　县	183270	183267	174	7575	0.05	0.00
松潘县	64015	64015	243	2318	0.04	0.00
九寨沟县	159648	159648	0	3830	0.04	0.00
金川县	69500	69500	0	0	0.00	0.00
小金县	46192	42617	701	2120	0.00	0.00
黑水县	30783	30783	138	0	0.00	0.00
马尔康县	199150	179309	1871	17997	0.07	0.00
壤塘县	32794	30733	0	0	0.00	0.00
阿坝县	63054	63054	0	3804	0.00	0.00

续表 5-2-3（4）

地　区	总诊疗人次数	门、急诊人次数	观察室留观病例数	健康检查人次数	急诊病死率（%）	观察室病死率（%）
若尔盖县	64625	64625	434	925	0.00	0.00
红原县	64595	60504	100	5474	0.00	0.00
甘孜州	1548490	1487853	51332	81383	0.04	0.02
康定县	489269	454146	6959	20586	0.00	0.00
泸定县	175113	169176	6741	4680	0.11	0.01
丹巴县	58167	58167	0	2700	0.00	0.00
九龙县	46316	43197	995	1446	0.00	0.00
雅江县	37357	37268	207	859	0.00	0.00
道孚县	30583	30583	0	0	0.00	0.00
炉霍县	69565	69565	65	1523	0.08	0.00
甘孜县	76828	63746	100	15937	0.07	5.00
新龙县	48729	48185	0	0	0.00	0.00
德格县	82443	81445	0	995	0.00	0.00
白玉县	54637	54637	3729	1536	0.00	0.00
石渠县	26239	26239	7800	5000	0.00	0.00
色达县	52506	52406	0	352	0.00	0.00
理塘县	40912	40792	10147	1764	0.04	0.02
巴塘县	122655	121847	5240	3360	0.47	0.04
乡城县	40368	40011	399	4520	0.00	0.00
稻城县	66272	66272	8764	0	0.00	0.00
得荣县	30531	30171	186	16125	0.00	0.00
凉山州	5301117	5202259	301575	305508	0.16	0.07
西昌市	1965975	1960862	157575	158018	0.25	0.10
木里县	65721	65721	25540	0	0.00	0.00
盐源县	220573	193390	78	28658	0.01	0.00
德昌县	428844	428844	8776	8230	0.08	0.00
会理县	644828	620681	24505	33451	0.03	0.00
会东县	258132	258132	0	8	0.00	0.00
宁南县	238240	234740	3608	13210	0.20	0.17
普格县	57003	54651	0	4373	0.05	0.00
布拖县	40676	40676	0	815	0.00	0.00
金阳县	32847	32847	0	0	0.00	0.00
昭觉县	40088	39805	137	3260	0.00	0.00
喜德县	68644	57485	392	0	0.60	8.42
冕宁县	655387	654137	78995	29926	0.00	0.00
越西县	85798	82537	694	5795	0.68	0.00
甘洛县	166857	153540	1145	4301	0.05	0.00
美姑县	76181	76181	0	2480	0.00	0.00
雷波县	255323	248030	130	12983	0.00	0.00

表 5-2-4　2013年市（州）及县（市、区）公立医院门诊服务情况

地 区	总诊疗人次数	门、急诊人次数	观察室留观病例数	健康检查人次数	急诊病死率(%)	观察室病死率(%)
总 计	118965714	116265131	2901842	6830450	0.09	0.04
成都市	41159440	40221265	932356	2322782	0.06	0.04
锦江区	2351120	2312522	98065	105977	0.01	0.00
青羊区	8219708	8124838	228912	380842	0.04	0.03
金牛区	3293657	3173840	99473	256350	0.02	0.03
武侯区	10332696	10198167	172729	334948	0.05	0.12
成华区	1652915	1546084	36483	203636	0.17	0.00
龙泉驿区	1151846	1147470	43230	187663	0.05	0.03
青白江区	401786	401786	10958	27462	0.10	0.00
新都区	1473258	1441237	60832	71786	0.09	0.05
温江区	1324839	1240229	7103	116033	0.00	0.06
金堂县	950593	945093	1780	51798	0.07	0.06
双流县	2327349	2266119	62674	131978	0.09	0.00
郫 县	1694838	1627369	5053	116186	0.07	0.00
大邑县	876457	817395	6077	58060	0.36	0.00
蒲江县	414139	384477	3199	16168	0.09	0.00
新津县	727193	727193	8489	34210	0.15	0.00
都江堰市	1399305	1337210	9330	90592	0.05	0.11
彭州市	1008830	981624	32910	47791	0.05	0.12
邛崃市	657547	653126	3429	52534	0.20	0.00
崇州市	901364	895486	41630	38768	0.09	0.00
自贡市	4071231	3892123	90171	127960	0.05	0.01
自流井区	1870807	1861720	58038	78022	0.00	0.00
贡井区	479987	425399	492	4595	0.00	2.03
大安区	339383	338140	2175	5169	0.04	0.00
沿滩区	53049	53049	0	3358	0.48	0.00
荣 县	611495	595058	20505	4489	0.29	0.00
富顺县	716510	618757	8961	32327	0.03	0.00
攀枝花市	3084506	3032435	36282	200136	0.06	0.02
东 区	1903754	1876685	6241	106931	0.04	0.00
西 区	297627	297627	0	23397	0.10	0.00
仁和区	377093	366722	15625	18526	0.11	0.01
米易县	337488	322857	290	27764	0.05	0.00
盐边县	168544	168544	14126	23518	0.11	0.03
泸州市	3981006	3924229	39037	341101	0.09	0.00
江阳区	2301410	2300788	16172	231660	0.12	0.00
纳溪区	190961	164628	1018	25065	0.08	0.00
龙马潭区	165811	165811	487	4010	0.12	0.00
泸 县	368062	367341	570	24728	0.13	0.00
合江县	390462	361361	284	32488	0.02	0.00
叙永县	276910	276910	12355	9697	0.00	0.00

续表 5-2-4（1）

地 区	总诊疗人次数	门、急诊人次数	观察室留观病例数	健康检查人次数	急诊病死率（%）	观察室病死率（%）
古蔺县	287390	287390	8151	13453	0.00	0.00
德阳市	6380045	6323188	72172	305726	0.09	0.00
旌阳区	2099451	2094299	14885	102903	0.05	0.00
中江县	1129868	1125050	297	67970	0.36	0.00
罗江县	343956	341351	4341	9715	0.35	0.00
广汉市	975969	960384	25594	61535	0.04	0.00
什邡市	950469	926952	24126	47815	0.02	0.00
绵竹市	880332	875152	2929	15788	0.06	0.07
绵阳市	9080815	8927341	125661	683505	0.14	0.18
涪城区	3533945	3526918	70855	233238	0.05	0.19
游仙区	939459	939459	23641	109949	0.11	0.08
三台县	1056401	965291	7431	116784	0.54	0.87
盐亭县	472516	469516	0	6270	0.00	0.00
安 县	447318	441713	7740	34864	0.10	0.03
梓潼县	259930	259676	158	17027	0.22	0.00
北川县	158014	155845	70	18000	0.33	11.43
平武县	150495	150495	121	29554	0.51	0.00
江油市	2062737	2018428	15645	117819	0.22	0.00
广元市	3651157	3604191	88145	393073	0.08	0.03
利州区	1865283	1852971	54518	185598	0.07	0.00
昭化区	136908	136253	602	5516	0.00	0.00
朝天区	109381	106331	9239	8226	0.10	0.01
旺苍县	461801	461501	2315	700	0.22	0.86
青川县	172008	172008	461	10714	0.27	0.00
剑阁县	460595	456319	12256	27940	0.17	0.04
苍溪县	445181	418808	8754	154379	0.00	0.00
遂宁市	3266272	3230936	590021	166265	0.12	0.01
船山区	1862655	1846238	577132	129833	0.14	0.01
安居区	143234	133314	0	0	0.00	0.00
蓬溪县	163541	155125	9	6582	0.00	0.00
射洪县	766134	765551	10932	18710	0.09	0.00
大英县	330708	330708	1948	11140	0.05	0.41
内江市	2997892	2857947	77699	165432	0.08	0.05
市中区	1007195	971518	21488	59532	0.07	0.12
东兴区	432550	408287	8133	33004	0.11	0.00
威远县	554106	474287	28171	11148	0.09	0.00
资中县	442019	442019	19907	18475	0.25	0.07
隆昌县	562022	561836	0	43273	0.00	0.00
乐山市	3908912	3856901	74944	197919	0.10	0.01
市中区	1349844	1337770	13461	75360	0.14	0.00
沙湾区	107093	105104	372	4990	0.39	1.34

续表 5-2-4（2）

地 区	总诊疗人次数	门、急诊人次数	观察室留观病例数	健康检查人次数	急诊病死率(%)	观察室病死率(%)
五通桥区	247564	244566	0	5406	0.00	0.00
金口河区	39452	37439	0	1365	0.84	0.00
犍为县	389461	378177	5550	12211	0.02	0.00
井研县	200935	193988	0	6397	0.52	0.00
夹江县	302942	299465	4954	13462	0.00	0.00
沐川县	120140	120140	986	15540	0.00	0.00
峨边县	119553	119553	5326	5197	0.00	0.00
马边县	253650	253650	16848	4058	0.00	0.00
峨眉山市	778278	767049	27447	53933	0.02	0.02
南充市	5977356	5870962	21627	293377	0.06	0.01
顺庆区	2829840	2789190	6337	102695	0.05	0.00
高坪区	331235	330938	5341	22942	0.27	0.00
嘉陵区	3244	3244	0	1327	0.00	0.00
南部县	340934	320821	121	25641	0.07	1.65
营山县	513968	508692	3762	23249	0.05	0.00
蓬安县	395085	395085	2291	15981	0.09	0.00
仪陇县	538775	513569	3075	46198	0.06	0.00
西充县	432836	432836	700	15000	0.00	0.00
阆中市	591439	576587	0	40344	0.17	0.00
眉山市	3649615	3603325	46696	113725	0.02	0.00
东坡区	1472247	1472247	3255	44001	0.07	0.00
仁寿县	951301	914595	32232	14497	0.02	0.00
彭山县	430787	430787	8053	24215	0.00	0.00
洪雅县	528560	528560	321	8584	0.00	0.00
丹棱县	101454	101454	1373	8054	0.00	0.00
青神县	165266	155682	1462	14374	0.00	0.00
宜宾市	4859884	4599898	106335	358868	0.09	0.00
翠屏区	2394024	2192298	49372	189239	0.15	0.00
南溪区	279883	272262	686	24691	0.04	0.00
宜宾县	272881	250424	110	30605	0.00	0.00
江安县	226999	226999	1565	9392	0.10	0.00
长宁县	215514	215514	26671	14519	0.07	0.00
高 县	264784	264779	32	3395	0.05	0.00
珙 县	588086	574438	5222	42752	0.04	0.00
筠连县	219213	219213	20999	18340	0.00	0.00
兴文县	295057	280528	706	17800	0.00	0.00
屏山县	103443	103443	972	8135	0.00	0.00
广安市	2365123	2343829	13738	138593	0.13	0.16
广安区	773725	772685	2831	75955	0.46	0.46
前锋区						
岳池县	537188	530714	1199	8996	0.15	0.75
武胜县	485663	485663	4198	10330	0.00	0.00

续表 5-2-4（3）

地 区	总诊疗人次数	门、急诊人次数	观察室留观病例数	健康检查人次数	急诊病死率（%）	观察室病死率（%）
邻水县	384554	370927	0	34810	0.11	0.00
华蓥市	183993	183840	5510	8502	1.10	0.00
达州市	4097327	3833122	146647	207363	0.14	0.04
通川区	1508039	1332367	109123	50432	0.11	0.05
达川区	188999	188485	4516	30627	0.00	0.00
宣汉县	818343	793219	1235	43205	0.24	0.00
开江县	200467	200208	21	13813	0.19	0.00
大竹县	572002	562402	3045	30440	0.36	0.43
渠 县	526355	503392	28707	28696	0.00	0.00
万源市	283122	253049	0	10150	0.02	0.00
雅安市	3018642	3004025	37851	110893	0.06	0.00
雨城区	963723	962591	146	47729	0.06	0.00
名山区	294680	294680	3214	3275	0.00	0.00
荥经县	203471	202002	0	11342	3.07	0.00
汉源县	378454	378454	4982	11500	0.05	0.00
石棉县	438076	438076	4222	14022	0.00	0.00
天全县	503101	503101	16787	4722	0.00	0.00
芦山县	146856	134840	8500	14850	0.00	0.00
宝兴县	90281	90281	0	3453	0.00	0.00
巴中市	2191054	2164083	332	82599	0.20	4.82
巴州区	838203	838203	181	6317	0.12	0.00
恩阳区	192759	187678	0	29120	0.00	0.00
通江县	269362	269300	151	2115	0.00	10.60
南江县	402884	389089	0	37476	0.23	0.00
平昌县	487846	479813	0	7571	0.56	0.00
资阳市	3672101	3596480	48216	171711	0.24	0.00
雁江区	1298109	1292424	27252	47735	0.16	0.00
安岳县	954719	953360	538	47794	0.08	0.00
乐至县	396750	381396	3706	19978	0.26	0.00
简阳市	1022523	969300	16720	56204	0.44	0.00
阿坝州	1070601	1040167	5976	72444	0.04	0.00
汶川县	128085	127219	2315	25613	0.07	0.00
理 县	21063	21063	0	2840	0.00	0.00
茂 县	127098	127098	174	7523	0.05	0.00
松潘县	64015	64015	243	2318	0.04	0.00
九寨沟县	159648	159648	0	3830	0.04	0.00
金川县	69500	69500	0	0	0.00	0.00
小金县	46192	42617	701	2120	0.00	0.00
黑水县	30783	30783	138	0	0.00	0.00
马尔康县	199150	179309	1871	17997	0.07	0.00
壤塘县	32794	30733	0	0	0.00	0.00
阿坝县	63053	63053	0	3804	0.00	0.00

续表 5-2-4（4）

地 区	总诊疗人次数	门、急诊人次数	观察室留观病例数	健康检查人次数	急诊病死率（%）	观察室病死率（%）
若尔盖县	64625	64625	434	925	0.00	0.00
红原县	64595	60504	100	5474	0.00	0.00
甘孜州	1548490	1487853	51332	81383	0.04	0.02
康定县	489269	454146	6959	20586	0.00	0.00
泸定县	175113	169176	6741	4680	0.11	0.01
丹巴县	58167	58167	0	2700	0.00	0.00
九龙县	46316	43197	995	1446	0.00	0.00
雅江县	37357	37268	207	859	0.00	0.00
道孚县	30583	30583	0	0	0.00	0.00
炉霍县	69565	69565	65	1523	0.08	0.00
甘孜县	76828	63746	100	15937	0.07	5.00
新龙县	48729	48185	0	0	0.00	0.00
德格县	82443	81445	0	995	0.00	0.00
白玉县	54637	54637	3729	1536	0.00	0.00
石渠县	26239	26239	7800	5000	0.00	0.00
色达县	52506	52406	0	352	0.00	0.00
理塘县	40912	40792	10147	1764	0.04	0.02
巴塘县	122655	121847	5240	3360	0.47	0.04
乡城县	40368	40011	399	4520	0.00	0.00
稻城县	66272	66272	8764	0	0.00	0.00
得荣县	30531	30171	186	16125	0.00	0.00
凉山州	4934245	4850831	296604	295595	0.17	0.07
西昌市	1790700	1785620	152812	152834	0.26	0.11
木里县	65721	65721	25540	0	0.00	0.00
盐源县	216299	191984	0	27860	0.01	0.00
德昌县	428844	428844	8776	8230	0.08	0.00
会理县	644828	620681	24505	33451	0.03	0.00
会东县	236161	236161	0	0	0.00	0.00
宁南县	238240	234740	3608	13210	0.20	0.17
普格县	43003	40651	0	4158	0.05	0.00
布拖县	40676	40676	0	815	0.00	0.00
金阳县	32847	32847	0	0	0.00	0.00
昭觉县	40088	39805	137	3260	0.00	0.00
喜德县	61217	52047	392	0	0.60	8.42
冕宁县	655387	654137	78995	29926	0.00	0.00
越西县	52465	52465	694	4995	1.05	0.00
甘洛县	166857	153540	1145	4301	0.05	0.00
美姑县	76181	76181	0	2480	0.00	0.00
雷波县	144731	144731	0	10075	0.00	0

表 5-2-5 2013 年市（州）及县（市、区）民营医院门诊服务情况

地　区	总诊疗人次数	门、急诊人次数	观察室留观病例数	健康检查人次数	急诊病死率（%）	观察室病死率（%）
总　　计	19708830	18758947	314668	1225208	0.09	0.01
成都市	7600637	7355894	165933	615571	0.07	0.01
锦江区	291676	288352	18774	10075	0.11	0.00
青羊区	522273	498170	7351	63096	0.03	0.00
金牛区	760012	738487	6303	66699	0.18	0.02
武侯区	2590317	2523896	60477	334938	0.08	0.00
成华区	443735	435174	66226	34863	0.02	0.01
龙泉驿区	384370	379423	0	8159	0.04	0.00
青白江区	118530	99907	1024	49153	0.36	0.00
新都区	467405	459096	1220	0	0.00	0.00
温江区	41764	38851	25	1909	0.00	0.00
金堂县	99639	91451	0	7173	0.00	0.00
双流县	256844	248460	1070	4776	0.03	0.00
郫　县	219806	211306	1436	3383	0.02	0.07
大邑县	81259	71388	376	12280	0.26	0.27
蒲江县	37780	35020	290	5491	0.00	0.00
新津县	91094	88213	0	685	0.00	0.00
都江堰市	311134	307444	95	3975	0.00	0.00
彭州市	459992	445576	574	8425	0.02	0.00
邛崃市	293634	272152	692	491	0.04	0.29
崇州市	129373	123528	0	0	0.00	0.00
自贡市	593468	574273	8412	34067	0.02	0.00
自流井区	167557	158026	4131	5719	0.00	0.00
贡井区	20301	20117	1397	500	0.00	0.00
大安区	45770	45770	0	2259	0.00	0.00
沿滩区	6708	6708	96	0	0.00	0.00
荣　县	281143	279309	2776	25533	0.03	0.00
富顺县	71989	64343	12	56	0.00	0.00
攀枝花市	249073	238627	2693	9179	0.00	0.00
东　区	97961	91473	132	5744	0.00	0.00
西　区	21706	21706	734	0	0.00	0.00
仁和区						
米易县	36658	35546	0	2312	0.00	0.00
盐边县	92748	89902	1827	1123	0.00	0.00
泸州市	970588	888079	12843	23265	0.06	0.00
江阳区	173654	171362	120	9157	0.00	0.00
纳溪区	148302	137112	613	5841	0.13	0.00
龙马潭区	94145	84972	40	310	0.00	0.00
泸　县	122009	118599	100	1000	0.00	0.00
合江县	233851	217701	8386	36	0.00	0.00
叙永县	99019	64819	22	5532	0.00	0.00

续表 5-2-5（1）

地　区	总诊疗人次数	门、急诊人次数	观察室留观病例数	健康检查人次数	急诊病死率（%）	观察室病死率（%）
古蔺县	99608	93514	3562	1389	0.19	0.00
德阳市	922024	906080	22228	46956	0.32	0.00
旌阳区	482761	479367	6621	42172	0.37	0.00
中江县	15060	12861	0	0	0.00	0.00
罗江县	15951	15951	0	0	0.00	0.00
广汉市	171250	168877	173	1600	0.00	0.00
什邡市	108481	107638	12144	0	0.00	0.00
绵竹市	128521	121386	3290	3184	0.00	0.00
绵阳市	992713	949793	27830	118817	0.21	0.00
涪城区	531355	496392	26359	95909	0.27	0.00
游仙区						
三台县	174123	173743	20	21637	0.00	0.00
盐亭县	4583	3395	0	0	0.00	0.00
安　县	108175	106395	0	0	0.07	0.00
梓潼县	60677	59958	1397	65	0.65	0.00
北川县						
平武县						
江油市	113800	109910	54	1206	0.00	0.00
广元市	489768	480038	1285	10803	0.07	0.00
利州区	307078	300093	0	6431	0.02	0.00
昭化区						
朝天区						
旺苍县	100985	100620	1000	4092	0.13	0.00
青川县						
剑阁县	13841	11816	285	0	0.00	0.00
苍溪县	67864	67509	0	280	0.21	0.00
遂宁市	781996	719660	16207	86477	0.11	0.00
船山区	193792	178353	3547	48259	0.00	0.00
安居区	147400	140978	10160	2811	0.07	0.00
蓬溪县	200034	170334	0	6006	0.44	0.00
射洪县	131194	128902	0	14278	0.00	0.00
大英县	109576	101093	2500	15123	0.03	0.00
内江市	435311	409441	5317	8662	0.61	0.00
市中区	36032	33755	0	204	0.00	0.00
东兴区	76874	68677	0	0	0.00	0.00
威远县	235070	220954	782	8458	0.75	0.00
资中县	62916	62916	4533	0	0.75	0.00
隆昌县	24419	23139	2	0	0.00	0.00
乐山市	754241	730353	9504	57438	0.13	0.04
市中区	214614	208451	3911	22633	0.03	0.10
沙湾区	106672	99035	0	25512	1.78	0.00

续表 5-2-5（2）

地　区	总诊疗人次数	门、急诊人次数	观察室留观病例数	健康检查人次数	急诊病死率（%）	观察室病死率（%）
五通桥区	172317	172302	0	3456	0.27	0.00
金口河区						
犍为县	49518	46624	2	2894	0.00	0.00
井研县	29359	28046	0	0	0.00	0.00
夹江县	34695	33530	368	800	0.00	0.00
沐川县						
峨边县						
马边县	13850	13850	0	0	0.00	0.00
峨眉山市	133216	128515	5223	2143	0.00	0.00
南充市	1122984	1039628	5660	25300	0.12	0.02
顺庆区	263362	255025	2865	14240	0.02	0.00
高坪区	86241	80191	1054	4110	0.00	0.00
嘉陵区	46393	43557	220	2149	0.00	0.00
南部县	91394	86931	10	1747	0.00	0.00
营山县	77299	77299	90	609	2.78	0.00
蓬安县	276373	224266	1171	1590	0.98	0.09
仪陇县	131980	126795	156	0	0.00	0.00
西充县						
阆中市	149942	145564	94	855	1.18	0.00
眉山市	553373	535990	4913	31561	0.05	0.00
东坡区	439808	424868	3498	31110	0.07	0.00
仁寿县						
彭山县						
洪雅县						
丹棱县	52090	52090	0	451	0.00	0.00
青神县	61475	59032	1415	0	0.00	0.00
宜宾市	916950	880021	9904	25263	0.03	0.06
翠屏区	534633	512374	6645	20715	0.04	0.09
南溪区	112719	110267	2916	649	0.30	0.00
宜宾县	44050	44050	248	127	0.00	0.00
江安县	35968	35968	0	0	0.00	0.00
长宁县	16413	13418	35	352	0.00	0.00
高县	42072	42072	0	2580	0.00	0.00
珙县	54387	51482	0	80	0.00	0.00
筠连县	42015	39708	0	230	0.00	0.00
兴文县	34693	30682	60	530	0.00	0.00
屏山县						
广安市	690366	669686	2986	22092	0.00	0.00
广安区	187678	176732	561	1473	0.00	0.00
前锋区	20273	16082	0	57	0.00	0.00
岳池县	168884	168884	856	8431	0.00	0.00
武胜县	167881	163503	1189	1780	0.00	0.00

续表 5-2-5（3）

地　区	总诊疗人次数	门、急诊人次数	观察室留观病例数	健康检查人次数	急诊病死率（%）	观察室病死率（%）
邻水县	126525	126525	380	2158	0.00	0.00
华蓥市	19125	17960	0	8193	0.00	0.00
达州市	586829	515355	911	22116	0.03	0.00
通川区	125142	96855	791	3283	0.00	0.00
达川区	58446	52788	0	2300	0.08	0.00
宣汉县	45979	38927	60	1770	0.00	0.00
开江县	22771	22771	0	0	0.00	0.00
大竹县	53859	45726	0	0	0.00	0.00
渠　县	262585	240851	60	14203	0.03	0.00
万源市	18047	17437	0	560	0.00	0.00
雅安市	430973	406728	5571	10895	0.01	0.00
雨城区	162780	152900	5571	10595	0.01	0.00
名山区						
荥经县	149895	149885	0	300	0.00	0.00
汉源县						
石棉县	32076	31234	0	0	0.00	0.00
天全县	78422	64989	0	0	0.00	0.00
芦山县	7800	7720	0	0	0.00	0.00
宝兴县						
巴中市	661236	583476	4600	60537	0.08	0.00
巴州区	409103	355742	3688	48111	0.05	0.00
恩阳区						
通江县	46058	39207	147	9373	0.00	0.00
南江县	126015	125141	0	0	0.00	0.00
平昌县	80060	63386	765	3053	0.47	0.00
资阳市	517399	453133	2900	6224	0.02	0.00
雁江区	59421	58651	263	2357	0.00	0.00
安岳县	42818	36035	0	1771	0.00	0.00
乐至县	106219	77199	1828	1112	0.00	0.00
简阳市	308941	281248	809	984	0.02	0.00
阿坝州	72029	71264	0	72	0.00	0.00
汶川县	15856	15094	0	20	0.00	0.00
理　县						
茂　县	56172	56169	0	52	0.00	0.00
松潘县						
九寨沟县						
金川县						
小金县						
黑水县						
马尔康县						
壤塘县						
阿坝县	1	1	0	0	0.00	0.00

续表 5-2-5（4）

地　区	总诊疗人次数	门、急诊人次数	观察室留观病例数	健康检查人次数	急诊病死率（%）	观察室病死率（%）
若尔盖县						
红原县						
甘孜州						
康定县						
泸定县						
丹巴县						
九龙县						
雅江县						
道孚县						
炉霍县						
甘孜县						
新龙县						
德格县						
白玉县						
石渠县						
色达县						
理塘县						
巴塘县						
乡城县						
稻城县						
得荣县						
凉山州	366872	351428	4971	9913	0.00	0.00
西昌市	175275	175242	4763	5184	0.00	0.00
木里县						
盐源县	4274	1406	78	798	0.00	0.00
德昌县						
会理县						
会东县	21971	21971	0	8	0.00	0.00
宁南县						
普格县	14000	14000	0	215	0.00	0.00
布拖县						
金阳县						
昭觉县						
喜德县	7427	5438	0	0	0.00	0.00
冕宁县						
越西县	33333	30072	0	800	0.00	0.00
甘洛县						
美姑县						
雷波县	110592	103299	130	2908	0.00	0.00

表 5-2-6 2013 年市（州）及县（市、区）政府办医院门诊服务情况

地　区	总诊疗人次数	门、急诊人次数	观察室留观病例数	健康检查人次数	急诊病死率（%）	观察室病死率（%）
总　计	111669727	109280746	2747135	6011992	0.09	0.04
成都市	36437933	35725170	829911	1707015	0.06	0.04
锦江区	1909910	1871369	98065	94684	0.02	0.00
青羊区	7829459	7737834	223995	328473	0.02	0.02
金牛区	2372280	2362786	79168	90721	0.01	0.00
武侯区	9529025	9414042	134438	279660	0.05	0.15
成华区	861117	761633	33638	99244	0.28	0.00
龙泉驿区	847462	843086	19638	79443	0.07	0.07
青白江区	337876	337876	9659	17134	0.10	0.00
新都区	1416054	1384033	60832	55430	0.09	0.05
温江区	1272211	1194630	7034	107787	0.00	0.06
金堂县	924149	918851	1713	51759	0.07	0.06
双流县	2049220	1988257	61933	99967	0.08	0.00
郫县	1658307	1601766	4842	116186	0.07	0.00
大邑县	603744	602828	176	13989	0.36	0.00
蒲江县	414139	384477	3199	16168	0.09	0.00
新津县	727193	727193	8489	34210	0.15	0.00
都江堰市	1118046	1064273	5123	83067	0.06	0.20
彭州市	1008830	981624	32910	47791	0.05	0.12
邛崃市	657547	653126	3429	52534	0.20	0.00
崇州市	901364	895486	41630	38768	0.09	0.00
自贡市	3965947	3788872	86047	119634	0.05	0.01
自流井区	1798712	1791658	53914	70246	0.00	0.00
贡井区	472362	417774	492	4045	0.00	2.03
大安区	339383	338140	2175	5169	0.04	0.00
沿滩区	53049	53049	0	3358	0.48	0.00
荣县	585931	569494	20505	4489	0.29	0.00
富顺县	716510	618757	8961	32327	0.03	0.00
攀枝花市	2362955	2320904	34154	162953	0.07	0.02
东　区	1252955	1235906	4113	69748	0.06	0.00
西　区	226875	226875	0	23397	0.12	0.00
仁和区	377093	366722	15625	18526	0.11	0.01
米易县	337488	322857	290	27764	0.05	0.00
盐边县	168544	168544	14126	23518	0.11	0.03
泸州市	3900845	3849734	34864	330795	0.09	0.00
江阳区	2253729	2253729	12294	228034	0.12	0.00
纳溪区	179031	152698	903	19945	0.08	0.00
龙马潭区	165811	165811	487	4010	0.12	0.00
泸县	368062	367341	570	24728	0.13	0.00
合江县	369912	345855	104	30928	0.02	0.00
叙永县	276910	276910	12355	9697	0.00	0.00

续表 5-2-6（1）

地　区	总诊疗人次数	门、急诊人次数	观察室留观病例数	健康检查人次数	急诊病死率（%）	观察室病死率（%）
古蔺县	287390	287390	8151	13453	0.00	0.00
德阳市	6117489	6060772	65407	253648	0.09	0.00
旌阳区	2048233	2043095	13363	89332	0.05	0.00
中江县	1129868	1125050	297	67970	0.36	0.00
罗江县	343956	341351	4341	9715	0.35	0.00
广汉市	927412	911827	25594	30357	0.05	0.00
什邡市	802888	779371	18883	40486	0.03	0.01
绵竹市	865132	860078	2929	15788	0.06	0.07
绵阳市	8784075	8631264	123761	670348	0.14	0.18
涪城区	3393210	3386278	69570	224324	0.05	0.19
游仙区	929604	929604	23641	109949	0.11	0.08
三台县	1056401	965291	7431	116784	0.54	0.87
盐亭县	472516	469516	0	6270	0.00	0.00
安　县	447318	441713	7740	34864	0.10	0.03
梓潼县	259930	259676	158	17027	0.22	0.00
北川县	158014	155845	70	18000	0.33	11.43
平武县	150495	150495	121	29554	0.51	0.00
江油市	1916587	1872846	15030	113576	0.24	0.00
广元市	3550722	3514324	88142	383311	0.09	0.03
利州区	1764848	1763104	54515	175836	0.08	0.00
昭化区	136908	136253	602	5516	0.00	0.00
朝天区	109381	106331	9239	8226	0.10	0.01
旺苍县	461801	461501	2315	700	0.22	0.86
青川县	172008	172008	461	10714	0.27	0.00
剑阁县	460595	456319	12256	27940	0.17	0.04
苍溪县	445181	418808	8754	154379	0.00	0.00
遂宁市	3234770	3215851	589796	155835	0.12	0.01
船山区	1842487	1842487	577132	120243	0.14	0.01
安居区	143234	133314	0	0	0.00	0.00
蓬溪县	163541	155125	9	6582	0.00	0.00
射洪县	766134	765551	10932	18710	0.09	0.00
大英县	319374	319374	1723	10300	0.05	0.46
内江市	2967105	2827346	77305	162257	0.08	0.05
市中区	981808	946131	21094	56502	0.07	0.12
东兴区	432550	408287	8133	33004	0.11	0.00
威远县	554106	474287	28171	11148	0.09	0.00
资中县	437551	437551	19907	18475	0.25	0.07
隆昌县	561090	561090	0	43128	0.00	0.00
乐山市	3794500	3748192	55885	189458	0.10	0.02
市中区	1349844	1337770	13461	75360	0.14	0.00
沙湾区	84924	84924	372	4990	0.39	1.34

续表 5-2-6（2）

地　区	总诊疗人次数	门、急诊人次数	观察室留观病例数	健康检查人次数	急诊病死率（%）	观察室病死率（%）
五通桥区	247564	244566	0	5406	0.00	0.00
金口河区	39452	37439	0	1365	0.84	0.00
犍为县	389461	378177	5550	12211	0.02	0.00
井研县	200935	193988	0	6397	0.52	0.00
夹江县	280776	277299	4529	13462	0.00	0.00
沐川县	120140	120140	986	15540	0.00	0.00
峨边县	119553	119553	5326	5197	0.00	0.00
马边县	253650	253650	16848	4058	0.00	0.00
峨眉山市	708201	700686	8813	45472	0.02	0.07
南充市	5870124	5763730	21271	282772	0.07	0.01
顺庆区	2742896	2702246	6101	95090	0.05	0.00
高坪区	310947	310650	5221	19942	0.31	0.00
嘉陵区	3244	3244	0	1327	0.00	0.00
南部县	340934	320821	121	25641	0.07	1.65
营山县	513968	508692	3762	23249	0.05	0.00
蓬安县	395085	395085	2291	15981	0.09	0.00
仪陇县	538775	513569	3075	46198	0.06	0.00
西充县	432836	432836	700	15000	0.00	0.00
阆中市	591439	576587	0	40344	0.17	0.00
眉山市	3632405	3586115	46596	112745	0.02	0.00
东坡区	1455037	1455037	3155	43021	0.07	0.00
仁寿县	951301	914595	32232	14497	0.02	0.00
彭山县	430787	430787	8053	24215	0.00	0.00
洪雅县	528560	528560	321	8584	0.00	0.00
丹棱县	101454	101454	1373	8054	0.00	0.00
青神县	165266	155682	1462	14374	0.00	0.00
宜宾市	4561193	4301228	105476	335041	0.09	0.00
翠屏区	2369709	2168004	48513	184412	0.15	0.00
南溪区	279883	272262	686	24691	0.04	0.00
宜宾县	272881	250424	110	30605	0.00	0.00
江安县	226999	226999	1565	9392	0.10	0.00
长宁县	215514	215514	26671	14519	0.07	0.00
高　县	264784	264779	32	3395	0.05	0.00
珙　县	313710	300062	5222	23752	0.04	0.00
筠连县	219213	219213	20999	18340	0.00	0.00
兴文县	295057	280528	706	17800	0.00	0.00
屏山县	103443	103443	972	8135	0.00	0.00
广安市	2294125	2272984	13738	133190	0.14	0.16
广安区	773725	772685	2831	75955	0.46	0.46
前锋区						
岳池县	537188	530714	1199	8996	0.15	0.75
武胜县	485663	485663	4198	10330	0.00	0.00

续表 5-2-6（3）

地 区	总诊疗人次数	门、急诊人次数	观察室留观病例数	健康检查人次数	急诊病死率（%）	观察室病死率（%）
邻水县	384554	370927	0	34810	0.11	0.00
华蓥市	112995	112995	5510	3099	2.14	0.00
达州市	4051961	3792324	146258	206113	0.14	0.04
通川区	1474486	1302989	109123	49982	0.11	0.05
达川区	185154	184967	4491	29827	0.00	0.00
宣汉县	818343	793219	1235	43205	0.24	0.00
开江县	200467	200208	21	13813	0.19	0.00
大竹县	572002	562402	3045	30440	0.36	0.43
渠 县	518387	495490	28343	28696	0.00	0.00
万源市	283122	253049	0	10150	0.02	0.00
雅安市	3018642	3004025	37851	110893	0.06	0.00
雨城区	963723	962591	146	47729	0.06	0.00
名山区	294680	294680	3214	3275	0.00	0.00
荥经县	203471	202002	0	11342	3.07	0.00
汉源县	378454	378454	4982	11500	0.05	0.00
石棉县	438076	438076	4222	14022	0.00	0.00
天全县	503101	503101	16787	4722	0.00	0.00
芦山县	146856	134840	8500	14850	0.00	0.00
宝兴县	90281	90281	0	3453	0.00	0.00
巴中市	2191054	2164083	332	82599	0.20	4.82
巴州区	838203	838203	181	6317	0.12	0.00
恩阳区	192759	187678	0	29120	0.00	0.00
通江县	269362	269300	151	2115	0.00	10.60
南江县	402884	389089	0	37476	0.23	0.00
平昌县	487846	479813	0	7571	0.56	0.00
资阳市	3623021	3548358	44840	170265	0.24	0.00
雁江区	1249029	1244302	23876	46289	0.16	0.00
安岳县	954719	953360	538	47794	0.08	0.00
乐至县	396750	381396	3706	19978	0.26	0.00
简阳市	1022523	969300	16720	56204	0.44	0.00
阿坝州	1056125	1026557	5976	72444	0.04	0.00
汶川县	113609	113609	2315	25613	0.07	0.00
理 县	21063	21063	0	2840	0.00	0.00
茂 县	127098	127098	174	7523	0.05	0.00
松潘县	64015	64015	243	2318	0.04	0.00
九寨沟县	159648	159648	0	3830	0.04	0.00
金川县	69500	69500	0	0	0.00	0.00
小金县	46192	42617	701	2120	0.00	0.00
黑水县	30783	30783	138	0	0.00	0.00
马尔康县	199150	179309	1871	17997	0.07	0.00
壤塘县	32794	30733	0	0	0.00	0.00
阿坝县	63053	63053	0	3804	0.00	0.00

续表 5-2-6（4）

地　区	总诊疗人次数	门、急诊人次数	观察室留观病例数	健康检查人次数	急诊病死率（%）	观察室病死率（%）
若尔盖县	64625	64625	434	925	0.00	0.00
红原县	64595	60504	100	5474	0.00	0.00
甘孜州	1548490	1487853	51332	81383	0.04	0.02
康定县	489269	454146	6959	20586	0.00	0.00
泸定县	175113	169176	6741	4680	0.11	0.01
丹巴县	58167	58167	0	2700	0.00	0.00
九龙县	46316	43197	995	1446	0.00	0.00
雅江县	37357	37268	207	859	0.00	0.00
道孚县	30583	30583	0	0	0.00	0.00
炉霍县	69565	69565	65	1523	0.08	0.00
甘孜县	76828	63746	100	15937	0.07	5.00
新龙县	48729	48185	0	0	0.00	0.00
德格县	82443	81445	0	995	0.00	0.00
白玉县	54637	54637	3729	1536	0.00	0.00
石渠县	26239	26239	7800	5000	0.00	0.00
色达县	52506	52406	0	352	0.00	0.00
理塘县	40912	40792	10147	1764	0.04	0.02
巴塘县	122655	121847	5240	3360	0.47	0.04
乡城县	40368	40011	399	4520	0.00	0.00
稻城县	66272	66272	8764	0	0.00	0.00
得荣县	30531	30171	186	16125	0.00	0.00
凉山州	4706246	4651060	288193	289293	0.17	0.07
西昌市	1690383	1689535	146561	150825	0.25	0.11
木里县	65721	65721	25540	0	0.00	0.00
盐源县	216299	191984	0	27860	0.01	0.00
德昌县	428844	428844	8776	8230	0.08	0.00
会理县	615896	614495	24505	32458	0.03	0.00
会东县	236161	236161	0	0	0.00	0.00
宁南县	238240	234740	3608	13210	0.20	0.17
普格县	43003	40651	0	4158	0.05	0.00
布拖县	40676	40676	0	815	0.00	0.00
金阳县	32847	32847	0	0	0.00	0.00
昭觉县	40088	39805	137	3260	0.00	0.00
喜德县	61217	52047	392	0	0.60	8.42
冕宁县	556637	556637	76835	26626	0.00	0.00
越西县	52465	52465	694	4995	1.05	0.00
甘洛县	166857	153540	1145	4301	0.05	0.00
美姑县	76181	76181	0	2480	0.00	0.00
雷波县	144731	144731	0	10075	0.00	0.00

表 5-2-7　2013 年全省各类特色分类医院门诊服务情况

分　　类	总诊疗人次数	门、急诊人次数	观察室留观病例数	健康检查人次数	急诊病死率（%）	观察室病死率（%）
总　　计	**138674544**	**135024078**	**3216510**	**8055658**	**0.09**	**0.03**
省　　级	10005833	9938269	124875	487705	0.06	0.04
市　　级	33433031	32634626	1354879	1848495	0.08	0.04
县　　级	60490428	59083045	1181915	3462238	0.10	0.03
其　　他	34745252	33368138	554841	2257220	0.07	0.05
地区分类	138674544	135024078	3216510	8055658	0.09	0.03
一类地区	52093656	50848221	1137264	3147668	0.06	0.04
二类地区	78588651	76374314	1720363	4448583	0.10	0.03
三类地区	7992237	7801543	358883	459407	0.12	0.06
地震灾区	124835746	121493683	2862172	7112955	0.08	0.03
国定 39 个重灾县	29696971	29130974	449682	1985587	0.11	0.07
10 个极重灾县	6610285	6455018	96279	343910	0.07	0.07
18 个对口支援县	10832502	10607437	172213	548421	0.09	0.04
省定 12 个重灾县	8134914	7841879	102709	330581	0.09	0.00
88 个一般灾区	85720648	83274981	2253698	4720169	0.08	0.03
"8·30"会理地震 3 县	1283213	1245849	56083	76618	0.07	0.01
三州地区	7992237	7801543	358883	459407	0.12	0.06
民族地区	11008419	10765201	423086	638129	0.11	0.05
藏族地区	2756841	2665005	82848	153899	0.04	0.01
彝族地区	1394314	1327453	24750	70805	0.09	0.13
革命老区	38070619	36657353	595993	2185358	0.11	0.03
草原草地县	694470	674018	31139	37310	0.05	0.02
国家级扶贫开发重点县	9177525	8837284	119753	593663	0.13	0.07
扩权试点县	36234951	35027268	479822	1859106	0.13	0.04

表 5-2-8　2013 年全省各类特色分类公立医院门诊服务情况

分　类	总诊疗人次数	门、急诊人次数	观察室留观病例数	健康检查人次数	急诊病死率（%）	观察室病死率（%）
总　计	**118965714**	**116265131**	**2901842**	**6830450**	**0.09**	**0.04**
省　级	10005833	9938269	124875	487705	0.06	0.04
市　级	33433031	32634626	1354879	1848495	0.08	0.04
县　级	60490428	59083045	1181915	3462238	0.10	0.03
其　他	15036422	14609191	240173	1032012	0.06	0.10
地区分类	118965714	116265131	2901842	6830450	0.09	0.04
一类地区	44243946	43253700	968638	2522918	0.06	0.04
二类地区	67168432	65632580	1579292	3858110	0.10	0.03
三类地区	7553336	7378851	353912	449422	0.12	0.06
地震灾区	106616962	104111126	2566049	5927822	0.08	0.03
国定 39 个重灾县	25922847	25466205	397200	1783404	0.11	0.08
10 个极重灾县	5421954	5295316	80176	328254	0.07	0.08
18 个对口支援县	9387157	9202481	155771	531559	0.09	0.04
省定 12 个重灾县	6786405	6610842	92107	254066	0.10	0.00
88 个一般灾区	72717245	70878132	2022486	3814857	0.07	0.03
"8·30"会理地震 3 县	1190465	1155947	54256	75495	0.07	0.01
三州地区	7553336	7378851	353912	449422	0.12	0.06
民族地区	10359493	10141295	416228	624179	0.12	0.05
藏族地区	2684812	2593741	82848	153827	0.04	0.01
彝族地区	1210838	1159388	24542	66084	0.10	0.13
革命老区	32096991	31130792	550811	1987237	0.11	0.03
草原草地县	694469	674017	31139	37310	0.05	0.02
国家级扶贫开发重点县	7703027	7479080	112948	556669	0.14	0.08
扩权试点县	30552606	29692857	420490	1680244	0.13	0.04

表 5-2-9　2013 年全省各类特色分类民营医院门诊服务情况

分　类	总诊疗人次数	门、急诊人次数	观察室留观病例数	健康检查人次数	急诊病死率（%）	观察室病死率（%）
总　计	19708830	18758947	314668	1225208	0.09	0.01
地区分类	19708830	18758947	314668	1225208	0.09	0.01
一类地区	7849710	7594521	168626	624750	0.07	0.01
二类地区	11420219	10741734	141071	590473	0.12	0.01
三类地区	438901	422692	4971	9985	0.00	0.00
地震灾区	18218784	17382557	296123	1185133	0.09	0.01
国定 39 个重灾县	3774124	3664769	52482	202183	0.19	0.00
10 个极重灾县	1188331	1159702	16103	15656	0.02	0.00
18 个对口支援县	1445345	1404956	16442	16862	0.02	0.00
省定 12 个重灾县	1348509	1231037	10602	76515	0.02	0.00
88 个一般灾区	13003403	12396849	231212	905312	0.08	0.01
"8·30"会理地震 3 县	92748	89902	1827	1123	0.00	0.00
三州地区	438901	422692	4971	9985	0.00	0.00
民族地区	648926	623906	6858	13950	0.00	0.00
藏族地区	72029	71264	0	72	0.00	0.00
彝族地区	183476	168065	208	4721	0.00	0.00
革命老区	5973628	5526561	45182	198121	0.06	0.02
草原草地县	0.00	0.00	0.00	0.00	0.00	0.00
国家级扶贫开发重点县	1474498	1358204	6805	36994	0.08	0.00
扩权试点县	5702345	5334411	59332	178862	0.12	0.00

表 5-2-10   2013 年全省各类特色分类政府办医院门诊服务情况

分　类	总诊疗人次数	门、急诊人次数	观察室留观病例数	健康检查人次数	急诊病死率（%）	观察室病死率（%）
总　计	**111669727**	**109280746**	**2747135**	**6011992**	**0.09**	**0.04**
省　级	10005833	9938269	124875	487705	0.06	0.04
市　级	33433031	32634626	1354879	1848495	0.08	0.04
县　级	60490428	59083045	1181915	3462238	0.10	0.03
其　他	7740435	7624806	85466	213554	0.05	0.24
地区分类	111669727	109280746	2747135	6011992	0.09	0.04
一类地区	38800888	38046074	864065	1869968	0.06	0.04
二类地区	65557978	64069202	1537569	3698904	0.10	0.03
三类地区	7310861	7165470	345501	443120	0.12	0.06
地震灾区	100501225	98286746	2423919	5178662	0.08	0.03
国定 39 个重灾县	24694668	24316731	378424	1656811	0.11	0.08
10 个极重灾县	4963438	4846114	70726	313400	0.07	0.09
18 个对口支援县	8782491	8607697	145706	512462	0.09	0.05
省定 12 个重灾县	6764239	6588676	91682	254066	0.10	0.00
88 个一般灾区	67880785	66231578	1899557	3193283	0.07	0.03
"8·30"会理地震 3 县	1161533	1149761	54256	74502	0.07	0.01
三州地区	7310861	7165470	345501	443120	0.12	0.06
民族地区	10117018	9927914	407817	617877	0.11	0.06
藏族地区	2670336	2580131	82848	153827	0.04	0.01
彝族地区	1210838	1159388	24542	66084	0.10	0.13
革命老区	31021373	30136031	540504	1893781	0.11	0.03
草原草地县	694469	674017	31139	37310	0.05	0.02
国家级扶贫开发重点县	7703027	7479080	112948	556669	0.14	0.08
扩权试点县	29941061	29111169	394804	1621085	0.13	0.04

表 5-2-11 2009—2013 年全省综合医院分科门诊人次数及构成

指 标	总计	内科	外科	儿科	妇产科	中医科	其他
门诊人次数							
2009	67149230	19899972	7238416	6290905	6335527	4245612	23138798
2010	69289109	19860336	7384289	6392635	6880630	4036331	24734888
2011	78762695	21660398	8167330	7762762	8103283	4373291	28695631
2012	87532251	25861694	10276566	7802324	8920576	4268467	30402624
2013	95636448	27692664	11106853	8854405	9767245	4750269	33465012
构成比（%）							
2009	100.00	29.64	10.78	9.37	9.43	6.32	34.46
2010	100.00	28.66	10.66	9.23	9.93	5.83	35.70
2011	100.00	27.50	10.37	9.86	10.29	5.55	36.43
2012	100.00	29.55	11.74	8.91	10.19	4.88	34.73
2013	100.00	28.96	11.61	9.26	10.21	4.97	34.99

表 5-3-1 2009—2013 年全省医疗卫生机构入院人数

机构类别	2009	2010	2011	2012	2013
总 计	1050.10	1062.70	1126.85	1381.89	1450.30
医 院	497.84	558.59	650.73	817.58	907.99
综合医院	386.29	432.92	503.52	610.79	683.24
中医医院	70.53	77.79	93.11	120.95	133.11
中西医结合医院	7.06	7.87	7.97	17.67	18.34
民族医院	0.43	0.50	0.47	0.67	0.78
专科医院	33.53	39.51	45.65	67.51	72.51
基层医疗卫生机构	519.42	466.61	437.35	518.87	495.03
社区卫生服务中心	14.86	18.40	19.68	23.60	23.41
政府办	13.32	16.89	17.63	20.82	21.09
社区卫生服务站	5.66	4.18	5.30	5.51	4.94
政府办	2.17	1.63	0.39	0.60	0.49
卫生院	496.55	441.99	409.92	487.51	466.68
街道卫生院	1.49	0.52	0.09	0.07	0.06
乡镇卫生院	495.07	441.47	409.83	487.43	466.62
政府办	493.82	441.05	406.09	484.21	463.67
中心卫生院	222.40	203.49	194.64	235.14	231.03
乡卫生院	272.66	237.99	215.19	252.29	235.59
门诊部	2.35	2.03	2.45	2.26	0.00
专业公共卫生机构	32.35	36.64	37.85	44.52	46.16
妇幼保健院（所、站）	31.49	35.59	36.90	43.41	45.02
妇幼保健院	30.69	34.59	36.19	42.72	44.48
专科疾病防治院（所、站）	0.86	1.05	0.95	1.11	1.14
专科疾病防治院	0.11	0.30	0.23	0.37	0.46
其他机构	0.49	0.86	0.93	0.91	1.12
疗养院	0.49	0.86	0.93	0.91	1.12

注：诊所、卫生所、医务室和村卫生室无住院数据。

表 5-3-2　2013 年全省各类医疗卫生机构住院服务情况

机构类别	入院人数	出院人数	住院病人手术人次数	病死率（%）	每百门、急诊入院人数
总　计	14502962	14434301	2524243	0.41	5.72
医　院	9079854	9013785	2373994	0.61	6.72
综合医院	6832443	6784218	1756295	0.65	7.14
中医医院	1331107	1321521	315376	0.46	5.91
中西医结合医院	183392	182417	57668	0.83	5.25
民族医院	7821	7785	68	0.00	1.86
专科医院	725091	717844	244587	0.44	5.60
口腔医院	8226	8105	4420	0.01	0.72
眼科医院	45191	44550	40436	0.16	8.72
耳鼻喉科医院	17536	17394	10202	0.00	19.12
肿瘤医院	57286	57493	14690	1.07	18.38
心血管病医院	22645	22542	739	0.43	22.56
胸科医院					
血液病医院					
妇产（科）医院	45871	45241	17566	0.02	6.50
儿童医院	54805	54512	31493	0.26	2.66
精神病医院	131716	130943	16797	0.74	6.23
传染病医院	25080	24938	986	1.74	3.70
皮肤病医院	4069	4054	0	0.00	6.87
结核病医院					
麻风病医院	182	185	0	0.54	52.00
职业病医院	8177	8254	980	4.28	10.39
骨科医院	115712	112695	39578	0.14	9.20
康复医院	17856	19132	3593	0.12	12.24
整形外科医院	3948	3948	0	0.00	65.01
美容医院	3830	3739	9394	0.00	3.47
其他专科医院	162961	160119	53713	0.17	4.57
基层医疗卫生机构	4950268	4950412	0	0.07	4.64
社区卫生服务中心（站）	283481	282287	0	0.16	1.49
社区卫生服务中心	234078	232986	0	0.18	1.54
社区卫生服务站	49403	49301	0	0.09	1.29
卫生院	4666787	4653458	0	0.06	5.33
街道卫生院	582	575	0	0.00	2.49
乡镇卫生院	4666205	4652883	0	0.06	5.33
中心卫生院	2310334	2304203	0	0.09	6.13
乡卫生院	2355871	2348680	0	0.03	4.72
门诊部	—	14667	—	—	—
专业公共卫生机构	461619	458991	147853	0.06	3.95
专科疾病防治院（所、站）	11431	10617	1433	2.13	3.50
妇幼保健院（所、站）	450188	448374	146420	0.01	3.96
妇幼保健院	444847	443023	144713	0.01	3.95
其他机构	11221	11113	2396	0.56	7.70
疗养院	11221	11113	2396	0.56	7.70

表 5-3-3 2013 年全省各类政府办医疗卫生机构住院服务情况

机构类别	入院人数	出院人数	住院病人手术人次数	病死率（%）	每百门、急诊入院人数
总　计	12157313	12109048	2003875	0.41	5.49
医　院	6849206	6817076	1861697	0.69	6.27
综合医院	5067893	5044913	1404660	0.73	6.72
中医医院	1247848	1240160	298144	0.47	5.83
中西医结合医院	154977	153826	53548	0.96	4.83
民族医院	7821	7785	68	0.00	1.86
专科医院	370667	370392	105277	0.72	4.21
口腔医院	5470	5395	4266	0.02	0.66
眼科医院	510	510	483	0.00	1.54
耳鼻喉科医院					
肿瘤医院	54111	54374	13952	1.06	18.43
心血管病医院					
胸科医院					
血液病医院					
妇产（科）医院	8352	8342	2828	0.12	3.95
儿童医院	52913	52749	31366	0.27	2.59
精神病医院	128727	127689	16797	0.75	6.19
传染病医院	25080	24938	986	1.74	3.70
皮肤病医院					
结核病医院					
麻风病医院	182	185	0	0.54	52.00
职业病医院	8095	8088	980	4.33	10.73
骨科医院	18306	18079	8280	0.12	5.93
康复医院	3969	5459	1601	0.00	11.53
整形外科医院					
美容医院					
其他专科医院	64952	64584	23738	0.26	2.93
基层医疗卫生机构	4853045	4838977	0	0.07	4.81
社区卫生服务中心（站）	215757	214754	0	0.16	1.56
社区卫生服务中心	210885	209914	0	0.16	1.56
社区卫生服务站	4872	4840	0	0.00	1.79
卫生院	4637288	4624223	0	0.06	5.33
街道卫生院	582	575	0	0.00	2.49
乡镇卫生院	4636706	4623648	0	0.06	5.33
中心卫生院	2309436	2303313	0	0.09	6.13
乡卫生院	2327270	2320335	0	0.03	4.72
门诊部	—	0	—	—	—
专业公共卫生机构	444871	442861	140150	0.01	4.00
专科疾病防治院（所、站）	7593	7383	1433	0.24	2.46
妇幼保健院（所、站）	437278	435478	138717	0.01	4.05
妇幼保健院	431937	430127	137010	0.01	4.03
其他机构	10191	10134	2028	0.54	7.39
疗养院	10191	10134	2028	0.54	7.39

表 5-3-4 2013 年市（州）及县（市、区）医疗卫生机构住院服务情况

地　区	入院人数	出院人数	住院病人手术人次数	每百门、急诊入院人数
总　计	14502962	14434301	2524243	5.72
成都市	3140000	3116138	748830	4.38
锦江区	113848	112344	37806	3.14
青羊区	320542	318605	123052	3.20
金牛区	212780	210938	59002	4.35
武侯区	559378	554358	253540	3.47
成华区	116117	115568	18331	3.07
龙泉驿区	103980	103288	23722	3.79
青白江区	80505	78925	7572	5.96
新都区	162458	161019	32945	5.02
温江区	135343	134917	29518	6.47
金堂县	142054	140453	18288	6.23
双流县	159115	159315	27704	3.70
郫　县	146946	147122	18089	4.21
大邑县	129694	127529	13200	8.26
蒲江县	56496	56043	6659	5.60
新津县	95757	94820	9216	6.13
都江堰市	192429	192447	22923	6.30
彭州市	155808	154280	18035	6.58
邛崃市	131279	129883	15361	7.19
崇州市	125471	124284	13867	5.23
自贡市	542253	540927	82651	6.99
自流井区	149388	148532	35528	6.97
贡井区	62563	63224	6097	8.53
大安区	69979	69945	12498	6.28
沿滩区	30486	30387	1063	4.87
荣　县	83754	83335	11661	5.91
富顺县	146083	145504	15804	8.48
攀枝花市	276108	273630	73682	5.57
东　区	151563	150048	57380	5.89
西　区	29190	28711	4896	6.72
仁和区	26733	26754	2651	3.43
米易县	41340	41057	6252	5.58
盐边县	27282	27060	2503	6.45
泸州市	868825	874959	112903	9.59
江阳区	264235	264250	58519	7.65
纳溪区	95045	94570	8570	14.42
龙马潭区	38945	38978	2772	5.61
泸　县	126239	134593	15528	12.01
合江县	123908	123035	10023	8.54
叙永县	117602	117367	8332	13.48

续表 5-3-4（1）

地　　区	入院人数	出院人数	住院病人手术人次数	每百门、急诊入院人数
古蔺县	102851	102166	9159	11.77
德阳市	580221	576798	92100	3.83
旌阳区	143037	142250	35546	3.56
中江县	137568	135523	13894	3.83
罗江县	37703	37668	5177	4.55
广汉市	84318	84436	10857	3.75
什邡市	79183	78627	15829	3.90
绵竹市	98412	98294	10797	4.04
绵阳市	925694	924295	168884	4.73
涪城区	220472	219660	82025	3.88
游仙区	106504	106361	11526	5.04
三台县	200998	200768	13960	6.07
盐亭县	79590	79042	7365	5.76
安　县	54872	54045	6924	3.79
梓潼县	39553	39476	7460	5.55
北川县	31597	33410	2340	5.04
平武县	20447	20674	2601	4.95
江油市	171661	170859	34683	4.42
广元市	448798	448956	70837	4.80
利州区	162730	161974	37908	5.54
昭化区	27888	27568	2676	5.12
朝天区	15734	15519	2651	3.48
旺苍县	50726	50541	8740	3.20
青川县	17932	17745	1560	3.34
剑阁县	78237	80468	8682	4.75
苍溪县	95551	95141	8620	5.76
遂宁市	442103	443608	76950	5.78
船山区	164988	164897	44732	5.77
安居区	54470	54917	1031	5.68
蓬溪县	58766	58478	6949	5.09
射洪县	109979	111061	15073	5.58
大英县	53900	54255	9165	7.69
内江市	618845	611381	100320	10.78
市中区	133197	132454	24296	10.41
东兴区	146631	146460	26079	11.22
威远县	100014	99248	14282	8.24
资中县	133996	128835	20821	12.94
隆昌县	105007	104384	14842	11.59
乐山市	540259	537448	82492	5.67
市中区	158805	157626	36977	6.2
沙湾区	36149	35762	4354	7.36

续表 5-3-4（2）

地　区	入院人数	出院人数	住院病人手术人次数	每百门、急诊入院人数
五通桥区	42969	42862	3205	4.49
金口河区	3592	3519	346	5.51
犍为县	56816	56528	7528	4.64
井研县	51603	51330	7252	6.45
夹江县	48174	47946	7080	5.55
沐川县	29242	29147	2372	6.86
峨边县	11598	11623	614	4.96
马边县	23060	22694	620	4.20
峨眉山市	78251	78411	12144	5.82
南充市	961556	954631	151627	5.73
顺庆区	209345	208546	61578	5.66
高坪区	95160	94053	10993	10.23
嘉陵区	64858	64415	2980	8.13
南部县	93317	92862	10225	3.52
营山县	119358	117939	10724	7.30
蓬安县	91947	90687	10654	4.63
仪陇县	122063	121217	18332	6.23
西充县	65444	65421	6337	5.38
阆中市	100064	99491	19804	5.21
眉山市	601285	597363	63906	6.09
东坡区	208171	205743	31177	5.36
仁寿县	217175	216028	15431	7.04
彭山县	67186	66965	5071	6.63
洪雅县	52780	52852	4942	5.04
丹棱县	20595	20590	3471	5.17
青神县	35378	35185	3814	7.81
宜宾市	742549	737425	156749	7.03
翠屏区	217762	216145	74423	5.33
南溪区	48896	48405	5707	7.06
宜宾县	100400	99648	8678	7.99
江安县	62398	61450	4726	11.93
长宁县	66760	67690	29641	11.03
高　县	50900	50138	6574	7.28
珙　县	63764	63482	9858	6.26
筠连县	36000	35243	7851	5.23
兴文县	65392	65113	7191	10.75
屏山县	30277	30111	2100	7.88
广安市	538111	535657	77468	8.31
广安区	126691	126051	20802	8.62
前锋区	32422	32371	677	8.50
岳池县	93620	93459	21032	6.72
武胜县	105160	104341	14142	9.16

续表 5-3-4（3）

地　区	入院人数	出院人数	住院病人手术人次数	每百门、急诊入院人数
邻水县	131203	130299	15946	8.36
华蓥市	49015	49136	4869	9.46
达州市	834719	832158	116996	7.99
通川区	142616	142394	37896	7.15
达川区	122578	119829	14893	8.54
宣汉县	135644	138146	14217	6.85
开江县	61929	61476	6456	11.10
大竹县	132331	132426	16836	10.04
渠　县	175523	174259	17290	8.58
万源市	64098	63628	9408	5.74
雅安市	276773	275474	47786	5.33
雨城区	98916	98132	23335	6.82
名山区	29945	30052	3534	4.24
荥经县	19787	20213	4250	3.68
汉源县	40189	39321	4023	5.76
石棉县	52299	52193	5723	8.87
天全县	22740	22721	5557	3.16
芦山县	8723	8697	944	2.52
宝兴县	4174	4145	420	2.81
巴中市	448205	443243	74390	5.35
巴州区	126888	124736	32438	5.70
恩阳区	27814	27456	1361	2.70
通江县	89426	89536	12969	6.86
南江县	75982	75318	9815	3.66
平昌县	128095	126197	17807	7.36
资阳市	749998	748235	113909	6.23
雁江区	176407	177458	31199	6.54
安岳县	230653	231103	24856	5.15
乐至县	105780	104273	20758	8.37
简阳市	237158	235401	37096	6.59
阿坝州	114312	114082	14975	5.97
汶川县	13072	12818	1910	4.86
理　县	4422	4368	193	7.37
茂　县	16777	16786	1360	6.40
松潘县	5149	5258	839	3.40
九寨沟县	14179	14323	2162	6.01
金川县	6205	6185	824	5.71
小金县	12342	12288	928	7.97
黑水县	2245	2165	181	3.36
马尔康县	18394	18591	4608	8.97
壤塘县	4183	4146	239	7.89
阿坝县	7757	7637	513	8.00

续表 5-3-4（4）

地　区	入院人数	出院人数	住院病人手术人次数	每百门、急诊入院人数
若尔盖县	5198	5153	824	3.26
红原县	4389	4364	394	4.83
甘孜州	95086	94043	12132	4.10
康定县	35551	35386	7052	6.86
泸定县	8757	8576	618	3.70
丹巴县	7010	6899	600	5.91
九龙县	4916	4919	391	4.51
雅江县	3120	3090	264	3.97
道孚县	3536	3453	278	4.95
炉霍县	3088	2876	300	3.55
甘孜县	3072	3039	697	3.01
新龙县	4031	4022	126	4.70
德格县	1690	1686	97	1.36
白玉县	5325	5152	387	5.08
石渠县	2956	2942	241	2.19
色达县	1716	1706	223	2.25
理塘县	2178	2174	159	3.15
巴塘县	2744	2726	187	1.88
乡城县	2656	2657	230	3.11
稻城县	1554	1554	182	1.41
得荣县	1186	1186	100	2.02
凉山州	757262	753850	84656	8.44
西昌市	152416	150967	42604	5.41
木里县	13949	14001	741	7.16
盐源县	39726	39632	3857	4.82
德昌县	41097	39416	4701	6.38
会理县	72243	71457	8837	6.91
会东县	110577	110091	3400	19.07
宁南县	35743	35695	2644	6.35
普格县	25530	25850	341	26.63
布拖县	16948	16868	339	23.03
金阳县	20692	21010	1351	21.83
昭觉县	39687	39392	748	31.37
喜德县	16083	15811	565	12.85
冕宁县	54854	56187	4551	6.50
越西县	34744	34758	2988	24.21
甘洛县	30013	30008	2133	10.42
美姑县	16895	16853	1523	14.21
雷波县	36065	35854	3333	9.23

表 5-3-5 2013 年市（州）及县（市、区）政府办医疗卫生机构住院服务情况

地　区	入院人数	出院人数	住院病人手术人次数	每百门、急诊入院人数
总　计	12157313	12109048	2003875	5.49
成都市	2253808	2241921	546393	4.01
锦江区	66971	66553	21335	3.30
青羊区	263923	262539	100020	2.99
金牛区	91387	90798	18996	2.95
武侯区	383041	381314	194208	3.01
成华区	42348	42324	9183	2.53
龙泉驿区	53255	53085	16219	2.66
青白江区	63824	62442	6653	5.93
新都区	121482	121055	29148	4.52
温江区	119572	119075	25962	6.16
金堂县	128450	127045	15505	5.96
双流县	121092	121753	22704	3.22
郫　县	122200	122628	14675	3.90
大邑县	88672	87310	6678	7.47
蒲江县	48362	48086	6006	5.08
新津县	81438	80082	5709	5.53
都江堰市	145469	145831	17904	7.37
彭州市	115630	114666	13529	6.01
邛崃市	93593	93021	9448	6.12
崇州市	103099	102314	12511	4.84
自贡市	463509	462675	67327	6.61
自流井区	116625	116214	27315	6.28
贡井区	60161	60811	6078	8.52
大安区	65174	65027	12343	6.16
沿滩区	29994	29916	1042	4.84
荣　县	61073	60747	7412	5.49
富顺县	130482	129960	13137	7.87
攀枝花市	193495	191565	54494	5.09
东　区	90455	89144	40152	5.20
西　区	14834	14692	3195	4.86
仁和区	26733	26754	2651	3.73
米易县	39886	39610	6252	5.66
盐边县	21587	21365	2244	6.48
泸州市	717552	715573	99665	9.33
江阳区	230173	230187	55490	7.70
纳溪区	63837	63690	6088	12.94
龙马潭区	30046	30095	1829	5.28
泸　县	104933	104637	15188	11.59
合江县	101810	101144	7425	8.38
叙永县	96993	96608	7320	13.09

续表 5-3-5（1）

地　区	入院人数	出院人数	住院病人手术人次数	每百门、急诊入院人数
古蔺县	89760	89212	6325	11.51
德阳市	503584	500645	79908	3.65
旌阳区	108035	107579	27173	3.16
中江县	135359	133314	13594	3.90
罗江县	36695	36599	5152	4.52
广汉市	65865	65883	9108	3.28
什邡市	66565	66099	14285	3.75
绵竹市	91065	91171	10596	3.96
绵阳市	854820	855089	146094	4.75
涪城区	184251	184131	65182	3.89
游仙区	105857	105714	11526	5.03
三台县	187145	187183	12370	5.99
盐亭县	78359	77830	7344	5.68
安　县	49286	48919	6009	3.67
梓潼县	36164	36180	5937	5.55
北川县	31597	33410	2340	5.04
平武县	20447	20674	2601	4.95
江油市	161714	161048	32785	4.49
广元市	397605	396349	58033	4.53
利州区	124946	124776	28492	4.95
昭化区	27888	27568	2676	5.12
朝天区	15734	15519	2651	3.48
旺苍县	45950	45851	6959	3.09
青川县	17932	17745	1560	3.34
剑阁县	75878	75967	8084	4.64
苍溪县	89277	88923	7611	5.61
遂宁市	374175	375824	66204	5.75
船山区	150849	150839	42182	6.62
安居区	41280	41299	0	5.04
蓬溪县	42104	42119	4181	4.28
射洪县	99110	100398	14080	5.39
大英县	40832	41169	5761	6.93
内江市	549543	542066	84160	10.37
市中区	124884	124250	23158	10.28
东兴区	132116	131196	20070	10.67
威远县	74676	74314	9212	7.52
资中县	120366	115156	17412	12.43
隆昌县	97501	97150	14308	11.05
乐山市	445854	444292	69933	5.26
市中区	126098	125664	33680	5.68
沙湾区	17955	17819	1833	5.24

续表 5-3-5（2）

地　区	入院人数	出院人数	住院病人手术人次数	每百门、急诊入院人数
五通桥区	30800	30613	2744	3.92
金口河区	3592	3519	346	5.51
犍为县	53526	53047	7008	4.62
井研县	48756	48495	7209	6.31
夹江县	42079	42047	5710	5.25
沐川县	29242	29147	2372	6.86
峨边县	11598	11623	614	4.96
马边县	22772	22431	620	4.25
峨眉山市	59436	59887	7797	5.26
南充市	827240	824555	125479	5.44
顺庆区	168449	168151	54029	5.36
高坪区	82049	81354	10199	9.89
嘉陵区	57295	56988	1033	8.41
南部县	87539	88578	8767	3.41
营山县	107095	106150	9494	6.88
蓬安县	71070	70497	6261	4.03
仪陇县	100059	99440	14857	5.86
西充县	65444	65421	6337	5.38
阆中市	88240	87976	14502	5.08
眉山市	543371	540915	52648	5.83
东坡区	162090	160967	22840	4.71
仁寿县	217175	216028	15431	7.04
彭山县	67186	66965	5071	6.63
洪雅县	52780	52852	4942	5.04
丹棱县	15963	15921	1664	4.61
青神县	28177	28182	2700	7.16
宜宾市	643661	640239	131290	6.93
翠屏区	186708	185723	59312	5.35
南溪区	37909	37692	5162	6.51
宜宾县	91599	90828	6286	7.56
江安县	54255	53446	4726	11.14
长宁县	65430	66385	29641	11.05
高　县	45545	44873	4985	6.93
珙　县	44888	44660	7168	6.88
筠连县	29819	29505	4999	4.59
兴文县	57231	57016	6911	9.91
屏山县	30277	30111	2100	7.88
广安市	448093	446676	51956	7.87
广安区	108836	108428	14893	8.47
前锋区	28214	28163	0	7.72
岳池县	73494	73458	12776	6.01
武胜县	89406	88869	11816	9.40

续表 5-3-5（3）

地　区	入院人数	出院人数	住院病人手术人次数	每百门、急诊入院人数
邻水县	115619	114981	9697	8.01
华蓥市	32524	32777	2774	7.58
达州市	744820	745982	89797	7.65
通川区	115148	115813	26391	6.46
达川区	110961	110583	10536	8.49
宣汉县	128026	130693	13432	6.59
开江县	61502	61062	6367	11.49
大竹县	121832	121584	15998	9.57
渠　县	144727	143953	8097	8.05
万源市	62624	62294	8976	5.69
雅安市	239263	238016	39552	4.99
雨城区	73497	73157	17703	5.67
名山区	29945	30052	3534	4.24
荥经县	12635	12636	1648	3.25
汉源县	40189	39321	4023	5.76
石棉县	50631	50509	5723	9.07
天全县	20139	20169	5557	3.07
芦山县	8053	8027	944	2.38
宝兴县	4174	4145	420	2.81
巴中市	390931	387660	52581	5.10
巴州区	89430	88695	17420	5.13
恩阳区	27814	27456	1361	2.70
通江县	80820	80900	10930	6.39
南江县	74928	74272	9474	3.84
平昌县	117939	116337	13396	7.04
资阳市	669023	665985	92313	5.81
雁江区	164714	162042	26954	6.43
安岳县	218594	219076	21459	4.92
乐至县	79731	79791	12294	6.72
简阳市	205984	205076	31606	6.21
阿坝州	110689	110573	14334	6.09
汶川县	11273	11118	1480	4.96
理　县	4422	4368	193	7.37
茂　县	14954	14978	1149	7.26
松潘县	5149	5258	839	3.40
九寨沟县	14179	14323	2162	6.01
金川县	6205	6185	824	5.71
小金县	12342	12288	928	7.97
黑水县	2245	2165	181	3.36
马尔康县	18394	18591	4608	8.97
壤塘县	4183	4146	239	7.89
阿坝县	7756	7636	513	8.00

续表 5-3-5（4）

地 区	入院人数	出院人数	住院病人手术人次数	每百门、急诊入院人数
若尔盖县	5198	5153	824	3.26
红原县	4389	4364	394	4.83
甘孜州	95086	94043	12132	4.10
康定县	35551	35386	7052	6.86
泸定县	8757	8576	618	3.70
丹巴县	7010	6899	600	5.91
九龙县	4916	4919	391	4.51
雅江县	3120	3090	264	3.97
道孚县	3536	3453	278	4.95
炉霍县	3088	2876	300	3.55
甘孜县	3072	3039	697	3.01
新龙县	4031	4022	126	4.70
德格县	1690	1686	97	1.36
白玉县	5325	5152	387	5.08
石渠县	2956	2942	241	2.19
色达县	1716	1706	223	2.25
理塘县	2178	2174	159	3.15
巴塘县	2744	2726	187	1.88
乡城县	2656	2657	230	3.11
稻城县	1554	1554	182	1.41
得荣县	1186	1186	100	2.02
凉山州	691191	688405	69582	8.21
西昌市	127050	125172	31946	5.00
木里县	13949	14001	741	7.16
盐源县	36803	36753	2983	4.47
德昌县	41097	39416	4701	6.38
会理县	71311	71049	8576	6.87
会东县	107039	106632	2902	19.19
宁南县	35743	35695	2644	6.35
普格县	19595	19915	341	23.94
布拖县	16948	16868	339	23.03
金阳县	20692	21010	1351	21.83
昭觉县	39687	39392	748	31.37
喜德县	13907	13888	563	11.61
冕宁县	53660	54989	4428	7.18
越西县	24296	24310	2312	21.42
甘洛县	30013	30008	2133	10.42
美姑县	16895	16853	1523	14.21
雷波县	22506	22454	1351	7.83

表 5-4-1 2009—2013 年全省医院入院人数

年 份	入院人数	卫生部门医院			每百门、急诊入院人数
			综合医院	中医医院	
2009	4978362	4062397	3112135	677542	5.33
2010	5585899	4437798	3406115	740278	5.78
2011	6507253	5083032	3914804	874976	6.02
2012	8175840	6171181	4577125	1144117	6.57
2013	9079854	6772244	5027437	1247848	6.72

表 5-4-2 2009—2013 年全省不同性质医院入院人数

分 类	2009	2010	2011	2012	2013
总 计	4978362	5585899	6507253	8175840	9079854
按登记注册类型分					
公 立	4433211	4882725	5527077	6670154	7274904
民 营	545151	703174	980176	1505686	1804950
按主办单位分					
政府办	4125000	4506368	5156483	6247344	6849206
社会办	507523	600437	692265	850341	966366
个人办	345839	479094	658505	1078155	1264282
按管理类别分					
非营利性	4681770	5168859	5945695	7262554	7923084
营利性	296592	417040	561558	913286	1156770
不 详					
按医院等级分					
三级医院	1325421	1593981	2132885	2789383	3264600
二级医院	2851609	3039280	3199205	3797014	4010878
一级医院	140118	161486	226931	320769	346455
未评级	661214	791152	948232	1268674	1457921
按类别分					
综合医院	3862855	4329234	5035240	6107899	6832443
中医医院	705318	777936	931074	1209487	1331107
中西医结合医院	70588	78651	79740	176652	183392
民族医院	4273	4964	4695	6742	7821
专科医院	335328	395114	456504	675060	725091

表 5-4-3　2013 年市（州）及县（市、区）医院住院服务情况

地　区	入院人数	出院人数	住院病人手术人次数	每百门、急诊入院人数
总　计	9079854	9013785	2373994	6.72
成都市	2389519	2373798	705352	5.02
锦江区	96686	95755	30103	3.72
青羊区	303946	301924	122173	3.52
金牛区	202196	200582	58010	5.17
武侯区	543341	538314	248898	4.27
成华区	90437	89969	16189	4.56
龙泉驿区	87517	86825	22945	5.73
青白江区	41266	40834	6604	8.23
新都区	118634	117485	27553	6.24
温江区	103029	102991	26872	8.05
金堂县	70851	70524	16989	6.84
双流县	110586	111531	26068	4.40
郫　县	97672	97534	16858	5.31
大邑县	70949	69614	11632	7.98
蒲江县	26795	26487	4522	6.39
新津县	59696	59206	8658	7.32
都江堰市	115708	116514	21164	7.04
彭州市	105021	103879	15390	7.36
邛崃市	74408	73475	14140	8.04
崇州市	70781	70355	10584	6.95
自贡市	347484	347271	72478	7.78
自流井区	143844	143099	35528	7.12
贡井区	42407	43220	5936	9.52
大安区	28496	28638	5129	7.42
沿滩区	5238	5185	774	8.77
荣　县	58273	58058	11179	6.66
富顺县	69226	69071	13932	10.13
攀枝花市	245383	242927	71350	7.50
东　区	145537	144011	55846	7.39
西　区	27807	27222	4896	8.71
仁和区	18496	18548	2499	5.04
米易县	28204	28029	5617	7.87
盐边县	25339	25117	2492	9.80
泸州市	495216	493726	110206	10.29
江阳区	189993	190147	58230	7.69
纳溪区	56012	55672	8305	18.56
龙马潭区	19715	19598	2533	7.86
泸　县	70873	70821	14644	14.58
合江县	56916	56433	9503	9.83
叙永县	41440	41016	7987	12.13

续表 5-4-3（1）

地 区	入院人数	出院人数	住院病人手术人次数	每百门、急诊入院人数
古蔺县	60267	60039	9004	15.82
德阳市	354820	353165	83094	4.91
旌阳区	119711	118992	32803	4.65
中江县	59294	58613	11026	5.21
罗江县	20569	20503	4863	5.76
广汉市	57348	57514	9657	5.08
什邡市	56017	55750	14771	5.41
绵竹市	41881	41793	9974	4.20
绵阳市	529127	525267	162532	5.36
涪城区	185904	185072	80117	4.62
游仙区	52434	52479	10873	5.58
三台县	66748	66062	13183	5.86
盐亭县	30711	29993	6901	6.49
安 县	33978	33147	6246	6.20
梓潼县	20944	20863	6481	6.55
北川县	10990	10913	2075	7.05
平武县	10470	10459	2397	6.96
江油市	116948	116279	34259	5.49
广元市	266873	265286	65786	6.53
利州区	141410	140702	36581	6.57
昭化区	7665	7663	1767	5.63
朝天区	7686	7654	2421	7.23
旺苍县	22351	22279	7222	3.98
青川县	9408	9243	1560	5.47
剑阁县	39205	39150	8469	8.37
苍溪县	39148	38595	7766	8.05
遂宁市	312409	312757	72595	7.91
船山区	144463	144446	41227	7.14
安居区	34193	34598	1031	12.47
蓬溪县	28768	28507	6099	8.84
射洪县	66702	66532	15073	7.46
大英县	38283	38674	9165	8.87
内江市	368494	362040	95229	11.28
市中区	96467	95905	23056	9.60
东兴区	85660	85964	26079	17.96
威远县	62610	61980	13038	9.01
资中县	68001	62831	20234	13.47
隆昌县	55756	55360	12822	9.53
乐山市	331774	329839	71518	7.23
市中区	116994	116152	31697	7.57
沙湾区	25783	25464	4013	12.63

续表 5-4-3（2）

地　区	入院人数	出院人数	住院病人手术人次数	每百门、急诊入院人数
五通桥区	25413	25439	2768	6.10
金口河区	2563	2490	346	6.85
犍为县	27175	27024	6102	6.40
井研县	27526	27399	6294	12.40
夹江县	24110	24008	5798	7.24
沐川县	9686	9596	2124	8.06
峨边县	6783	6830	604	5.67
马边县	8488	8463	620	3.17
峨眉山市	57253	56974	11152	6.39
南充市	546057	540451	138349	7.90
顺庆区	185802	184919	60525	6.10
高坪区	51864	51208	8570	12.62
嘉陵区	7986	7827	2033	17.06
南部县	36653	35758	8846	8.99
营山县	54788	53547	9832	9.35
蓬安县	50309	49491	10270	8.12
仪陇县	63709	63232	14179	9.95
西充县	36161	36134	5101	8.35
阆中市	58785	58335	18993	8.14
眉山市	286156	283858	57600	6.91
东坡区	128663	127130	28649	6.78
仁寿县	67606	67084	12750	7.39
彭山县	24706	24543	4746	5.74
洪雅县	30121	30169	4942	5.70
丹棱县	12400	12407	3221	8.08
青神县	22660	22525	3292	10.55
宜宾市	495543	491624	150849	9.04
翠屏区	190023	188808	72266	7.03
南溪区	39742	39361	5431	10.39
宜宾县	31439	31341	7871	10.68
江安县	38096	37188	4305	14.49
长宁县	43324	43345	29222	18.92
高　县	32555	32218	6228	10.61
珙　县	42096	41961	9449	6.73
筠连县	26503	25940	7401	10.24
兴文县	41098	40947	6974	13.21
屏山县	10667	10515	1702	10.31
广安市	304926	303302	75667	10.12
广安区	89266	88699	20119	9.40
前锋区	4208	4208	677	26.17
岳池县	57245	57216	20783	8.18
武胜县	60698	60018	13886	9.35

续表 5-4-3（3）

地 区	入院人数	出院人数	住院病人手术人次数	每百门、急诊入院人数
邻水县	61778	61174	15388	12.42
华蓥市	31731	31987	4814	15.72
达州市	383105	378878	112278	8.81
通川区	117538	117352	37393	8.22
达川区	43798	41220	13553	18.15
宣汉县	64643	64709	13827	7.77
开江县	20824	20731	6082	9.34
大竹县	48342	48401	16106	7.95
渠　县	60106	59299	16859	8.08
万源市	27854	27166	8458	10.30
雅安市	236025	234569	47121	6.92
雨城区	95314	94564	23072	8.54
名山区	13482	13416	3357	4.58
荥经县	15384	15774	4250	4.37
汉源县	33909	32966	3907	8.96
石棉县	45999	45975	5614	9.80
天全县	22625	22606	5557	3.98
芦山县	6017	6002	944	4.22
宝兴县	3295	3266	420	3.65
巴中市	250872	247449	68987	9.13
巴州区	112215	110156	31247	9.40
恩阳区	5081	5013	1361	2.71
通江县	37843	37575	10612	12.27
南江县	29305	28951	8737	5.70
平昌县	66428	65754	17030	12.23
资阳市	357305	353773	105310	8.82
雁江区	105039	102892	28733	7.77
安岳县	83362	84645	21385	8.43
乐至县	62330	60689	20160	13.59
简阳市	106574	105547	35032	8.52
阿坝州	80976	80619	14975	7.29
汶川县	9318	9021	1910	6.55
理　县	2371	2317	193	11.26
茂　县	12212	12262	1360	6.66
松潘县	5149	5132	839	8.04
九寨沟县	9142	9285	2162	5.73
金川县	4030	4010	824	5.80
小金县	5301	5247	928	12.44
黑水县	1958	1878	181	6.36
马尔康县	16683	16882	4608	9.30
壤塘县	2061	2024	239	6.71
阿坝县	6277	6157	513	9.95

续表 5-4-3（4）

地　区	入院人数	出院人数	住院病人手术人次数	每百门、急诊入院人数
若尔盖县	2994	2949	824	4.63
红原县	3480	3455	394	5.75
甘孜州	76735	75688	11568	5.16
康定县	34843	34678	7050	7.67
泸定县	5605	5424	618	3.31
丹巴县	6937	6826	600	11.93
九龙县	2102	2105	337	4.87
雅江县	2152	2117	219	5.77
道孚县	3077	2994	277	10.06
炉霍县	2923	2711	300	4.20
甘孜县	2667	2634	640	4.18
新龙县	553	544	126	1.15
德格县	1002	998	0	1.23
白玉县	3812	3639	255	6.98
石渠县	1183	1171	200	4.51
色达县	1526	1516	223	2.91
理塘县	1778	1774	121	4.36
巴塘县	2430	2412	187	1.99
乡城县	2226	2226	208	5.56
稻城县	912	912	107	1.38
得荣县	1007	1007	100	3.34
凉山州	421055	417498	81150	8.09
西昌市	125042	123629	41628	6.38
木里县	4532	4584	741	6.90
盐源县	20672	20541	3675	10.69
德昌县	31682	30004	4698	7.39
会理县	34893	34202	8302	5.62
会东县	28351	29192	3400	10.98
宁南县	20508	20478	2359	8.74
普格县	10481	10502	280	19.18
布拖县	7760	7758	339	19.08
金阳县	9312	9175	597	28.35
昭觉县	12716	12647	744	31.95
喜德县	11366	11099	555	19.77
冕宁县	31773	31890	4551	4.86
越西县	22959	22973	2292	27.82
甘洛县	19938	19933	2133	12.99
美姑县	7682	7640	1523	10.08
雷波县	21388	21251	3333	8.62

表 5-4-4　2013 年市（州）及县（市、区）公立医院住院服务情况

地　区	入院人数	出院人数	住院病人手术人次数	每百门、急诊入院人数
总　计	7274904	7240006	1956747	6.26
成都市	1817446	1810691	570756	4.52
锦江区	78022	77391	27823	3.37
青羊区	264358	263198	102647	3.25
金牛区	131476	130956	29479	4.14
武侯区	413476	410735	204778	4.05
成华区	62234	62050	13172	4.03
龙泉驿区	59238	58875	20265	5.16
青白江区	27542	27313	6117	6.85
新都区	78548	78364	23756	5.45
温江区	96838	96762	25522	7.81
金堂县	61237	61090	15391	6.48
双流县	85982	87330	23423	3.79
郫　县	76984	77081	13491	4.73
大邑县	57837	56712	9446	7.08
蒲江县	20011	19872	3869	5.20
新津县	45377	44468	5151	6.24
都江堰市	100606	101599	18087	7.52
彭州市	64843	64265	10884	6.61
邛崃市	39146	39038	8227	5.99
崇州市	53691	53592	9228	6.00
自贡市	277364	277517	57675	7.13
自流井区	117736	117312	27456	6.32
贡井区	40487	41289	5917	9.52
大安区	24743	24770	4974	7.32
沿滩区	4746	4714	753	8.95
荣　县	36027	35905	7310	6.05
富顺县	53625	53527	11265	8.67
攀枝花市	234022	231609	69539	7.72
东　区	142440	140912	54841	7.59
西　区	26692	26145	4349	8.97
仁和区	18496	18548	2499	5.04
米易县	26750	26582	5617	8.29
盐边县	19644	19422	2233	11.66
泸州市	377172	376370	97013	9.61
江阳区	177940	178104	55206	7.73
纳溪区	27535	27514	5843	16.73
龙马潭区	10816	10715	1590	6.52
泸　县	51252	51204	14304	13.95
合江县	35095	34811	6925	9.71
叙永县	27358	26937	6975	9.88

续表 5-4-4（1）

地　　区	入院人数	出院人数	住院病人手术人次数	每百门、急诊入院人数
古蔺县	47176	47085	6170	16.42
德阳市	290761	289544	72099	4.60
旌阳区	88988	88501	25253	4.25
中江县	57085	56404	10726	5.07
罗江县	19561	19507	4838	5.73
广汉市	40549	40603	7908	4.22
什邡市	49918	49733	13601	5.39
绵竹市	34660	34796	9773	3.96
绵阳市	465435	463195	140579	5.21
涪城区	153052	152904	63332	4.34
游仙区	52434	52479	10873	5.58
三台县	52895	52477	11593	5.48
盐亭县	29480	28781	6880	6.28
安　县	28392	28021	5331	6.43
梓潼县	17555	17567	4958	6.76
北川县	10990	10913	2075	7.05
平武县	10470	10459	2397	6.96
江油市	110167	109594	33140	5.46
广元市	226889	225962	56036	6.30
利州区	114835	114633	30219	6.20
昭化区	7665	7663	1767	5.63
朝天区	7686	7654	2421	7.23
旺苍县	17575	17589	5441	3.81
青川县	9408	9243	1560	5.47
剑阁县	36846	36803	7871	8.07
苍溪县	32874	32377	6757	7.85
遂宁市	247319	247828	63104	7.65
船山区	130387	130451	38677	7.06
安居区	21003	20980	0	15.75
蓬溪县	12106	12148	3331	7.80
射洪县	55833	55869	14080	7.29
大英县	27990	28380	7016	8.46
内江市	301143	294714	79691	10.54
市中区	89578	89150	22484	9.22
东兴区	71145	70700	20070	17.43
威远县	37272	37046	7968	7.86
资中县	54766	49559	16840	12.39
隆昌县	48382	48259	12329	8.61
乐山市	251753	250696	60142	6.53
市中区	87261	87095	28400	6.52
沙湾区	12516	12444	1893	11.91

续表 5-4-4（2）

地 区	入院人数	出院人数	住院病人手术人次数	每百门、急诊入院人数
五通桥区	13244	13190	2307	5.42
金口河区	2563	2490	346	6.85
犍为县	23885	23543	5582	6.32
井研县	24679	24564	6251	12.72
夹江县	21270	21263	4628	7.10
沐川县	9686	9596	2124	8.06
峨边县	6783	6830	604	5.67
马边县	8200	8200	620	3.23
峨眉山市	41666	41481	7387	5.43
南充市	422668	421153	112253	7.20
顺庆区	149083	148639	53028	5.35
高坪区	39765	39464	7776	12.02
嘉陵区	423	400	86	13.04
南部县	30875	31474	7388	9.62
营山县	42525	41758	8602	8.36
蓬安县	29432	29301	5877	7.45
仪陇县	46545	46273	10704	9.06
西充县	36161	36134	5101	8.35
阆中市	47859	47710	13691	8.30
眉山市	229997	229130	46443	6.38
东坡区	84337	84074	20413	5.73
仁寿县	67606	67084	12750	7.39
彭山县	24706	24543	4746	5.74
洪雅县	30121	30169	4942	5.70
丹棱县	7768	7738	1414	7.66
青神县	15459	15522	2178	9.93
宜宾市	413402	411163	127755	8.99
翠屏区	160542	159946	57261	7.32
南溪区	28755	28648	4886	10.56
宜宾县	22638	22521	5479	9.04
江安县	29953	29184	4305	13.20
长宁县	41994	42040	29222	19.49
高 县	27200	26953	4639	10.27
珙 县	38394	38304	9018	6.68
筠连县	20322	20202	4549	9.27
兴文县	32937	32850	6694	11.74
屏山县	10667	10515	1702	10.31
广安市	227575	227005	51633	9.71
广安区	71411	71076	14210	9.24
前锋区				
岳池县	37119	37215	12527	6.99
武胜县	46506	46107	11560	9.58

续表 5-4-4（3）

地 区	入院人数	出院人数	住院病人手术人次数	每百门、急诊入院人数
邻水县	46194	45856	9139	12.45
华蓥市	26345	26751	4197	14.33
达州市	299326	300179	87169	7.81
通川区	94929	96769	27954	7.12
达川区	32986	32774	9198	17.50
宣汉县	57025	57256	13042	7.19
开江县	20397	20317	5993	10.19
大竹县	37843	37790	15268	6.73
渠 县	29766	29441	7688	5.91
万源市	26380	25832	8026	10.42
雅安市	198515	197111	38887	6.61
雨城区	69895	69589	17440	7.26
名山区	13482	13416	3357	4.58
荥经县	8232	8197	1648	4.08
汉源县	33909	32966	3907	8.96
石棉县	44331	44291	5614	10.12
天全县	20024	20054	5557	3.98
芦山县	5347	5332	944	3.97
宝兴县	3295	3266	420	3.65
巴中市	194191	192454	47178	8.97
巴州区	75350	74703	16229	8.99
恩阳区	5081	5013	1361	2.71
通江县	29237	28939	8573	10.86
南江县	28251	27905	8396	7.26
平昌县	56272	55894	12619	11.73
资阳市	282488	281129	85415	7.85
雁江区	99504	97082	26189	7.70
安岳县	71303	72618	17988	7.48
乐至县	36281	36207	11696	9.51
简阳市	75400	75222	29542	7.78
阿坝州	78411	78072	14334	7.54
汶川县	8577	8283	1480	6.74
理 县	2371	2317	193	11.26
茂 县	10389	10454	1149	8.17
松潘县	5149	5132	839	8.04
九寨沟县	9142	9285	2162	5.73
金川县	4030	4010	824	5.80
小金县	5301	5247	928	12.44
黑水县	1958	1878	181	6.36
马尔康县	16683	16882	4608	9.30
壤塘县	2061	2024	239	6.71
阿坝县	6276	6156	513	9.95

续表 5-4-4（4）

地　区	入院人数	出院人数	住院病人手术人次数	每百门、急诊入院人数
若尔盖县	2994	2949	824	4.63
红原县	3480	3455	394	5.75
甘孜州	76735	75688	11568	5.16
康定县	34843	34678	7050	7.67
泸定县	5605	5424	618	3.31
丹巴县	6937	6826	600	11.93
九龙县	2102	2105	337	4.87
雅江县	2152	2117	219	5.77
道孚县	3077	2994	277	10.06
炉霍县	2923	2711	300	4.20
甘孜县	2667	2634	640	4.18
新龙县	553	544	126	1.15
德格县	1002	998	0	1.23
白玉县	3812	3639	255	6.98
石渠县	1183	1171	200	4.51
色达县	1526	1516	223	2.91
理塘县	1778	1774	121	4.36
巴塘县	2430	2412	187	1.99
乡城县	2226	2226	208	5.56
稻城县	912	912	107	1.38
得荣县	1007	1007	100	3.34
凉山州	362292	358796	67478	7.47
西昌市	104858	102971	31988	5.87
木里县	4532	4584	741	6.90
盐源县	17749	17662	2801	9.25
德昌县	31682	30004	4698	7.39
会理县	34893	34202	8302	5.62
会东县	24813	25733	2902	10.51
宁南县	20508	20478	2359	8.74
普格县	4546	4567	280	11.18
布拖县	7760	7758	339	19.08
金阳县	9312	9175	597	28.35
昭觉县	12716	12647	744	31.95
喜德县	9190	9176	553	17.66
冕宁县	31773	31890	4551	4.86
越西县	12511	12525	1616	23.85
甘洛县	19938	19933	2133	12.99
美姑县	7682	7640	1523	10.08
雷波县	7829	7851	1351	5.41

表 5-4-5　2013年市（州）及县（市、区）民营医院住院服务情况

地　区	入院人数	出院人数	住院病人手术人次数	每百门、急诊入院人数
总　计	1804950	1773779	417247	9.62
成都市	572073	563107	134596	7.78
锦江区	18664	18364	2280	6.47
青羊区	39588	38726	19526	7.95
金牛区	70720	69626	28531	9.58
武侯区	129865	127579	44120	5.15
成华区	28203	27919	3017	6.48
龙泉驿区	28279	27950	2680	7.45
青白江区	13724	13521	487	13.74
新都区	40086	39121	3797	8.73
温江区	6191	6229	1350	15.94
金堂县	9614	9434	1598	10.51
双流县	24604	24201	2645	9.90
郫　县	20688	20453	3367	9.79
大邑县	13112	12902	2186	18.37
蒲江县	6784	6615	653	19.37
新津县	14319	14738	3507	16.23
都江堰市	15102	14915	3077	4.91
彭州市	40178	39614	4506	9.02
邛崃市	35262	34437	5913	12.96
崇州市	17090	16763	1356	13.83
自贡市	70120	69754	14803	12.21
自流井区	26108	25787	8072	16.52
贡井区	1920	1931	19	9.54
大安区	3753	3868	155	8.20
沿滩区	492	471	21	7.33
荣　县	22246	22153	3869	7.96
富顺县	15601	15544	2667	24.25
攀枝花市	11361	11318	1811	4.76
东　区	3097	3099	1005	3.39
西　区	1115	1077	547	5.14
仁和区				
米易县	1454	1447	0	4.09
盐边县	5695	5695	259	6.33
泸州市	118044	117356	13193	13.29
江阳区	12053	12043	3024	7.03
纳溪区	28477	28158	2462	20.77
龙马潭区	8899	8883	943	10.47
泸　县	19621	19617	340	16.54
合江县	21821	21622	2578	10.02
叙永县	14082	14079	1012	21.73

续表 5-4-5（1）

地 区	入院人数	出院人数	住院病人手术人次数	每百门、急诊入院人数
古蔺县	13091	12954	2834	14.00
德阳市	64059	63621	10995	7.07
旌阳区	30723	30491	7550	6.41
中江县	2209	2209	300	17.18
罗江县	1008	996	25	6.32
广汉市	16799	16911	1749	9.95
什邡市	6099	6017	1170	5.67
绵竹市	7221	6997	201	5.95
绵阳市	63692	62072	21953	6.71
涪城区	32852	32168	16785	6.62
游仙区				
三台县	13853	13585	1590	7.97
盐亭县	1231	1212	21	36.26
安 县	5586	5126	915	5.25
梓潼县	3389	3296	1523	5.65
北川县				
平武县				
江油市	6781	6685	1119	6.17
广元市	39984	39324	9750	8.33
利州区	26575	26069	6362	8.86
昭化区				
朝天区				
旺苍县	4776	4690	1781	4.75
青川县				
剑阁县	2359	2347	598	19.96
苍溪县	6274	6218	1009	9.29
遂宁市	65090	64929	9491	9.04
船山区	14076	13995	2550	7.89
安居区	13190	13618	1031	9.36
蓬溪县	16662	16359	2768	9.78
射洪县	10869	10663	993	8.43
大英县	10293	10294	2149	10.18
内江市	67351	67326	15538	16.45
市中区	6889	6755	572	20.41
东兴区	14515	15264	6009	21.14
威远县	25338	24934	5070	11.47
资中县	13235	13272	3394	21.04
隆昌县	7374	7101	493	31.87
乐山市	80021	79143	11376	10.96
市中区	29733	29057	3297	14.26
沙湾区	13267	13020	2120	13.40

续表 5-4-5（2）

地　区	入院人数	出院人数	住院病人手术人次数	每百门、急诊入院人数
五通桥区	12169	12249	461	7.06
金口河区				
犍为县	3290	3481	520	7.06
井研县	2847	2835	43	10.15
夹江县	2840	2745	1170	8.47
沐川县				
峨边县				
马边县	288	263	0	2.08
峨眉山市	15587	15493	3765	12.13
南充市	123389	119298	26096	11.87
顺庆区	36719	36280	7497	14.40
高坪区	12099	11744	794	15.09
嘉陵区	7563	7427	1947	17.36
南部县	5778	4284	1458	6.65
营山县	12263	11789	1230	15.86
蓬安县	20877	20190	4393	9.31
仪陇县	17164	16959	3475	13.54
西充县				
阆中市	10926	10625	5302	7.51
眉山市	56159	54728	11157	10.48
东坡区	44326	43056	8236	10.43
仁寿县				
彭山县				
洪雅县				
丹棱县	4632	4669	1807	8.89
青神县	7201	7003	1114	12.20
宜宾市	82141	80461	23094	9.33
翠屏区	29481	28862	15005	5.75
南溪区	10987	10713	545	9.96
宜宾县	8801	8820	2392	19.98
江安县	8143	8004	0	22.64
长宁县	1330	1305	0	9.91
高　县	5355	5265	1589	12.73
珙　县	3702	3657	431	7.19
筠连县	6181	5738	2852	15.57
兴文县	8161	8097	280	26.60
屏山县				
广安市	77351	76297	24034	11.55
广安区	17855	17623	5909	10.10
前锋区	4208	4208	677	26.17
岳池县	20126	20001	8256	11.92
武胜县	14192	13911	2326	8.68

续表 5-4-5（3）

地　区	入院人数	出院人数	住院病人手术人次数	每百门、急诊入院人数
邻水县	15584	15318	6249	12.32
华蓥市	5386	5236	617	29.99
达州市	83779	78699	25109	16.26
通川区	22609	20583	9439	23.34
达川区	10812	8446	4355	20.48
宣汉县	7618	7453	785	19.57
开江县	427	414	89	1.88
大竹县	10499	10611	838	22.96
渠　县	30340	29858	9171	12.60
万源市	1474	1334	432	8.45
雅安市	37510	37458	8234	9.22
雨城区	25419	24975	5632	16.62
名山区				
荥经县	7152	7577	2602	4.77
汉源县				
石棉县	1668	1684	0	5.34
天全县	2601	2552	0	4.00
芦山县	670	670	0	8.68
宝兴县				
巴中市	56681	54995	21809	9.71
巴州区	36865	35453	15018	10.36
恩阳区				
通江县	8606	8636	2039	21.95
南江县	1054	1046	341	0.84
平昌县	10156	9860	4411	16.02
资阳市	74817	72644	19895	16.51
雁江区	5535	5810	2544	9.44
安岳县	12059	12027	3397	33.46
乐至县	26049	24482	8464	33.74
简阳市	31174	30325	5490	11.08
阿坝州	2565	2547	641	3.60
汶川县	741	738	430	4.91
理　县				
茂　县	1823	1808	211	3.25
松潘县				
九寨沟县				
金川县				
小金县				
黑水县				
马尔康县				
壤塘县				
阿坝县	1	1	0	100.00

续表 5-4-5（4）

地　区	入院人数	出院人数	住院病人手术人次数	每百门、急诊入院人数
若尔盖县				
红原县				
甘孜州				
康定县				
泸定县				
丹巴县				
九龙县				
雅江县				
道孚县				
炉霍县				
甘孜县				
新龙县				
德格县				
白玉县				
石渠县				
色达县				
理塘县				
巴塘县				
乡城县				
稻城县				
得荣县				
凉山州	58763	58702	13672	16.72
西昌市	20184	20658	9640	11.52
木里县				
盐源县	2923	2879	874	207.89
德昌县				
会理县				
会东县	3538	3459	498	16.10
宁南县				
普格县	5935	5935	0	42.39
布拖县				
金阳县				
昭觉县				
喜德县	2176	1923	2	40.01
冕宁县				
越西县	10448	10448	676	34.74
甘洛县				
美姑县				
雷波县	13559	13400	1982	13.13

表 5-4-6　2013 年市（州）及县（市、区）政府办医院住院服务情况

地　区	入院人数	出院人数	住院病人手术人次数	每百门、急诊入院人数
总　计	6849206	6817076	1861697	6.27
成都市	1565204	1560573	510618	4.38
锦江区	65528	65153	21335	3.50
青羊区	248414	247113	99141	3.21
金牛区	81929	81467	18004	3.47
武侯区	367004	365270	189566	3.90
成华区	27273	27216	7041	3.58
龙泉驿区	37002	36833	15442	4.39
青白江区	24585	24351	5685	7.28
新都区	77658	77521	23756	5.61
温江区	88898	88753	23316	7.44
金堂县	57247	57116	14206	6.23
双流县	72563	73969	21068	3.65
郫　县	74026	74126	13444	4.62
大邑县	37334	36657	5110	6.19
蒲江县	20011	19872	3869	5.20
新津县	45377	44468	5151	6.24
都江堰市	82675	83793	16145	7.77
彭州市	64843	64265	10884	6.61
邛崃市	39146	39038	8227	5.99
崇州市	53691	53592	9228	6.00
自贡市	271519	271714	57154	7.17
自流井区	112808	112426	27315	6.30
贡井区	40005	40807	5917	9.58
大安区	24743	24770	4974	7.32
沿滩区	4746	4714	753	8.95
荣　县	35592	35470	6930	6.25
富顺县	53625	53527	11265	8.67
攀枝花市	163932	162124	52162	7.06
东　区	84429	83107	38618	6.83
西　区	14613	14465	3195	6.44
仁和区	18496	18548	2499	5.04
米易县	26750	26582	5617	8.29
盐边县	19644	19422	2233	11.66
泸州市	374485	373700	96968	9.73
江阳区	176732	176896	55201	7.84
纳溪区	26333	26321	5823	17.25
龙马潭区	10816	10715	1590	6.52
泸　县	51252	51204	14304	13.95
合江县	34818	34542	6905	10.07
叙永县	27358	26937	6975	9.88

续表 5-4-6（1）

地 区	入院人数	出院人数	住院病人手术人次数	每百门、急诊入院人数
古蔺县	47176	47085	6170	16.42
德阳市	278183	277085	70902	4.59
旌阳区	84709	84321	24430	4.15
中江县	57085	56404	10726	5.07
罗江县	19561	19507	4838	5.73
广汉市	38895	38961	7908	4.27
什邡市	43399	43222	13227	5.57
绵竹市	34534	34670	9773	4.02
绵阳市	458253	456061	139742	5.31
涪城区	149683	149543	63274	4.42
游仙区	51787	51832	10873	5.57
三台县	52895	52477	11593	5.48
盐亭县	29480	28781	6880	6.28
安 县	28392	28021	5331	6.43
梓潼县	17555	17567	4958	6.76
北川县	10990	10913	2075	7.05
平武县	10470	10459	2397	6.96
江油市	107001	106468	32361	5.71
广元市	216228	215381	52982	6.15
利州区	104174	104052	27165	5.91
昭化区	7665	7663	1767	5.63
朝天区	7686	7654	2421	7.23
旺苍县	17575	17589	5441	3.81
青川县	9408	9243	1560	5.47
剑阁县	36846	36803	7871	8.07
苍溪县	32874	32377	6757	7.85
遂宁市	244481	244973	61849	7.60
船山区	130324	130388	38677	7.07
安居区	21003	20980	0	15.75
蓬溪县	12106	12148	3331	7.80
射洪县	55833	55869	14080	7.29
大英县	25215	25588	5761	7.90
内江市	299192	292725	79069	10.58
市中区	88154	87701	21918	9.32
东兴区	71145	70700	20070	17.43
威远县	37272	37046	7968	7.86
资中县	54371	49152	16825	12.43
隆昌县	48250	48126	12288	8.60
乐山市	245553	244657	59327	6.55
市中区	87261	87095	28400	6.52
沙湾区	9339	9271	1492	11.00

续表 5-4-6（2）

地 区	入院人数	出院人数	住院病人手术人次数	每百门、急诊入院人数
五通桥区	13244	13190	2307	5.42
金口河区	2563	2490	346	6.85
犍为县	23885	23543	5582	6.32
井研县	24679	24564	6251	12.72
夹江县	20445	20449	4428	7.37
沐川县	9686	9596	2124	8.06
峨边县	6783	6830	604	5.67
马边县	8200	8200	620	3.23
峨眉山市	39468	39429	7173	5.63
南充市	417479	416083	112201	7.24
顺庆区	144906	144524	52976	5.36
高坪区	38753	38509	7776	12.47
嘉陵区	423	400	86	13.04
南部县	30875	31474	7388	9.62
营山县	42525	41758	8602	8.36
蓬安县	29432	29301	5877	7.45
仪陇县	46545	46273	10704	9.06
西充县	36161	36134	5101	8.35
阆中市	47859	47710	13691	8.30
眉山市	228242	227410	46342	6.36
东坡区	82582	82354	20312	5.68
仁寿县	67606	67084	12750	7.39
彭山县	24706	24543	4746	5.74
洪雅县	30121	30169	4942	5.70
丹棱县	7768	7738	1414	7.66
青神县	15459	15522	2178	9.93
宜宾市	396655	394438	125390	9.22
翠屏区	158969	158386	57155	7.33
南溪区	28755	28648	4886	10.56
宜宾县	22638	22521	5479	9.04
江安县	29953	29184	4305	13.20
长宁县	41994	42040	29222	19.49
高 县	27200	26953	4639	10.27
珙 县	23220	23139	6759	7.74
筠连县	20322	20202	4549	9.27
兴文县	32937	32850	6694	11.74
屏山县	10667	10515	1702	10.31
广安市	216470	215882	50155	9.52
广安区	71411	71076	14210	9.24
前锋区				
岳池县	37119	37215	12527	6.99
武胜县	46506	46107	11560	9.58

续表 5-4-6（3）

地 区	入院人数	出院人数	住院病人手术人次数	每百门、急诊入院人数
邻水县	46194	45856	9139	12.45
华蓥市	15240	15628	2719	13.49
达州市	293206	292933	85079	7.73
通川区	90070	90771	25888	6.91
达川区	32181	31974	9196	17.40
宣汉县	57025	57256	13042	7.19
开江县	20397	20317	5993	10.19
大竹县	37843	37790	15268	6.73
渠 县	29310	28993	7666	5.92
万源市	26380	25832	8026	10.42
雅安市	198515	197111	38887	6.61
雨城区	69895	69589	17440	7.26
名山区	13482	13416	3357	4.58
荥经县	8232	8197	1648	4.08
汉源县	33909	32966	3907	8.96
石棉县	44331	44291	5614	10.12
天全县	20024	20054	5557	3.98
芦山县	5347	5332	944	3.97
宝兴县	3295	3266	420	3.65
巴中市	194191	192454	47178	8.97
巴州区	75350	74703	16229	8.99
恩阳区	5081	5013	1361	2.71
通江县	29237	28939	8573	10.86
南江县	28251	27905	8396	7.26
平昌县	56272	55894	12619	11.73
资阳市	278154	276739	83714	7.84
雁江区	95170	92692	24488	7.65
安岳县	71303	72618	17988	7.48
乐至县	36281	36207	11696	9.51
简阳市	75400	75222	29542	7.78
阿坝州	77545	77292	14334	7.55
汶川县	7711	7503	1480	6.79
理 县	2371	2317	193	11.26
茂 县	10389	10454	1149	8.17
松潘县	5149	5132	839	8.04
九寨沟县	9142	9285	2162	5.73
金川县	4030	4010	824	5.80
小金县	5301	5247	928	12.44
黑水县	1958	1878	181	6.36
马尔康县	16683	16882	4608	9.30
壤塘县	2061	2024	239	6.71
阿坝县	6276	6156	513	9.95

续表 5-4-6（4）

地 区	入院人数	出院人数	住院病人手术人次数	每百门、急诊入院人数
若尔盖县	2994	2949	824	4.63
红原县	3480	3455	394	5.75
甘孜州	76735	75688	11568	5.16
康定县	34843	34678	7050	7.67
泸定县	5605	5424	618	3.31
丹巴县	6937	6826	600	11.93
九龙县	2102	2105	337	4.87
雅江县	2152	2117	219	5.77
道孚县	3077	2994	277	10.06
炉霍县	2923	2711	300	4.20
甘孜县	2667	2634	640	4.18
新龙县	553	544	126	1.15
德格县	1002	998	0	1.23
白玉县	3812	3639	255	6.98
石渠县	1183	1171	200	4.51
色达县	1526	1516	223	2.91
理塘县	1778	1774	121	4.36
巴塘县	2430	2412	187	1.99
乡城县	2226	2226	208	5.56
稻城县	912	912	107	1.38
得荣县	1007	1007	100	3.34
凉山州	354984	352053	66076	7.63
西昌市	99676	97834	30970	5.90
木里县	4532	4584	741	6.90
盐源县	17749	17662	2801	9.25
德昌县	31682	30004	4698	7.39
会理县	33961	33794	8041	5.53
会东县	24813	25733	2902	10.51
宁南县	20508	20478	2359	8.74
普格县	4546	4567	280	11.18
布拖县	7760	7758	339	19.08
金阳县	9312	9175	597	28.35
昭觉县	12716	12647	744	31.95
喜德县	9190	9176	553	17.66
冕宁县	30579	30692	4428	5.49
越西县	12511	12525	1616	23.85
甘洛县	19938	19933	2133	12.99
美姑县	7682	7640	1523	10.08
雷波县	7829	7851	1351	5.41

表 5-4-7　2013 年全省各类分类医院住院服务情况

分　类	入院人数	出院人数	住院病人手术人次数	每百门、急诊的入院人数
总　计	9079854	9013785	2373994	6.72
省　级	481015	479719	165919	4.84
市　级	1935489	1928794	592032	5.93
县　级	4153209	4132277	952497	7.03
其　他	2510141	2472995	663546	7.52
地区分类	9079854	9013785	2373994	6.72
一类地区	2634902	2616725	776702	5.18
二类地区	5866186	5823255	1489599	7.68
三类地区	578766	573805	107693	7.42
地震灾区	7887623	7833086	2073833	6.49
国定 39 个重灾县	1736040	1724717	416370	5.96
10 个极重灾县	405003	402981	76847	6.27
18 个对口支援县	680625	676305	136207	6.42
省定 12 个重灾县	634381	628175	159428	8.09
88 个一般灾区	5438474	5402327	1484742	6.53
"8·30"会理地震 3 县	78728	77867	13293	6.32
三州地区	578766	573805	107693	7.42
民族地区	814400	807808	141258	7.57
藏族地区	162243	160891	27284	6.09
彝族地区	154426	153662	15518	11.63
革命老区	3046482	3024818	761694	8.31
草原草地县	30615	29940	3816	4.54
国家级扶贫开发重点县	837837	830941	178005	9.48
扩权试点县	2881694	2856771	689243	8.23

表 5-4-8　2013 年全省各类特色分类公立医院住院服务情况

分　类	入院人数	出院人数	住院病人手术人次数	每百门、急诊的入院人数
总　计	**7274904**	**7240006**	**1956747**	**6.26**
省　级	481015	479719	165919	4.84
市　级	1935489	1928794	592032	5.93
县　级	4153209	4132277	952497	7.03
其　他	705191	699216	246299	4.83
地区分类	7274904	7240006	1956747	6.26
一类地区	2051468	2042300	640295	4.74
二类地区	4705998	4685150	1223072	7.17
三类地区	517438	512556	93380	7.01
地震灾区	6264055	6236978	1690600	6.02
国定 39 个重灾县	1465941	1458935	356263	5.76
10 个极重灾县	328253	327766	66337	6.20
18 个对口支援县	577645	575295	122624	6.28
省定 12 个重灾县	501671	500219	126192	7.59
88 个一般灾区	4223410	4205652	1195111	5.96
"8·30"会理地震 3 县	73033	72172	13034	6.32
三州地区	517438	512556	93380	7.01
民族地区	735806	729373	126406	7.26
藏族地区	159678	158344	26643	6.16
彝族地区	119097	118814	11984	10.27
革命老区	2444984	2435710	605574	7.85
草原草地县	30614	29939	3816	4.54
国家级扶贫开发重点县	676091	672905	141736	9.04
扩权试点县	2279088	2265078	569749	7.68

表 5-4-9 2013 年全省各类特色分类民营医院住院服务情况

分 类	入院人数	出院人数	住院病人手术人次数	每百门、急诊的入院人数
总 计	1804950	1773779	417247	9.62
地区分类	1804950	1773779	417247	9.62
一类地区	583434	574425	136407	7.68
二类地区	1160188	1138105	266527	10.80
三类地区	61328	61249	14313	14.51
地震灾区	1623568	1596108	383233	9.34
国定 39 个重灾县	270099	265782	60107	7.37
10 个极重灾县	76750	75215	10510	6.62
18 个对口支援县	102980	101010	13583	7.33
省定 12 个重灾县	132710	127956	33236	10.78
88 个一般灾区	1215064	1196675	289631	9.80
"8·30"会理地震 3 县	5695	5695	259	6.33
三州地区	61328	61249	14313	14.51
民族地区	78594	78435	14852	12.60
藏族地区	2565	2547	641	3.60
彝族地区	35329	34848	3534	21.02
革命老区	601498	589108	156120	10.88
草原草地县	1	1	0	100.00
国家级扶贫开发重点县	161746	158036	36269	11.91
扩权试点县	602606	591693	119494	11.30

表 5-4-10　2013 年全省各类特色分类政府办医院住院服务情况

分　类	入院人数	出院人数	住院病人手术人次数	每百门、急诊的入院人数
总　计	**6849206**	**6817076**	**1861697**	**6.27**
省　级	481015	479719	165919	4.84
市　级	1935489	1928794	592032	5.93
县　级	4153209	4132277	952497	7.03
其　他	279493	276286	151249	3.67
地区分类	6849206	6817076	1861697	6.27
一类地区	1729136	1722697	562780	4.54
二类地区	4610806	4589346	1206939	7.20
三类地区	509264	505033	91978	7.11
地震灾区	5932295	5907305	1616251	6.04
国定 39 个重灾县	1396220	1390120	344897	5.74
10 个极重灾县	302811	302543	64021	6.25
18 个对口支援县	549037	546946	119529	6.38
省定 12 个重灾县	500846	499405	125992	7.60
88 个一般灾区	3963128	3946016	1132589	5.98
"8·30"会理地震 3 县	72101	71764	12773	6.27
三州地区	509264	505033	91978	7.11
民族地区	727632	721850	125004	7.33
藏族地区	158812	157564	26643	6.16
彝族地区	119097	118814	11984	10.27
革命老区	2372375	2362615	590076	7.87
草原草地县	30614	29939	3816	4.54
国家级扶贫开发重点县	676091	672905	141736	9.04
扩权试点县	2249025	2235200	564971	7.73

表 5-5-1　2013 年全省各类医疗卫生机构床位利用情况

机构类别	实际开放总床日数	平均开放病床数	实际占用总床日数	出院者占用总床日数	病床周转次数	病床工作日	病床使用率（％）	出院者平均住院日
总　计	149344494	409163	130753128	125205216	35.28	319.56	87.55	8.67
医　院	100984458	276670	96339514	92584181	32.58	348.21	95.40	10.27
综合医院	69416041	190181	66386586	64640115	35.67	349.07	95.64	9.53
中医医院	14200238	38905	13877186	13722439	33.97	356.70	97.73	10.38
中西医结合医院	2133925	5846	2181813	2132231	31.20	373.19	102.24	11.69
民族医院	198755	545	78440	75814	14.30	144.05	39.47	9.74
专科医院	15035499	41193	13815489	12013582	17.43	335.38	91.89	16.74
口腔医院	172817	473	88721	87167	17.12	187.38	51.34	10.75
眼科医院	454000	1244	321294	304172	35.82	258.31	70.77	6.83
耳鼻喉科医院	174460	478	131005	120450	36.39	274.08	75.09	6.92
肿瘤医院	801896	2197	917165	923344	26.17	417.47	114.37	16.06
心血管病医院	325945	893	305902	290295	25.24	342.56	93.85	12.88
胸科医院								
血液病医院								
妇产（科）医院	555719	1523	329571	310556	29.71	216.46	59.31	6.86
儿童医院	307175	842	341290	344516	64.77	405.54	111.11	6.32
精神病医院	7050878	19317	7218971	5667610	6.78	373.70	102.38	43.28
传染病医院	422375	1157	396165	394802	21.55	342.35	93.79	15.83
皮肤病医院	64210	176	46530	37699	23.04	264.50	72.47	9.30
结核病医院								
麻风病医院	25915	71	15879	2779	2.61	223.65	61.27	15.02
职业病医院	214776	588	144140	392816	14.03	244.96	67.11	47.59
骨科医院	1754550	4807	1523464	1396392	23.44	316.93	86.83	12.39
康复医院	463493	1270	372371	214006	15.07	293.24	80.34	11.19
整形外科医院	11520	32	9825	3948	125.09	311.30	85.29	1.00
美容医院	61980	170	16226	13427	22.02	95.55	26.18	3.59
其他专科医院	2173790	5956	1636970	1509603	26.89	274.86	75.30	9.43
基层医疗卫生机构	44334949	121466	31417864	29757659	40.76	258.66	70.86	6.01
社区卫生服务中心（站）	3686265	10099	2440617	2282372	27.95	241.66	66.21	8.09
社区卫生服务中心	3088162	8461	2079741	1957584	27.54	245.81	67.35	8.40
社区卫生服务站	598103	1639	360876	324788	30.09	220.23	60.34	6.59
卫生院	40648684	111366	28977247	27475287	41.79	260.20	71.29	5.90
街道卫生院	8760	24	3593	3534	23.96	149.71	41.02	6.15
乡镇卫生院	40639924	111342	28973654	27471753	41.79	260.22	71.29	5.90
中心卫生院	19323896	52942	14742625	14077901	43.52	278.47	76.29	6.11
乡卫生院	21316028	58400	14231029	13393852	40.22	243.68	66.76	5.70
门诊部								
专业公共卫生机构	3865621	10591	2860914	2726424	43.34	270.13	74.01	5.94
专科疾病防治院（所、站）	422209	1157	338464	273398	9.18	292.60	80.17	25.75
妇幼保健院（所、站）	3443412	9434	2522450	2453026	47.53	267.38	73.25	5.47
妇幼保健院	3369582	9232	2489291	2424792	47.99	269.65	73.88	5.47
其他机构	159466	437	134836	136952	25.44	308.62	84.55	12.32
疗养院	159466	437	134836	136952	25.44	308.62	84.55	12.32

表 5-5-2 2013 年全省各类政府办医疗卫生机构床位利用情况

机构类别	实际开放总床日数	平均开放病床数	实际占用总床日数	出院者占用总床日数	病床周转次数	病床工作日	病床使用率（%）	出院者平均住院日
总　计	118790141	325452	108001788	103800169	37.21	331.85	90.92	8.57
医　院	72029784	197342	74693048	72181533	34.54	378.50	103.70	10.59
综合医院	47347547	129719	49786303	49044045	38.89	383.80	105.15	9.72
中医医院	13049961	35753	12995936	12872759	34.69	363.49	99.59	10.38
中西医结合医院	1865713	5112	1972697	1935701	30.09	385.93	105.73	12.58
民族医院	198755	545	78440	75814	14.30	144.05	39.47	9.74
专科医院	9567808	26213	9859672	8253214	14.13	376.13	103.05	22.28
口腔医院	85505	234	59347	58927	23.03	253.34	69.41	10.92
眼科医院	10950	30	3481	3481	17.00	116.03	31.79	6.83
耳鼻喉科医院								
肿瘤医院	722886	1981	854382	856558	27.45	431.40	118.19	15.75
心血管病医院								
胸科医院								
血液病医院								
妇产（科）医院	65700	180	49129	49216	46.34	272.94	74.78	5.90
儿童医院	268850	737	320694	328462	71.61	435.39	119.28	6.23
精神病医院	6786188	18592	6976008	5517132	6.87	375.21	102.80	43.21
传染病医院	422375	1157	396165	394802	21.55	342.35	93.79	15.83
皮肤病医院								
结核病医院								
麻风病医院	25915	71	15879	2779	2.61	223.65	61.27	15.02
职业病医院	131921	361	117348	117301	22.38	324.68	88.95	14.50
骨科医院	291015	797	262623	258936	22.68	329.39	90.24	14.32
康复医院	237250	650	216328	90983	8.40	332.81	91.18	16.67
整形外科医院								
美容医院								
其他专科医院	519253	1423	588288	574637	45.40	413.53	113.30	8.90
基层医疗卫生机构	43085670	118043	30638453	29040754	40.99	259.55	71.11	6.00
社区卫生服务中心（站）	2759867	7561	1863942	1759642	28.40	246.51	67.54	8.19
社区卫生服务中心	2708872	7422	1831261	1731913	28.28	246.75	67.60	8.25
社区卫生服务站	50995	140	32681	27729	34.64	233.92	64.09	5.73
卫生院	40325803	110482	28774511	27281112	41.86	260.45	71.36	5.90
街道卫生院	8760	24	3593	3534	23.96	149.71	41.02	6.15
乡镇卫生院	40317043	110458	28770918	27277578	41.86	260.47	71.36	5.90
中心卫生院	19312946	52912	14736717	14071996	43.53	278.51	76.30	6.11
乡卫生院	21004097	57545	14034201	13205582	40.32	243.88	66.82	5.69
门诊部								
专业公共卫生机构	3540771	9701	2552372	2457851	45.65	263.11	72.09	5.55
专科疾病防治院（所、站）	163059	447	94720	69482	16.53	212.03	58.09	9.41
妇幼保健院（所、站）	3377712	9254	2457652	2388369	47.06	265.58	72.76	5.48
妇幼保健院	3303882	9052	2424493	2360135	47.52	267.85	73.38	5.49
其他机构	133916	367	117915	120031	27.62	321.39	88.05	11.84
疗养院	133916	367	117915	120031	27.62	321.39	88.05	11.84

表 5-6-1　2009—2013 年全省医院病床使用情况

年　份	病　床使用率（%）	卫生部门办	综合医院	中医医院	出院者平　均住院日	卫生部门办	综合医院	中医医院
2009	93.79	101.49	103.83	94.70	10.54	10.35	9.84	10.25
2010	94.67	103.05	105.21	96.36	10.60	10.53	9.96	9.93
2011	96.12	104.11	106.66	97.74	10.62	10.62	9.96	10.67
2012	97.43	106.34	107.94	101.80	10.35	10.48	9.80	10.51
2013	95.40	104.09	105.72	99.59	10.27	10.33	9.61	10.38

表 5-6-2　2009-2013 年全省不同性质医院病床使用率

（病床使用率：%）

分　类	2009	2010	2011	2012	2013
总　　计	93.79	94.67	96.12	97.43	95.40
按登记注册类型分					
公　立	97.66	99.02	101.52	104.22	102.43
民　营	67.02	68.04	69.74	70.59	71.24
按主办单位分					
政府办	100.27	101.58	103.11	105.56	103.70
社会办	76.86	78.31	82.57	83.32	81.49
个人办	61.90	64.22	66.70	69.35	69.52
按管理类别分					
非营利性	96.55	97.62	99.77	101.52	99.99
营利性	59.16	62.74	63.69	68.14	67.77
按医院等级分					
三级医院	110.93	112.91	115.75	115.82	112.45
二级医院	96.86	97.39	97.34	100.12	96.86
一级医院	63.45	66.61	70.87	70.97	72.37
按类别分					
综合医院	94.78	95.77	97.23	98.12	95.64
中医医院	92.94	95.19	96.25	100.64	97.73
中西医结合医院	97.25	97.99	85.56	101.84	102.24
民族医院	42.58	34.83	41.64	46.77	39.47
专科医院	90.11	89.73	92.59	91.39	91.89

表 5-6-3　2009—2013 年全省不同性质医院平均住院日

分　类	2009	2010	2011	2012	2013
总 计	**10.54**	**10.60**	**10.62**	**10.35**	**10.27**
按登记注册类型分					
公　立	10.79	10.95	10.99	10.85	10.72
民　营	8.49	8.11	8.54	8.09	8.46
按主办单位分					
政府办	10.58	10.77	10.84	10.69	10.59
社会办	11.86	11.61	11.07	10.86	10.55
个人办	8.11	7.68	8.42	7.94	8.32
按管理类别分					
非营利性	10.70	10.84	10.87	10.66	10.60
营利性	8.01	7.59	8.01	7.81	7.96
按医院等级分					
三级医院	12.91	12.45	12.03	11.82	11.61
二级医院	9.59	9.57	9.78	9.68	9.45
一级医院	8.87	9.39	9.64	8.46	9.71
按类别分					
综合医院	9.91	9.90	9.88	9.68	9.53
中医医院	10.25	10.02	10.78	10.52	10.38
中西医结合医院	11.04	10.41	11.17	10.86	11.69
民族医院	11.65	9.54	11.78	10.90	9.74
专科医院	18.24	19.44	18.35	15.93	16.74

表 5-6-4 2013年市（州）及县（市、区）医院床位利用情况

地 区	医院				政府办医院			
	病床周转次数	病床工作日	病床使用率（%）	出院者平均住院日	病床周转次数	病床工作日	病床使用率（%）	出院者平均住院日
总 计	**32.58**	**348.21**	**95.40**	**10.27**	**34.54**	**378.50**	**103.70**	**10.59**
成都市	31.02	340.10	93.18	10.86	34.71	388.12	106.33	11.10
锦江区	23.15	322.11	88.25	13.64	26.22	360.62	98.80	13.68
青羊区	32.39	361.13	98.94	10.85	35.65	400.85	109.82	11.09
金牛区	22.94	348.06	95.36	14.76	21.47	414.86	113.66	18.90
武侯区	32.08	360.97	98.90	11.16	35.49	410.97	112.59	11.55
成华区	25.29	310.54	85.08	11.59	30.84	375.25	102.81	11.37
龙泉驿区	28.91	283.44	77.65	12.53	37.09	335.40	91.89	8.96
青白江区	33.87	303.66	83.19	8.58	38.22	326.61	89.48	8.36
新都区	34.95	337.88	92.57	9.12	35.45	385.21	105.54	10.17
温江区	33.94	363.74	99.65	10.81	40.73	385.84	105.71	9.44
金堂县	37.89	345.57	94.68	9.05	39.66	387.64	106.20	9.76
双流县	33.54	321.09	87.97	9.41	35.67	356.50	97.67	10.01
郫 县	38.91	326.15	89.36	8.40	43.00	353.31	96.80	8.44
大邑县	34.03	315.10	86.33	9.04	44.79	354.92	97.24	7.74
蒲江县	34.13	301.97	82.73	8.54	40.66	338.50	92.74	8.44
新津县	46.66	339.03	92.89	7.33	47.36	368.40	100.93	7.67
都江堰市	32.49	337.34	92.42	10.27	36.31	382.87	104.89	10.57
彭州市	31.31	318.08	87.15	9.74	32.59	363.31	99.54	11.04
邛崃市	34.48	313.61	85.92	8.81	41.09	390.09	106.87	9.52
崇州市	27.60	349.08	95.64	12.99	28.72	395.04	108.23	14.46
自贡市	33.15	361.59	99.07	10.67	32.33	386.52	105.89	11.62
自流井区	35.15	369.39	101.20	10.44	36.49	410.11	112.36	11.19
贡井区	19.51	335.82	92.01	16.72	19.10	340.32	93.24	17.29
大安区	30.15	383.29	105.01	11.08	31.13	419.17	114.84	11.55
沿滩区	28.86	230.16	63.06	6.72	31.49	217.77	59.66	5.86
荣 县	34.01	345.13	94.56	10.40	28.84	369.24	101.16	12.69
富顺县	51.01	403.29	110.49	7.73	52.84	432.44	118.48	8.02
攀枝花市	32.49	403.28	110.49	14.45	32.39	389.28	106.65	15.35
东 区	36.44	445.95	122.18	11.71	37.72	445.68	122.11	11.84
西 区	26.34	418.34	114.61	16.87	28.94	389.73	106.77	13.11
仁和区	14.03	317.05	86.86	52.07	14.03	317.05	86.86	52.07
米易县	49.61	387.50	106.17	7.80	52.64	414.94	113.68	7.87
盐边县	41.53	302.03	82.75	7.14	40.89	300.99	82.46	7.19
泸州市	37.86	364.36	99.83	9.08	40.01	402.71	110.33	9.59
江阳区	36.18	428.95	117.52	11.31	36.70	443.05	121.38	11.49
纳溪区	39.92	305.94	83.82	7.62	39.88	323.48	88.62	8.09
龙马潭区	27.03	249.14	68.26	9.11	34.56	330.37	90.51	9.55
泸 县	42.74	339.93	93.13	7.28	39.11	364.05	99.74	8.40
合江县	28.42	324.35	88.86	10.04	44.57	410.05	112.34	9.09
叙永县	54.55	347.22	95.13	5.95	47.07	357.63	97.98	7.22

续表 5-6-4（1）

地 区	医院				政府办医院			
	病床周转次数	病床工作日	病床使用率（%）	出院者平均住院日	病床周转次数	病床工作日	病床使用率（%）	出院者平均住院日
古蔺县	47.29	331.62	90.85	6.76	52.73	347.82	95.29	6.29
德阳市	31.50	366.20	100.33	10.39	33.06	389.40	106.69	10.50
旌阳区	30.86	400.32	109.68	11.62	34.08	441.94	121.08	11.54
中江县	31.27	347.92	95.32	8.87	31.26	350.44	96.01	8.87
罗江县	42.71	377.69	103.48	8.72	48.77	423.59	116.05	8.57
广汉市	33.75	351.78	96.38	8.39	33.37	384.68	105.39	9.21
什邡市	29.92	322.48	88.35	10.63	31.97	345.34	94.61	10.87
绵竹市	29.12	368.40	100.93	12.31	29.30	382.40	104.77	12.70
绵阳市	30.31	339.19	92.93	10.49	30.53	354.80	97.21	10.90
涪城区	31.51	339.76	93.08	10.58	31.97	363.25	99.52	11.20
游仙区	24.04	358.57	98.24	14.84	23.96	361.14	98.94	15.02
三台县	32.15	343.85	94.21	8.86	32.03	365.20	100.05	9.41
盐亭县	34.71	366.94	100.53	9.17	34.93	374.29	102.55	9.27
安 县	40.78	346.84	95.02	8.22	40.38	347.29	95.15	8.32
梓潼县	32.59	273.32	74.88	8.24	34.45	298.71	81.84	8.55
北川县	37.37	312.10	85.51	8.36	37.37	312.10	85.51	8.36
平武县	36.70	307.56	84.26	7.68	36.70	307.56	84.26	7.68
江油市	26.90	333.12	91.27	11.15	27.64	347.92	95.32	11.31
广元市	27.81	354.24	97.05	11.57	29.40	372.95	102.18	11.46
利州区	24.00	364.77	99.94	12.98	24.52	384.07	105.22	12.88
昭化区	25.54	303.42	83.13	11.81	25.54	303.42	83.13	11.81
朝天区	25.19	216.66	59.36	8.40	25.19	216.66	59.36	8.40
旺苍县	27.88	325.07	89.06	11.29	32.33	344.68	94.43	11.00
青川县	28.80	370.88	101.61	12.31	28.80	370.88	101.61	12.31
剑阁县	44.49	362.25	99.25	8.43	49.33	386.04	105.77	8.19
苍溪县	35.91	360.00	98.63	10.20	37.30	404.60	110.85	11.26
遂宁市	33.16	350.42	96.00	9.74	36.68	396.49	108.63	10.00
船山区	32.33	394.52	108.09	10.78	34.67	432.87	118.60	10.95
安居区	27.36	237.48	65.06	8.14	32.73	229.36	62.84	7.00
蓬溪县	30.31	304.11	83.32	9.81	33.19	356.72	97.73	10.76
射洪县	37.22	349.37	95.72	9.14	41.38	385.03	105.49	9.39
大英县	39.77	341.35	93.52	8.25	45.69	397.04	108.78	8.59
内江市	31.93	355.38	97.36	11.22	33.29	387.88	106.27	11.91
市中区	29.86	393.85	107.90	13.03	30.66	414.78	113.64	13.44
东兴区	35.48	367.26	100.62	10.48	36.62	392.76	107.61	10.79
威远县	30.41	320.27	87.74	9.96	32.58	349.40	95.73	10.58
资中县	32.69	327.98	89.86	11.39	33.36	371.86	101.88	12.87
隆昌县	31.73	339.26	92.95	10.47	34.57	374.23	102.53	10.80
乐山市	29.61	334.07	91.53	10.40	30.14	352.75	96.64	10.67
市中区	27.28	365.56	100.15	12.36	28.03	385.68	105.66	12.59
沙湾区	42.30	324.64	88.94	7.69	39.12	332.44	91.08	8.35

续表 5-6-4（2）

地 区	医院				政府办医院			
	病床周转次数	病床工作日	病床使用率（%）	出院者平均住院日	病床周转次数	病床工作日	病床使用率（%）	出院者平均住院日
五通桥区	20.36	275.60	75.51	12.16	18.58	302.26	82.81	13.96
金口河区	22.84	125.06	34.26	5.39	22.84	125.06	34.26	5.39
犍为县	27.38	315.15	86.34	11.48	29.54	338.02	92.61	11.43
井研县	40.84	384.45	105.33	9.34	40.88	395.05	108.23	9.60
夹江县	26.42	329.81	90.36	11.68	29.32	364.69	99.92	11.54
沐川县	57.12	391.70	107.31	6.39	57.12	391.70	107.31	6.39
峨边县	34.32	299.56	82.07	8.33	34.32	299.56	82.07	8.33
马边县	44.59	344.29	94.33	7.72	48.24	364.71	99.92	7.56
峨眉山市	31.69	307.05	84.12	7.83	29.85	309.73	84.86	8.07
南充市	32.56	349.21	95.67	10.11	34.72	390.50	106.99	10.66
顺庆区	29.01	356.49	97.67	11.67	31.51	415.40	113.81	12.44
高坪区	44.89	380.91	104.36	7.67	47.16	407.78	111.72	7.65
嘉陵区	26.37	252.88	69.28	8.83	15.26	115.21	31.56	7.17
南部县	37.24	368.11	100.85	9.51	37.92	384.60	105.37	9.98
营山县	25.62	395.49	108.35	13.70	25.00	425.47	116.57	14.84
蓬安县	39.50	336.59	92.22	7.51	52.70	390.65	107.03	7.37
仪陇县	36.58	298.68	81.83	8.07	38.87	324.23	88.83	8.33
西充县	46.33	347.74	95.27	7.37	46.33	347.74	95.27	7.37
阆中市	29.53	316.53	86.72	10.70	31.25	349.57	95.77	11.31
眉山市	37.63	361.01	98.91	9.34	38.34	378.91	103.81	9.53
东坡区	32.14	335.71	91.97	10.54	31.74	361.42	99.02	11.35
仁寿县	39.20	393.87	107.91	9.42	39.20	393.87	107.91	9.42
彭山县	61.33	404.21	110.74	6.64	61.33	404.21	110.74	6.64
洪雅县	45.36	432.40	118.46	8.59	45.36	432.40	118.46	8.59
丹棱县	40.28	320.08	87.69	7.67	36.85	315.80	86.52	8.21
青神县	44.70	344.52	94.39	7.20	44.35	342.71	93.89	7.48
宜宾市	30.75	344.03	94.25	10.92	33.58	381.26	104.45	11.30
翠屏区	24.36	370.07	101.39	14.70	26.71	413.72	113.35	15.32
南溪区	39.36	308.21	84.44	7.69	40.93	343.67	94.15	8.37
宜宾县	26.99	356.03	97.54	13.10	24.35	352.36	96.54	14.38
江安县	44.59	364.92	99.98	8.63	54.64	432.68	118.54	8.53
长宁县	39.36	314.03	86.04	7.82	42.04	334.68	91.69	7.80
高 县	41.20	337.14	92.37	7.65	39.01	334.43	91.62	7.94
珙 县	37.78	339.71	93.07	8.87	43.72	354.87	97.22	8.08
筠连县	30.88	256.90	70.38	8.42	36.73	295.18	80.87	8.29
兴文县	36.27	279.47	76.57	7.25	53.85	367.80	100.77	7.21
屏山县	37.82	315.03	86.31	8.07	37.82	315.03	86.31	8.07
广安市	42.24	370.25	101.44	8.20	46.05	418.15	114.56	8.71
广安区	46.77	400.48	109.72	7.82	50.19	446.65	122.37	8.20
前锋区	43.10	281.86	77.22	5.57				
岳池县	41.47	371.32	101.73	8.94	42.29	417.50	114.38	9.94
武胜县	36.17	356.58	97.69	8.51	41.57	375.52	102.88	8.48

续表 5-6-4（3）

地　区	医院				政府办医院			
	病床周转次数	病床工作日	病床使用率（%）	出院者平均住院日	病床周转次数	病床工作日	病床使用率（%）	出院者平均住院日
邻水县	45.48	387.86	106.26	8.36	49.15	447.71	122.66	8.89
华蓥市	39.86	306.51	83.98	7.44	44.65	360.82	98.86	8.22
达州市	33.49	358.76	98.29	10.04	36.74	386.57	105.91	10.44
通川区	29.41	382.73	104.86	11.68	33.24	405.62	111.13	12.50
达川区	29.78	339.38	92.98	10.57	32.15	365.17	100.05	11.36
宣汉县	42.29	342.79	93.92	8.05	44.75	366.22	100.34	8.18
开江县	36.31	327.32	89.68	11.01	37.90	340.31	93.24	11.02
大竹县	38.29	353.43	96.83	9.25	43.86	397.88	109.01	9.12
渠　县	34.77	359.67	98.54	9.11	36.56	429.91	117.78	9.48
万源市	31.35	334.23	91.57	9.64	33.18	355.71	97.46	9.64
雅安市	31.60	318.77	87.33	9.11	33.15	332.48	91.09	9.03
雨城区	26.01	336.62	92.22	10.89	25.86	357.36	97.91	11.24
名山区	45.03	343.60	94.14	7.12	45.03	343.60	94.14	7.12
荥经县	30.71	321.09	87.97	10.05	31.34	341.11	93.46	10.57
汉源县	50.42	334.67	91.69	6.15	50.42	334.67	91.69	6.15
石棉县	41.20	269.07	73.72	6.62	48.14	298.77	81.86	6.34
天全县	24.88	314.01	86.03	12.63	23.91	314.13	86.06	13.75
芦山县	31.50	256.36	70.24	6.77	30.30	253.65	69.49	6.95
宝兴县	30.52	204.46	56.02	6.06	30.52	204.46	56.02	6.06
巴中市	34.50	340.72	93.35	9.36	36.79	368.95	101.08	9.73
巴州区	33.55	355.20	97.32	9.96	38.83	411.88	112.84	10.52
恩阳区	33.42	253.17	69.36	7.26	33.42	253.17	69.36	7.26
通江县	40.90	353.88	96.95	8.43	39.12	381.51	104.52	9.47
南江县	32.90	348.89	95.58	10.53	32.83	350.22	95.95	10.59
平昌县	33.91	313.01	85.76	8.51	35.65	331.59	90.85	8.62
资阳市	34.44	374.44	102.59	9.42	32.94	398.23	109.10	10.27
雁江区	25.02	372.51	102.06	10.55	25.52	395.20	108.27	10.61
安岳县	36.20	400.53	109.74	9.96	35.42	412.21	112.93	10.46
乐至县	53.93	389.06	106.59	7.49	52.47	440.80	120.77	8.98
简阳市	39.13	348.68	95.53	9.00	37.09	375.05	102.75	10.31
阿坝州	33.67	249.09	68.24	7.46	34.14	247.71	67.87	7.32
汶川县	28.91	230.86	63.25	7.12	31.00	240.09	65.78	6.71
理　县	25.74	158.07	43.31	5.12	25.74	158.07	43.31	5.12
茂　县	40.10	294.80	80.77	7.19	42.53	278.99	76.44	6.37
松潘县	35.89	211.94	58.07	4.78	35.89	211.94	58.07	4.78
九寨沟县	48.61	302.30	82.82	6.26	48.61	302.30	82.82	6.26
金川县	24.30	168.81	46.25	9.50	24.30	168.81	46.25	9.50
小金县	30.51	148.63	40.72	4.85	30.51	148.63	40.72	4.85
黑水县	15.65	78.56	21.52	4.72	15.65	78.56	21.52	4.72
马尔康县	37.62	364.53	99.87	9.82	37.62	364.53	99.87	9.82
壤塘县	25.83	167.54	45.90	7.54	25.83	167.54	45.90	7.54
阿坝县	31.57	233.25	63.91	7.33	31.57	233.26	63.91	7.34

续表 5-6-4（4）

地　区	医院				政府办医院			
	病床周转次数	病床工作日	病床使用率（%）	出院者平均住院日	病床周转次数	病床工作日	病床使用率（%）	出院者平均住院日
若尔盖县	42.54	287.79	78.85	9.89	42.54	287.79	78.85	9.89
红原县	33.22	258.89	70.93	7.79	33.22	258.89	70.93	7.79
甘孜州	27.81	241.57	66.18	8.16	27.81	241.57	66.18	8.16
康定县	37.14	283.12	77.57	7.38	37.14	283.12	77.57	7.38
泸定县	31.72	230.98	63.28	6.40	31.72	230.98	63.28	6.40
丹巴县	42.66	253.68	69.50	5.94	42.66	253.68	69.50	5.94
九龙县	26.31	265.15	72.64	10.04	26.31	265.15	72.64	10.04
雅江县	30.24	325.00	89.04	10.75	30.24	325.00	89.04	10.75
道孚县	27.47	282.29	77.34	8.52	27.47	282.29	77.34	8.52
炉霍县	16.81	211.09	57.83	12.56	16.81	211.09	57.83	12.56
甘孜县	14.72	206.39	56.55	13.04	14.72	206.39	56.55	13.04
新龙县	10.67	122.71	33.62	11.50	10.67	122.71	33.62	11.50
德格县	16.71	114.07	31.25	6.80	16.71	114.07	31.25	6.80
白玉县	29.59	242.88	66.54	8.12	29.59	242.88	66.54	8.12
石渠县	17.48	311.19	85.26	11.49	17.48	311.19	85.26	11.49
色达县	22.97	201.89	55.31	8.78	22.97	201.89	55.31	8.78
理塘县	16.13	154.35	42.29	9.37	16.13	154.35	42.29	9.37
巴塘县	16.30	299.09	81.94	14.11	16.30	299.09	81.94	14.11
乡城县	20.24	135.05	37.00	6.67	20.24	135.05	37.00	6.67
稻城县	14.91	105.98	29.03	7.07	14.91	105.98	29.03	7.07
得荣县	16.24	123.73	33.90	7.62	16.24	123.73	33.90	7.62
凉山州	39.52	349.87	95.85	8.45	41.36	369.90	101.34	8.69
西昌市	29.36	366.96	100.54	11.95	29.21	388.68	106.49	12.65
木里县	27.65	207.66	56.89	7.96	27.65	207.66	56.89	7.96
盐源县	51.65	414.57	113.58	6.92	54.56	425.90	116.68	7.43
德昌县	40.06	363.24	99.52	9.03	40.06	363.24	99.52	9.03
会理县	39.85	300.51	82.33	7.28	42.33	310.75	85.14	7.25
会东县	40.54	273.87	75.03	6.79	53.61	301.06	82.48	6.58
宁南县	46.38	344.34	94.34	7.42	46.38	344.34	94.34	7.42
普格县	55.28	245.41	67.24	4.15	45.67	250.91	68.74	5.03
布拖县	56.30	519.19	142.24	9.11	56.30	519.19	142.24	9.11
金阳县	61.17	323.97	88.76	5.23	61.17	323.97	88.76	5.23
昭觉县	63.24	403.60	110.58	5.91	63.24	403.60	110.58	5.91
喜德县	37.02	294.47	80.68	7.74	43.71	334.14	91.55	7.38
冕宁县	46.90	394.67	108.13	7.79	47.96	403.03	110.42	7.82
越西县	43.67	307.47	84.24	6.59	50.10	365.00	100.00	6.45
甘洛县	72.04	391.60	107.29	5.42	72.04	391.60	107.29	5.42
美姑县	70.09	480.01	131.51	6.84	70.09	480.01	131.51	6.84
雷波县	46.85	322.91	88.47	5.65	60.39	395.89	108.46	6.44

表 5-6-5　2013 年市（州）及县（市、区）公立、民营医院床位利用情况

地　区	公立医院				民营医院			
	病床周转次数	病床工作日	病床使用率（％）	出院者平均住院日	病床周转次数	病床工作日	病床使用率（％）	出院者平均住院日
总　计	**33.78**	**373.87**	**102.43**	**10.72**	**28.44**	**260.03**	**71.24**	**8.46**
成都市	32.98	376.50	103.15	11.45	26.06	247.58	67.83	8.97
锦江区	24.98	354.52	97.13	14.11	17.69	225.40	61.75	11.68
青羊区	33.68	386.74	105.95	11.23	25.70	228.39	62.57	8.23
金牛区	23.28	392.79	107.61	16.60	22.32	267.40	73.26	11.31
武侯区	34.80	408.77	111.99	11.72	25.62	247.67	67.86	9.37
成华区	24.94	317.21	86.91	12.05	26.12	295.00	80.82	10.58
龙泉驿区	31.66	308.12	84.42	13.87	24.43	243.33	66.67	9.70
青白江区	36.08	328.20	89.92	8.93	30.14	262.23	71.84	7.89
新都区	35.03	378.84	103.79	10.12	34.79	256.41	70.25	7.12
温江区	35.55	387.49	106.16	11.02	19.95	156.71	42.94	7.52
金堂县	38.78	373.61	102.36	9.61	32.97	191.18	52.38	5.42
双流县	35.71	347.60	95.23	9.68	27.50	247.41	67.78	8.41
郫　县	42.61	347.77	95.28	8.38	29.31	270.11	74.00	8.50
大邑县	37.72	350.27	95.96	9.17	23.79	217.62	59.62	8.46
蒲江县	40.66	338.50	92.74	8.44	23.02	239.84	65.71	8.84
新津县	47.36	368.40	100.93	7.67	44.66	255.48	70.00	6.30
都江堰市	34.38	364.10	99.75	10.49	23.64	212.02	58.09	8.78
彭州市	32.59	363.31	99.54	11.04	29.43	251.84	69.00	7.63
邛崃市	41.09	390.09	106.87	9.52	29.16	252.08	69.06	8.02
崇州市	28.72	395.04	108.23	14.46	24.52	223.63	61.27	8.28
自贡市	31.89	379.43	103.95	11.56	39.30	274.18	75.12	7.14
自流井区	35.31	393.75	107.88	11.09	34.43	261.36	71.60	7.46
贡井区	19.19	339.16	92.92	17.15	30.31	222.92	61.08	7.49
大安区	31.13	419.17	114.84	11.55	25.12	197.87	54.21	8.05
沿滩区	31.49	217.77	59.66	5.86	15.70	292.00	80.00	15.29
荣　县	28.28	362.02	99.18	12.70	50.66	296.08	81.12	6.68
富顺县	52.84	432.44	118.48	8.02	45.57	316.72	86.77	6.74
攀枝花市	32.80	413.82	113.38	14.76	27.25	224.10	61.40	7.97
东　区	36.88	454.14	124.42	11.78	23.73	206.07	56.46	8.66
西　区	27.86	442.48	121.23	17.02	11.34	179.83	49.27	13.29
仁和区	14.03	317.05	86.86	52.07				
米易县	52.64	414.94	113.68	7.87	24.12	156.60	42.90	6.46
盐边县	40.89	300.99	82.46	7.19	43.86	305.83	83.79	6.97
泸州市	39.33	396.71	108.69	9.61	33.81	275.19	75.40	7.39
江阳区	36.20	437.37	119.83	11.50	35.94	305.33	83.65	8.39
纳溪区	35.78	296.21	81.15	8.27	45.01	317.90	87.10	6.98
龙马潭区	34.56	330.37	90.51	9.55	21.40	188.47	51.63	8.58
泸　县	39.11	364.05	99.74	8.40	56.38	249.15	68.26	4.37
合江县	43.79	404.92	110.94	9.14	18.15	270.56	74.13	11.48
叙永县	47.07	357.63	97.98	7.22	78.38	314.06	86.04	3.54

续表 5-6-5（1）

地 区	公立医院				民营医院			
	病床周转次数	病床工作日	病床使用率（%）	出院者平均住院日	病床周转次数	病床工作日	病床使用率（%）	出院者平均住院日
古蔺县	52.73	347.82	95.29	6.29	34.40	293.19	80.33	8.48
德阳市	32.00	377.99	103.56	10.56	29.39	316.90	86.82	9.64
旌阳区	33.17	429.93	117.79	11.59	25.67	333.80	91.45	11.68
中江县	31.26	350.44	96.01	8.87	31.56	282.86	77.50	8.87
罗江县	48.77	423.59	116.05	8.57	12.45	148.20	40.60	11.80
广汉市	31.79	369.13	101.13	9.36	39.60	299.90	82.17	6.04
什邡市	29.31	321.56	88.10	10.90	36.20	331.88	90.93	8.42
绵竹市	28.97	377.96	103.55	12.70	29.93	319.29	87.48	10.40
绵阳市	30.16	350.46	96.02	10.90	31.50	251.41	68.88	7.40
涪城区	31.35	354.73	97.19	11.16	32.31	266.40	72.98	7.79
游仙区	24.04	358.57	98.24	14.84				
三台县	32.03	365.20	100.05	9.41	32.60	259.94	71.22	6.72
盐亭县	34.93	374.29	102.55	9.27	30.30	215.43	59.02	7.00
安 县	40.38	347.29	95.15	8.32	43.11	344.18	94.30	7.70
梓潼县	34.45	298.71	81.84	8.55	25.32	173.82	47.62	6.60
北川县	37.37	312.10	85.51	8.36				
平武县	36.70	307.56	84.26	7.68				
江油市	27.04	342.97	93.97	11.40	24.85	184.63	50.58	7.18
广元市	28.66	369.06	101.11	11.63	23.72	283.74	77.74	11.25
利州区	23.88	376.38	103.12	13.08	24.56	312.28	85.56	12.52
昭化区	25.54	303.42	83.13	11.81				
朝天区	25.19	216.66	59.36	8.40				
旺苍县	32.33	344.68	94.43	11.00	18.39	283.26	77.60	12.41
青川县	28.80	370.88	101.61	12.31				
剑阁县	49.33	386.04	105.77	8.19	17.52	229.74	62.94	12.28
苍溪县	37.30	404.60	110.85	11.26	30.06	172.85	47.35	4.67
遂宁市	36.71	395.11	108.25	9.96	24.21	237.91	65.18	8.88
船山区	34.57	431.72	118.28	10.95	20.17	192.25	52.67	9.21
安居区	32.73	229.36	62.84	7.00	21.85	245.84	67.35	9.88
蓬溪县	33.19	356.72	97.73	10.76	28.48	270.59	74.13	9.10
射洪县	41.38	385.03	105.49	9.39	24.37	239.38	65.58	7.79
大英县	45.77	388.29	106.38	8.39	29.21	258.77	70.89	7.88
内江市	33.06	385.53	105.63	11.88	27.75	244.59	67.01	8.37
市中区	30.42	410.49	112.46	13.33	24.04	220.41	60.39	9.08
东兴区	36.62	392.76	107.61	10.79	31.02	267.21	73.21	9.04
威远县	32.58	349.40	95.73	10.58	27.67	283.51	77.67	9.05
资中县	33.23	369.24	101.16	12.82	30.79	185.22	50.74	6.03
隆昌县	33.89	370.31	101.45	10.80	22.13	201.51	55.21	8.24
乐山市	30.06	349.19	95.67	10.59	28.26	289.02	79.18	9.79
市中区	28.03	385.68	105.66	12.59	25.27	311.19	85.26	11.67
沙湾区	40.80	326.92	89.57	7.90	43.85	322.29	88.30	7.50

续表 5-6-5（2）

地 区	公立医院				民营医院			
	病床周转次数	病床工作日	病床使用率（%）	出院者平均住院日	病床周转次数	病床工作日	病床使用率（%）	出院者平均住院日
五通桥区	18.58	302.26	82.81	13.96	22.71	240.51	65.89	10.22
金口河区	22.84	125.06	34.26	5.39				
犍为县	29.54	338.02	92.61	11.43	18.32	219.25	60.07	11.80
井研县	40.88	395.05	108.23	9.60	40.50	293.49	80.41	7.17
夹江县	27.75	337.98	92.60	11.27	19.25	285.90	78.33	14.85
沐川县	57.12	391.70	107.31	6.39				
峨边县	34.32	299.56	82.07	8.33				
马边县	48.24	364.71	99.92	7.56	13.28	169.12	46.33	12.74
峨眉山市	29.50	307.40	84.22	8.16	39.56	305.79	83.78	6.95
南充市	34.17	383.83	105.16	10.65	27.90	249.42	68.33	8.21
顺庆区	30.60	399.73	109.51	12.34	23.91	218.10	59.75	8.94
高坪区	44.48	392.05	107.41	7.81	46.31	341.93	93.68	7.23
嘉陵区	15.26	115.21	31.56	7.17	27.45	266.22	72.94	8.92
南部县	37.92	384.60	105.37	9.98	32.91	263.01	72.06	6.07
营山县	25.00	425.47	116.57	14.84	28.07	276.33	75.71	9.63
蓬安县	52.70	390.65	107.03	7.37	28.97	293.47	80.40	7.70
仪陇县	38.87	324.23	88.83	8.33	31.51	242.18	66.35	7.35
西充县	46.33	347.74	95.27	7.37				
阆中市	31.25	349.57	95.77	11.31	23.69	204.04	55.90	7.92
眉山市	38.38	378.82	103.79	9.52	34.77	293.46	80.40	8.58
东坡区	31.93	361.47	99.03	11.28	32.57	284.38	77.91	9.10
仁寿县	39.20	393.87	107.91	9.42				
彭山县	61.33	404.21	110.74	6.64				
洪雅县	45.36	432.40	118.46	8.59				
丹棱县	36.85	315.80	86.52	8.21	47.64	329.23	90.20	6.78
青神县	44.35	342.71	93.89	7.48	45.50	348.66	95.52	6.59
宜宾市	33.30	377.01	103.29	11.25	22.11	232.16	63.60	9.25
翠屏区	26.23	406.76	111.44	15.31	17.47	234.68	64.30	11.38
南溪区	40.93	343.67	94.15	8.37	35.71	225.47	61.77	5.85
宜宾县	24.35	352.36	96.54	14.38	37.37	370.44	101.49	9.86
江安县	54.64	432.68	118.54	8.53	26.68	244.29	66.93	9.00
长宁县	42.04	334.68	91.69	7.80	12.90	109.91	30.11	8.44
高 县	39.01	334.43	91.62	7.94	57.86	357.69	98.00	6.18
珙 县	39.87	350.57	96.05	8.68	24.37	270.17	74.02	10.85
筠连县	36.73	295.18	80.87	8.29	19.79	184.31	50.50	8.90
兴文县	53.85	367.80	100.77	7.21	15.60	175.67	48.13	7.44
屏山县	37.82	315.03	86.31	8.07				
广安市	45.23	409.22	112.11	8.65	35.28	279.83	76.67	6.89
广安区	50.19	446.65	122.37	8.20	36.68	264.38	72.43	6.30
前锋区					43.10	281.86	77.22	5.57
岳池县	42.29	417.50	114.38	9.94	40.02	290.04	79.46	7.07
武胜县	41.57	375.52	102.88	8.48	25.28	318.40	87.23	8.61

续表 5-6-5（3）

地 区	公立医院				民营医院			
	病床周转次数	病床工作日	病床使用率（%）	出院者平均住院日	病床周转次数	病床工作日	病床使用率（%）	出院者平均住院日
邻水县	49.15	447.71	122.66	8.89	37.18	252.33	69.13	6.74
华蓥市	39.33	322.73	88.42	7.90	42.79	216.39	59.29	5.04
达州市	34.96	381.43	104.50	10.46	28.89	287.30	78.71	8.45
通川区	29.94	398.24	109.11	12.47	27.14	316.65	86.75	7.99
达川区	30.50	347.04	95.08	11.29	27.27	312.81	85.70	7.78
宣汉县	44.75	366.22	100.34	8.18	29.74	223.17	61.14	7.03
开江县	37.90	340.31	93.24	11.02	11.85	128.02	35.07	10.57
大竹县	43.86	397.88	109.01	9.12	26.37	258.24	70.75	9.71
渠 县	35.67	417.75	114.45	9.45	33.92	305.21	83.62	8.77
万源市	33.18	355.71	97.46	9.64	15.15	144.37	39.55	9.60
雅安市	33.15	332.48	91.09	9.03	25.37	263.53	72.20	9.52
雨城区	25.86	357.36	97.91	11.24	26.47	277.47	76.02	9.92
名山区	45.03	343.60	94.14	7.12				
荥经县	31.34	341.11	93.46	10.57	30.06	300.32	82.28	9.49
汉源县	50.42	334.67	91.69	6.15				
石棉县	48.14	298.77	81.86	6.34	8.59	129.66	35.52	13.92
天全县	23.91	314.13	86.06	13.75	36.46	312.63	85.65	3.87
芦山县	30.30	253.65	69.49	6.95	46.14	289.25	79.25	5.33
宝兴县	30.52	204.46	56.02	6.06				
巴中市	36.79	368.95	101.08	9.73	28.35	264.56	72.48	8.03
巴州区	38.83	411.88	112.84	10.52	26.07	275.02	75.35	8.78
恩阳区	33.42	253.17	69.36	7.26				
通江县	39.12	381.51	104.52	9.47	48.25	239.73	65.68	4.97
南江县	32.83	350.22	95.95	10.59	34.87	311.00	85.21	8.87
平昌县	35.65	331.59	90.85	8.62	26.57	234.47	64.24	7.91
资阳市	32.79	394.76	108.15	10.28	42.77	271.87	74.48	6.10
雁江区	25.50	387.52	106.17	10.61	19.01	185.60	50.85	9.48
安岳县	35.42	412.21	112.93	10.46	41.71	317.53	86.99	6.96
乐至县	52.47	440.80	120.77	8.98	56.24	307.05	84.12	5.28
简阳市	37.09	375.05	102.75	10.31	45.33	268.71	73.62	5.76
阿坝州	34.07	248.20	68.00	7.35	24.72	268.93	73.68	10.87
汶川县	30.79	244.99	67.12	7.02	17.16	142.47	39.03	8.27
理 县	25.74	158.07	43.31	5.12				
茂 县	42.53	278.99	76.44	6.37	30.12	359.54	98.50	11.94
松潘县	35.89	211.94	58.07	4.78				
九寨沟县	48.61	302.30	82.82	6.26				
金川县	24.30	168.81	46.25	9.50				
小金县	30.51	148.63	40.72	4.85				
黑水县	15.65	78.56	21.52	4.72				
马尔康县	37.62	364.53	99.87	9.82				
壤塘县	25.83	167.54	45.90	7.54				

续表 5-6-5（4）

地　区	公立医院				民营医院			
	病床周转次数	病床工作日	病床使用率（%）	出院者平均住院日	病床周转次数	病床工作日	病床使用率（%）	出院者平均住院日
阿坝县	31.57	233.26	63.91	7.34	182.50	182.50	50.00	2.00
若尔盖县	42.54	287.79	78.85	9.89				
红原县	33.22	258.89	70.93	7.79				
甘孜州	27.81	241.57	66.18	8.16				
康定县	37.14	283.12	77.57	7.38				
泸定县	31.72	230.98	63.28	6.40				
丹巴县	42.66	253.68	69.50	5.94				
九龙县	26.31	265.15	72.64	10.04				
雅江县	30.24	325.00	89.04	10.75				
道孚县	27.47	282.29	77.34	8.52				
炉霍县	16.81	211.09	57.83	12.56				
甘孜县	14.72	206.39	56.55	13.04				
新龙县	10.67	122.71	33.62	11.50				
德格县	16.71	114.07	31.25	6.80				
白玉县	29.59	242.88	66.54	8.12				
石渠县	17.48	311.19	85.26	11.49				
色达县	22.97	201.89	55.31	8.78				
理塘县	16.13	154.35	42.29	9.37				
巴塘县	16.30	299.09	81.94	14.11				
乡城县	20.24	135.05	37.00	6.67				
稻城县	14.91	105.98	29.03	7.07				
得荣县	16.24	123.73	33.90	7.62				
凉山州	40.93	366.20	100.33	8.68	32.63	270.29	74.05	7.07
西昌市	29.38	383.37	105.03	12.44	29.27	285.45	78.21	9.51
木里县	27.65	207.66	56.89	7.96				
盐源县	54.56	425.90	116.68	7.43	38.91	365.00	100.00	3.80
德昌县	40.06	363.24	99.52	9.03				
会理县	39.85	300.51	82.33	7.28				
会东县	53.61	301.06	82.48	6.58	14.41	219.50	60.14	8.32
宁南县	46.38	344.34	94.34	7.42				
普格县	45.67	250.91	68.74	5.03	65.95	239.31	65.56	3.48
布拖县	56.30	519.19	142.24	9.11				
金阳县	61.17	323.97	88.76	5.23				
昭觉县	63.24	403.60	110.58	5.91				
喜德县	43.71	334.14	91.55	7.38	21.41	201.77	55.28	9.43
冕宁县	46.90	394.67	108.13	7.79				
越西县	50.10	365.00	100.00	6.45	37.84	255.38	69.97	6.75
甘洛县	72.04	391.60	107.29	5.42				
美姑县	70.09	480.01	131.51	6.84				
雷波县	60.39	395.89	108.46	6.44	41.41	293.60	80.44	5.19

表 5-6-6　2013 年全省各类特色分类医院床位利用情况

分　类	医院				政府办医院			
	病床周转次数	病床工作日	病床使用率（%）	出院者平均住院日	病床周转次数	病床工作日	病床使用率（%）	出院者平均住院日
总　计	**32.58**	**348.21**	**95.40**	**10.27**	**34.54**	**378.50**	**103.70**	**10.59**
省　级	33.35	429.58	117.69	12.56	33.35	429.58	117.69	12.56
市　级	31.96	406.36	111.33	12.52	31.96	406.36	111.33	12.52
县　级	37.17	357.77	98.02	9.31	37.17	357.77	98.02	9.31
其　他	27.24	284.95	78.07	9.67	24.14	368.69	101.01	12.72
地区分类	32.58	348.21	95.40	10.27	34.54	378.50	103.70	10.59
一类地区	31.15	345.72	94.72	11.19	34.48	388.23	106.37	11.50
二类地区	32.90	352.27	96.51	10.05	34.28	380.40	104.22	10.49
三类地区	36.59	315.68	86.49	8.28	37.42	323.52	88.64	8.40
地震灾区	32.13	346.89	95.04	10.37	33.99	378.43	103.68	10.74
国定 39 个重灾县	30.89	340.00	93.15	10.31	32.30	361.91	99.15	10.52
10 个极重灾县	32.16	330.11	90.44	9.99	34.02	358.06	98.10	10.38
18 个对口支援县	31.51	330.06	90.43	10.11	33.07	353.65	96.89	10.41
省定 12 个重灾县	33.56	340.60	93.32	9.59	34.78	363.78	99.67	10.02
88 个一般灾区	32.46	350.55	96.04	10.38	34.68	388.04	106.31	10.76
"8·30" 会理地震 3 县	27.96	308.69	84.57	17.90	27.65	312.17	85.53	18.82
三州地区	36.59	315.68	86.49	8.28	37.42	323.52	88.64	8.40
民族地区	36.30	312.08	85.50	8.97	37.70	323.44	88.61	9.15
藏族地区	30.46	243.91	66.83	7.81	30.58	243.18	66.62	7.75
彝族地区	49.10	337.38	92.43	6.38	52.66	363.58	99.61	6.62
革命老区	33.23	341.79	93.64	9.68	35.44	368.39	100.93	9.94
草原草地县	23.50	212.58	58.24	9.05	23.50	212.58	58.24	9.05
国家级扶贫开发重点县	39.01	331.58	90.84	8.14	40.48	354.31	97.07	8.50
扩权试点县	35.78	344.24	94.31	9.13	37.18	370.97	101.64	9.56

表 5-6-7　2013 年全省各类特色分类公立、民营医院床位利用情况

分 类	公立医院				民营医院			
	病床周转次数	病床工作日	病床使用率（%）	出院者平均住院日	病床周转次数	病床工作日	病床使用率（%）	出院者平均住院日
总　计	**33.78**	**373.87**	**102.43**	**10.72**	**28.44**	**260.03**	**71.24**	**8.46**
省　级	33.35	429.58	117.69	12.56				
市　级	31.96	406.36	111.33	12.52				
县　级	37.17	357.77	98.02	9.31				
其　他	24.61	339.66	93.06	12.75	28.44	260.03	71.24	8.46
地区分类	33.78	373.87	102.43	10.72	28.44	260.03	71.24	8.46
一类地区	32.96	380.76	104.32	11.82	26.08	247.14	67.71	8.95
二类地区	33.81	375.95	103.00	10.49	29.61	266.91	73.13	8.28
三类地区	37.20	321.96	88.21	8.40	32.20	270.22	74.03	7.23
地震灾区	33.21	372.67	102.10	10.85	28.51	260.41	71.35	8.50
国定 39 个重灾县	31.68	356.81	97.76	10.58	27.15	260.89	71.48	8.82
10 个极重灾县	33.00	348.91	95.59	10.38	28.94	258.26	70.76	8.29
18 个对口支援县	32.36	347.60	95.23	10.43	27.41	245.43	67.24	8.31
省定 12 个重灾县	34.67	362.37	99.28	10.01	29.82	267.43	73.27	7.96
88 个一般灾区	33.74	381.08	104.41	10.91	28.64	259.44	71.08	8.50
"8·30"会理地震 3 县	27.18	308.83	84.61	18.77	43.86	305.83	83.79	6.97
三州地区	37.20	321.96	88.21	8.40	32.20	270.22	74.03	7.23
民族地区	37.54	322.33	88.31	9.14	27.74	241.63	66.20	7.38
藏族地区	30.57	243.42	66.69	7.76	24.72	268.93	73.68	10.87
彝族地区	52.66	363.58	99.61	6.62	39.90	269.70	73.89	5.54
革命老区	34.94	365.97	100.27	9.97	27.66	262.64	71.96	8.47
草原草地县	23.50	212.58	58.24	9.05	182.50	182.50	50.00	2.00
国家级扶贫开发重点县	40.48	354.31	97.07	8.50	33.78	250.83	68.72	6.63
扩权试点县	36.84	367.88	100.79	9.56	32.23	265.07	72.62	7.48

表 5-7 2013 年全省各类医疗机构医师工作量

机构类别	全省		政府办		非营利性		营利性	
	医师人均每日担负诊疗人次	医师人均每日担负住院床日	医师人均每日担负诊疗人次	医师人均每日担负住院床日	医师人均每日担负诊疗人次	医师人均每日担负住院床日	医师人均每日担负诊疗人次	医师人均每日担负住院床日
总　　计	**8.39**	**2.38**	**8.81**	**2.86**	**8.47**	**2.77**	**8.07**	**0.87**
医　　院	6.70	3.20	7.53	3.47	7.11	3.34	4.16	2.36
综合医院	6.64	3.08	7.46	3.31	7.02	3.18	4.28	2.49
中医医院	7.56	3.13	7.69	3.15	7.58	3.13	6.63	3.15
中西医结合医院	7.66	3.25	7.82	3.29	7.79	3.26	6.02	3.03
民族医院	5.21	0.63	5.21	0.63	5.21	0.63		
专科医院	5.82	4.15	7.88	5.94	6.80	5.11	3.46	1.83
口腔医院	7.42	0.39	8.93	0.44	8.39	0.36	3.97	0.50
眼科医院	6.25	2.65	11.20	0.79	8.30	3.37	5.57	2.41
耳鼻喉科医院	2.74	2.49			5.43	4.92	2.52	2.29
肿瘤医院	2.20	4.42	2.34	4.66	2.28	4.58	0.42	0.99
心血管病医院	2.36	4.25			2.36	4.25		
胸科医院								
血液病医院								
妇产（科）医院	4.21	1.33	10.52	1.68	6.84	1.66	2.95	1.17
儿童医院	17.94	1.95	18.49	1.91	18.24	1.95	3.70	1.96
精神病医院	4.82	11.26	4.87	11.18	4.85	11.31	1.68	6.16
传染病医院	8.65	3.45	8.65	3.45	8.65	3.45		
皮肤病医院	4.99	2.50	0.00	0.00	0.00	0.00	4.99	2.50
结核病医院								
麻风病医院	0.31	2.18	0.31	2.18	0.31	2.18		
职业病医院	4.41	3.24	5.70	3.49	4.41	3.24		
骨科医院	4.02	3.27	5.15	3.01	4.39	3.37	3.41	3.10
康复医院	2.51	4.13	2.41	10.05	2.52	4.99	2.50	2.37
整形外科医院	3.33	2.24					3.33	2.24
美容医院	2.86	0.26					2.86	0.26
其他专科医院	6.84	2.10	12.95	2.34	9.11	2.44	3.45	1.60
基层医疗卫生机构	10.55	1.37	10.69	2.14	10.66	1.99	10.31	0.02
社区卫生服务中心（站）	12.91	1.05	13.15	1.13	12.91	1.03	12.74	1.86
社区卫生服务中心	13.17	1.14	13.07	1.12	13.18	1.13	10.99	3.88
社区卫生服务站	11.95	0.73	18.55	1.47	11.81	0.62	12.98	1.59
卫生院	10.41	2.29	10.40	2.28	10.41	2.29		
街道卫生院	10.60	1.09	10.60	1.09	10.60	1.09		
乡镇卫生院	10.41	2.29	10.40	2.28	10.41	2.29		
中心卫生院	9.32	2.42	9.32	2.43	9.32	2.42		
乡卫生院	11.42	2.16	11.40	2.15	11.42	2.16		
专业公共卫生机构	9.16	1.49	9.11	1.39	9.16	1.49		
专科疾病防治院(所、站)	3.23	2.25	3.80	0.78	3.23	2.25		
妇幼保健院（所、站）	9.71	1.45	9.48	1.45	9.71	1.45		
妇幼保健院	9.95	1.48	9.70	1.48	9.95	1.48		
其他机构	5.15	3.27	5.84	3.44	5.15	3.27	0.00	0.00
疗养院	5.15	3.27	5.84	3.44	5.15	3.27		

表 5-8-1 2013 年市（州）及县（市、区）医院医师工作量

地 区	全省		政府办		公立		民营	
	医师人均每日担负诊疗人次	医师人均每日担负住院床日	医师人均每日担负诊疗人次	医师人均每日担负住院床日	医师人均每日担负诊疗人次	医师人均每日担负住院床日	医师人均每日担负诊疗人次	医师人均每日担负住院床日
总　计	**6.70**	**3.20**	**7.53**	**3.47**	**7.31**	**3.39**	**4.46**	**2.52**
成都市	6.89	2.53	8.35	2.75	7.76	2.68	4.29	2.08
锦江区	6.60	2.29	8.18	2.64	7.39	2.37	3.55	1.96
青羊区	8.69	2.30	10.26	2.51	9.85	2.49	3.06	1.39
金牛区	5.92	3.05	8.29	3.78	7.27	3.35	3.28	2.47
武侯区	7.19	2.32	8.21	2.51	7.85	2.52	5.37	1.76
成华区	5.51	1.99	9.61	2.54	5.97	1.96	4.27	2.09
龙泉驿区	5.54	2.11	6.99	1.89	5.98	2.05	4.54	2.26
青白江区	5.66	2.74	7.28	3.08	6.96	2.96	3.47	2.37
新都区	6.93	2.79	6.89	2.82	7.00	2.77	6.72	2.85
温江区	5.16	2.86	5.68	2.58	5.30	2.90	2.77	2.23
金堂县	7.18	3.02	8.16	3.39	7.92	3.37	3.78	1.43
双流县	6.99	1.99	8.96	2.22	8.19	2.06	3.01	1.75
郫　县	9.00	2.64	10.85	2.74	10.82	2.76	3.91	2.31
大邑县	5.77	2.67	8.02	2.65	6.66	2.75	2.36	2.36
蒲江县	6.79	2.42	8.05	2.21	8.05	2.21	2.51	3.15
新津县	7.55	2.73	9.20	3.01	9.20	3.01	3.10	1.97
都江堰市	6.93	3.37	7.09	3.85	6.99	3.69	6.66	1.97
彭州市	5.87	2.90	6.27	3.06	6.27	3.06	5.15	2.61
邛崃市	5.96	2.88	7.57	2.93	7.57	2.93	4.03	2.81
崇州市	6.14	3.64	7.18	4.04	7.18	4.04	3.05	2.48
自贡市	6.42	3.58	7.18	4.04	7.07	3.94	3.93	2.21
自流井区	6.36	3.23	7.73	3.73	7.34	3.53	2.57	2.06
贡井区	4.55	4.65	4.51	4.78	4.54	4.75	4.76	2.29
大安区	5.06	3.29	5.30	3.58	5.30	3.58	3.80	1.74
沿滩区	4.86	2.31	5.28	2.23	5.28	2.23	2.97	2.67
荣　县	9.14	4.15	10.38	5.53	10.78	5.57	6.87	2.18
富顺县	7.11	3.38	8.47	3.56	8.47	3.56	2.73	2.82
攀枝花市	6.37	3.96	7.06	4.00	6.30	4.10	7.41	1.90
东　区	6.27	3.80	7.07	3.81	6.27	3.93	6.19	1.17
西　区	3.95	3.68	5.02	2.97	4.01	3.84	3.33	1.80
仁和区	7.59	5.80	7.59	5.80	7.59	5.80	0.00	0.00
米易县	9.20	3.70	9.67	4.13	9.67	4.13	6.35	1.12
盐边县	7.89	3.79	6.10	3.56	6.10	3.56	16.80	4.94
泸州市	5.52	3.64	5.68	3.77	5.65	3.70	5.04	3.41
江阳区	5.56	3.48	5.51	3.59	5.50	3.53	6.53	2.64
纳溪区	4.24	3.66	4.95	4.06	4.53	3.71	3.91	3.61
龙马潭区	4.62	2.21	6.06	2.57	6.06	2.57	3.26	1.86
泸　县	4.81	3.80	4.78	4.25	4.78	4.25	4.91	2.40
合江县	6.53	4.63	7.76	4.58	7.74	4.39	5.18	4.90
叙永县	6.60	3.15	5.90	3.00	5.90	3.00	9.86	3.86

续表 5-8-1（1）

地　区	全省		政府办		公立		民营	
	医师人均每日担负诊疗人次	医师人均每日担负住院床日	医师人均每日担负诊疗人次	医师人均每日担负住院床日	医师人均每日担负诊疗人次	医师人均每日担负住院床日	医师人均每日担负诊疗人次	医师人均每日担负住院床日
古蔺县	6.29	4.71	6.78	5.04	6.78	5.04	5.22	3.98
德阳市	8.19	3.17	9.23	3.39	8.89	3.28	5.32	2.72
旌阳区	7.13	2.93	8.64	3.17	8.04	3.02	4.78	2.70
中江县	10.46	4.10	10.59	4.08	10.59	4.08	5.45	4.93
罗江县	8.59	2.97	9.45	3.20	9.45	3.20	2.89	1.48
广汉市	8.36	3.00	9.55	3.18	9.04	3.00	5.83	3.00
什邡市	7.63	2.98	7.63	3.05	7.68	3.03	7.20	2.52
绵竹市	9.90	3.57	10.77	3.87	10.73	3.80	6.48	2.59
绵阳市	7.82	3.14	8.08	3.35	8.01	3.27	6.44	2.21
涪城区	7.76	2.62	8.33	2.87	8.25	2.78	5.54	1.90
游仙区	6.53	3.74	6.58	3.80	6.53	3.74	0.00	0.00
三台县	10.11	3.99	10.42	4.06	10.42	4.06	8.56	3.66
盐亭县	7.73	3.53	7.81	3.51	7.81	3.51	3.65	4.72
安　县	8.29	2.89	8.29	3.07	8.29	3.07	8.29	2.16
梓潼县	7.18	2.69	6.95	2.80	6.95	2.80	8.34	2.14
北川县	5.88	2.33	5.88	2.33	5.88	2.33	0.00	0.00
平武县	9.52	3.81	9.52	3.81	9.52	3.81	0.00	0.00
江油市	7.73	3.52	7.90	3.80	7.77	3.60	6.98	2.09
广元市	6.63	3.72	7.32	3.87	6.97	3.82	4.85	3.21
利州区	5.85	3.96	6.65	4.22	6.14	4.09	4.55	3.38
昭化区	8.52	3.90	8.52	3.90	8.52	3.90	0.00	0.00
朝天区	5.59	2.31	5.59	2.31	5.59	2.31	0.00	0.00
旺苍县	9.75	3.09	9.89	2.76	9.89	2.76	9.14	4.50
青川县	7.53	3.58	7.53	3.58	7.53	3.58	0.00	0.00
剑阁县	7.56	3.49	9.04	3.89	9.04	3.89	1.17	1.79
苍溪县	6.91	3.58	6.98	3.79	6.98	3.79	6.44	2.33
遂宁市	6.51	3.66	7.27	4.09	7.16	4.02	4.73	2.65
船山区	6.64	3.92	7.33	4.45	7.25	4.36	3.68	1.74
安居区	7.33	5.21	6.88	4.85	6.88	4.85	7.83	5.60
蓬溪县	5.35	2.89	5.87	3.22	5.87	3.22	4.98	2.66
射洪县	7.11	3.40	8.23	3.84	8.23	3.84	3.96	2.17
大英县	5.64	2.92	6.18	2.96	5.75	2.88	5.32	3.05
内江市	4.66	3.76	5.15	4.07	5.11	4.03	2.90	2.72
市中区	4.17	3.48	4.63	3.85	4.64	3.81	1.09	1.29
东兴区	3.23	3.88	3.17	3.83	3.17	3.83	3.56	4.19
威远县	6.08	3.46	6.75	3.33	6.75	3.33	4.93	3.68
资中县	4.89	4.20	5.43	4.68	5.27	4.52	3.26	2.84
隆昌县	6.13	4.26	8.56	5.47	8.35	5.39	0.86	1.57
乐山市	5.93	3.26	6.35	3.30	6.43	3.29	4.24	3.13
市中区	4.99	3.41	5.98	3.65	5.98	3.65	2.44	2.80
沙湾区	5.64	3.55	4.63	2.96	5.33	3.41	5.99	3.69

续表 5-8-1（2）

地　区	全省		政府办		公立		民营	
	医师人均每日担负诊疗人次	医师人均每日担负住院床日	医师人均每日担负诊疗人次	医师人均每日担负住院床日	医师人均每日担负诊疗人次	医师人均每日担负住院床日	医师人均每日担负诊疗人次	医师人均每日担负住院床日
五通桥区	6.22	3.51	5.91	3.52	5.91	3.52	6.73	3.48
金口河区	6.83	1.62	6.83	1.62	6.83	1.62	0.00	0.00
犍为县	7.32	3.57	7.92	3.77	7.92	3.77	4.59	2.65
井研县	4.99	3.84	4.85	3.94	4.85	3.94	6.16	2.96
夹江县	5.42	3.31	5.33	3.32	5.44	3.20	5.32	4.30
沐川县	7.14	2.69	7.14	2.69	7.14	2.69	0.00	0.00
峨边县	6.80	2.33	6.80	2.33	6.80	2.33	0.00	0.00
马边县	17.19	2.89	20.21	3.40	20.21	3.40	4.60	0.76
峨眉山市	6.38	2.66	6.13	2.44	6.42	2.45	6.17	3.81
南充市	7.23	4.06	8.26	4.53	8.17	4.44	4.49	2.93
顺庆区	7.57	3.82	9.12	4.36	8.88	4.19	2.92	2.53
高坪区	6.14	4.39	6.29	4.63	6.31	4.56	5.54	3.83
嘉陵区	2.83	2.94	1.85	1.18	1.85	1.18	2.93	3.13
南部县	5.20	2.93	5.43	3.50	5.43	3.50	4.50	1.16
营山县	8.01	7.70	9.80	9.31	9.80	9.31	3.62	3.74
蓬安县	11.34	4.90	13.57	5.13	13.57	5.13	9.18	4.67
仪陇县	7.28	3.85	7.92	3.90	7.92	3.90	5.48	3.72
西充县	8.21	3.54	8.21	3.54	8.21	3.54	0.00	0.00
阆中市	5.86	3.40	6.30	3.91	6.30	3.91	4.60	1.93
眉山市	7.94	3.54	9.05	3.85	9.01	3.84	4.44	2.55
东坡区	7.49	3.58	9.93	4.40	9.81	4.36	4.18	2.46
仁寿县	8.59	4.19	8.59	4.19	8.59	4.19	0.00	0.00
彭山县	10.86	2.81	10.86	2.81	10.86	2.81	0.00	0.00
洪雅县	9.93	3.72	9.93	3.72	9.93	3.72	0.00	0.00
丹棱县	5.66	2.50	5.12	2.30	5.12	2.30	7.16	3.05
青神县	5.19	2.73	5.27	2.63	5.27	2.63	5.00	3.00
宜宾市	5.93	3.88	6.64	4.49	6.75	4.44	3.62	2.29
翠屏区	5.78	3.89	6.92	4.93	6.79	4.84	3.46	1.73
南溪区	5.59	3.02	5.31	3.14	5.31	3.14	6.42	2.65
宜宾县	5.51	4.95	5.52	4.53	5.52	4.53	5.48	7.48
江安县	5.26	4.19	6.55	4.59	6.55	4.59	2.35	3.29
长宁县	4.86	4.99	5.54	5.92	5.54	5.92	1.87	0.87
高　县	6.37	3.76	5.89	3.54	5.89	3.54	12.89	6.86
珙　县	8.26	3.33	8.22	3.39	9.49	3.74	3.44	1.76
筠连县	6.50	3.70	7.53	3.83	7.53	3.83	3.80	3.33
兴文县	6.05	3.98	8.34	4.36	8.34	4.36	1.82	3.29
屏山县	4.97	2.89	4.97	2.89	4.97	2.89	0.00	0.00
广安市	6.34	3.80	6.73	3.96	6.64	3.96	5.50	3.32
广安区	5.67	3.08	6.27	3.52	6.27	3.52	4.06	1.89
前锋区	5.05	4.71	0.00	0.00	0.00	0.00	5.05	4.71
岳池县	8.01	4.00	7.99	3.76	7.99	3.76	8.11	4.79
武胜县	7.70	4.80	7.59	4.48	7.59	4.48	8.06	5.78

续表 5-8-1（3）

地 区	全省		政府办		公立		民营	
	医师人均每日担负诊疗人次	医师人均每日担负住院床日	医师人均每日担负诊疗人次	医师人均每日担负住院床日	医师人均每日担负诊疗人次	医师人均每日担负住院床日	医师人均每日担负诊疗人次	医师人均每日担负住院床日
邻水县	5.88	4.13	6.28	4.69	6.28	4.69	4.94	2.79
华蓥市	4.21	3.51	4.55	3.49	4.58	3.76	2.38	2.27
达州市	5.90	3.51	6.72	3.51	6.45	3.55	3.68	3.38
通川区	6.49	4.18	8.01	4.14	7.40	4.34	2.62	3.46
达川区	2.24	2.93	2.69	3.63	2.43	3.30	1.79	2.04
宣汉县	6.93	2.89	7.15	2.82	7.15	2.82	4.47	3.74
开江县	4.71	2.71	4.54	2.84	4.54	2.84	6.98	0.94
大竹县	6.10	2.99	6.97	2.87	6.97	2.87	2.62	3.47
渠 县	7.70	4.12	8.71	3.94	8.46	3.81	6.54	4.60
万源市	5.45	3.61	5.61	3.77	5.61	3.77	3.78	1.83
雅安市	7.74	3.65	8.63	3.89	8.63	3.89	4.51	2.80
雨城区	5.36	4.00	6.11	4.20	6.11	4.20	3.09	3.42
名山区	8.83	2.11	8.83	2.11	8.83	2.11	0.00	0.00
荥经县	10.06	3.23	12.47	3.76	12.47	3.76	7.96	2.77
汉源县	10.93	4.34	10.93	4.34	10.93	4.34	0.00	0.00
石棉县	9.71	4.26	9.92	4.28	9.92	4.28	7.52	4.10
天全县	10.30	3.47	13.10	4.72	13.10	4.72	4.34	0.83
芦山县	9.63	2.09	10.26	2.15	10.26	2.15	4.44	1.64
宝兴县	8.17	1.36	8.17	1.36	8.17	1.36	0.00	0.00
巴中市	5.63	3.32	5.88	3.56	5.88	3.56	4.93	2.63
巴州区	5.07	3.26	5.65	3.67	5.65	3.67	4.18	2.63
恩阳区	11.64	1.58	11.64	1.58	11.64	1.58	0.00	0.00
通江县	4.07	2.88	4.03	2.91	4.03	2.91	4.27	2.73
南江县	10.48	4.18	8.27	4.20	8.27	4.20	71.72	3.65
平昌县	4.91	3.61	5.30	3.88	5.30	3.88	3.39	2.54
资阳市	6.65	4.20	7.01	4.45	6.95	4.41	5.08	3.12
雁江区	6.69	5.19	7.19	5.68	7.02	5.48	3.29	2.16
安岳县	6.34	4.09	6.95	4.23	6.95	4.23	2.13	3.14
乐至县	6.00	3.59	6.30	3.32	6.30	3.32	5.10	4.41
简阳市	7.17	3.48	7.16	3.66	7.16	3.66	7.20	2.88
阿坝州	4.92	1.77	4.73	1.73	4.77	1.74	9.26	2.45
汶川县	6.52	2.24	6.12	2.15	6.54	2.31	6.32	1.68
理 县	2.33	1.08	2.33	1.08	2.33	1.08	0.00	0.00
茂 县	6.70	2.27	5.63	2.09	5.63	2.09	11.78	3.11
松潘县	4.40	1.43	4.40	1.43	4.40	1.43	0.00	0.00
九寨沟县	7.57	1.88	7.57	1.88	7.57	1.88	0.00	0.00
金川县	6.75	1.86	6.75	1.86	6.75	1.86	0.00	0.00
小金县	4.18	1.59	4.18	1.59	4.18	1.59	0.00	0.00
黑水县	3.14	0.66	3.14	0.66	3.14	0.66	0.00	0.00
马尔康县	3.51	1.98	3.51	1.98	3.51	1.98	0.00	0.00
壤塘县	2.47	0.68	2.47	0.68	2.47	0.68	0.00	0.00
阿坝县	6.28	3.12	6.61	3.28	6.61	3.28	0.00	0.00

续表 5-8-1（4）

地　区	全省		政府办		公立		民营	
	医师人均每日担负诊疗人次	医师人均每日担负住院床日	医师人均每日担负诊疗人次	医师人均每日担负住院床日	医师人均每日担负诊疗人次	医师人均每日担负住院床日	医师人均每日担负诊疗人次	医师人均每日担负住院床日
若尔盖县	4.68	0.99	4.68	0.99	4.68	0.99	0.00	0.00
红原县	4.95	1.42	4.95	1.42	4.95	1.42	0.00	0.00
甘孜州	7.30	2.13	7.30	2.13	7.30	2.13	0.00	0.00
康定县	6.61	2.46	6.61	2.46	6.61	2.46	0.00	0.00
泸定县	9.06	1.41	9.06	1.41	9.06	1.41	0.00	0.00
丹巴县	5.15	2.47	5.15	2.47	5.15	2.47	0.00	0.00
九龙县	5.59	1.76	5.59	1.76	5.59	1.76	0.00	0.00
雅江县	4.96	2.08	4.96	2.08	4.96	2.08	0.00	0.00
道孚县	2.83	1.96	2.83	1.96	2.83	1.96	0.00	0.00
炉霍县	12.05	4.06	12.05	4.06	12.05	4.06	0.00	0.00
甘孜县	6.96	2.30	6.96	2.30	6.96	2.30	0.00	0.00
新龙县	10.22	0.90	10.22	0.90	10.22	0.90	0.00	0.00
德格县	13.14	0.75	13.14	0.75	13.14	0.75	0.00	0.00
白玉县	12.09	4.55	12.09	4.55	12.09	4.55	0.00	0.00
石渠县	3.73	2.04	3.73	2.04	3.73	2.04	0.00	0.00
色达县	6.75	1.18	6.75	1.18	6.75	1.18	0.00	0.00
理塘县	4.53	1.29	4.53	1.29	4.53	1.29	0.00	0.00
巴塘县	12.86	3.19	12.86	3.19	12.86	3.19	0.00	0.00
乡城县	6.43	1.63	6.43	1.63	6.43	1.63	0.00	0.00
稻城县	20.31	1.37	20.31	1.37	20.31	1.37	0.00	0.00
得荣县	5.53	0.96	5.53	0.96	5.53	0.96	0.00	0.00
凉山州	7.27	3.49	7.67	3.53	7.78	3.48	3.86	3.52
西昌市	5.76	3.11	6.14	3.25	6.24	3.22	3.22	2.54
木里县	4.22	1.52	4.22	1.52	4.22	1.52	0.00	0.00
盐源县	8.88	4.56	9.17	4.02	9.17	4.02	3.41	14.80
德昌县	11.62	5.07	11.62	5.07	11.62	5.07	0.00	0.00
会理县	9.88	2.72	9.97	2.76	9.88	2.72	0.00	0.00
会东县	10.08	5.30	13.64	5.74	13.64	5.74	2.65	4.37
宁南县	10.43	4.58	10.43	4.58	10.43	4.58	0.00	0.00
普格县	3.66	2.06	3.50	1.40	3.50	1.40	4.29	4.54
布拖县	4.05	4.90	4.05	4.90	4.05	4.90	0.00	0.00
金阳县	2.84	2.89	2.84	2.89	2.84	2.89	0.00	0.00
昭觉县	3.13	4.34	3.13	4.34	3.13	4.34	0.00	0.00
喜德县	4.48	3.96	5.30	4.18	5.30	4.18	1.97	3.31
冕宁县	13.12	3.69	12.39	3.95	13.12	3.69	0.00	0.00
越西县	3.76	4.87	4.02	4.81	4.02	4.81	3.41	4.95
甘洛县	9.92	4.43	9.92	4.43	9.92	4.43	0.00	0.00
美姑县	6.74	3.19	6.74	3.19	6.74	3.19	0.00	0.00
雷波县	8.34	3.29	8.87	2.17	8.87	2.17	7.73	4.57

表 5-8-2　2013 年全省各类特色分类医院医师工作量

分　类	全省		政府办		公立		民营	
	医师人均每日担负诊疗人次	医师人均每日担负住院床日	医师人均每日担负诊疗人次	医师人均每日担负住院床日	医师人均每日担负诊疗人次	医师人均每日担负住院床日	医师人均每日担负诊疗人次	医师人均每日担负住院床日
总　计	**6.70**	**3.20**	**7.53**	**3.47**	**7.31**	**3.39**	**4.46**	**2.52**
省　级	8.06	3.42	8.06	3.42	8.06	3.42		
市　级	7.34	3.70	7.33	3.70	7.34	3.70		
县　级	7.56	3.42	7.56	3.42	7.56	3.42		
其　他	5.04	2.58	7.58	2.84	6.08	2.68	4.46	2.52
地区分类	6.70	3.20	7.53	3.47	7.31	3.39	4.46	2.52
一类地区	6.85	2.63	8.26	2.84	7.63	2.80	4.35	2.07
二类地区	6.60	3.60	7.22	3.86	7.14	3.81	4.55	2.81
三类地区	6.81	2.90	6.97	2.86	7.05	2.85	4.26	3.43
地震灾区	6.79	3.16	7.67	3.45	7.43	3.36	4.50	2.48
国定 39 个重灾县	7.36	3.23	7.95	3.45	7.74	3.38	5.48	2.55
10 个极重灾县	7.19	3.09	7.47	3.29	7.44	3.27	6.21	2.41
18 个对口支援县	7.17	3.22	7.55	3.46	7.51	3.40	5.52	2.38
省定 12 个重灾县	6.47	3.49	7.05	3.75	7.06	3.74	4.56	2.67
88 个一般灾区	6.62	3.10	7.62	3.41	7.35	3.30	4.26	2.44
"8·30"会理地震 3 县	8.67	3.99	8.35	4.01	8.35	3.96	16.80	4.94
三州地区	6.81	2.90	6.97	2.86	7.05	2.85	4.26	3.43
民族地区	7.21	3.13	7.41	3.12	7.47	3.11	4.62	3.34
藏族地区	6.00	1.93	5.92	1.91	5.94	1.92	9.26	2.45
彝族地区	7.00	3.64	7.39	3.44	7.39	3.44	5.18	4.58
革命老区	6.38	3.58	6.93	3.77	6.86	3.75	4.63	2.98
草原草地县	6.62	1.77	6.65	1.78	6.65	1.78	0.00	0.00
国家级扶贫开发重点县	6.22	3.29	6.42	3.37	6.42	3.37	5.34	2.92
扩权试点县	7.04	3.67	7.47	3.82	7.44	3.79	5.46	3.21

表 5-9-1　2009—2013 年卫生部门办综合医院工作效率

医院分类	年　份	医生人均每日担负		医师人均年业务收入（万元）	病床使用率（%）	出院者平均住院日
		诊疗人次	住院床日			
医院合计	2009	7.13	2.85	74.59	103.87	9.85
	2010	6.98	2.94	86.48	105.23	9.96
	2011	7.22	3.04	98.49	106.66	9.96
	2012	7.59	3.34	117.61	107.94	9.80
	2013	7.55	3.31	127.58	105.75	9.60
卫生部属	2009	9.97	3.94	219.49	103.62	10.95
	2010	10.64	3.89	256.62	107.30	10.58
	2011	7.08	2.32	174.61	109.03	10.33
	2012	7.29	2.19	184.10	108.85	10.57
	2013	6.95	2.02	192.23	108.69	10.32
省　属	2009	9.17	3.34	146.71	111.23	11.83
	2010	7.79	3.13	149.76	117.09	12.06
	2011	9.30	3.65	194.08	122.72	12.12
	2012	8.49	3.34	203.70	118.32	11.33
	2013	8.50	3.38	223.47	121.96	11.61
地级市属	2009	6.46	2.97	77.46	110.08	12.18
	2010	6.51	3.04	90.70	109.15	11.92
	2011	6.98	3.08	103.73	111.90	11.45
	2012	7.26	3.54	126.88	115.51	11.48
	2013	7.25	3.43	139.47	111.90	11.05
县级市属	2009	6.88	2.59	54.88	103.35	9.18
	2010	6.32	2.86	67.16	108.92	10.10
	2011	6.62	3.08	82.28	108.21	10.24
	2012	7.11	3.17	91.79	103.55	9.91
	2013	7.21	3.15	98.09	98.46	9.42
县　属	2009	7.21	2.64	52.51	96.60	7.98
	2010	7.24	2.75	60.49	96.36	8.02
	2011	7.32	2.96	70.60	98.16	8.42
	2012	7.93	3.42	90.17	101.31	8.36
	2013	7.89	3.49	98.75	100.93	8.32

表 5-9-2　2013 年全省各类特色分类卫生部门办综合医院医生人均担负工作量

分　类	医生人均每日担负诊疗人次						医生人均每日担负住院床日					
	合计	卫生部属	省属	地级市属	县级市属	县属	合计	卫生部属	省属	地级市属	县级市属	县属
总　计	7.55	6.95	8.50	7.25	7.21	7.89	3.31	2.02	3.38	3.43	3.15	3.49
地区分类	7.78	6.95	8.50	7.25	7.21	7.89	2.61	2.02	3.38	3.43	3.15	3.49
一类地区	7.78	6.95	9.24	6.51	7.37	9.93	2.61	2.02	2.79	2.64	2.78	2.85
二类地区			7.43	7.59	7.15	7.66			4.21	3.73	3.36	3.70
三类地区				6.48	6.18	7.10				3.20	3.51	3.10
地震灾区	8.03		5.93	7.98	8.16	8.03	3.36		2.86	3.43	3.41	3.30
国定 39 个重灾县	8.45		5.93	9.37	7.96	8.52	3.27		2.86	3.38	3.29	3.20
10 个极重灾县	7.57				7.68	7.25	3.09				3.15	2.92
18 个对口支援县	7.78				8.07	6.81	3.21				3.31	2.88
省定 12 个重灾县	7.34			6.52	8.80	7.53	3.54			3.47	4.01	3.47
88 个一般灾区	7.34			6.52	8.80	7.53	3.54			3.47	4.01	3.47
"8·30"会理地震 3 县	7.95			6.16	11.74	7.28	2.95			3.65	3.36	2.80
三州地区	6.86			6.48	6.18	7.10	3.15			3.20	3.51	3.10
民族地区	7.30			6.47	7.60	7.58	3.22			3.21	3.29	3.22
藏族地区	5.99			5.61		6.11	2.29			2.89		2.09
彝族地区	7.11				6.83	7.12	3.47				1.62	3.54
革命老区	7.02			6.82	6.66	7.26	3.65			3.87	3.48	3.59
草原草地县	7.21					7.21	2.76					2.76
国家级扶贫开发重点县	6.71			6.68	6.24	6.80	3.54			3.54	3.52	3.54
扩权试点县	7.84			4.83	8.02	7.80	3.72			2.07	3.34	3.87

六、基层医疗卫生服务

简要说明

1. 本部分主要介绍全省及 21 个市（州）、183 个县（市、区）基层医疗卫生机构门诊、住院和床位利用情况，包括诊疗人次、住院人数、病床使用率、出院者平均住院日、医师人均工作量等。

2. 本部分数据来源于四川省卫生统计数据采集及决策支持系统年报数据库。

3. 本部分及其他有关社区卫生服务中心（站）数据系登记注册机构数，均不包括医疗机构下设的、未注册的社区卫生服务站数。

主要指标解释

家庭卫生服务人次数：是指医生赴病人家中提供医疗、预防和保健服务的人次数。

表 6-1-1　2009—2013 年基层医疗卫生机构机构、床位、人员数

指　标	2009	2010	2011	2012	2013
机构数（个）	**70952**	**72271**	**73632**	**74213**	**75160**
按经济类型分					
公　立	26783	27268	28615	30182	31087
民　营	44169	45003	45017	44031	44073
按主办单位分					
政府办	6399	6453	6778	6876	6898
社会办	34738	35784	36052	35716	36015
个人办	29815	30034	30802	31621	32247
按管理类别分					
非营利性	35147	54010	56751	57360	58485
营利性	17816	18261	16881	16853	16675
不　详	17989				
床位数（张）	**99911**	**107260**	**113496**	**122678**	**125964**
按经济类型分					
公　立	97757	105776	110925	120203	123450
民　营	2154	1484	2571	2475	2514
按主办单位分					
政府办	97171	104849	109157	118257	121417
社会办	1488	1027	2127	1997	2345
个人办	1252	1384	2212	2424	2202
按管理类别分					
非营利性	99390	106745	112683	121935	124979
营利性	521	515	813	743	985
人员数（人）	**211628**	**218939**	**227520**	**236158**	**239292**
卫生技术人员	123057	126722	133139	139569	143283
执业（助理）医师	70531	72302	74778	77208	77343
注册护士	21172	23905	27425	29789	32789
其他技术人员	3445	3146	2062	3521	3346
管理人员	3722	6688	7261	7031	6977
工勤技能人员	8596	8450	10474	11307	11759

表 6-1-2 2009—2013 年基层医疗卫生机构诊疗人次和入院人数

医疗卫生机构分类	诊疗人次数（万人次）					入院人数（万人）				
	2009	2010	2011	2012	2013	2009	2010	2011	2012	2013
总　计	24939.55	25276.01	26854.11	28582.64	28508.04	519.42	466.61	437.35	518.87	495.03
社区卫生服务中心	827.41	977.26	1148.75	1491.88	1652.57	14.86	18.40	19.68	23.60	23.41
政府办	633.22	884.40	1004.79	1315.85	1466.30	13.32	16.89	17.63	20.82	21.09
社区卫生服务站	311.60	322.60	375.51	415.30	405.74	5.66	4.18	5.30	5.51	4.94
政府办	55.02	52.68	40.14	32.42	28.41	2.17	1.63	0.39	0.60	0.49
街道卫生院	21.79	8.12	1.89	1.76	2.39	1.49	0.52	0.09	0.07	0.06
乡镇卫生院	8051.07	7823.02	7839.31	8994.55	9068.05	495.07	441.47	409.83	487.43	466.62
政府办	8020.92	7805.66	7777.80	8927.79	9006.15	493.82	441.05	406.09	484.21	463.67
村卫生室	10520.45	10863.10	12247.53	12392.63	11863.63					
门诊部	149.76	143.90	170.27	216.84	228.37	2.35	2.03	2.45	2.26	0.00
诊所、卫生所、医务室	5057.46	5138.01	5070.86	5069.67	5287.29					
构成比（%）										
社区卫生服务中心	3.32	3.87	4.28	5.22	5.80	2.86	3.94	4.50	4.55	4.73
政府办	2.54	3.50	3.74	4.60	5.14	2.57	3.62	4.03	4.01	4.26
社区卫生服务站	1.25	1.28	1.40	1.45	1.42	1.09	0.90	1.21	1.06	1.00
政府办	0.22	0.21	0.15	0.11	0.10	0.42	0.35	0.09	0.12	0.10
街道卫生院	0.09	0.03	0.01	0.01	0.01	0.29	0.11	0.02	0.01	0.01
乡镇卫生院	32.28	30.95	29.19	31.47	31.81	95.31	94.61	93.71	93.94	94.26
政府办	32.16	30.88	28.96	31.24	31.59	95.07	94.52	92.85	93.32	93.67
村卫生室	42.18	42.98	45.61	43.36	41.62					
门诊部	0.60	0.57	0.63	0.76	0.80	0.45	0.44	0.56	0.43	0.00
诊所、卫生所、医务室	20.28	20.33	18.88	17.74	18.55					

表 6-1-3　2013 年市（州）及县（市、区）基层医疗卫生机构工作情况

地　　区	机构数	床位数	卫生人员数	诊疗人次数	入院人数
总　　计	**75160**	**125964**	**239292**	**285080437**	**4950268**
成都市	7386	17790	38784	48487970	617278
锦江区	347	174	1732	2113796	2844
青羊区	290	637	2764	2673999	14932
金牛区	615	251	2914	3022489	6749
武侯区	694	153	3806	5693988	4564
成华区	473	992	3274	3538492	19936
龙泉驿区	259	487	1795	2136145	13378
青白江区	234	930	1359	1575608	31736
新都区	418	740	1758	2455037	25539
温江区	303	1062	1299	2050753	26085
金堂县	498	1836	1984	2250318	66028
双流县	494	1832	2894	3456734	41190
郫　县	379	800	2231	3446769	43719
大邑县	438	1229	1534	1748931	50570
蒲江县	165	597	874	909645	27838
新津县	177	541	930	1044566	30986
都江堰市	384	1929	2401	2993372	69453
彭州市	466	1181	1983	2750449	40610
邛崃市	384	1093	1460	1871302	53714
崇州市	368	1326	1792	2755577	47407
自贡市	2268	3696	7157	9239751	166387
自流井区	250	229	911	670343	5544
贡井区	234	548	755	683943	19345
大安区	240	624	872	1022302	22391
沿滩区	203	549	977	1345924	24282
荣　县	587	682	1572	1907162	24305
富顺县	754	1064	2070	3610077	70520
攀枝花市	956	1117	3080	3871208	23447
东　区	253	32	893	696151	0
西　区	94	223	417	428082	1383
仁和区	161	380	526	810213	8085
米易县	226	247	703	1364406	12183
盐边县	222	235	541	572356	1796

续表 6-1-3（1）

地　　区	机构数	床位数	卫生人员数	诊疗人次数	入院人数
泸州市	4361	8411	13532	13194094	366514
江阳区	493	1471	2045	2190153	73674
纳溪区	465	744	1297	1139072	38270
龙马潭区	392	497	1297	893813	18249
泸　县	1260	1367	2678	3700779	52813
合江县	649	2021	2575	2250489	66130
叙永县	498	1373	1884	1688189	75445
古蔺县	604	938	1756	1331599	41933
德阳市	2595	5764	10428	18374506	200882
旌阳区	348	716	1922	3274231	17973
中江县	1015	1750	2945	5413327	70897
罗江县	192	435	759	1026130	15945
广汉市	423	776	1639	3114594	24368
什邡市	388	662	1472	2179725	17505
绵竹市	229	1425	1691	3366499	54194
绵阳市	4202	9787	14025	18950661	370560
涪城区	310	789	1558	2539680	28574
游仙区	321	1346	1583	2323634	51595
三台县	1045	2813	3484	4255247	129163
盐亭县	601	944	1441	2437139	46086
安　县	301	740	1138	1913409	18094
梓潼县	431	480	1035	1179616	15011
北川县	363	789	865	738365	20287
平武县	231	266	529	556658	9463
江油市	599	1620	2392	3006913	52287
广元市	3258	5183	8800	11776761	158164
利州区	373	641	1007	1622336	17178
昭化区	262	460	626	1107218	14825
朝天区	249	367	679	856274	7818
旺苍县	469	940	1394	2048365	25320
青川县	332	305	812	945747	8524
剑阁县	653	1112	2152	2524011	35418
苍溪县	920	1358	2130	2672810	49081
遂宁市	3670	4283	8980	15894994	119368
船山区	668	685	1519	4347674	14796

续表 6-1-3（2）

地 区	机构数	床位数	卫生人员数	诊疗人次数	入院人数
安居区	803	798	1688	2583649	20277
蓬溪县	591	804	1793	2254358	27741
射洪县	1178	1573	2875	4887364	40937
大英县	430	423	1105	1821949	15617
内江市	3041	6252	10300	11069027	239115
市中区	528	833	2208	842572	33927
东兴区	606	1564	2361	3006896	60971
威远县	526	821	1794	2505609	36160
资中县	952	1721	2624	3357111	63899
隆昌县	429	1313	1313	1356839	44158
乐山市	2952	4830	9081	9880125	178884
市中区	481	894	1808	1629355	25598
沙湾区	188	373	578	622947	9756
五通桥区	263	495	925	1123771	16786
金口河区	56	35	99	58733	1029
犍为县	594	782	1614	1804960	27907
井研县	401	654	1219	1209603	22169
夹江县	220	402	656	771912	18776
沐川县	247	376	630	847339	18562
峨边县	90	160	235	171112	4769
马边县	103	268	342	403681	14510
峨眉山市	309	391	975	1236712	19022
南充市	8596	9063	20710	23829314	375203
顺庆区	653	414	1844	2164958	20149
高坪区	721	559	1397	2042072	40333
嘉陵区	846	889	1638	1841919	53119
南部县	1328	1406	3757	4536854	51610
营山县	1450	1451	2850	2731453	60483
蓬安县	742	938	1787	3108477	40858
仪陇县	1086	1342	3018	2627249	42048
西充县	714	770	1512	1371443	26900
阆中市	1056	1294	2907	3404889	39703
眉山市	1915	5672	8720	10226118	284375
东坡区	394	1464	2176	3069166	69159
仁寿县	739	2794	3999	3861607	139371

续表 6-1-3（3）

地　区	机构数	床位数	卫生人员数	诊疗人次数	入院人数
彭山县	218	604	920	1061433	38642
洪雅县	219	448	782	1144459	21199
丹棱县	167	159	417	455757	6839
青神县	178	203	426	633696	9165
宜宾市	4094	6427	12467	14497782	230855
翠屏区	514	806	1932	3071613	23779
南溪区	432	424	940	1101867	8547
宜宾县	604	1504	2634	2318911	64464
江安县	342	659	1274	1242596	22950
长宁县	372	670	1025	1455844	22388
高　县	349	599	989	1169213	17038
珙　县	420	541	1039	1035476	20700
筠连县	362	283	791	1228644	8208
兴文县	399	545	1174	1240572	23857
屏山县	300	396	669	633046	18924
广安市	3345	4362	8513	9136907	225660
广安区	685	666	1523	1809488	35605
前锋区	288	534	723	980726	28214
岳池县	959	976	1835	2414483	35845
武胜县	628	681	1448	1667475	41550
邻水县	598	1126	2239	1432947	67291
华蓥市	187	379	745	831788	17155
达州市	4056	9874	17880	15373087	432860
通川区	361	570	1149	904026	23624
达川区	874	1549	3462	2107592	74137
宣汉县	841	1525	3397	2917354	69825
开江县	244	634	1156	1386898	38642
大竹县	546	1788	3037	2489055	78743
渠　县	728	2964	4042	3449598	113193
万源市	462	844	1637	2118564	34696
雅安市	1311	1733	3579	3519370	37174
雨城区	307	407	1009	891823	3119
名山区	198	343	550	794144	16210
荥经县	167	196	343	336293	4403
汉源县	243	251	632	566500	5607
石棉县	123	142	288	206694	4165

续表 6-1-3（4）

地　区	机构数	床位数	卫生人员数	诊疗人次数	入院人数
天全县	145	164	325	229256	85
芦山县	64	173	251	398192	2706
宝兴县	64	57	181	96468	879
巴中市	3081	5659	11343	11936868	185012
巴州区	633	738	2116	2109433	11724
恩阳区	490	961	1809	1706608	22733
通江县	669	1151	2083	1801043	47739
南江县	616	1020	2265	3434468	42462
平昌县	673	1789	3070	2885316	60354
资阳市	4727	8280	12719	24267493	368716
雁江区	1165	1854	2751	7089663	63585
安岳县	1502	2615	4022	8017682	140562
乐至县	908	939	1936	2718585	41575
简阳市	1152	2872	4010	6441563	122994
阿坝州	1529	1111	2976	1397459	30849
汶川县	135	124	386	175528	3615
理　县	98	77	165	48832	2051
茂　县	127	84	283	147367	4565
松潘县	132	72	210	150626	0
九寨沟县	121	131	261	185440	4982
金川县	135	99	275	91662	2175
小金县	144	155	222	148695	4824
黑水县	143	43	231	56681	257
马尔康县	132	52	245	126493	1665
壤塘县	73	33	147	24234	2122
阿坝县	116	79	196	37727	1480
若尔盖县	119	102	221	159805	2204
红原县	54	60	134	44369	909
甘孜州	2599	1107	4770	1160097	14849
康定县	281	67	482	152392	688
泸定县	182	91	312	97716	3148
丹巴县	203	44	343	137783	61
九龙县	139	93	263	136842	1733
雅江县	121	46	297	44370	358
道孚县	170	58	265	53976	402
炉霍县	137	27	235	18789	165

续表 6-1-3（5）

地　区	机构数	床位数	卫生人员数	诊疗人次数	入院人数
甘孜县	166	100	324	37824	195
新龙县	121	55	228	64696	3387
德格县	180	54	365	47032	520
白玉县	161	81	285	52882	1376
石渠县	76	88	191	116766	1641
色达县	74	31	127	20034	190
理塘县	142	71	288	25501	33
巴塘县	112	85	234	30662	40
乡城县	76	38	141	49848	408
稻城县	126	52	205	36726	504
得荣县	132	26	185	36258	0
凉山州	5218	5563	11448	8996845	324116
西昌市	578	532	1625	2693668	23456
木里县	153	204	314	133872	9417
盐源县	351	459	818	1664944	18571
德昌县	226	206	535	728454	8968
会理县	466	571	793	759939	35757
会东县	439	581	826	822612	82030
宁南县	166	265	466	849478	14381
普格县	192	225	434	81559	14982
布拖县	220	150	379	38603	9112
金阳县	212	418	408	59343	10357
昭觉县	334	292	601	84760	25152
喜德县	202	158	409	88522	4335
冕宁县	399	277	699	519160	23055
越西县	333	283	1082	63626	10855
甘洛县	269	243	506	145995	10032
美姑县	341	300	832	47181	9193
雷波县	337	399	721	215129	14463

表 6-1-4　2009—2013 年基层医疗机构门诊病人次均医药费用

年　份	门诊病人次均医药费（元）		药费（元）		药费占门诊医药费比例（%）	
	基层医疗机构	其中：政府办	基层医疗机构	其中：政府办	基层医疗机构	其中：政府办
2009	23.01	34.62	12.84	19.41	55.80	56.07
2010	25.40	38.33	14.10	21.41	55.51	55.86
2011	27.55	40.46	13.34	19.74	48.42	48.79
2012	31.16	45.61	20.14	22.97	64.62	50.36
2013	33.58	49.60	22.02	25.79	65.57	51.99

注：表中基层医疗卫生机构不含村卫生室。

表 6-1-5　2009—2013 年基层医疗机构出院病人人均医药费用

年　份	出院病人人均医药费（元）		药费（元）		药费占出院医药费比例（%）	
	基层医疗机构	其中：政府办	基层医疗机构	其中：政府办	基层医疗机构	其中：政府办
2009	774.75	770.29	413.93	412.34	53.43	53.53
2010	921.36	916.22	485.02	482.22	52.64	52.63
2011	980.85	976.50	460.57	456.33	46.96	46.73
2012	1125.98	1119.73	540.21	533.17	47.98	47.62
2013	1221.40	1213.78	578.16	572.41	47.34	47.16

表 6-2-1　2009—2013 年社区卫生服务机构、床位、人员数

指　标	2009	2010	2011	2012	2013
机构数（个）	**637**	**750**	**870**	**928**	**907**
社区卫生服务中心	257	306	344	361	379
社区卫生服务站	380	444	526	567	528
按经济类型分					
公　立	436	515	581	600	606
国　有	313	369	389	425	431
集　体	123	146	192	175	175
民　营	201	235	289	328	301
联　营	3	5	4	0	0
私　营	128	163	212	226	235
其　他	70	67	73	102	66
按主办单位分					
政府办	312	417	465	482	470
社会办	160	123	112	117	159
个体办	165	210	293	329	278
按床位分					
无床	368	458	498	579	544
1~9 张	84	66	107	78	83
10~49 张	142	170	201	202	208
50~99 张	34	45	49	59	60
100 张及以上	9	11	15	10	12
床位数（张）	**6733**	**8415**	**10224**	**10485**	**10767**
社区卫生服务中心	5170	6812	8299	8636	9003
社区卫生服务站	1563	1603	1925	1849	1764
人员数（人）	**12189**	**14778**	**17356**	**17955**	**18619**
卫生技术人员	10414	12391	14425	14851	15416
执业（助理）医师	4609	5471	6357	6425	6529
注册护士	3055	3830	4613	4859	5347
其他技术人员	339	389	268	491	599
管理人员	546	943	1073	1145	1074
工勤技能人员	890	1055	1590	1468	1530

表 6-2-2　2009—2013 年社区卫生服务中心（站）医疗服务情况

年 份	社区卫生服务中心							社区卫生服务站	
	诊疗人次	入院人数	出院人数	病床使用率（%）	平均住院日	医师人均每日担负诊疗人次	医师人均每日担负住院床日	诊疗人次	医师人均每日担负诊疗人次
2009	8274107	148615	148419	70.68	7.77	9.80	1.04	3116004	11.02
2010	9772555	183994	182922	69.96	8.43	9.55	1.12	3226025	11.00
2011	11487457	196826	195218	60.92	8.18	9.78	1.00	3755067	10.73
2012	14918830	235961	233209	65.26	8.25	12.23	1.14	4153038	12.37
2013	16525677	234078	232986	67.35	8.40	13.17	1.14	4057391	11.95

表 6-2-3　2013 年市（州）社区卫生服务中心（站）医疗服务情况

地 区	社区卫生服务中心						社区卫生服务站	
	诊疗人次	入院人数	病床使用率（%）	平均住院日	医师人均每日担负诊疗人次	医师人均每日担负住院床日	诊疗人次	医师人均每日担负诊疗人次
总 计	16525677	234078	67.35	8.40	13.17	1.14	4057391	11.95
成都市	10087577	100538	69.50	8.97	16.16	1.04	1238380	11.92
自贡市	102974	2511	62.41	7.49	13.23	1.33	37357	6.47
攀枝花市	536182	472	17.21	11.44	16.06	0.22	159524	7.14
泸州市	512878	16094	71.77	7.07	13.71	2.29	387918	6.93
德阳市	460815	4028	72.96	8.63	9.51	0.50	270208	18.25
绵阳市	612629	5710	75.54	9.32	16.49	1.04	370652	17.17
广元市	402126	7518	58.63	10.80	11.53	1.70	49309	19.65
遂宁市	178309	5382	66.58	10.29	6.12	1.58	428051	20.80
内江市	24049	0	0.00	0.00	5.99	0.00	5528	7.34
乐山市	432434	11086	72.18	9.40	8.24	1.53	132687	9.61
南充市	550871	14154	60.84	7.28	6.97	0.93	435477	11.27
眉山市	558013	10581	59.77	6.34	14.34	1.23	695	2.77
宜宾市	682986	7732	61.10	7.05	14.63	0.96	115784	15.91
广安市	177360	11147	68.10	7.50	6.25	2.16	80002	10.62
达州市	360054	13827	70.44	6.62	7.55	1.34	167578	10.77
雅安市	43470	849	53.34	8.24	4.56	0.51		
巴中市	305843	6876	45.32	5.22	8.77	0.75	132761	29.38
资阳市	280103	11099	107.19	11.86	7.91	2.62	30636	11.10
阿坝州	1642	366	78.43	3.00	0.00	0.00	14844	14.78
甘孜州	9564	0	0.00	0.00	7.62	0.00		
凉山州	205798	4108	45.95	5.26	8.45	0.65		

表 6-2-4　2013 年全省各类特色分类社区卫生服务中心（站）医疗服务情况

分　类	社区卫生服务中心						社区卫生服务站	
	诊疗人次	入院人数	病床使用率（%）	平均住院日	医师人均每日担负诊疗人次	医师人均每日担负住院床日	诊疗人次	医师人均每日担负诊疗人次
总　计	16525677	234078	67.35	8.40	13.17	1.14	4057391	11.95
省　级								
市　级	92154	1322	61.71	7.27	6.33	1.01		
县　级	11586374	187845	68.97	8.39	12.45	1.21	179523	19.87
其　他	4847149	44911	61.84	8.48	15.66	0.92	3877868	11.73
地区分类	16525677	234078	67.35	8.40	13.17	1.14	4057391	11.95
一类地区	10623759	101010	67.22	8.98	16.15	1.00	1397904	11.07
二类地区	5684914	128594	68.12	8.06	9.94	1.33	2644643	12.45
三类地区	217004	4474	46.51	5.07	8.48	0.65	14844	14.78
地震灾区	15227557	210049	67.94	8.57	13.27	1.14	3465956	13.46
国定 39 个重灾县	1996945	34996	65.15	9.72	10.58	1.27	1012993	15.70
10 个极重灾县	270011	9708	65.29	10.24	7.68	1.96	278760	12.48
18 个对口支援县	326741	9802	64.74	10.19	7.79	1.66	354802	13.09
省定 12 个重灾县	586517	16935	83.02	11.63	6.58	1.57	259772	13.10
88 个一般灾区	12511921	155146	67.49	8.04	14.58	1.06	2129754	12.57
"8·30"会理地震 3 县	132174	2972	35.71	4.97	11.97	0.91	63437	16.85
三州地区	217004	4474	46.51	5.07	8.48	0.65	14844	14.78
民族地区	358222	4725	35.76	5.34	10.57	0.54	78281	16.41
藏族地区	11206	366	62.21	3.00	8.93	0.60	14844	14.78
彝族地区	19744	962	31.81	5.05	6.05	1.03		
革命老区	2517041	57241	59.94	7.42	9.66	1.21	708570	11.52
草原草地县								
国家级扶贫开发重点县	861832	27875	61.72	8.12	8.27	1.58	341222	9.78
扩权试点县	1767413	57118	68.82	8.45	8.10	1.59	575248	10.97

表 6-2-5 2009—2013 年社区卫生服务中心门诊病人次均医药费用

年 份	门诊病人次均医药费（元）		药费（元）		药费占门诊医药费比例（%）	
	社区卫生服务中心	其中：政府办	社区卫生服务中心	其中：政府办	社区卫生服务中心	其中：政府办
2009	55.27	53.72	29.80	27.70	53.92	51.56
2010	63.70	60.95	37.07	34.88	58.19	57.23
2011	70.07	66.47	39.75	36.50	56.73	54.91
2012	72.16	67.19	41.08	36.15	56.93	53.80
2013	79.05	74.53	47.04	42.46	59.51	56.96

表 6-2-6 2009—2013 年社区卫生服务中心出院病人人均医药费用

年 份	出院病人人均医药费（元）		药费（元）		药费占出院医药费比例（%）	
	社区卫生服务中心	其中：政府办	社区卫生服务中心	其中：政府办	社区卫生服务中心	其中：政府办
2009	1890.99	1756.39	890.91	829.35	47.11	47.22
2010	2055.05	1972.74	1006.22	947.46	48.96	48.03
2011	2086.95	1997.73	972.03	902.71	46.58	45.19
2012	2239.03	2119.21	1158.95	1054.04	51.76	49.74
2013	2267.58	2183.14	1146.22	1097.33	50.55	50.26

表 6-3 2013 年市（州）家庭卫生服务人次数

地 区	合计	医院	社区卫生服务中心（站）	其他医疗机构
总 计	1516674	71263	975984	469427
成都市	962674	18466	771134	173074
自贡市	9242	4004	4146	1092
攀枝花市	43752	120	12409	31223
泸州市	12060	437	8580	3043
德阳市	10413	771	7172	2470
绵阳市	28577	3268	9024	16285
广元市	44910	598	3401	40911
遂宁市	7674	180	6578	916
内江市	15535	13354	0	2181
乐山市	13658	0	8644	5014
南充市	42757	834	4363	37560
眉山市	39761	0	25693	14068
宜宾市	78703	668	27041	50994
广安市	19427	13650	3569	2208
达州市	53258	1660	9160	42438
雅安市	9024	350	0	8674
巴中市	91443	4095	63090	24258
资阳市	15852	1273	10996	3583
阿坝州	8421	7003	0	1418
甘孜州	6839	422	0	6417
凉山州	2694	110	984	1600

表 6-4-1　2009—2013 年全省乡镇卫生院机构、床位、人员数

指　标	2009	2010	2011	2012	2013
机构数（个）	4734	4685	4618	4606	4594
中心卫生院	1039	1048	1044	1044	1047
乡卫生院	3695	3637	3574	3562	3547
按经济类型分					
公　立	4710	4683	4614	4603	4591
国　有	3029	3124	3080	3135	3183
集　体	1681	1559	1534	1468	1408
民　营	24	2	4	3	3
联　营	17				
私　营	3	1	2	2	2
其　他	4	1	2	1	1
按主办单位分					
政府办	4722	4674	4575	4564	4552
社会办	8	9	42	35	41
个体办	4	2	1	7	1
按床位分					
无　床	80	92	93	98	90
1~9 张	1763	1621	1521	1456	1457
10~49 张	2417	2437	2412	2365	2330
50~99 张	402	447	460	535	564
100 张及以上	72	88	132	152	153
床位数（张）	92052	98085	102508	111514	114388
中心卫生院	42859	45517	48402	52406	53882
乡卫生院	49193	52568	54106	59108	60506
人员数（人）	82425	84084	88049	93266	95859
卫生技术人员	69948	69678	72727	76170	78691
执业（助理）医师	34414	33599	34343	34683	34725
注册护士	12017	13392	15168	17029	18682
其他技术人员	3031	2687	1708	3030	2742
管理人员	3051	5569	5963	5885	5902
工勤技能人员	6395	6150	7651	8181	8524

表 6-4-2　2009—2013 年全省乡镇卫生院医疗服务及病床使用情况

年份	诊疗人次	入院人数	出院人数	病床周转次数	病床使用率（%）	出院者平均住院日
2009	80510722	4950670	4959904	55.21	70.05	4.33
2010	78230173	4414746	4416425	45.92	66.79	4.99
2011	78393078	4098336	4076746	40.91	65.20	5.54
2012	89945511	4874332	4878321	44.41	71.93	5.66
2013	90680519	4666205	4652883	41.79	71.29	5.90

表 6-4-3　2013 年市（州）乡镇卫生院医疗服务情况

地区	总诊疗人次	门、急诊人次数	入院人数	出院人数	病床使用率（%）	平均住院日	医师人均每日担负 诊疗人次	住院床日
总计	90680519	87565580	4666205	4652883	71.29	5.90	10.41	2.29
成都市	10124242	9735608	514157	507489	74.41	6.54	10.74	2.60
自贡市	2582981	2556366	161542	160715	76.78	5.50	9.21	2.27
攀枝花市	903502	768674	21813	21674	49.94	4.88	11.65	1.27
泸州市	3369100	3163601	320003	318859	78.77	5.84	8.59	3.45
德阳市	6543891	6471572	196324	194601	68.63	6.63	14.18	2.04
绵阳市	8413946	8132635	364850	367333	72.49	6.50	13.11	2.66
广元市	4571534	4448726	150019	150008	58.85	6.05	11.20	1.63
遂宁市	2862248	2793440	113986	115231	73.14	8.20	10.64	2.55
内江市	2287865	2178759	238533	237634	77.80	6.68	6.01	3.06
乐山市	3757332	3643795	166048	165534	66.41	5.87	10.68	1.97
南充市	8592796	8344514	356027	355199	66.33	5.58	13.55	2.19
眉山市	4663451	4557925	273794	272258	80.52	5.36	11.28	2.48
宜宾市	4149348	3966681	223123	222027	76.00	6.68	9.81	2.60
广安市	3109242	3051045	212144	211378	72.39	4.86	9.62	2.21
达州市	5541019	5234287	419033	420601	73.37	5.75	7.32	2.26
雅安市	1703387	1675307	36325	36549	48.73	4.89	8.04	0.92
巴中市	5179194	4923571	177543	176227	62.34	6.32	8.95	1.42
资阳市	7448714	7303461	355793	354053	81.62	6.28	13.20	2.77
阿坝州	738680	719614	30291	30428	42.01	4.80	8.06	1.20
甘孜州	721572	706847	14849	14853	24.56	4.36	8.38	0.79
凉山州	3416475	3189152	320008	320232	65.46	3.49	8.08	1.97

表 6-4-4　2013 年全省各类特色分类乡镇卫生院医疗服务情况

分　类	诊疗人次	入院人数	病床使用率（%）	平均住院日	医师人均每日担负诊疗人次	医师人均每日担负住院床日
总　计	90680519	4666205	71.29	5.90	10.41	2.29
省　级						
市　级						
县　级	84227758	4420050	71.90	5.85	10.43	2.30
其　他	6452761	246155	63.70	6.88	10.20	2.07
地区分类	90680519	4666205	71.29	5.90	10.41	2.29
一类地区	11027744	535970	73.02	6.47	10.81	2.50
二类地区	74776048	3765087	72.27	6.05	10.55	2.31
三类地区	4876727	365148	55.81	3.63	8.12	1.68
地震灾区	80070126	3922571	71.48	6.07	10.62	2.28
国定 39 个重灾县	26505933	1016351	67.47	6.36	12.31	2.16
10 个极重灾县	5904373	235313	69.92	6.92	11.61	2.34
18 个对口支援县	10383701	383070	65.85	6.63	12.05	2.14
省定 12 个重灾县	9878743	411159	70.66	6.22	10.83	2.05
88 个一般灾区	42828998	2452395	73.83	5.96	9.76	2.39
"8·30"会理地震 3 县	856452	42666	57.35	3.91	9.89	1.73
三州地区	4876727	365148	55.81	3.63	8.12	1.68
民族地区	7719723	471527	57.16	4.11	8.89	1.72
藏族地区	1588458	54557	34.50	4.53	8.17	1.04
彝族地区	1651283	137205	60.86	4.19	7.54	1.95
革命老区	41325488	2018870	68.71	5.91	10.40	2.17
草原草地县	489917	11339	29.38	4.94	11.83	1.35
国家级扶贫开发重点县	16270053	820227	66.28	5.43	10.06	1.99
扩权试点县	52735040	2681734	72.62	6.02	10.72	2.35

表 6-4-5 2009—2013 年乡镇卫生院门诊病人次均医药费用

年　份	门诊病人次均医药费（元）		药费（元）		药费占门诊医药费比例（%）	
	乡镇卫生院	其中：政府办	乡镇卫生院	其中：政府办	乡镇卫生院	其中：政府办
2009	33.13	33.11	18.79	18.78	56.72	56.72
2010	35.85	35.76	19.97	19.93	55.70	55.73
2011	37.29	37.22	17.69	17.64	47.44	47.39
2012	42.69	42.65	21.14	21.08	49.51	49.42
2013	45.67	45.68	23.13	23.10	50.66	50.58

表 6-4-6 2009—2013 年乡镇卫生院出院病人人均医药费用

年　份	出院病人人均医药费（元）		药费（元）		药费占出院医药费比例（%）	
	乡镇卫生院	其中：政府办	乡镇卫生院	其中：政府办	乡镇卫生院	其中：政府办
2009	742.35	742.41	401.01	401.05	54.02	54.02
2010	873.83	873.95	463.71	463.85	53.07	53.08
2011	931.95	931.79	437.74	436.93	46.97	46.89
2012	1079.38	1077.98	512.83	511.25	47.51	47.43
2013	1171.11	1169.83	549.85	548.64	46.95	46.90

表 6-5　2013 年市（州）及县（市、区）村卫生室工作情况

地　区	机构数	执业（助理）医师数	注册护士	乡村医生和卫生员	诊疗人次数	门急诊人次数
总　计	55165	14120	446	73927	118636274	110440757
成都市	3056	831	105	4044	10030529	9846307
锦江区						
青羊区						
金牛区						
武侯区	14	11	1	25	94011	93509
成华区						
龙泉驿区	113	33	22	249	467227	462839
青白江区	136	33	3	193	417601	404410
新都区	281	36	6	400	1063056	1057115
温江区	153	46	9	184	653149	651915
金堂县	373	80	13	517	745885	672539
双流县	219	112	17	259	602725	597965
郫　县	170	57	13	240	910107	908090
大邑县	337	75	4	292	780265	764770
蒲江县	119	32	0	139	154897	147264
新津县	103	21	1	165	284234	283349
都江堰市	183	56	11	384	879752	871890
彭州市	357	122	2	396	1463470	1457418
邛崃市	268	38	0	317	626696	606644
崇州市	230	79	3	284	887454	866590
自贡市	1645	804	16	1757	4828199	4682105
自流井区	49	24	0	77	84396	82276
贡井区	149	103	0	115	193405	185363
大安区	149	50	2	223	553890	535481
沿滩区	168	90	2	309	626904	617618
荣　县	457	258	8	376	1074027	1040971
富顺县	673	279	4	657	2295577	2220396
攀枝花市	448	113	5	489	868367	855545
东　区	9	7	0	2	16468	15400
西　区	9	5	0	10	16601	15337
仁和区	93	22	2	102	196844	193508
米易县	161	44	1	166	403076	398297
盐边县	176	35	2	209	235378	233003
泸州市	3449	773	32	4612	7031563	6675064
江阳区	304	113	2	344	733092	711007
纳溪区	388	107	3	568	616753	553513
龙马潭区	214	52	3	237	304377	296647
泸　县	1122	215	14	1127	2555629	2507190
合江县	475	106	5	1069	1167630	1084456
叙永县	405	64	4	640	922806	869072

续表 6-5（1）

地 区	机构数	执业（助理）医师数	注册护士	乡村医生和卫生员	诊疗人次数	门急诊人次数
古蔺县	541	116	1	627	731276	653179
德阳市	1666	436	23	2706	7028236	6883160
旌阳区	121	26	3	275	490689	476285
中江县	761	243	1	872	2462904	2356001
罗江县	108	15	0	229	309655	302937
广汉市	228	46	6	413	1529611	1526696
什邡市	291	40	6	388	931341	926406
绵竹市	157	66	7	529	1304036	1294835
绵阳市	3225	1009	21	3589	6930339	6476840
涪城区	123	31	7	142	348647	342554
游仙区	232	25	0	263	535315	497559
三台县	925	321	3	936	1919975	1732670
盐亭县	485	72	2	595	1327712	1256460
安 县	239	179	2	235	809905	785351
梓潼县	329	128	2	355	569463	498486
北川县	324	23	1	325	192893	190404
平武县	187	44	0	159	254931	246753
江油市	381	186	4	579	971498	926603
广元市	2432	291	3	2964	5154458	4137794
利州区	183	23	0	184	379463	343858
昭化区	212	48	1	220	664560	582937
朝天区	214	22	0	285	509231	409836
旺苍县	352	35	0	396	813682	757825
青川县	268	14	0	352	469011	435441
剑阁县	549	48	0	864	1087455	767790
苍溪县	654	101	2	663	1231056	840107
遂宁市	2765	1058	31	3043	8128008	6988047
船山区	335	103	10	369	973675	911607
安居区	738	136	5	770	1627498	1338857
蓬溪县	492	126	3	876	1302360	870958
射洪县	905	553	12	596	3053898	2896975
大英县	295	140	1	432	1170577	969650
内江市	2177	902	11	3165	6166516	5881237
市中区	279	90	3	296	380897	370421
东兴区	428	171	4	766	1335695	1241839
威远县	323	256	1	750	1183153	1113737
资中县	782	329	1	956	2235207	2148209
隆昌县	365	56	2	397	1031564	1007031
乐山市	2111	860	27	2264	3753721	3640863
市中区	253	160	0	240	271090	261883
沙湾区	134	35	1	139	245277	241333

续表 6-5（2）

地　区	机构数	执业（助理）医师数	注册护士	乡村医生和卫生员	诊疗人次数	门急诊人次数
五通桥区	182	93	10	244	478569	471615
金口河区	42	6	3	35	17819	17634
犍为县	473	270	2	456	762783	745450
井研县	318	81	1	419	595627	572789
夹江县	156	60	5	187	254512	245556
沐川县	213	36	1	230	504764	496526
峨边县	64	6	1	71	51245	50987
马边县	80	4	1	86	122004	120157
峨眉山市	196	109	2	157	450031	416933
南充市	6798	2043	20	9079	10200655	8662076
顺庆区	246	56	0	334	286710	232244
高坪区	518	132	2	630	827442	758979
嘉陵区	686	83	3	754	895155	759533
南部县	1044	552	1	1703	1714251	1512521
营山县	1350	267	3	1440	1631685	1343147
蓬安县	634	155	1	932	1623018	1408846
仪陇县	885	155	3	1559	1135464	813386
西充县	611	42	2	844	464154	415051
阆中市	824	601	5	883	1622776	1418369
眉山市	1484	835	20	2337	4201706	4120138
东坡区	259	166	9	569	985342	956495
仁寿县	571	496	0	1023	1631594	1596159
彭山县	181	50	9	208	422426	420007
洪雅县	192	59	1	219	612959	606818
丹棱县	142	19	1	196	188187	184139
青神县	139	45	0	122	361198	356520
宜宾市	3229	634	26	4542	7105237	6846641
翠屏区	257	90	1	308	697845	684001
南溪区	369	33	0	383	664938	656592
宜宾县	535	100	7	1017	1219092	1158128
江安县	297	45	3	634	883117	850952
长宁县	269	135	3	254	774326	755899
高　县	285	78	0	404	668196	634745
珙　县	357	48	2	418	537883	523026
筠连县	255	30	2	251	582664	575025
兴文县	327	39	8	603	744782	682029
屏山县	278	36	0	270	332394	326244
广安市	2782	517	3	3448	4690794	4457034
广安区	575	56	0	653	1233447	1187336
前锋区	267	53	0	286	602724	556265
岳池县	830	157	0	815	1397714	1334277
武胜县	515	119	1	601	881924	841189

续表6-5（3）

地 区	机构数	执业（助理）医师数	注册护士	乡村医生和卫生员	诊疗人次数	门急诊人次数
邻水县	484	42	2	872	226786	211653
华蓥市	111	90	0	221	348199	326314
达州市	2992	550	21	7191	6900081	6128601
通川区	211	24	1	369	238407	209676
达川区	607	102	2	1237	760416	657869
宣汉县	683	70	11	1586	1520639	1231603
开江县	194	133	5	425	826236	744869
大竹县	383	82	0	1252	1177680	1132816
渠 县	543	91	2	1672	1565068	1423051
万源市	371	48	0	650	811635	728717
雅安市	870	193	19	849	1179660	1167985
雨城区	167	54	8	239	280372	276635
名山区	172	29	0	162	383781	381548
荥经县	81	14	1	73	96465	96465
汉源县	172	55	8	122	168905	165372
石棉县	75	14	0	60	53006	52007
天全县	123	11	1	110	62254	62254
芦山县	34	14	1	33	110089	109453
宝兴县	46	2	0	50	24788	24251
巴中市	2443	1106	18	4630	5416880	4454157
巴州区	423	326	3	689	796108	599541
恩阳区	437	408	1	648	707438	573382
通江县	524	69	1	1055	747936	599264
南江县	522	56	0	1093	1769421	1636305
平昌县	537	247	13	1145	1395977	1045665
资阳市	3962	789	15	4192	13992453	13640528
雁江区	945	213	5	982	4610442	4506571
安岳县	1294	187	6	1336	4015564	3908639
乐至县	807	101	0	803	1710286	1629173
简阳市	916	288	4	1071	3656161	3596145
阿坝州	1192	25	1	1403	406895	392996
汶川县	108	4	1	206	25216	24830
理 县	81	0	0	81	6912	6864
茂 县	86	0	0	130	75561	72235
松潘县	91	2	0	101	21667	20217
九寨沟县	99	10	0	118	107098	103043
金川县	101	2	0	105	28509	25964
小金县	119	5	0	134	39533	39533
黑水县	124	0	0	135	9174	8034
马尔康县	105	1	0	108	14888	14256
壤塘县	60	0	0	60	624	623
阿坝县	83	0	0	84	223	223

续表 6-5（4）

地　区	机构数	执业（助理）医师数	注册护士	乡村医生和卫生员	诊疗人次数	门急诊人次数
若尔盖县	102	1	0	108	67440	67124
红原县	33	0	0	33	10050	10050
甘孜州	2128	2	4	2217	352133	339707
康定县	209	0	0	202	70521	70493
泸定县	124	1	1	125	2834	2788
丹巴县	181	0	0	206	82064	82064
九龙县	118	0	2	118	76131	73416
雅江县	100	0	0	180	13459	12494
道孚县	139	0	1	139	10223	9876
炉霍县	119	0	0	119	2712	2706
甘孜县	144	0	0	144	9762	9146
新龙县	98	0	0	98	25301	19976
德格县	150	0	0	150	5777	5777
白玉县	145	0	0	145	8016	8016
石渠县	52	0	0	52	8583	8016
色达县	55	0	0	55	4135	3692
理塘县	117	0	0	117	858	858
巴塘县	88	0	0	88	10983	9617
乡城县	61	0	0	52	9103	9103
稻城县	110	1	0	109	1292	1292
得荣县	118	0	0	118	10379	10377
凉山州	4311	349	25	5406	4269844	4163932
西昌市	369	127	5	449	1125265	1104303
木里县	121	0	1	120	3748	3738
盐源县	317	51	7	394	1007200	956389
德昌县	196	68	4	223	478346	476945
会理县	402	0	0	402	377880	377076
会东县	366	11	2	370	394395	377568
宁南县	127	45	0	170	437824	435940
普格县	153	0	0	270	960	960
布拖县	190	0	0	187	0	0
金阳县	176	0	0	177	3324	3229
昭觉县	270	0	0	269	2183	2183
喜德县	177	1	3	216	29782	29144
冕宁县	358	45	1	367	316707	305058
越西县	289	0	0	644	1171	1010
甘洛县	227	0	0	228	14475	14471
美姑县	292	0	0	584	292	292
雷波县	281	1	2	336	76292	75626

表 6-6-1　2009—2013 年县及县级市医院工作情况

年　份	县医院					县级市医院				
	机构数	床位数	人员数	诊疗人次	入院人数	机构数	床位数	人员数	诊疗人次	入院人数
2009	442	53115	58006	32172470	1882773	164	18568	22639	11548933	586086
2010	467	59278	62920	32998718	2088430	177	21243	25551	11921624	636691
2011	531	69544	72342	37279267	2446871	209	26354	29883	13077896	788099
2012	591	86864	83876	43390985	3162536	216	31067	32603	14931968	975528
2013	666	97634	94044	46071694	3533539	231	34741	35520	16007339	1045351

表 6-6-2 2013年市（州）及县（市、区）县及县级市医院工作情况

地　区	县医院					县级市医院				
	机构数	床位数	卫生人员数	诊疗人次数	入院人数	机构数	床位数	卫生人员数	诊疗人次数	入院人数
总　计	666	97634	94044	46071694	3533539	231	34741	35520	16007339	1045351
成都市	98	12238	14914	7776991	436549	94	12119	12335	5161179	365918
锦江区										
青羊区										
金牛区										
武侯区										
成华区										
龙泉驿区										
青白江区										
新都区										
温江区										
金堂县	14	1971	2087	1050232	70851					
双流县	34	3473	5093	2584193	110586					
郫　县	20	2591	2932	1914644	97672					
大邑县	16	2119	2147	957716	70949					
蒲江县	6	815	930	451919	26795					
新津县	8	1269	1725	818287	59696					
都江堰市						26	3730	3918	1710439	115708
彭州市						30	3472	3471	1468822	105021
邛崃市						21	2131	2323	951181	74408
崇州市						17	2786	2623	1030737	70781
自贡市	22	3272	3062	1681137	127499					
自流井区										
贡井区										
大安区										
沿滩区										
荣　县	12	1908	1381	892638	58273					
富顺县	10	1364	1681	788499	69226					
攀枝花市	10	1218	1170	635438	53543					
东　区										
西　区										
仁和区										
米易县	4	575	629	374146	28204					
盐边县	6	643	541	261292	25339					
泸州市	51	5828	4422	1877311	229496					
江阳区										
纳溪区										
龙马潭区										
泸　县	19	1729	1137	490071	70873					
合江县	14	1999	1443	624313	56916					
叙永县	7	787	857	375929	41440					

续表 6-6-2（1）

地　区	县医院					县级市医院				
	机构数	床位数	卫生人员数	诊疗人次数	入院人数	机构数	床位数	卫生人员数	诊疗人次数	入院人数
古蔺县	11	1313	985	386998	60267					
德阳市	12	2360	1950	1504835	79863	36	5108	5439	3215022	155246
旌阳区										
中江县	8	1880	1394	1144928	59294					
罗江县	4	480	556	359907	20569					
广汉市						15	1734	1999	1147219	57348
什邡市						11	1896	1924	1058950	56017
绵竹市						10	1478	1516	1008853	41881
绵阳市	32	5375	5079	2892232	173841	19	4397	4137	2176537	116948
涪城区										
游仙区										
三台县	14	2153	1911	1230524	66748					
盐亭县	4	1033	1049	477099	30711					
安　县	5	955	791	555493	33978					
梓潼县	5	657	654	320607	20944					
北川县	2	292	376	158014	10990					
平武县	2	285	298	150495	10470					
江油市						19	4397	4137	2176537	116948
广元市	22	3092	3229	1722275	110112					
利州区										
昭化区										
朝天区										
旺苍县	8	815	824	562786	22351					
青川县	2	321	405	172008	9408					
剑阁县	4	880	869	474436	39205					
苍溪县	8	1076	1131	513045	39148					
遂宁市	25	3788	3922	1701187	133753					
船山区										
安居区										
蓬溪县	6	951	935	363575	28768					
射洪县	11	1810	1857	897328	66702					
大英县	8	1027	1130	440284	38283					
内江市	31	5955	5123	1880552	186367					
市中区										
东兴区										
威远县	15	2042	1905	789176	62610					
资中县	6	1939	1728	504935	68001					
隆昌县	10	1974	1490	586441	55756					
乐山市	25	3270	3261	1514103	103768	17	1811	1976	911494	57253
市中区										
沙湾区										

续表 6-6-2（2）

地 区	县医院					县级市医院				
	机构数	床位数	卫生人员数	诊疗人次数	入院人数	机构数	床位数	卫生人员数	诊疗人次数	入院人数
五通桥区										
金口河区										
犍为县	6	987	878	438979	27175					
井研县	5	692	653	230294	27526					
夹江县	9	994	904	337637	24110					
沐川县	1	168	292	120140	9686					
峨边县	2	199	274	119553	6783					
马边县	2	230	260	267500	8488					
峨眉山市						17	1811	1976	911494	57253
南充市	31	6880	5608	2798644	241620	12	2086	1823	741381	58785
顺庆区										
高坪区										
嘉陵区										
南部县	5	1015	1096	432328	36653					
营山县	7	2090	1258	591267	54788					
蓬安县	8	1253	883	671458	50309					
仪陇县	9	1742	1652	670755	63709					
西充县	2	780	719	432836	36161					
阆中市						12	2086	1823	741381	58785
眉山市	19	3799	4486	2290933	157493					
东坡区										
仁寿县	5	1780	1887	951301	67606					
彭山县	3	415	706	430787	24706					
洪雅县	4	788	735	528560	30121					
丹棱县	2	308	445	153544	12400					
青神县	5	508	713	226741	22660					
宜宾市	41	7520	6215	2455575	265778					
翠屏区										
南溪区										
宜宾县	6	1161	815	316931	31439					
江安县	3	940	848	262967	38096					
长宁县	5	1139	738	231927	43324					
高 县	4	782	829	306856	32555					
珙 县	8	1248	1131	642473	42096					
筠连县	6	840	699	261228	26503					
兴文县	7	1132	756	329750	41098					
屏山县	2	278	399	103443	10667					
广安市	28	4528	4029	1870695	179721	6	805	697	203118	31731
广安区										
前锋区										
岳池县	7	1380	1385	706072	57245					
武胜县	13	1803	1201	653544	60698					

续表 6-6-2（3）

地　区	县医院					县级市医院				
	机构数	床位数	卫生人员数	诊疗人次数	入院人数	机构数	床位数	卫生人员数	诊疗人次数	入院人数
邻水县	8	1345	1443	511079	61778					
华蓥市						6	805	697	203118	31731
达州市	37	5222	5634	2502361	193915	8	892	866	301169	27854
通川区										
达川区										
宣汉县	8	1559	2008	864322	64643					
开江县	4	625	636	223238	20824					
大竹县	10	1284	1449	625861	48342					
渠　县	15	1754	1541	788940	60106					
万源市						8	892	866	301169	27854
雅安市	20	3598	3050	2028432	127229					
雨城区										
名山区										
荥经县	5	533	505	353366	15384					
汉源县	2	698	639	378454	33909					
石棉县	3	1116	780	470152	45999					
天全县	5	947	712	581523	22625					
芦山县	3	197	246	154656	6017					
宝兴县	2	107	168	90281	3295					
巴中市	26	3938	3790	1412225	133576					
巴州区										
恩阳区										
通江县	7	1059	1184	315420	37843					
南江县	5	880	777	528899	29305					
平昌县	14	1999	1829	567906	66428					
资阳市	16	3477	3532	1500506	145692	15	3095	2981	1331464	106574
雁江区										
安岳县	9	2347	2327	997537	83362					
乐至县	7	1130	1205	502969	62330					
简阳市						15	3095	2981	1331464	106574
阿坝州	33	2636	3094	1142630	80976					
汶川县	5	312	362	143941	9318					
理　县	1	90	111	21063	2371					
茂　县	4	350	514	183270	12212					
松潘县	2	143	208	64015	5149					
九寨沟县	2	200	233	159648	9142					
金川县	2	165	167	69500	4030					
小金县	2	172	145	46192	5301					
黑水县	2	120	105	30783	1958					
马尔康县	4	575	682	199150	16683					
壤塘县	2	102	132	32794	2061					
阿坝县	3	196	146	63054	6277					

续表 6-6-2（4）

地 区	县医院					县级市医院				
	机构数	床位数	卫生人员数	诊疗人次数	入院人数	机构数	床位数	卫生人员数	诊疗人次数	入院人数
若尔盖县	2	107	136	64625	2994					
红原县	2	104	153	64595	3480					
甘孜州	41	2768	2542	1548490	76735					
康定县	7	957	895	489269	34843					
泸定县	3	171	219	175113	5605					
丹巴县	2	160	117	58167	6937					
九龙县	1	80	84	46316	2102					
雅江县	2	70	80	37357	2152					
道孚县	2	109	101	30583	3077					
炉霍县	2	161	105	69565	2923					
甘孜县	2	179	104	76828	2667					
新龙县	2	51	74	48729	553					
德格县	2	60	69	82443	1002					
白玉县	2	142	87	54637	3812					
石渠县	2	71	93	26239	1183					
色达县	2	66	89	52506	1526					
理塘县	2	110	93	40912	1778					
巴塘县	2	148	102	122655	2430					
乡城县	2	110	72	40368	2226					
稻城县	2	61	97	66272	912					
得荣县	2	62	61	30531	1007					
凉山州	46	6872	5932	3335142	296013	24	4428	5266	1965975	125042
西昌市						24	4428	5266	1965975	125042
木里县	2	172	234	65721	4532					
盐源县	3	418	272	220573	20672					
德昌县	2	825	590	428844	31682					
会理县	5	902	1028	644828	34893					
会东县	4	720	645	258132	28351					
宁南县	2	506	425	238240	20508					
普格县	3	249	176	57003	10481					
布拖县	1	240	111	40676	7760					
金阳县	1	150	167	32847	9312					
昭觉县	1	200	150	40088	12716					
喜德县	3	300	193	68644	11366					
冕宁县	5	735	665	655387	31773					
越西县	4	526	408	85798	22959					
甘洛县	1	310	272	166857	19938					
美姑县	1	109	124	76181	7682					
雷波县	8	510	472	255323	21388					

表 6-7-1 2009—2013年县及县级市妇幼保健院（所、站）工作情况

年 份	县妇幼保健院（所、站）					县级市妇幼保健院（所、站）				
	机构数	床位数	卫生人员数	诊疗人次	入院人数	机构数	床位数	卫生人员数	诊疗人次	入院人数
2009	126	3671	5173	3128442	152673	15	707	1438	939244	35215
2010	126	4018	5666	3342227	170417	15	885	1577	1042745	43303
2011	126	4116	6160	3792577	174674	15	937	1898	1385284	47040
2012	125	4536	6711	4097068	207771	15	975	2124	1347484	55043
2013	123	4950	7202	4347147	211810	15	1134	2249	1446263	56567

注：因行政区划调整，"雅安市名山县"调整为"名山区"，"达州市达县"调整为"达川区"，其妇幼保健院划入区级。

表 6-7-2　2013 年市（州）及县（市、区）县及县级市妇幼保健院（所、站）工作情况

地　区	县妇幼保健院（所、站）					县级市妇幼保健院（所、站）				
	机构数	床位数	卫生人员数	诊疗人次数	入院人数	机构数	床位数	卫生人员数	诊疗人次数	入院人数
总　计	**123**	**4950**	**7202**	**4347147**	**211810**	**15**	**1134**	**2249**	**1446263**	**56567**
成都市	6	489	1097	864131	32287	4	480	953	679610	27885
锦江区										
青羊区										
金牛区										
武侯区										
成华区										
龙泉驿区										
青白江区										
新都区										
温江区										
金堂县	1	70	141	189123	5175					
双流县	1	124	313	287622	7339					
郫　县	1	80	180	139199	5555					
大邑县	1	120	237	112902	8175					
蒲江县	1	56	82	37389	1863					
新津县	1	39	144	97896	4180					
都江堰市						1	100	199	181913	7268
彭州市						1	155	341	229778	10177
邛崃市						1	65	121	83874	3157
崇州市						1	160	292	184045	7283
自贡市	2	105	225	136211	7513					
自流井区										
贡井区										
大安区										
沿滩区										
荣　县	1	40	70	41758	1176					
富顺县	1	65	155	94453	6337					
攀枝花市	2	55	59	39033	1100					
东　区										
西　区										
仁和区										
米易县	1	30	18	32882	953					
盐边县	1	25	41	6151	147					
泸州市	4	114	202	97937	4783					
江阳区										
纳溪区										
龙马潭区										
泸　县	1	34	66	32447	2553					
合江县	1	30	45	34670	862					
叙永县	1	30	49	13711	717					

续表 6-7-2（1）

地 区	县妇幼保健院（所、站）					县级市妇幼保健院（所、站）				
	机构数	床位数	卫生人员数	诊疗人次数	入院人数	机构数	床位数	卫生人员数	诊疗人次数	入院人数
古蔺县	1	20	42	17109	651					
德阳市	2	110	220	158308	6465	3	215	412	274916	10597
旌阳区										
中江县	1	80	159	133904	5276					
罗江县	1	30	61	24404	1189					
广汉市						1	50	162	82533	2602
什邡市						1	85	122	98679	5658
绵竹市						1	80	128	93704	2337
绵阳市	6	373	453	258701	15112	1	66	100	86094	2426
涪城区										
游仙区										
三台县	1	86	134	74112	5087					
盐亭县	1	62	79	57690	2793					
安 县	1	100	102	52727	2800					
梓潼县	1	75	71	48300	3598					
北川县	1	20	32	8200	320					
平武县	1	30	35	17672	514					
江油市						1	66	100	86094	2426
广元市	4	198	348	137643	13223					
利州区										
昭化区										
朝天区										
旺苍县	1	50	102	53234	3055					
青川县	1	1	25	6020	0					
剑阁县	1	60	89	37374	3614					
苍溪县	1	87	132	41015	6554					
遂宁市	3	120	192	224011	4597					
船山区										
安居区										
蓬溪县	1	40	72	128036	2257					
射洪县	1	76	94	81663	2340					
大英县	1	4	26	14312	0					
内江市	3	275	249	145832	8433					
市中区										
东兴区										
威远县	1	20	44	43500	1244					
资中县	1	55	66	20243	2096					
隆昌县	1	200	139	82089	5093					
乐山市	6	279	301	231937	7602	1	41	92	51621	946
市中区										
沙湾区										

续表 6-7-2（2）

地 区	县妇幼保健院（所、站）					县级市妇幼保健院（所、站）				
	机构数	床位数	卫生人员数	诊疗人次数	入院人数	机构数	床位数	卫生人员数	诊疗人次数	入院人数
五通桥区										
金口河区										
犍为县	1	80	67	54069	1734					
井研县	1	51	58	40560	1908					
夹江县	1	100	113	91615	2858					
沐川县	1	32	15	26112	994					
峨边县	1	12	26	213	46					
马边县	1	4	22	19368	62					
峨眉山市						1	41	92	51621	946
南充市	5	480	600	304803	28610	1	65	97	27797	1576
顺庆区										
高坪区										
嘉陵区										
南部县	1	110	165	82747	5054					
营山县	1	70	79	41573	4087					
蓬安县	1	40	54	38451	780					
仪陇县	1	200	216	101942	16306					
西充县	1	60	86	40090	2383					
阆中市						1	65	97	27797	1576
眉山市	5	334	528	403310	18870					
东坡区										
仁寿县	1	180	296	205814	10198					
彭山县	1	40	45	29858	2303					
洪雅县	1	46	64	45940	1460					
丹棱县	1	28	44	40164	1356					
青神县	1	40	79	81534	3553					
宜宾市	8	343	356	188296	11584					
翠屏区										
南溪区										
宜宾县	1	70	88	46482	4497					
江安县	1	60	24	13684	1352					
长宁县	1	60	47	7499	1048					
高 县	1	27	41	38820	1307					
珙 县	1	26	44	25418	968					
筠连县	1	30	46	45542	1289					
兴文县	1	25	28	4100	437					
屏山县	1	45	38	6751	686					
广安市	3	175	260	107539	5576	1	15	36	16026	129
广安区										
前锋区										
岳池县	1	30	48	11954	530					
武胜县	1	80	81	38560	2912					

续表 6-7-2（3）

地 区	县妇幼保健院（所、站）					县级市妇幼保健院（所、站）				
	机构数	床位数	卫生人员数	诊疗人次数	入院人数	机构数	床位数	卫生人员数	诊疗人次数	入院人数
邻水县	1	65	131	57025	2134					
华蓥市						1	15	36	16026	129
达州市	4	258	369	189499	11109	1	43	62	43914	1548
通川区										
达川区										
宣汉县	1	30	83	62686	1176					
开江县	1	38	73	17575	2463					
大竹县	1	90	108	46141	5246					
渠 县	1	100	105	63097	2224					
万源市						1	43	62	43914	1548
雅安市	6	141	147	46709	2808					
雨城区										
名山区										
荥经县	1	28	21	14525	0					
汉源县	1	70	52	18673	673					
石棉县	1	19	42	13346	2135					
天全县	1	19	16	165	0					
芦山县	1	0	8	0	0					
宝兴县	1	5	8	0	0					
巴中市	3	217	406	233430	9372					
巴州区										
恩阳区										
通江县	1	77	204	108361	3844					
南江县	1	90	131	89076	4215					
平昌县	1	50	71	35993	1313					
资阳市	2	176	225	132931	8604	1	100	228	151530	7542
雁江区										
安岳县	1	136	158	88219	6729					
乐至县	1	40	67	44712	1875					
简阳市						1	100	228	151530	7542
阿坝州	14	136	288	70628	2487					
汶川县	1	10	24	12953	139					
理 县	1	3	16	819	0					
茂 县	1	10	35	22482	0					
松潘县	1	6	19	2378	0					
九寨沟县	1	20	13	5559	55					
金川县	1	6	15	842	0					
小金县	1	30	22	7892	2217					
黑水县	1	10	19	3490	30					
马尔康县	2	12	52	6489	46					
壤塘县	1	1	18	360	0					
阿坝县	1	10	18	3014	0					

续表 6-7-2（4）

地 区	县妇幼保健院（所、站）					县级市妇幼保健院（所、站）				
	机构数	床位数	卫生人员数	诊疗人次数	入院人数	机构数	床位数	卫生人员数	诊疗人次数	入院人数
若尔盖县	1	16	23	3500	0					
红原县	1	2	14	850	0					
甘孜州	19	261	305	118108	3502					
康定县	2	18	36	9825	20					
泸定县	1	8	19	8480	4					
丹巴县	1	20	14	6545	12					
九龙县	1	26	15	8716	1081					
雅江县	1	20	15	15730	610					
道孚县	1	5	13	6679	57					
炉霍县	1	8	14	1488	0					
甘孜县	1	10	20	11269	210					
新龙县	1	12	18	3725	91					
德格县	1	15	12	2543	168					
白玉县	1	7	10	5317	137					
石渠县	1	6	15	2650	132					
色达县	1	50	13	8010	0					
理塘县	1	22	24	4126	367					
巴塘县	1	5	14	4660	274					
乡城县	1	8	17	6725	22					
稻城县	1	11	23	8458	138					
得荣县	1	10	13	3162	179					
凉山州	16	311	372	258150	8173	2	109	269	114755	3918
西昌市						2	109	269	114755	3918
木里县	1	15	16	1022	0					
盐源县	1	20	21	9883	483					
德昌县	1	15	19	71312	447					
会理县	1	50	63	51102	1593					
会东县	1	10	16	15214	196					
宁南县	1	16	26	12115	854					
普格县	1	10	17	285	67					
布拖县	1	10	16	1785	76					
金阳县	1	15	15	6923	1023					
昭觉县	1	40	28	12623	1819					
喜德县	1	10	25	11511	382					
冕宁县	1	40	27	13250	26					
越西县	1	10	14	11033	930					
甘洛县	1	20	20	15843	43					
美姑县	1	10	20	116	20					
雷波县	1	20	29	24133	214					

表 6-8　2009—2013 年县及县级市专科疾病防治院（所、站）工作情况

年　份	县专科疾病防治院（所、站）					县级市专科疾病防治院（所、站）				
	机构数	床位数	卫生人员数	诊疗人次	入院人数	机构数	床位数	卫生人员数	诊疗人次	入院人数
2009	15	291	367	165429	3637	7	19	206	31996	9
2010	14	351	359	172793	4672	7	9	201	33666	9
2011	14	337	349	156934	6479	8	9	206	56110	9
2012	14	338	482	192832	7905	8	16	199	54520	4
2013	15	490	502	206586	7759	8	31	205	46575	3

七、妇幼保健

简要说明

1. 本部分主要介绍全省及 21 个市（州）孕产妇保健、儿童保健、妇科病检查、婚前医学检查、计划生育手术及其质量等情况，主要包括 5 岁以下儿童死亡率、孕产妇死亡率、孕产妇系统管理率、新生儿访视率、新法接生率、住院分娩率、儿童保健系统管理率、查出各种妇科病情况、男女婚前医学检查及查出疾病情况和人工流产及结扎等。

2. 本部分统计数据来源于四川省妇幼卫生年报及四川省妇幼卫生监测报表。

主要指标解释

新生儿死亡率：指年内新生儿死亡数与活产数之比，一般以‰表示。新生儿死亡数指出生至 28 天以内（即 0~27 天）死亡人数。

5 岁以下儿童死亡率：指年内未满 5 岁儿童死亡人数与活产数之比，一般以‰表示。

孕产妇死亡率：指年内每 10 万名孕产妇的死亡人数。孕产妇死亡指从妊娠期至产后 42 天，因为任何妊娠或妊娠处理有关的原因导致的死亡，但不包括意外原因死亡者。按国际通用计算方法，"孕产妇总数"以"活产数"代替计算。

孕产妇系统管理率：指年内孕产妇系统管理人数与活产数之比，一般用 % 表示。孕产妇系统管理人数指妊娠至产后 28 天内接受过早孕检查、至少 5 次产前检查、新法接生和产后访视的产妇人数。

住院分娩率：指年内在取得助产技术资质乡的机构分娩的活产数与所有活产数之比，一般用%表示。

新法接生率：指年内住院分娩和非住院分娩新法接生人数之和与活产数之比，一般用%表示。新法接生指产包、接生者的手、产妇的外阴部、脐带四消毒并由医生、助产士和受过培训并取得《家庭接生人员合格证》的初级卫生人员和接生员接生。

出生体重低于 2500g 婴儿比重：指年内出生体重低于 2500g 的婴儿数与活产数之比。

新生儿破伤风发病率：指年内新生儿破伤风发病数与活产数之比，一般以 1/万表示。新生儿破伤风指：① 活产，生后 2 天内正常吸吮，哭叫；② 出生后第 3~28 天内发病；③ 发病后不能吸吮，进食困难，强直、抽搐。必须符合上述 3 项标准者才可诊断为新生儿破伤风。

新生儿破伤风死亡率：指年内新生儿破伤风死亡数与活产数之比，一般以 1/万表示。

新生儿访视率：指接受 1 次及以上访视的新生儿人数与活产数之比。一般以%表示。

3 岁以下儿童系统管理率：指年内 3 岁以下儿童系统管理人数与当地 3 岁儿童数之比，一般以%表示。3 岁以下儿童系统管理是指 3 岁以下儿童按年龄接受生长监测或 4∶2∶1（城市）或 3∶2∶1（农村）体检检查（身高和体重）。

7 岁以下儿童保健管理率：指年内 7 岁以下儿童保健覆盖人数与当地 7 岁以下儿童数之比，一般以 % 表示。7 岁以下儿童保健覆盖人数指 7 岁以下儿童中当年实际接受 1 次及以上体格检查（身高和体重）的人数。

5 岁以下儿童中重度营养不良比重：包括低体重患病率和发育迟缓患病率两个指标。本资料指低体重患病率，即对照世界卫生组织各年龄段体重标准，5 岁以下儿童体重低于同龄标准人群中位数减 2 个标准差的人数占 5 岁以下体检儿童总数的百分比。

节育手术总例数：指年内放（取）宫内节育器、输卵（精）管绝育术、人工流产和放（取）皮下埋植的例数之和。

人工流产例数：包括药物流产、负压吸引术、钳刮术和中期引产例数之和。

节育手术并发症例数：指节育手术中因各种原因造成的术中和术后生殖器官的损伤、感染等并发症的例数。两种及以上并发症，只统计一种主要的疾病，如子宫穿孔后感染，只统计为子宫穿孔。

子宫穿孔例数：计划生育手术中将子宫壁损伤、穿破的例数，含单纯子宫壁损伤及合并内脏（如肠管、网膜等）损伤的例数。

节育手术感染例数：指术前无生殖器炎症，术后 2 周内出现与手术有关的生殖器及绝育术后腹壁感染的例数之和。

妇女病应查人数：指年内常住人口中 20 岁～64 岁妇女数。

妇女病检查率：指年内实际进行妇女病普查人数与 20 岁～64 岁妇女数之比，一般以%表示。

查出妇女病率：指年内进行妇女病普查时查出的妇女病患病人数与实查人数之比，一般以%表示。

某种妇女病患病率：指查出某种妇女病患病人数与实查人数之比，一般以%表示。

婚前检查率：指年内进行婚前医学检查人数与应查人数之比，一般以%表示。

指定传染病：是指《中华人民共和国传染病防治法》中规定的医学上认为影响结婚和生育的传染病。

严重遗传疾病：是指由于遗传因素先天形成、患者全部或部分散失自主生活能力，后代再现风险高，医学上认为不宜生育的遗传性疾病。

影响婚育疾病医学指导人数：是指检出疾病的人群中，医学上认为应暂缓结婚、不宜结婚、婚后不宜生育、限制生育性别等人数之和。

表 7-1　2009—2013 年监测地区分城市、农村 5 岁以下儿童和孕产妇死亡率

年份	新生儿死亡率（‰）			婴儿死亡率（‰）			5 岁以下儿童死亡率（‰）			孕产妇死亡率（1/10 万）		
	合计	城市	农村	合计	城市	农村	合计	城市	农村	合计	城市	农村
2009	7.60	3.65	9.58	12.08	6.52	14.32	17.19	8.39	20.77	41.66	22.92	48.65
2010	7.52	3.61	9.48	12.02	6.49	14.25	16.93	8.35	20.66	39.66	22.49	47.74
2011	7.36	3.06	8.46	11.77	6.34	13.98	16.58	8.01	20.07	37.16	20.44	43.39
2012	7.21	2.99	8.30	10.19	5.50	12.08	13.28	6.55	16.03	31.81	19.19	36.76
2013	6.42	2.67	7.41	9.07	5.46	11.64	11.77	6.43	15.25	26.23	18.73	30.01

表 7-2-1　2009—2013 年全省孕产妇保健情况

年　份	系统管理率（%）	住院分娩率（%）	新法接生率（%）
2009	82.34	89.81	97.27
2010	86.04	91.32	97.92
2011	86.50	94.65	98.28
2012	88.32	96.16	98.79
2013	91.93	97.04	99.00

表 7-2-2 2013 年市（州）孕产妇保健情况

地　区	孕产妇系统管理率（％）	住院分娩率（％）	新法接生率（％）
总　计	91.93	97.04	99.00
成都市	95.72	100.00	100.00
自贡市	96.50	99.93	99.99
攀枝花市	95.40	99.84	99.99
泸州市	96.02	99.51	100.00
德阳市	96.13	99.97	100.00
绵阳市	97.62	99.92	100.00
广元市	95.53	99.69	99.96
遂宁市	92.17	99.62	99.82
内江市	96.73	99.95	99.98
乐山市	95.00	98.07	99.76
南充市	95.12	99.85	100.00
眉山市	98.22	99.94	99.98
宜宾市	95.99	99.49	99.99
广安市	97.21	99.42	100.00
达州市	96.41	99.90	99.98
雅安市	96.39	99.60	99.79
巴中市	87.69	99.53	99.98
资阳市	95.70	99.79	99.98
阿坝州	69.18	83.15	97.60
甘孜州	46.69	74.62	89.80
凉山州	65.32	75.07	90.75

表 7-3-1　2009—2013 年全省儿童保健情况

| 年份 | 出生体重 <2500克婴儿比重（%） | 新生儿破伤风 | | 5岁以下儿童中重度营养不良比重（%） | 新生儿访视率（%） | 3岁以下儿童系统管理率（%） | 7岁以下儿童保健管理率（%） |
		发病率（1/万）	死亡率（1/万）				
2009	1.39	0.30	0.26	1.12	85.68	77.02	76.07
2010	1.49	0.12	0.07	1.18	87.93	81.53	80.46
2011	1.46	0.12	0.08	1.20	90.16	85.89	83.74
2012	1.60	0.05	0.04	1.60	92.08	87.79	86.57
2013	1.64	0.05	0.04	1.37	93.71	91.82	90.83

表 7-3-2　2013 年市（州）儿童保健情况

| 地　区 | 出生体重低于2500g婴儿比重（%） | 新生儿破伤风 | | 5岁以下儿童中重度营养不良比重（%） | 新生儿访视率（%） | 3岁以下儿童系统管理率（%） | 7岁以下儿童保健管理率（%） |
		发病率（1/万）	死亡率（1/万）				
总　计	**1.64**	**0.05**	**0.04**	**1.37**	**93.71**	**91.82**	**90.83**
成都市	2.77	0.00	0.00	0.86	99.08	96.17	96.54
自贡市	1.85	0.40	0.40	1.44	97.56	96.19	96.21
攀枝花市	3.43	0.00	0.00	2.45	97.90	95.20	94.20
泸州市	1.79	0.49	0.24	1.89	96.76	95.69	92.99
德阳市	1.54	0.00	0.00	0.75	96.63	95.42	95.46
绵阳市	1.56	0.00	0.00	2.08	97.36	95.41	96.20
广元市	1.08	0.00	0.00	1.00	95.92	93.55	95.10
遂宁市	1.61	0.00	0.00	1.06	95.84	90.32	91.63
内江市	1.21	0.00	0.00	1.32	97.41	95.98	90.86
乐山市	1.69	0.00	0.00	0.90	97.07	94.31	94.06
南充市	1.92	0.18	0.18	2.43	95.38	95.37	95.04
眉山市	1.53	0.00	0.00	0.83	98.58	98.40	97.02
宜宾市	1.35	0.00	0.00	1.73	97.05	96.50	95.69
广安市	0.73	0.00	0.00	0.93	97.60	96.29	92.11
达州市	1.34	0.00	0.00	1.17	95.25	96.23	91.32
雅安市	1.88	0.00	0.00	0.85	96.77	96.32	96.16
巴中市	1.48	0.00	0.00	1.30	91.18	88.12	87.98
资阳市	1.20	0.00	0.00	1.35	94.07	95.90	95.82
阿坝州	2.63	0.00	0.00	2.03	80.87	81.76	82.75
甘孜州	1.26	0.00	0.00	2.03	69.03	64.80	74.19
凉山州	1.26	0.00	0.00	1.50	70.16	64.89	61.79

表 7-4 2013 年市（州）

地　区	节育手术 总例数	放置节育 器 例 数	子宫 穿孔	感染	取出节育 器 例 数	子宫 穿孔	感染	输 精 管 结扎人数	阴囊 脓肿	感染	输 卵 管 结扎人数
总　计	1299869	315635	13	76	186371	4	14	1453	1	0	7957
成都市	357715	45506	0	10	43822	2	0	2	0	0	644
自贡市	39805	11677	0	3	7314	0	1	15	0	0	193
攀枝花市	27290	4016	0	0	4076	1	0	0	0	0	17
泸州市	57387	21219	0	1	7638	0	0	62	0	0	485
德阳市	75963	12141	2	1	14055	0	0	3	0	0	294
绵阳市	83127	19560	3	5	12531	0	1	2	0	0	254
广元市	43073	14944	0	0	6831	0	0	144	0	0	168
遂宁市	42503	11595	0	0	7665	0	0	8	0	0	222
内江市	32777	8287	0	0	4973	0	1	2	0	0	80
乐山市	56380	9994	0	0	9261	0	0	0	0	0	186
南充市	62379	19002	0	0	9936	0	0	31	0	0	130
眉山市	36917	8898	0	0	4691	0	0	0	0	0	35
宜宾市	72169	35114	0	8	7654	0	1	1116	1	0	3218
广安市	30599	13451	2	2	3174	0	0	30	0	0	220
达州市	51922	13742	1	6	7211	1	6	7	0	0	74
雅安市	28952	6798	0	10	3123	0	3	30	0	0	340
巴中市	25419	8206	1	0	4758	0	0	0	0	0	84
资阳市	46640	16160	0	1	7248	0	0	1	0	0	225
阿坝州	15928	4796	0	2	3455	0	0	0	0	0	421
甘孜州	23334	5863	0	15	3888	0	0	0	0	0	350
凉山州	89590	24666	4	12	13067	0	1	0	0	0	317

计划生育手术情况

节育手术总例数							节育手术构成（%）			
输卵管结扎人数			负压吸引术	子宫穿孔	人流不全	感染	放置节育器	取出节育器	输精管结扎	输卵管结扎
肠管损伤	膀胱损伤	感染								
0	**0**	**0**	**595777**	**37**	**1524**	**63**	**24.28**	**14.34**	**0.11**	**0.61**
0	0	0	241803	9	382	9	12.72	12.25	0.00	0.18
0	0	0	17230	5	33	1	29.34	18.37	0.04	0.48
0	0	0	13649	0	124	0	14.72	14.94	0.00	0.06
0	0	0	18159	0	46	0	36.98	13.31	0.11	0.85
0	0	0	38980	3	106	20	15.98	18.50	0.00	0.39
0	0	0	36261	5	139	7	23.53	15.07	0.00	0.31
0	0	0	13947	0	61	0	34.69	15.86	0.33	0.39
0	0	0	17455	1	16	0	27.28	18.03	0.02	0.52
0	0	0	12037	0	9	1	25.28	15.17	0.01	0.24
0	0	0	28335	0	17	1	17.73	16.43	0.00	0.33
0	0	0	26550	1	14	2	30.46	15.93	0.05	0.21
0	0	0	13555	0	13	0	24.10	12.71	0.00	0.09
0	0	0	20300	3	74	4	48.66	10.61	1.55	4.46
0	0	0	9901	5	181	1	43.96	10.37	0.10	0.72
0	0	0	22338	4	111	6	26.47	13.89	0.01	0.14
0	0	0	9227	1	39	4	23.48	10.79	0.10	1.17
0	0	0	8560	0	0	0	32.28	18.72	0.00	0.33
0	0	0	13010	0	71	0	34.65	15.54	0.00	0.48
0	0	0	1983	0	1	0	30.11	21.69	0.00	2.64
0	0	0	2642	0	0	0	25.13	16.66	0.00	1.50
0	0	0	29855	0	87	7	27.53	14.59	0.00	0.35

表 7-5   2013 年市（州）妇女病查治情况

地　区	应查人数	实查人数	检查率（%）	查出妇女病率（%）	患病率（1/10万）			
					尖锐湿疣	子宫颈癌	乳腺癌	卵巢癌
总　计	22357582	8142936	36.42	22.47	29.95	20.99	13.67	6.58
成都市	3148269	1434566	45.57	19.81	18.89	22.65	5.51	5.23
自贡市	1015682	181951	17.91	23.41	16.49	14.29	10.99	2.75
攀枝花市	343140	184413	53.74	23.26	9.22	10.30	5.96	3.80
泸州市	1300846	650571	50.01	22.27	53.49	14.60	11.53	1.69
德阳市	1083562	323360	29.84	16.02	13.61	13.61	3.09	0.31
绵阳市	1401730	479127	34.18	23.69	26.51	44.46	73.47	11.48
广元市	822006	481568	58.58	20.19	15.78	16.82	5.40	1.04
遂宁市	914185	331289	36.24	26.27	31.09	6.04	2.11	0.91
内江市	1174318	199810	17.01	22.46	13.01	30.03	8.01	12.51
乐山市	939987	405507	43.14	17.97	10.60	8.14	1.73	2.96
南充市	1855030	560468	30.21	35.08	19.80	15.17	10.17	5.00
眉山市	927569	454828	49.03	14.87	4.84	5.28	3.08	0.66
宜宾市	1416818	581402	41.04	17.58	35.09	49.02	29.41	32.85
广安市	910308	294061	32.30	25.24	151.67	41.49	27.21	15.64
达州市	1621492	420239	25.92	19.36	62.58	44.26	27.37	14.04
雅安市	297502	37194	12.50	29.01	0.00	34.95	56.46	0.00
巴中市	716765	118262	16.50	30.50	10.15	13.53	2.54	0.85
资阳市	978080	402725	41.18	23.20	15.64	4.22	3.48	0.00
阿坝州	213390	167960	78.71	50.23	38.70	7.74	10.12	2.38
甘孜州	273360	75997	27.80	39.88	81.58	1.32	0.00	0.00
凉山州	1003543	357638	35.64	19.76	29.64	8.67	5.03	1.40

表 7-6-1　2009—2013 年全省婚前检查保健情况（合计）

年份	应查人数	实查人数	检查率（%）	检出疾病人数	指定传染病		严重遗传病	精神病	生殖系统疾病	内科系统疾病	影响婚育疾病医学指导意见	暂缓结婚	不宜结婚
					小计	其中：性病							
2009	1091402	106428	9.75	9652	1876	476	18	24	3628	3228	1065	276	17
2010	1200873	268417	22.35	18997	4335	816	46	20	5870	6270	1105	857	199
2011	1294041	513736	39.70	35959	12693	1898	77	47	7989	11626	9854	1621	210
2012	1236049	501092	40.54	37347	12110	1932	108	46	9965	13870	11617	2212	104
2013	1291412	579549	44.88	36893	12810	2576	39	47	8957	14180	11363	1568	250

表 7-6-2　2013 年市（州）婚前检查保健情况（合计）

地区	应查人数	实查人数	检查率（%）	检出疾病人数	指定传染病		严重遗传病	精神病	生殖系统疾病	内科系统疾病	影响婚育疾病医学指导意见	暂缓结婚	不宜结婚
					小计	其中：性病							
总　计	1291412	579549	44.88	36893	12810	2576	39	47	8957	14180	11363	1568	250
成都市	193286	87230	45.13	8830	638	369	2	0	3709	4112	470	171	1
自贡市	39816	17499	43.95	2288	395	66	2	1	517	1403	381	190	0
攀枝花市	17622	14003	79.46	415	158	34	0	4	186	67	415	50	8
泸州市	56030	33114	59.1	1159	865	138	9	13	34	81	134	35	1
德阳市	65258	43955	67.36	5878	2073	354	2	1	957	2784	3020	317	0
绵阳市	84590	812	0.96	63	16	3	0	0	37	7	4	2	0
广元市	32284	3438	10.65	71	55	6	0	6	6	10	6	6	0
遂宁市	59838	17808	29.76	299	106	10	2	0	54	28	117	52	3
内江市	61678	19146	31.04	10	1	1	1	4	4	0	10	5	1
乐山市	59950	34198	57.04	2653	979	258	2	0	1103	573	266	95	12
南充市	90386	54014	59.76	2115	542	111	6	9	1014	544	840	99	2
眉山市	50992	48227	94.58	21	2	1	0	0	0	18	0	0	0
宜宾市	79772	28201	35.35	1903	160	130	1	3	520	1165	134	100	0
广安市	67532	45963	68.06	4075	2511	201	0	8	217	1343	2210	171	2
达州市	100777	64994	64.49	2418	1820	216	9	1	286	243	879	194	10
雅安市	25368	9265	36.52	309	87	10	1	0	160	49	85	10	0
巴中市	40448	1700	4.2	0	0	0	0	0	0	0	0	0	0
资阳市	71124	14856	20.89	1795	163	88	0	0	26	1601	75	0	6
阿坝州	13869	78	0.56	0	0	0	0	0	0	0	0	0	0
甘孜州	10960	100	0.91	0	0	0	0	0	0	0	0	0	0
凉山州	69832	40948	58.64	2591	2239	580	2	3	127	152	2317	71	204

表 7-6-3　2009—2013 年全省婚前检查保健情况（男性）

年　份	应查人数	实查人数	检查率（%）	检出疾病人数	指定传染病		严重遗传病	精神病	生殖系统疾病	内科系统疾病	影响婚育疾病医学指导意见	暂缓结婚	不宜结婚
					小计	其中：性病							
2009	546107	48837	8.94	4932	1079	250	5	4	1259	2077	504	126	10
2010	600788	131746	21.93	9648	2472	388	12	3	1901	3662	589	456	115
2011	647274	255526	39.48	18195	6987	880	15	8	2989	5989	5029	810	108
2012	618127	249979	40.44	17724	6345	898	46	10	3818	7221	5878	1065	46
2013	645850	288724	44.70	18161	6828	1202	12	10	3446	7396	5583	763	137

表 7-6-4　2013 年市（州）婚前检查保健情况（男性）

地　区	应查人数	实查人数	检查率（%）	检出疾病人数	指定传染病		严重遗传病	精神病	生殖系统疾病	内科系统疾病	影响婚育疾病医学指导意见	暂缓结婚	不宜结婚
					小计	其中：性病							
总　计	645850	288724	44.70	18161	6828	1202	12	10	3446	7396	5583	763	137
成都市	96641	42808	44.30	3706	314	170	0	0	1185	2021	172	83	1
自贡市	19908	8713	43.77	1174	192	24	2	0	311	669	178	89	0
攀枝花市	8811	6981	79.23	184	75	15	0	1	71	37	184	13	4
泸州市	28015	16552	59.08	630	499	62	4	0	19	23	66	19	0
德阳市	32629	21953	67.28	2678	1188	154	0	0	158	1300	1480	144	0
绵阳市	42295	366	0.87	20	8	0	0	0	10	2	2	1	0
广元市	16142	1712	10.61	42	34	4	0	0	4	5	3	3	0
遂宁市	29919	8904	29.76	160	62	6	1	0	28	15	57	26	2
内江市	30839	9568	31.03	5	1	1	0	2	2	0	5	3	0
乐山市	30083	17094	56.82	2002	555	127	2	0	1079	375	135	46	7
南充市	45193	26971	59.68	802	309	57	2	4	230	257	468	58	1
眉山市	25496	24090	94.49	13	0	0	0	0	0	13	0	0	0
宜宾市	39886	14088	35.32	1174	76	58	0	1	170	871	59	51	0
广安市	33766	22974	68.04	2084	1284	109	0	2	99	720	1092	88	2
达州市	50420	32491	64.44	1108	958	95	1	0	8	110	414	91	5
雅安市	12684	4630	36.50	112	45	6	0	0	25	32	54	6	0
巴中市	20224	849	4.20	0	0	0	0	0	0	0	0	0	0
资阳市	35562	7422	20.87	909	58	22	0	0	1	847	36	0	1
阿坝州	6941	39	0.56	0	0	0	0	0	0	0	0	0	0
甘孜州	5480	49	0.89	0	0	0	0	0	0	0	0	0	0
凉山州	34916	20470	58.63	1358	1170	292	0	0	46	99	1178	42	114

表 7-6-5　2009—2013 年全省婚前检查保健情况（女性）

年份	应查人数	实查人数	检查率（%）	检出疾病人数	指定传染病		严重遗传病	精神病	生殖系统疾病	内科系统疾病	影响婚育疾病医学指导意见	暂缓结婚	不宜结婚
					小计	其中：性病							
2009	545295	57591	10.56	4720	797	226	13	20	2369	1151	561	150	7
2010	600085	136671	22.78	9349	1863	428	34	17	3969	2608	516	401	84
2011	646767	258210	39.92	17764	5706	1018	62	39	5000	5637	4825	811	102
2012	617922	251113	40.64	19623	5765	1034	62	36	6147	6649	5739	1147	58
2013	645562	290825	45.05	18732	5982	1374	27	37	5511	6784	5780	805	113

表 7-6-6　2013 年市（州）婚前检查保健情况（女性）

地区	应查人数	实查人数	检查率（%）	检出疾病人数	指定传染病		严重遗传病	精神病	生殖系统疾病	内科系统疾病	影响婚育疾病医学指导意见	暂缓结婚	不宜结婚
					小计	其中：性病							
总　计	645562	290825	45.05	18732	5982	1374	27	37	5511	6784	5780	805	113
成都市	96645	44422	45.96	5124	324	199	2	0	2524	2091	298	88	0
自贡市	19908	8786	44.13	1114	203	42	0	1	206	734	203	101	0
攀枝花市	8811	7022	79.70	231	83	19	0	3	115	30	231	37	4
泸州市	28015	16562	59.12	529	366	76	5	13	15	58	68	16	1
德阳市	32629	22002	67.43	3200	885	200	2	1	799	1484	1540	173	0
绵阳市	42295	446	1.05	43	8	3	0	0	27	5	2	1	0
广元市	16142	1726	10.69	29	21	2	0	0	2	5	3	3	0
遂宁市	29919	8904	29.76	139	44	4	1	0	26	13	60	26	1
内江市	30839	9578	31.06	5	0	0	1	2	2	0	5	2	1
乐山市	29867	17104	57.27	651	424	131	0	0	24	198	131	49	5
南充市	45193	27043	59.84	1313	233	54	4	5	784	287	372	41	1
眉山市	25496	24137	94.67	8	2	1	0	0	0	5	0	0	0
宜宾市	39886	14113	35.38	729	84	72	1	2	350	294	75	49	0
广安市	33766	22989	68.08	1991	1227	92	0	6	118	623	1118	83	0
达州市	50357	32503	64.55	1310	862	121	8	1	278	133	465	103	5
雅安市	12684	4635	36.54	197	42	4	1	0	135	17	31	4	0
巴中市	20224	851	4.21	0	0	0	0	0	0	0	0	0	0
资阳市	35562	7434	20.90	886	105	66	0	0	25	754	39	0	5
阿坝州	6928	39	0.56	0	0	0	0	0	0	0	0	0	0
甘孜州	5480	51	0.93	0	0	0	0	0	0	0	0	0	0
凉山州	34916	20478	58.65	1233	1069	288	2	3	81	53	1139	29	90

八、人民健康水平

简要说明

1. 本部分主要介绍全省人民健康水平，包括人口出生率、死亡率、期望寿命等。

2. 出生率和死亡率的统计数据来源于四川省公安厅户籍统计资料；期望寿命数据来源于四川省死因监测点数据，纳入统计的监测县区为：城市点 12 个区，即成都市 8 区（武侯区、成华区、青羊区、金牛区、锦江区、高新区、龙泉驿区、青白江区）、自贡市 4 区（自流井区、盐滩区、贡井区、大安区）；农村点 24 个县（区、市），即阆中市、西充县、什邡市、广汉市、绵竹市、盐亭县、三台县、彭州市、金堂县、双流县、邛崃市、崇州市、都江堰市、荣县、富顺县、汉源县、仁和区、盐边县、越西县、康定县、资中县、大竹县、渠县、峨眉山市。

主要指标解释

出生率：又称"粗出生率"，指年内一定地区出生人数与同期平均人口数之比，一般以 ‰ 表示。出生人数指活产数，年平均人口数指年初和年底人口数的平均数，也可用年中人口数代替。

死亡率：又称"粗死亡率"，指年内一定地区的死亡人数与同期平均人数之比，一般以 ‰ 表示。

人口自然增长率：指年内一定地区的人口自然增加数（出生人数减死亡人数）与同期平均人口数之比（或者人口自然增长率=出生率－死亡率），一般以 ‰ 表示。

期望寿命：又称"平均期望寿命"，指 0 岁时的预期寿命。一般用"岁"表示。即在某一死亡水平下，已经活到 X 岁年龄的人们平均还有可能继续存活的年岁数。

表 8-1-1 2009—2013 年全省人口出生率、死亡率与自然增长率

年份	出生率（‰）	死亡率（‰）	自然增长率（‰）
2009	10.70	5.80	4.80
2010	10.80	10.80	0.10
2011	10.08	5.29	4.79
2012	10.45	7.37	3.07
2013	10.23	6.53	3.70

注：本表数据按省公安厅户籍统计数计算列出，表 8-1-2 同。

表 8-1-2 2013 年市（州）人口出生率和死亡率

地　区	户籍人口数	出生人口数	死亡人口数	出生率（‰）	死亡率（‰）
总　计	91326594	933982	596763	10.23	6.53
成都市	11879874	106725	74779	8.98	6.29
自贡市	3297293	38401	18470	11.65	5.60
攀枝花市	1119973	9639	4742	8.61	4.23
泸州市	5084204	75546	32395	14.86	6.37
德阳市	3920369	31586	27339	8.06	6.97
绵阳市	5473801	48467	26666	8.85	4.87
广元市	3102227	27893	28626	8.99	9.23
遂宁市	3793840	39101	11899	10.31	3.14
内江市	4268372	40867	26815	9.57	6.28
乐山市	3560034	32519	20694	9.13	5.81
南充市	7589528	66723	53148	8.79	7.00
眉山市	3521772	30930	12690	8.78	3.60
宜宾市	5504378	50761	32829	9.22	5.96
广安市	4703966	59478	27728	12.64	5.89
达州市	6876079	64468	96325	9.38	14.01
雅安市	1569809	16832	9680	10.72	6.17
巴中市	3902030	34620	27460	8.87	7.04
资阳市	5073021	49438	32087	9.75	6.33
阿坝州	919987	11398	4375	12.39	4.76
甘孜州	1101859	25095	6813	22.78	6.18
凉山州	5064178	73495	21203	14.51	4.19

表 8-2-1　全省历年人口期望寿命表（岁）

年　份	资料来源	合　计	男　性	女　性
1990	全国第四次人口普查	66.33	65.05	67.70
2000	全国第五次人口普查	71.20	69.25	73.39
2005	人口变动情况抽样调查	73.26	70.88	75.78
2010	全国第六次人口普查	74.75	72.25	77.59

注：本表数据来源于四川省统计局。

表 8-2-2　2009—2013 年全省死因监测地区户籍人口期望寿命表（岁）

年　份	总　计	男　性	女　性
2009	74.35	71.78	77.56
2010	74.69	72.01	77.94
2011	75.04	72.30	78.32
2012	75.22	72.40	78.61
2013	75.65	72.77	79.01

注：本表数据来源于四川省疾病预防控制中心。

九、疾病控制与公共卫生

简要说明

1. 本章主要介绍全省及 21 个市（州）疾病控制与公共卫生情况，包括：法定报告传染病发病及死亡率，儿童疫苗接种率，血吸虫病、寄生虫病和地方病防治情况，农村改水和改厕进展等。

2. 传染病发病率、死亡率、病死率数据来源于中国疾病预防控制系统法定报告传染病统计年报资料；血吸虫病、寄生虫和地方病防治情况数据来源于血吸虫病防治工作调查表及中国地方病预防控制中心统一编制的地方病年报表；1 岁儿童国家免疫规划接种率数据来源于中国免疫规划监测信息管理系统，农村改水和改厕进展情况数据来源于四川省爱卫办农村改水、改厕年报表。

3. 随着新的传染性疾病的出现和流行，我国对甲、乙类法定报告传染病的病种有所调整。

1989 年及以前按《四川省传染病管理办法》，法定报告传染病包括鼠疫、霍乱及副霍乱、白喉、流行性脑脊髓膜炎（流脑）、百日咳、猩红热、麻疹、流行性感冒（流感）、痢疾、伤寒和副伤寒、病毒性肝炎、脊髓灰质炎、流行性乙型脑炎（乙脑）、疟疾、斑疹伤寒、回归热、黑热病、森林脑炎、恙虫病、流行性出血热、登革热、钩端螺旋体病、布鲁氏菌病、狂犬病、炭疽共 25 种。

根据 1989 年颁布的《中华人民共和国传染病防治法》，1990—1995 年我国甲、乙类法定报告传染病包括鼠疫、霍乱、病毒性肝炎、痢疾、伤寒和副伤寒、艾滋病、淋病、梅毒、脊髓灰质炎、麻疹、百日咳、白喉、流行性脑脊髓膜炎、猩红热、流行性出血热、狂犬病、钩端螺旋体病、布鲁氏菌病、炭疽、流行性和地方性斑疹伤寒、流行性乙型脑炎、黑热病、疟疾、登革热共 24 种。乙类传染病 1996 年增加新生儿破伤风；1997 年增加肺结核；2002 年增加 HIV 感染者；2003 年增加传染性非典型肺炎；2005 年增加人感染高致病性禽流感和血吸虫病，减少黑热病、流行性和地方性斑疹伤寒；2009 年增加甲型 H1N1 流感。丙类传染病 1990—1995 年报告病种包括肺结核、血吸虫病、丝虫病、包虫病、麻风病、流行性感冒、流行性腮腺炎、风疹、新生儿破伤风、急性出血性结膜炎、除霍乱、痢疾、伤寒和副伤寒以外的感染性腹泻病共 11 种。1996 年减少了新生儿破伤风；1997 年减少了肺结核；2005 年减少了血吸虫病、增加了黑热病、流行性和地方性斑疹伤寒；2008 年增加了手足口病。

4. 本篇"农村总户数"仅用于计算农村卫生厕所普及率。

主要指标解释

甲、乙类法定报告传染病发病率：指某年、某地区每 10 万人口中甲、乙类法定报告传染病发病数。即甲、乙类法定报告传染病发病率=甲、乙类法定报告传染病发病数/人口数×10 万。

甲、乙类法定报告传染病死亡率：指某年、某地区每 10 万人口中甲、乙类法定报告传染病死亡数。即甲、乙类法定报告传染病死亡率=甲、乙类法定报告传染病死亡数/人口数×10 万。

甲、乙类法定报告传染病病死率：指某年、某地区甲、乙类法定报告传染病死亡数与发病数之比。即甲、乙类法定报告传染病病死率=甲、乙类法定报告传染病死亡数/发病数×100%。

1 岁儿童免疫接种率：指按照我国儿童免疫程序进行合格接种的人数占全部应接种人数的百分比。

大骨节病临床 I 度以上病人数：指年底实有 I 度以上病人总数。

累计改水受益率：累计改水受益人口数/农村总人口数×100%。

自来水受益率：累计自来水受益人口数/农村总人口数×100%。

卫生厕所：指具有以下特征的、供人们大小便使用的卫生设施。其所具有的特点为：厕所有墙、有顶，厕坑及贮粪池无渗漏，贮粪池密闭有盖，厕室清洁，无蝇蛆，基本无臭味，粪便及时清除。卫生厕所主要有三格化粪池式厕所、三联通沼气池式厕所、粪尿分集式厕所、双瓮漏半式厕所、双坑交替式厕所、完整下水道水冲式厕所、通风改良式厕所、阁楼式厕所、深坑防冻式厕所等类型。

无害化卫生厕所：指具有无害化处理设施的卫生厕所。无害化卫生厕所主要有三格化粪池式厕所、三联通沼气池式厕所、粪尿分集式厕所、双瓮漏半式厕所、双坑交替式厕所、完整下水道水冲式厕所等类型。

卫生厕所普及率：符合《农村户厕卫生标准》的累计卫生厕所户数占当地农村总户数的百分比。

卫生厕所的标准是：厕所有墙、有顶，厕坑及贮粪池不渗漏，厕室清洁，无蝇蛆，基本无臭味，贮粪池密闭有盖，粪便及时清除。

无害化卫生厕所普及率：指符合国家《农村户厕卫生标准》中"无害化卫生厕所要求"建设的卫生厕所总户数与农村总户数之比。

表 9-1-1　2013 年甲、乙类法定报告传染病发病率、死亡率及病死率及其顺位

顺位	发病		死亡		病死	
	疾病名称	发病率（1/10 万）	疾病名称	死亡率（1/10 万）	疾病名称	病死率（%）
1	肺结核	75.3510	艾滋病	1.6357	狂犬病	97.0149
2	乙肝	52.7810	新生儿破伤风*	0.004	艾滋病	22.1199
3	梅毒	24.6911	肺结核	0.2093	霍乱	14.2857
4	痢疾	11.7283	狂犬病	0.0805	新生儿破伤风	13.6364
5	丙肝	11.0213	乙肝	0.031	流脑	5.8824
6	艾滋病	7.3946	乙脑	0.0173	乙脑	3.8043
7	甲肝	4.1851	丙肝	0.0099	疟疾	1.2295
8	淋病	3.7146	疟疾	0.0037	伤寒+副伤寒	0.4292
9	新生儿破伤风*	0.0291	梅毒	0.0025	肺结核	0.2777
10	肝炎（未分型）	2.2251	霍乱	0.0012	丙肝	0.0899
11	猩红热	1.7001	流脑	0.0012	乙肝	0.0586
12	戊肝	1.1577	甲肝	0.0012	肝炎（未分型）	0.0556
13	乙脑	0.4557	肝炎（未分型）	0.0012	甲肝	0.0296
14	麻疹	0.3244	伤寒+副伤寒	0.0012	梅毒	0.0100
15	甲型 H1N1 流感	0.3058	痢疾	—	痢疾	—
16	疟疾	0.3021	淋病	—	淋病	—
17	百日咳	0.2910	麻疹	—	麻疹	—
18	伤寒+副伤寒	0.2885	百日咳	—	百日咳	—
19	狂犬病	0.0830	猩红热	—	猩红热	—
20	钩体病	0.0792	出血热	—	出血热	—
21	出血热	0.0607	钩体病	—	钩体病	—
22	炭疽	0.0495	布病	—	布病	—
23	登革热	0.0223	炭疽	—	炭疽	—
24	流脑	0.0210	登革热	—	登革热	—
25	血吸虫病	0.0149	血吸虫病	—	血吸虫病	—
26	霍乱	0.0087	戊肝	—	戊肝	—
27	布病	0.0087	甲型 H1N1 流感	—	甲型 H1N1 流感	—
28	鼠疫	—	鼠疫	—	鼠疫	*
29	传染性非典	—	传染性非典	—	传染性非典	*
30	脊灰	—	脊灰	—	脊灰	*
31	人禽流感	—	人禽流感	—	人禽流感	*
32	白喉	—	白喉	—	白喉	*
33	人感染 H7N9 禽流感	—	人感染 H7N9 禽流感	—	人感染 H7N9 禽流感	*

注：新生儿破伤风发病率和死亡率单位为‰。

表 9-1-2　2013 年四川省法定报告传染病发病率、死亡率及病死率

病　种	发病率（1/10 万）	死亡率（1/10 万）	病死率（%）
甲、乙、丙类传染病合计	326.8100	2.0500	0.6300
甲、乙类传染病合计	198.2925	1.9997	1.0085
鼠　疫	—	—	—
霍　乱	0.0087	0.0012	13.7931
传染性非典型肺炎	—	—	—
艾滋病	7.3946	1.6357	22.1202
HIV	12.9219	3.0237	23.3998
病毒性肝炎	71.3702	0.0433	0.0607
甲　肝	4.1851	0.0012	0.0287
乙　肝	52.7810	0.0310	0.0587
丙　肝	11.0213	0.0099	0.0898
戊　肝	1.1577	—	—
肝炎（未分型）	2.2251	0.0012	0.0539
脊髓灰质炎	—	—	—
人感染高致病性禽流感	—	—	—
甲型 H1N1 流感	0.3058	—	—
麻　疹	0.3244	—	—
流行性出血热	0.0607	—	—
狂犬病	0.0830	0.0805	96.9880
流行性乙型脑炎	0.4557	0.0173	3.7964
登革热	0.0223	—	—
炭　疽	0.0495	—	—
细菌性和阿米巴性痢疾	11.7283	—	—
肺结核	75.3510	0.2093	0.2778
伤寒和副伤寒	0.2885	0.0012	0.4159
流行性脑脊髓膜炎	0.0210	0.0012	5.7143
百日咳	0.2910	—	—
白　喉	—	—	—
新生儿破伤风*	0.0291	0.0040	13.7457
猩红热	1.7001	—	—
布鲁氏菌病	0.0087	—	—
淋　病	3.7146	—	—
梅　毒	24.6911	0.0025	0.0101
钩端螺旋体病	0.0792	—	—
血吸虫病	0.0149	—	—
疟　疾	0.3021	0.0037	1.2248
人感染 H7N9 禽流感	—	—	—
丙类合计	128.5220	0.0471	0.0366
流行性感冒	2.4405	—	—
流行性腮腺炎	18.9644	—	—
风　疹	0.8890	—	—
急性出血性结膜炎	1.4400	—	—
麻风病	0.0582	0.0012	2.1277
流行性和地方性斑疹伤寒	0.1300	—	—
黑热病	0.0421	0.0012	2.9412
包虫病	1.0450	—	—
丝虫病	—	—	—
其它感染性腹泻病	35.9104	0.0025	0.0069
手足口病	67.6023	0.0421	0.0623

注：新生儿破伤风发病率（死亡率）＝当年发病数（死亡数）/当年 0 岁组人口数×1000‰。

表 9-2-1　2009—2013 年全省儿童国家免疫规划接种率（%）

年份	卡介苗（BCG）	百白破（DPT）	脊髓灰质炎疫苗（OPV）	麻疹疫苗（MV）	乙型肝炎疫苗（HepB）	乙型肝炎首针及时率
2009	99.82	99.80	99.82	99.67	99.85	89.44
2010	99.37	99.21	99.33	99.03	99.33	87.75
2011	99.50	99.39	99.50	99.36	99.43	90.50
2012	99.52	99.38	99.45	99.35	99.44	91.67
2013	99.48	99.44	99.47	99.43	99.40	93.51

表 9-2-2　2013 年市（州）儿童免疫规划疫苗接种率（%）

地　区	卡介苗（BCG）	百白破(DPT)	脊髓灰质炎疫苗(OPV)	麻疹疫苗（MV）	乙型肝炎疫苗（HepB）	乙型肝炎首针及时率
总　计	**99.48**	**99.44**	**99.47**	**99.43**	**99.40**	**93.51**
成都市	99.30	99.26	99.14	99.14	99.16	98.82
自贡市	99.55	99.40	99.51	99.46	99.42	96.00
攀枝花市	99.60	99.48	99.21	99.27	99.31	98.26
泸州市	99.90	99.81	99.81	99.84	99.81	97.86
德阳市	99.81	99.85	99.84	99.86	99.87	99.64
绵阳市	99.34	99.13	99.11	99.22	99.23	98.71
广元市	99.68	99.76	99.82	99.76	99.76	98.50
遂宁市	99.89	99.81	99.80	99.59	99.75	97.63
内江市	99.87	99.76	99.74	99.76	99.80	99.20
乐山市	99.90	99.75	99.78	99.76	99.73	93.94
南充市	99.90	99.83	99.85	99.84	99.85	98.21
眉山市	99.75	99.81	99.77	99.80	99.87	98.58
宜宾市	99.67	99.57	99.54	99.52	99.63	97.24
广安市	99.73	99.67	99.74	99.67	99.67	97.33
达州市	99.74	99.63	99.66	99.66	99.66	96.71
雅安市	99.81	99.60	99.68	99.62	99.66	97.53
巴中市	99.55	99.49	99.40	99.28	99.42	96.79
资阳市	99.77	99.61	99.64	99.66	99.55	97.23
阿坝州	98.89	98.67	98.77	98.76	96.31	68.48
甘孜州	96.65	96.95	97.79	96.73	97.11	41.85
凉山州	98.14	98.50	98.88	98.78	98.30	66.93

表 9-3-1　2013 年全省前十位恶性肿瘤死亡率（合计）

顺位	疾病名称	死亡率（1/10 万）
1	肺癌	47.19
2	肝癌	28.53
3	食管癌	21.08
4	胃癌	20.95
5	结肠、直肠和肛门癌	10.80
6	白血病	3.79
7	乳腺癌	2.78
8	鼻咽癌	1.88
9	膀胱癌	1.72
10	宫颈癌	1.19

表 9-3-2　2013 年全省前十位恶性肿瘤死亡率（男）

顺位	疾病名称	死亡率（1/10 万）
1	肺癌	65.64
2	肝癌	42.03
3	食管癌	32.97
4	胃癌	28.53
5	结肠、直肠和肛门癌	12.90
6	白血病	4.45
7	鼻咽癌	2.76
8	膀胱癌	2.73
9	其他肿瘤计	0.85
10	乳腺癌	0.16

表 9-3-3　2013 年全省前十位恶性肿瘤死亡率（女）

顺位	疾病名称	死亡率（1/10 万）
1	肺癌	28.14
2	肝癌	14.58
3	胃癌	13.13
4	食管癌	8.79
5	结肠、直肠和肛门癌	8.64
6	乳腺癌	5.49
7	白血病	3.11
8	宫颈癌	2.41
9	鼻咽癌	0.97
10	其他肿瘤计	0.73

表 9-3-4 2013 年前十位恶性肿瘤死亡率（城市）

顺位	疾病名称	死亡率（1/10 万）
1	肺癌	67.45
2	肝癌	28.75
3	食管癌	16.51
4	结肠、直肠和肛门癌	15.24
5	胃癌	14.90
6	白血病	4.45
7	乳腺癌	3.86
8	膀胱癌	2.58
9	鼻咽癌	2.38
10	宫颈癌	1.42

表 9-3-5 2013 年前十位恶性肿瘤死亡率（农村）

顺位	疾病名称	死亡率（1/10 万）
1	肺癌	40.04
2	肝癌	28.45
3	胃癌	23.11
4	食管癌	22.69
5	结肠、直肠和肛门癌	9.24
6	白血病	3.56
7	乳腺癌	2.40
8	鼻咽癌	1.70
9	膀胱癌	1.42
10	宫颈癌	1.10

表 9-4-1　2013 年市（州）血吸虫病防治情况

地　区	流行县个数	流行乡个数	流行村人口数（万人）	达到传播控制标准县个数	达到传播阻断标准县个数	未达控制标准县个数	现有（推算）病人数（人）	晚期病人数	急性血吸虫病感染人数	治疗及扩大化疗人数（人）
总　计	63	662	1102.57	15	48	0	0	1874	0	653832
成都市	20	209	475.43	0	20	0	0	273	0	46912
德阳市	6	83	169.55	4	2	0	0	428	0	139859
眉山市	6	94	188.30	3	3	0	0	789	0	222927
绵阳市	6	56	73.62	3	3	0	0	64	0	39884
乐山市	6	70	72.01	0	6	0	0	21	0	19743
雅安市	5	43	30.77	2	3	0	0	242	0	68109
凉山州	7	78	73.96	3	4	0	0	57	0	116261
资阳市	3	18	9.22	0	3	0	0	0	0	126
攀枝花市	2	4	4.01	0	2	0	0	0	0	11
宜宾市	1	2	4.37	0	1	0	0	0	0	0
内江市	1	5	1.32	0	1	0	0	0	0	0

表 9-4-2 2013 年市（州）血吸虫病查螺、灭螺情况

地　区	有螺乡个数	有螺村个数	实有钉螺面积（万 m²）	查螺乡个数	查出有螺乡个数	查出有螺村个数	查出钉螺面积（万 m²）	新发现有螺面积（万 m²）	灭螺总面积（万 m²）	环改灭螺面积（万 m²）
总　计	361	1850	2594.81	594	126	534	648.28	0	28790.78	55.34
成都市	82	263	142.90	177	15	30	10.86	0	3542.16	22.32
德阳市	63	460	1015.99	81	11	69	45.44	0	6326.20	1.27
眉山市	70	512	823.95	93	45	258	493.06	0	5017.65	18.25
绵阳市	42	179	111.69	43	7	11	1.71	0	2188.18	10.67
乐山市	24	99	114.64	57	18	53	14.97	0	1175.97	0.00
雅安市	14	60	123.16	43	6	29	32.17	0	5388.95	2.83
凉山州	56	241	221.78	72	17	58	23.94	0	4965.72	0.00
资阳市	8	29	40.48	15	6	23	26.13	0	177.34	0.00
攀枝花市	2	7	0.21	4	1	3	0.00	0	8.61	0.00
宜宾市	0	0	0.00	4	0	0	0.00	0	0.00	0.00
内江市	0	0	0.00	5	0	0	0.00	0	0.00	0.00

表 9-5-1　2013年市（州）及县（市、区）克山病防治情况

地　区	病区县		病区乡镇		已基本控制县个数	现症病人数			年内死亡人数
	个数	人口数（万人）	个数	人口数（万人）		潜在型	慢型	急型、亚急型	
总　计	53	2501.34	787	1082.61	53	183	203	0	0
攀枝花市	3	65.66	18	25.09	3	38	58	0	0
仁和区	1	22.63	11	12.99	1	38	53	0	0
米易县	1	22.00	6	10.80	1	0	5	0	0
盐边县	1	21.03	1	1.30	1	0	0	0	0
广元市	4	169.07	54	66.36	4	5	2	0	0
利州区	1	51.00	1	1.71	1	0	0	0	0
昭化区	1	24.27	1	1.57	1	1	2	0	0
青川县	1	24.80	8	8.76	1	0	0	0	0
剑阁县	1	69.00	44	54.32	1	4	0	0	0
内江市	2	163.20	5	18.03	2	0	0	0	0
东兴区	1	88.60	4	10.76	1	0	0	0	0
威远县	1	74.60	1	7.27	1	0	0	0	0
乐山市	5	160.55	37	46.70	5	1	3	0	0
犍为县	1	56.92	3	4.53	1	0	0	0	0
沐川县	1	25.82	8	12.00	1	1	2	0	0
峨边县	1	13.00	1	0.72	1	0	1	0	0
马边县	1	21.31	20	20.94	1	0	0	0	0
峨眉山市	1	43.50	5	8.51	1	0	0	0	0
眉山市	1	34.90	11	22.32	1	5	2	0	0
洪雅县	1	34.90	11	22.32	1	5	2	0	0
广安市	1	103.00	28	44.49	1	3	1	0	0
邻水县	1	103.00	28	44.49	1	3	1	0	0
达州市	5	591.00	153	371.47	5	11	13	0	0
达川区	1	137.50	22	60.80	1	0	0	0	0
宣汉县	1	132.80	33	90.30	1	0	0	0	0
大竹县	1	112.00	50	112.00	1	2	5	0	0
渠　县	1	148.40	36	91.28	1	1	3	0	0
万源市	1	60.30	12	17.09	1	8	5	0	0
雅安市	8	158.23	96	89.95	8	12	5	0	0
雨城区	1	36.56	12	12.24	1	0	0	0	0
名山区	1	27.82	6	7.52	1	0	1	0	0
荥经县	1	15.20	16	15.05	1	0	0	0	0
汉源县	1	32.90	28	24.39	1	0	0	0	0
石棉县	1	12.40	10	5.50	1	0	0	0	0
天全县	1	15.40	15	15.40	1	12	4	0	0
芦山县	1	12.09	3	4.85	1	0	0	0	0
宝兴县	1	5.86	6	5.00	1	0	0	0	0

续表 9-5-1（1）

地　区	病区县		病区乡镇		已基本控制县个数	现症病人数			年内死亡人数
	个数	人口数（万人）	个数	人口数（万人）		潜在型	慢型	急型、亚急型	
巴中市	1	68.65	1	0.55	1	4	0	0	0
南江县	1	68.65	1	0.55	1	4	0	0	0
资阳市	4	504.07	28	101.00	4	0	0	0	0
雁江区	1	109.88	9	35.96	1	0	0	0	0
安岳县	1	161.00	3	7.52	1	0	0	0	0
乐至县	1	86.19	5	21.78	1	0	0	0	0
简阳市	1	147.00	11	35.74	1	0	0	0	0
阿坝州	3	25.76	14	8.54	3	14	10	0	0
汶川县	1	10.15	4	5.04	1	11	2	0	0
理　县	1	4.57	9	2.67	1	3	3	0	0
茂　县	1	11.04	1	0.83	1	0	5	0	0
甘孜州	1	6.54	1	0.53	1	0	0	0	0
九龙县	1	6.54	1	0.53	1	0	0	0	0
凉山州	15	450.71	341	287.58	15	90	109	0	0
西昌市	1	73.32	37	48.62	1	39	4	0	0
德昌县	1	21.50	22	20.56	1	0	0	0	0
会理县	1	46.27	27	27.16	1	0	0	0	0
会东县	1	41.65	10	9.58	1	0	0	0	0
宁南县	1	18.95	16	11.56	1	0	0	0	0
普格县	1	17.59	17	9.96	1	0	0	0	0
布拖县	1	16.70	22	13.48	1	28	0	0	0
金阳县	1	19.27	13	8.30	1	0	0	0	0
昭觉县	1	30.00	47	24.52	1	14	0	0	0
喜德县	1	21.19	22	20.11	1	2	3	0	0
冕宁县	1	38.63	38	38.63	1	1	87	0	0
越西县	1	33.60	33	28.35	1	6	15	0	0
甘洛县	1	21.53	10	7.70	1	0	0	0	0
美姑县	1	25.51	13	9.43	1	0	0	0	0
雷波县	1	25.00	14	9.62	1	0	0	0	0

表 9-5-2　2013 年市（州）及县（市、区）大骨节病防治情况

地　区	病区县		病区乡镇		临床Ⅰ度及以上病人数	16 岁以下病人数
	个数	人口数（万人）	个数	人口数（万人）		
总　计	32	716.74	143	76.75	44125	0
阿坝州	12	86.82	95	34.64	40231	0
汶川县	1	10.15	1	0.89	105	0
茂　县	1	11.04	3	4.82	504	0
松潘县	1	7.42	8	1.06	2252	0
九寨沟	1	6.58	5	1.17	919	0
黑水县	1	6.09	3	1.9	359	0
壤塘县	1	4.08	11	3.1	10661	0
红原县	1	4.46	11	4.02	4727	0
若尔盖县	1	7.65	9	3.31	4193	0
阿坝县	1	7.49	19	6.01	9485	0
马尔康	1	5.81	13	5.44	5202	0
金川县	1	7.31	11	2.44	1696	0
小金县	1	8.74	1	0.48	128	0
巴中市	2	137.83	2	1.36	356	0
南江县	1	68.65	1	0.72	112	0
通江县	1	69.18	1	0.64	244	0
达州市	1	112	2	6.35	0	0
大竹县	1	112	2	6.35	0	0
广元市	2	70.6	8	7.53	1076	0
青川县	1	24.8	2	2.98	150	0
旺苍县	1	45.8	6	4.55	926	0
凉山州	1	39.64	5	9.2	90	0
冕宁县	1	39.64	5	9.2	90	0
绵阳市	3	126.83	8	4.15	519	0
江油县	1	88.32	2	0.64	98	0
北川县	1	20.12	3	2.11	100	0
平武县	1	18.39	3	1.4	321	0
雅安市	4	97.26	11	9.0912	1089	0
天全县	1	15.4	1	1.0609	233	0
汉源县	1	32.9	5	3.0036	856	0
雨城区	1	36.56	3	4.1267	0	0
石棉县	1	12.4	2	0.9	0	0
甘孜州	7	45.76	12	4.426	764	0
泸定县	1	8.6	3	1.5	402	0
道孚县	1	5.4	3	1.2	102	0
德格县	1	8.35	1	0.25	0	0
色达县	1	4.5	1	0.09	160	0
丹巴县	1	6.97	2	0.9	100	0
新龙县	1	5.1	1	0.186	0	0
甘孜县	1	6.84	1	0.3	0	0

表 9-5-3　2013年各市（州）及县（市、区）地方性氟中毒（水型）防治情况

地　区	病区县个数	基本控制县个数	病区村个数				病区村人口数（万人）	已改水		现症病人数	
			小计	轻病区	中病区	重病区		村个数	受益人口（万人）	氟斑牙	氟骨症
总　计	12	—	95	86	8	1	14.54	90	12.95	18577	1182
绵阳市	2	—	5	5	0	0	1.09	4	0.80	0	0
凉山州	4	—	24	19	5	0	2.68	20	2.51	4226	845
雅安市	2	—	22	22	0	0	2.85	22	2.33	14182	214
德阳市	1	—	16	16	0	0	3.16	16	3.15	0	0
甘孜州	1	—	9	5	3	1	0.34	9	0.34	91	123
攀枝花市	2	—	19	19	0	0	4.42	19	3.82	78	0

注："—"表示未评估。

表 9-5-4　2013年各市（州）及县（市、区）地方性氟中毒（燃煤污染型）防治情况

地　区	病区县个数	基本控制县个数	病区村个数				病区村人口数（万人）	病区户数	已改炉改灶		现症病人数	
			小计	轻病区	中病区	重病区			户数	受益人口（万人）	氟斑牙	氟骨症
总　计	22	13	1743	1203	379	161	271.79	555669	555669	261.82	377245	25991
广安市	1	1	10	10	0	0	2.50	5500	5500	2.50	300	0
巴中市	1	1	60	60	0	0	4.30	9568	9568	4.30	1302	0
凉山州	2	0	121	121	0	0	14.46	24966	24966	14.46	2016	0
广元市	3	2	178	129	35	14	22.18	37500	37500	21.38	3863	0
眉山市	1	1	36	36	0	0	4.33	10000	10000	4.33	1294	213
宜宾市	6	4	675	424	215	36	103.18	195505	195505	101.91	322080	18037
泸州市	2	0	298	111	104	83	71.37	202181	202181	70.43	30900	7741
雅安市	4	4	199	146	25	28	23.85	37473	37473	17.65	14778	0
德阳市	1	0	23	23	0	0	3.16	3800	3800	3.16	0	0
达州市	1	0	143	143	0	0	22.46	29176	29176	21.70	712	0

表 9-5-5　2013 年各市（州）及县（市、区）碘缺乏病防治情况

地　区	病区县数	现症病人数			碘盐销售数量（t）		8-10岁儿童尿碘中位数（μg/L）	居民户碘盐监测		
		甲肿	Ⅱ度甲肿	克汀病	计划供应	实际销售		碘盐份数	合格碘盐份数	非碘盐份数
总　计	183	299	11	0	459544	476671		54728	53791	182
成都市	19	84	0	0	144065	171088		5656	5493	44
锦江区	1	0	0	0	3088	2792		299	299	1
青羊区	1	15	0	0	2602	2731		293	288	7
金牛区	1	0	0	0	3087	2790		291	289	9
武侯区	1	0	0	0	5400	5300		300	292	0
成华区	1	1	0	0	3088	2792		294	280	6
龙泉驿区	1	0	0	0	4300	5092		298	295	2
青白江区	1	1	0	0	1620	1700		299	294	1
新都区	1	13	0	0	6200	6271		300	245	0
温江区	1	1	0	0	20000	22014		297	288	3
金堂县	1	12	0	0	2510	2510		300	291	0
双流县	1	11	0	0	16830	22276	180.7	292	274	8
郫　县	1	2	0	0	57000	76520		300	298	0
大邑县	1	0	0	0	3000	3080		300	295	0
蒲江县	1	14	0	0	1300	1360		300	300	0
新津县	1	0	0	0	1200	1120		300	290	0
都江堰市	1	3	0	0	3600	3600		300	294	0
彭州市	1	2	0	0	3700	3600		298	288	2
邛崃市	1	3	0	0	3200	3200		300	299	0
崇州市	1	6	0	0	2340	2340		295	294	5
自贡市	6	6	0	0	9292	8013		1771	1683	29
自流井区	1	0	0	0	692	698		298	277	2
贡井区	1	0	0	0	0	0		297	283	3
大安区	1	0	0	0	1240	1250		298	285	2
沿滩区	1	6	0	0	660	580	216.5	297	290	3
荣　县	1	0	0	0	4200	2985		300	279	0
富顺县	1	0	0	0	2500	2500		281	269	19
攀枝花市	5	6	0	0	6851	6601		1499	1479	1
东　区	1	0	0	0	2000	2000		300	297	0
西　区	1	0	0	0	951	956		300	295	0
仁和区	1	0	0	0	1400	1433		300	294	0
米易县	1	6	0	0	1300	1050	260.9	300	299	0
盐边县	1	0	0	0	1200	1162		299	294	1

续表 9-5-5（1）

地 区	病区县数	现症病人数			碘盐销售数量（t）		8-10岁儿童尿碘中位数（μg/L）	居民户碘盐监测		
		甲肿	Ⅱ度甲肿	克汀病	计划供应	实际销售		碘盐份数	合格碘盐份数	非碘盐份数
泸州市	7	0	0	0	17650	17621		2080	2021	20
江阳区	1	0	0	0	1500	1500		299	299	1
纳溪区	1	0	0	0	2500	2649		300	295	0
龙马潭区	1	0	0	0	1000	953	144.0	299	278	1
泸 县	1	0	0	0	2500	2413		286	277	14
合江县	1	0	0	0	3050	3050		300	293	0
叙永县	1	0	0	0	3500	3500		296	288	4
古蔺县	1	0	0	0	3600	3556		300	291	0
德阳市	6	2	0	0	18030	19083		1800	1793	0
旌阳区	1	0	0	0	2500	2500		300	295	0
中江县	1	0	0	0	6000	6200		300	300	0
罗江县	1	0	0	0	2000	2128		300	300	0
广汉市	1	0	0	0	3330	3850		300	298	0
什邡市	1	2	0	0	1900	1900	199.5	300	300	0
绵竹市	1	0	0	0	2300	2505		300	300	0
绵阳市	9	0	0	0	20250	19293		2700	2684	0
涪城区	1	0	0	0	3800	3860		300	300	0
游仙区	1	0	0	0	900	910	119.4	300	293	0
三台县	1	0	0	0	4100	3698		300	300	0
盐亭县	1	0	0	0	2200	2400		300	300	0
安 县	1	0	0	0	2400	2450		300	300	0
梓潼县	1	0	0	0	1800	1438		300	300	0
北川县	1	0	0	0	800	848		300	299	0
平武县	1	0	0	0	500	520		300	292	0
江油市	1	0	0	0	3750	3169		300	300	0
广元市	7	20	6	0	16082	15059		2098	2076	2
利州区	1	14	0	0	5000	4500	267.2	300	300	0
昭化区	1	0	0	0	1032	864		300	299	0
朝天区	1	0	0	0	210	200		300	300	0
旺苍县	1	6	6	0	2100	2100		300	296	0
青川县	1	0	0	0	240	245		298	284	2
剑阁县	1	0	0	0	3000	2650		300	297	0
苍溪县	1	0	0	0	4500	4500		300	300	0

续表 9-5-5（2）

地　区	病区县数	现症病人数			碘盐销售数量(t)		8-10岁儿童尿碘中位数（μg/L）	居民户碘盐监测		
		甲肿	Ⅱ度甲肿	克汀病	计划供应	实际销售		碘盐份数	合格碘盐份数	非碘盐份数
遂宁市	5	6	0	0	13700	13448		1500	1500	0
船山区	1	0	0	0	4450	4250		300	300	0
安居区	1	0	0	0	2700	2500		300	300	0
蓬溪县	1	6	0	0	2800	2900	147.4	300	300	0
射洪县	1	0	0	0	2350	2368		300	300	0
大英县	1	0	0	0	1400	1430		300	300	0
内江市	5	6	0	0	12418	12138		1498	1488	2
市中区	1	0	0	0	1750	1570		298	297	2
东兴区	1	6	0	0	2500	2300	248.4	300	296	0
威远县	1	0	0	0	2100	2100		300	298	0
资中县	1	0	0	0	3868	3868		300	297	0
隆昌县	1	0	0	0	2200	2300		300	300	0
乐山市	11	31	1	0	14230	13169		3297	3266	3
市中区	1	0	0	0	2365	2365		300	300	0
沙湾区	1	0	0	0	1250	1000		300	300	0
五通桥区	1	0	0	0	1150	1150		298	297	2
金口河区	1	0	0	0	240	240		300	291	0
犍为县	1	0	0	0	1950	1560		300	297	0
井研县	1	31	1	0	900	901	126.2	300	295	0
夹江县	1	0	0	0	1605	1200		300	300	0
沐川县	1	0	0	0	1200	1200		300	300	0
峨边县	1	0	0	0	700	703		300	294	0
马边县	1	0	0	0	870	870		299	299	1
峨眉山市	1	0	0	0	2000	1980		300	293	0
南充市	9	0	0	0	31090	30838		2700	2666	0
顺庆区	1	0	0	0	2860	3000		300	300	0
高坪区	1	0	0	0	1940	1760		300	300	0
嘉陵区	1	0	0	0	3000	3054		300	287	0
南部县	1	0	0	0	4000	3800		300	295	0
营山县	1	0	0	0	3300	2900		300	296	0
蓬安县	1	0	0	0	2590	2571	147.5	300	295	0
仪陇县	1	0	0	0	4800	5100		300	297	0
西充县	1	0	0	0	2300	2229		300	300	0
阆中市	1	0	0	0	6300	6424		300	296	0

续表 9-5-5（3）

地 区	病区县数	现症病人数			碘盐销售数量（t）		8-10岁儿童尿碘中位数（μg/L）	居民户碘盐监测		
		甲肿	Ⅱ度甲肿	克汀病	计划供应	实际销售		碘盐份数	合格碘盐份数	非碘盐份数
眉山市	6	4	0	0	11220	11130		1800	1796	0
东坡区	1	0	0	0	3300	3300		300	300	0
仁寿县	1	4	0	0	3560	3600	177.0	300	300	0
彭山县	1	0	0	0	1200	1070		300	298	0
洪雅县	1	0	0	0	1620	1620		300	300	0
丹棱县	1	0	0	0	790	790		300	300	0
青神县	1	0	0	0	750	750		300	298	0
宜宾市	10	0	0	0	22100	22568		3000	2978	0
翠屏区	1	0	0	0	3520	3570		300	299	0
南溪区	1	0	0	0	2000	1920		300	296	0
宜宾县	1	0	0	0	4000	4050	373.4	300	300	0
江安县	1	0	0	0	1930	1960		300	300	0
长宁县	1	0	0	0	2000	2235		300	293	0
高 县	1	0	0	0	2000	2096		300	300	0
珙 县	1	0	0	0	2000	1800		300	300	0
筠连县	1	0	0	0	1480	1500		300	300	0
兴文县	1	0	0	0	2020	2209		300	292	0
屏山县	1	0	0	0	1150	1228		300	298	0
广安市	6	17	0	0	15420	15190		1800	1771	0
广安区	1	0	0	0	3000	2800		300	300	0
前锋区	1	0	0	0	1000	960		300	299	0
岳池县	1	17	0	0	3800	3800	300.5	300	295	0
武胜县	1	0	0	0	2650	2650		300	285	0
邻水县	1	0	0	0	3320	3330		300	297	0
华蓥市	1	0	0	0	1650	1650		300	295	0
达州市	7	5	0	0	24700	23522		2100	2044	0
通川区	1	0	0	0	6000			300	296	0
达川区	1	5	0	0		6112	174.0	300	289	0
宣汉县	1	0	0	0	4600	4140		300	286	0
开江县	1	0	0	0	2000	1800		300	287	0
大竹县	1	0	0	0	4100	3700		300	298	0
渠 县	1	0	0	0	6000	5810		300	294	0
万源市	1	0	0	0	2000	1960		300	294	0
雅安市	8	38	0	0	7575	7247		2399	2365	1
雨城区	1	13	0	0	1700	1700	142.0	300	298	0

续表 9-5-5（4）

地 区	病区县数	现症病人数			碘盐销售数量（t）		8-10岁儿童尿碘中位数（μg/L）	居民户碘盐监测		
		甲肿	Ⅱ度甲肿	克汀病	计划供应	实际销售		碘盐份数	合格碘盐份数	非碘盐份数
名山区	1	0	0	0	1270	1270		300	295	0
荥经县	1	0	0	0	725	567		300	300	0
汉源县	1	0	0	0	1570	1509		300	287	0
石棉县	1	0	0	0	750	735		300	300	0
天全县	1	0	0	0	650	670		300	299	0
芦山县	1	0	0	0	650	536		299	297	1
宝兴县	1	25	0	0	260	260		300	289	0
巴中市	5	22	4	0	14392	12890		1501	1460	0
巴州区	1	22	4	0	3800	3700	282.4	301	293	0
恩阳区	1	0	0	0	3100	2900		300	286	0
通江县	1	0	0	0	450	390		300	297	0
南江县	1	0	0	0	3100	3100		300	285	0
平昌县	1	0	0	0	3942	2800		300	299	0
资阳市	4	4	0	0	20650	21338		1200	1184	0
雁江区	1	0	0	0	2550	2700		300	296	0
安岳县	1	0	0	0	4800	4838		300	297	0
乐至县	1	4	0	0	2300	2400	178.5	300	300	0
简阳市	1	0	0	0	11000	11400		300	291	0
阿坝州	13	15	0	0	4385	4256		3879	3775	23
汶川县	1	0	0	0	470	450		300	289	0
理 县	1	0	0	0	240	230		288	277	12
茂 县	1	0	0	0	800	770		300	296	0
松潘县	1	0	0	0	400	410		296	279	4
九寨沟县	1	0	0	0	380	390		300	292	0
金川县	1	0	0	0	340	330		298	290	2
小金县	1	0	0	0	450	440		300	295	0
黑水县	1	15	0	0	320	300	153.4	298	283	2
马尔康县	1	0	0	0	250	240		297	295	3
壤塘县	1	0	0	0	85	81		300	300	0
阿坝县	1	0	0	0	300	280		300	287	0
若尔盖县	1	0	0	0	200	195		300	290	0
红原县	1	0	0	0	150	140		302	302	0
甘孜州	18	18	0	0	4904	4750		5349	5258	51
康定县	1	3	0	0	400	360	138.6	299	291	1
泸定县	1	0	0	0	300	300		299	299	1

续表 9-5-5（5）

地 区	病区县数	现症病人数			碘盐销售数量（t）		8-10岁儿童尿碘中位数（μg/L）	居民户碘盐监测		
		甲肿	Ⅱ度甲肿	克汀病	计划供应	实际销售		碘盐份数	合格碘盐份数	非碘盐份数
丹巴县	1	0	0	0	133	128		299	299	1
九龙县	1	0	0	0	410	390		300	300	0
雅江县	1	0	0	0	180	200		294	280	6
道孚县	1	0	0	0	300	310		300	296	0
炉霍县	1	0	0	0	125	121		294	289	6
甘孜县	1	3	0	0	650	730	139.1	299	298	1
新龙县	1	0	0	0	163	136		300	294	0
德格县	1	0	0	0	250	250		300	291	0
白玉县	1	0	0	0	268	232		299	298	1
石渠县	1	0	0	0	280	250		300	295	0
色达县	1	12	0	0	215	205	146.2	299	290	1
理塘县	1	0	0	0	450	435		300	297	0
巴塘县	1	0	0	0	360	280		298	298	2
乡城县	1	0	0	0	170	160		295	289	5
稻城县	1	0	0	0	200	215		294	274	6
得荣县	1	0	0	0	50	48		280	280	20
凉山州	17	15	0	0	30540	27430		5101	5011	6
西昌市	1	0	0	0	9500	7600		305	291	0
木里县	1	0	0	0	700	800		300	300	0
盐源县	1	0	0	0	2250	1900		301	298	1
德昌县	1	0	0	0	1355	1132		300	296	0
会理县	1	0	0	0	2400	1920		296	278	4
会东县	1	0	0	0	1700	1360		300	300	0
宁南县	1	15	0	0	960	1520	216.9	300	294	0
普格县	1	0	0	0	800	750		300	284	0
布拖县	1	0	0	0	850	780		300	295	0
金阳县	1	0	0	0	1000	760		300	300	0
昭觉县	1	0	0	0	800	1200		299	299	1
喜德县	1	0	0	0	720	680		300	300	0
冕宁县	1	0	0	0	2600	2100		300	296	0
越西县	1	0	0	0	1500	1438		300	295	0
甘洛县	1	0	0	0	950	900		300	291	0
美姑县	1	0	0	0	1000	1150		300	298	0
雷波县	1	0	0	0	1455	1440		300	296	0

注：甲肿人数和尿碘中位数都是碘缺乏病监测或评估结果，不是普查数据。

表 9-5-6 2013 年全省治愈 2012 年登记新涂阳肺结核患者情况

地 区	登记患者数	治愈数	治愈率（%）
总 计	16104	15333	95.21
成都市	2149	2056	95.67
锦江区	122	113	92.62
青羊区	115	113	98.26
金牛区	141	132	93.62
武侯区	119	118	99.16
成华区	136	133	97.79
龙泉驿区	110	107	97.27
青白江区	85	84	98.82
新都区	157	148	94.27
温江区	73	71	97.26
金堂县	197	191	96.95
双流县	229	210	91.70
郫 县	109	106	97.25
大邑县	83	77	92.77
蒲江县	54	49	90.74
新津县	49	48	97.96
都江堰市	119	115	96.64
彭州市	108	106	98.15
邛崃市	88	86	97.73
崇州市	55	49	89.09
自贡市	377	353	93.63
自流井区	30	29	96.67
贡井区	26	24	92.31
大安区	50	48	96.00
沿滩区	36	33	91.67
荣 县	65	61	93.85
富顺县	170	158	92.94
攀枝花市	126	117	92.86
东 区	31	27	87.10
西 区	18	18	100.00
仁和区	25	23	92.00
米易县	36	34	94.44
盐边县	16	15	93.75

续表 9-5-6（1）

地 区	登记患者数	治愈数	治愈率（%）
泸州市	1288	1261	97.90
江阳区	100	96	96.00
纳溪区	124	118	95.16
龙马潭区	46	45	97.83
泸县	116	115	99.14
合江县	374	366	97.86
叙永县	345	341	98.84
古蔺县	183	180	98.36
德阳市	1042	1001	96.07
旌阳区	78	75	96.15
中江县	426	408	95.77
罗江县	76	67	88.16
广汉市	204	198	97.06
什邡市	129	125	96.90
绵竹市	129	128	99.22
绵阳市	683	611	89.46
涪城区	154	126	81.82
游仙区	93	82	88.17
三台县	219	203	92.69
盐亭县	71	66	92.96
安县	33	32	96.97
梓潼县	11	10	90.91
北川县	16	14	87.50
平武县	20	17	85.00
江油市	66	61	92.42
广元市	156	149	95.51
市中区	46	44	95.65
昭化区	13	13	100.00
朝天区	24	24	100.00
旺苍县	28	25	89.29
青川县	7	6	85.71
剑阁县	18	18	100.00
苍溪县	20	19	95.00

续表 9-5-6（2）

地　区	登记患者数	治愈数	治愈率（%）
遂宁市	639	610	95.46
船山区	131	123	93.89
安居区	108	102	94.44
蓬溪县	158	152	96.20
射洪县	87	82	94.25
大英县	155	151	97.42
内江市	456	425	93.20
市中区	73	71	97.26
东兴区	66	60	90.91
威远县	129	119	92.25
资中县	72	67	93.06
隆昌县	116	108	93.10
乐山市	632	601	95.09
市中区	44	43	97.73
沙湾区	22	21	95.45
五通桥区	90	84	93.33
金口河区	18	17	94.44
犍为县	127	115	90.55
井研县	67	63	94.03
夹江县	36	36	100.00
沐川县	37	36	97.30
峨边县	48	46	95.83
马边县	40	40	100.00
峨眉山市	103	100	97.09
南充市	962	939	97.61
顺庆区	63	61	96.83
高坪区	87	85	97.70
嘉陵区	164	160	97.56
南部县	74	72	97.30
营山县	148	143	96.62
蓬安县	153	152	99.35
仪陇县	61	59	96.72
西充县	113	112	99.12
阆中市	99	95	95.96

续表 9-5-6（3）

地　区	登记患者数	治愈数	治愈率（%）
眉山市	471	454	96.39
东坡区	133	125	93.98
仁寿县	231	224	96.97
彭山县	34	32	94.12
洪雅县	35	35	100.00
丹棱县	14	14	100.00
青神县	24	24	100.00
宜宾市	991	942	95.06
翠屏区	122	118	96.72
宜宾县	224	207	92.41
南溪县	150	143	95.33
江安县	52	49	94.23
长宁县	109	103	94.50
高　县	42	42	100.00
珙　县	47	46	97.87
筠连县	63	61	96.83
兴文县	101	100	99.01
屏山县	81	73	90.12
广安市	989	915	92.52
广安区	378	331	87.57
岳池县	98	93	94.90
武胜县	70	66	94.29
邻水县	313	303	96.81
华蓥市	130	122	93.85
达州市	1351	1299	96.15
通川区	3	2	66.67
达川区	211	199	94.31
宣汉县	259	248	95.75
开江县	106	102	96.23
大竹县	439	428	97.49
渠　县	235	223	94.89
万源市	98	97	98.98
雅安市	231	216	93.51
雨城区	40	39	97.50

续表 9-5-6（4）

地 区	登记患者数	治愈数	治愈率（%）
名山县	15	15	100.00
荥经县	21	18	85.71
汉源县	65	58	89.23
石棉县	15	15	100.00
天全县	52	51	98.08
芦山县	20	18	90.00
宝兴县	3	2	66.67
巴中市	593	548	92.41
巴州区	182	161	88.46
通江县	183	173	94.54
南江县	40	37	92.50
平昌县	188	177	94.15
资阳市	801	766	95.63
雁江区	169	166	98.22
安岳县	105	97	92.38
乐至县	208	197	94.71
简阳市	319	306	95.92
阿坝州	149	141	94.63
汶川县	7	7	100.00
理 县	15	15	100.00
茂 县	22	21	95.45
松潘县	18	18	100.00
九寨沟县	13	13	100.00
金川县	3	2	66.67
小金县	14	13	92.86
黑水县	12	11	91.67
马尔康县	3	3	100.00
壤塘县	5	5	100.00
阿坝县	16	15	93.75
若尔盖县	14	11	78.57
红原县	7	7	100.00
甘孜州	302	274	90.73
康定县	27	26	96.30
泸定县	29	29	100.00

续表 9-5-6（5）

地 区	登记患者数	治愈数	治愈率（%）
丹巴县	19	18	94.74
九龙县	20	18	90.00
雅江县	20	19	95.00
道孚县	6	6	100.00
炉霍县	18	16	88.89
甘孜县	24	23	95.83
新龙县	18	18	100.00
德格县	12	12	100.00
白玉县	12	12	100.00
石渠县	22	18	81.82
色达县	19	17	89.47
理塘县	19	11	57.89
巴塘县	13	8	61.54
乡城县	6	6	100.00
稻城县	11	11	100.00
得荣县	7	6	85.71
凉山州	1716	1655	96.45
西昌市	163	160	98.16
木里县	22	9	40.91
盐源县	40	38	95.00
德昌县	17	17	100.00
会理县	253	246	97.23
会东县	66	62	93.94
宁南县	33	33	100.00
普格县	51	50	98.04
布拖县	95	86	90.53
金阳县	35	35	100.00
昭觉县	133	133	100.00
喜德县	53	53	100.00
冕宁县	166	165	99.40
越西县	106	105	99.06
甘洛县	80	66	82.50
美姑县	179	175	97.77
雷波县	224	222	99.11

注：广安市广安区包含前锋区数据，巴中市巴州区包含恩阳区数据。

表 9-6-1　2009—2013 年全省农村改水情况

年份	累计改水受益人口（万人）	累计改水受益率（%）	累计自来水受益人口（万人）	自来水受益率（%）
2009	6245.75	90.95	3374.50	49.14
2010	6366.74	92.61	3661.93	53.26
2011	6467.07	93.05	3907.79	56.22
2012	6435.76	93.63	4073.67	59.26
2013	6487.27	94.37	4328.93	62.97

表 9-6-2　2013 年市（州）及县（市、区）农村改水情况

地　区	累计改水受益人口（万人）	改水受益率（%）	累计自来水受益人口（万人）	自来水受益率（%）
总　计	6487.27	94.37	4328.93	62.97
成都市	548.89	100.00	496.97	90.54
锦江区	2.99	100.00	2.99	100.00
青羊区	4.38	100.00	4.38	99.93
金牛区	0.00	0.00	0.00	0.00
武侯区	5.60	100.00	5.60	100.00
成华区	9.61	100.00	9.61	100.00
龙泉驿区	29.76	100.00	28.32	95.16
青白江区	22.90	100.00	18.78	82.01
新都区	29.56	100.00	29.56	100.00
温江区	19.65	100.00	17.27	87.88
金堂县	65.75	100.00	58.60	89.13
双流县	58.98	100.00	51.70	87.66
郫　县	29.90	100.00	23.91	79.94
大邑县	31.28	100.00	29.44	94.11
蒲江县	22.84	100.00	20.49	89.71
新津县	19.99	100.00	18.59	93.00
都江堰市	39.50	100.00	36.16	91.54
彭州市	53.99	100.00	53.11	98.37
邛崃市	41.42	100.00	37.06	89.47
崇州市	60.78	100.00	51.40	84.57
自贡市	231.76	99.02	103.94	44.41
自流井区	9.09	99.89	4.96	54.51
贡井区	21.31	98.66	13.40	62.04
大安区	30.23	96.40	12.49	39.83
沿滩区	32.03	98.55	13.53	41.63
荣　县	52.21	99.83	25.23	48.24
富顺县	86.89	99.66	34.33	39.37
攀枝花市	48.61	94.42	42.75	83.03
东　区	1.24	139.71	1.24	139.71
西　区	1.08	107.06	0.88	87.33
仁和区	12.51	94.21	10.11	76.15
米易县	15.20	81.85	12.58	67.75
盐边县	18.58	104.74	17.93	101.07
泸州市	387.98	93.72	244.18	58.98
江阳区	33.94	93.79	27.09	74.86
纳溪区	33.69	88.37	27.38	71.82
龙马潭区	24.39	93.31	18.07	69.13
泸　县	91.33	92.75	46.39	47.11
合江县	77.44	99.16	39.25	50.26
叙永县	55.70	91.78	47.80	78.77

续表 9-6-2（1）

地　区	累计改水受益人口（万人）	改水受益率（%）	累计自来水受益人口（万人）	自来水受益率（%）
古蔺县	71.49	93.70	38.19	50.05
德阳市	292.80	100.00	207.33	70.81
旌阳区	29.54	100.00	22.91	77.56
中江县	124.91	100.00	86.00	68.85
罗江县	19.29	100.00	13.52	70.09
广汉市	47.38	100.00	34.67	73.17
什邡市	34.42	100.00	28.35	82.36
绵竹市	37.26	100.00	21.88	58.72
绵阳市	405.47	97.33	283.62	68.08
涪城区	21.92	95.35	14.66	63.77
游仙区	34.36	97.70	27.61	78.50
三台县	126.77	99.91	77.95	61.44
盐亭县	51.16	98.08	29.08	55.75
安　县	38.30	92.76	27.13	65.71
梓潼县	33.82	96.79	30.19	86.41
北川县	23.03	96.36	21.39	89.50
平武县	13.51	86.66	10.75	68.95
江油市	62.60	98.30	44.86	70.45
广元市	230.30	93.21	140.21	56.75
利州区	15.27	96.54	6.51	41.15
昭化区	21.80	96.33	11.06	48.87
朝天区	19.12	99.48	12.83	66.75
旺苍县	38.00	97.09	31.69	80.97
青川县	18.76	93.01	17.64	87.46
剑阁县	57.10	97.77	39.85	68.24
苍溪县	60.25	84.03	20.63	28.77
遂宁市	281.47	95.64	210.55	71.54
船山区	32.10	96.60	30.32	91.24
安居区	74.65	98.13	50.31	66.14
蓬溪县	59.83	94.86	55.34	87.74
射洪县	72.75	94.71	49.50	64.44
大英县	42.14	93.40	25.08	55.59
内江市	345.71	97.74	223.79	62.62
市中区	36.26	98.21	8.10	21.94
东兴区	70.26	96.25	67.67	92.70
威远县	50.61	89.21	36.69	64.67
资中县	125.36	99.73	50.84	40.45
隆昌县	63.22	97.26	60.49	93.06
乐山市	224.24	84.43	186.96	70.40
市中区	39.43	98.40	33.93	84.66
沙湾区	7.32	60.00	7.22	59.18

续表 9-6-2（2）

地　　区	累计改水受益人口（万人）	改水受益率（%）	累计自来水受益人口（万人）	自来水受益率（%）
五通桥区	21.64	98.36	21.64	98.36
金口河区	3.95	99.49	3.95	99.49
犍为县	45.82	99.09	39.62	85.68
井研县	21.89	62.01	10.20	28.90
夹江县	12.68	41.03	6.16	19.95
沐川县	21.40	99.59	15.23	70.87
峨边县	11.50	97.93	10.40	88.56
马边县	15.80	99.62	15.80	99.62
峨眉山市	22.81	88.41	22.81	88.41
南充市	576.88	97.36	372.84	62.93
顺庆区	27.86	99.50	19.15	68.39
高坪区	45.04	97.91	35.09	76.28
嘉陵区	57.95	99.91	37.79	65.16
南部县	106.62	96.93	65.37	59.43
营山县	75.59	96.29	44.32	56.46
蓬安县	52.63	90.74	32.56	56.14
仪陇县	91.19	98.05	53.95	58.01
西充县	52.97	99.94	30.86	58.23
阆中市	67.03	98.58	53.75	79.04
眉山市	241.31	90.57	185.47	69.61
东坡区	50.25	94.90	46.57	87.95
仁寿县	110.00	85.14	75.68	58.58
彭山县	23.67	92.22	16.81	65.49
洪雅县	29.25	97.49	24.34	81.13
丹棱县	12.37	99.60	11.21	90.25
青神县	15.77	97.27	10.86	67.00
宜宾市	432.58	96.85	376.18	84.22
翠屏区	45.42	44.76	39.13	86.15
南溪区	89.50	88.51	68.08	76.07
宜宾县	36.44	35.64	31.95	87.68
江安县	51.48	49.58	41.95	81.49
长宁县	38.31	37.70	35.57	92.85
高　县	47.54	46.44	38.73	81.47
珙　县	32.56	31.89	30.04	92.26
筠连县	36.35	34.30	31.86	87.65
兴文县	42.02	37.44	34.36	81.77
屏山县	27.02	26.32	24.51	90.71
广安市	403.21	99.16	166.10	40.97
广安区	103.60	99.62	33.00	31.73
前锋区				
岳池县	102.76	99.57	49.70	48.16
武胜县	71.96	99.81	27.63	38.32

续表 9-6-2（3）

地　　区	累计改水受益人口（万人）	改水受益率（%）	累计自来水受益人口（万人）	自来水受益率（%）
邻水县	99.65	99.16	45.06	44.84
华蓥市	25.24	98.63	10.71	41.85
达州市	530.12	89.69	313.98	53.12
通川区	17.04	95.73	8.10	45.51
达川区	113.82	91.55	88.80	71.42
宣汉县	105.65	95.45	56.64	51.17
开江县	49.13	98.08	17.10	34.14
大竹县	100.48	90.12	56.36	50.55
渠　县	96.16	76.85	55.86	44.65
万源市	47.84	92.79	31.12	60.36
雅安市	118.00	97.36	112.11	92.52
雨城区	20.88	97.75	20.00	93.64
名山区	21.25	95.85	19.36	87.33
荥经县	11.70	97.99	11.70	97.99
汉源县	28.22	96.64	26.52	90.82
石棉县	8.23	96.57	8.14	95.52
天全县	12.55	99.51	12.55	99.51
芦山县	10.20	98.74	8.90	86.16
宝兴县	4.97	98.03	4.97	98.03
巴中市	322.28	98.34	126.89	38.72
巴州区	108.80	102.64	45.30	42.74
恩阳区				
通江县	65.28	100.14	26.01	39.90
南江县	68.45	106.42	26.45	41.12
平昌县	79.75	86.50	29.13	31.59
资阳市	424.54	99.48	242.97	56.93
雁江区	87.28	99.81	64.93	74.25
安岳县	140.55	99.33	65.31	46.16
乐至县	74.58	99.14	41.95	55.76
简阳市	122.13	99.62	70.78	57.73
阿坝州	70.21	96.32	45.72	62.72
汶川县	7.14	99.86	4.17	58.32
理　县	3.55	100.00	2.03	57.18
茂　县	8.89	99.78	5.07	56.90
松潘县	5.91	100.00	3.89	65.82
九寨沟县	5.31	100.00	4.00	75.33
金川县	6.00	97.56	3.76	61.14
小金县	6.90	99.14	4.32	62.07
黑水县	5.00	95.79	3.23	61.88
马尔康县	3.41	100.00	2.54	74.49
壤塘县	2.83	81.32	2.07	59.48
阿坝县	6.52	96.88	4.84	71.92

续表 9-6-2（4）

地 区	累计改水受益人口（万人）	改水受益率（%）	累计自来水受益人口（万人）	自来水受益率（%）
若尔盖县	5.40	81.20	3.36	50.53
红原县	3.35	96.82	2.44	70.52
甘孜州	79.36	92.82	45.59	53.32
康定县	6.09	87.46	6.09	87.43
泸定县	6.18	93.29	2.03	30.64
丹巴县	4.80	95.36	2.23	44.30
九龙县	5.72	99.25	5.59	97.06
雅江县	3.76	91.90	2.97	72.65
道孚县	4.48	97.01	2.77	59.95
炉霍县	3.72	99.31	2.29	61.09
甘孜县	5.29	98.36	2.17	40.27
新龙县	3.70	93.16	2.31	58.22
德格县	6.53	97.05	1.63	24.29
白玉县	3.44	78.64	3.00	68.50
石渠县	6.71	91.57	1.05	14.33
色达县	3.67	94.73	2.05	52.93
理塘县	4.28	79.16	2.30	42.56
巴塘县	3.99	92.39	1.87	43.30
乡城县	2.39	99.62	1.52	63.28
稻城县	2.42	90.57	2.12	79.35
得荣县	2.21	99.33	1.61	72.39
凉山州	291.55	70.07	200.76	48.25
西昌市	17.50	41.61	15.90	37.81
木里县	5.33	45.44	3.50	29.84
盐源县	28.10	85.49	26.20	79.71
德昌县	13.53	76.01	6.85	38.48
会理县	37.40	97.20	19.70	51.20
会东县	26.94	74.83	7.48	20.78
宁南县	14.10	76.56	14.10	76.56
普格县	5.86	39.54	5.10	34.40
布拖县	13.80	86.25	12.87	80.44
金阳县	8.88	53.82	7.10	43.03
昭觉县	13.74	54.31	2.20	8.70
喜德县	14.96	80.09	11.56	61.88
冕宁县	30.84	93.40	26.92	81.53
越西县	23.97	82.29	16.75	57.49
甘洛县	7.61	39.66	7.61	39.66
美姑县	14.58	63.56	4.87	21.23
雷波县	14.41	62.25	12.05	52.06

表 9-6-3　2009—2013 年全省农村改厕情况

年　份	累计卫生厕所户数（万户）	卫生厕所普及率（%）	无害化卫生厕所普及率（粪便无害化处理率）（%）
2009	1069.01	54.35	41.96
2010	1224.85	62.21	46.38
2011	1326.30	64.11	48.75
2012	1387.97	67.43	51.18
2013	1456.20	70.99	54.15

表 9-6-4 2013 年市（州）及县（市、区）农村改厕情况

地　区	累计卫生厕所户数（万户）	卫生厕所普及率（%）	累计无害化卫生厕所普及率（%）
总　计	1450.20	70.99	54.15
成都市	192.12	92.03	68.58
锦江区	0.95	100.00	100.00
青羊区	1.51	99.87	92.97
金牛区	0.00		
武侯区	2.13	100.00	100.00
成华区	3.17	98.98	92.39
龙泉驿区	9.49	95.54	74.58
青白江区	7.96	94.71	47.85
新都区	16.95	90.11	71.98
温江区	6.73	91.00	76.29
金堂县	18.40	83.94	64.05
双流县	19.93	91.69	76.18
郫　县	10.37	95.40	49.30
大邑县	11.90	86.21	42.27
蒲江县	7.54	91.39	69.33
新津县	8.86	96.11	71.65
都江堰市	12.18	93.69	67.85
彭州市	20.52	94.62	81.34
邛崃市	15.36	91.05	47.36
崇州市	18.18	95.36	86.76
自贡市	45.64	65.49	52.03
自流井区	3.75	61.27	61.27
贡井区	5.86	75.13	66.15
大安区	4.80	71.54	52.01
沿滩区	5.10	62.20	56.10
荣　县	10.88	66.83	41.15
富顺县	15.25	62.04	51.10
攀枝花市	12.46	86.36	57.49
东　区	0.35	96.01	36.12
西　区	0.30	96.04	67.13
仁和区	3.40	91.18	66.84
米易县	4.17	81.31	72.31

续表 9-6-4（1）

地　区	累计卫生厕所户数（万户）	卫生厕所普及率（%）	累计无害化卫生厕所普及率（%）
盐边县	4.25	86.65	35.83
泸州市	73.93	67.14	60.06
江阳区	9.31	91.92	91.92
纳溪区	8.30	74.08	58.99
龙马潭区	4.78	91.49	88.42
泸　县	18.81	68.39	66.50
合江县	10.37	46.00	44.45
叙永县	12.44	77.12	61.62
古蔺县	9.93	57.07	42.25
德阳市	88.86	80.99	70.42
旌阳区	9.38	90.32	82.33
中江县	35.63	74.38	64.70
罗江县	5.21	78.00	73.51
广汉市	13.66	79.93	68.75
什邡市	10.61	89.13	81.19
绵竹市	14.37	91.22	72.32
绵阳市	93.80	71.86	60.65
涪城区	6.47	90.74	90.74
游仙区	9.58	91.76	91.38
三台县	31.98	76.93	66.42
盐亭县	10.42	60.13	42.41
安　县	9.12	66.09	51.23
梓潼县	3.95	40.31	40.20
北川县	3.95	72.08	64.42
平武县	2.83	61.39	46.85
江油市	15.50	76.09	56.41
广元市	53.56	70.04	48.42
利州区	3.13	73.47	69.95
昭化区	4.99	67.89	62.59
朝天区	4.90	84.63	74.09
旺苍县	7.53	53.86	43.92
青川县	5.21	81.15	73.68
剑阁县	11.34	75.65	33.09
苍溪县	16.46	69.51	39.40

续表 9-6-4（2）

地　区	累计卫生厕所户数（万户）	卫生厕所普及率（%）	累计无害化卫生厕所普及率（%）
遂宁市	57.56	69.98	59.71
船山区	6.01	70.21	64.72
安居区	14.42	70.41	64.16
蓬溪县	10.89	62.32	43.34
射洪县	17.77	76.73	75.60
大英县	8.47	67.33	42.53
内江市	77.21	68.55	48.99
市中区	7.59	68.74	58.23
东兴区	15.92	63.69	28.96
威远县	16.50	88.21	74.54
资中县	22.96	63.41	37.14
隆昌县	14.25	65.68	65.12
乐山市	54.96	75.47	31.93
市中区	5.90	70.33	18.54
沙湾区	2.33	63.40	26.45
五通桥区	5.19	74.76	27.94
金口河区	0.81	80.81	46.95
犍为县	10.28	79.31	26.01
井研县	6.49	67.60	12.81
夹江县	5.75	62.09	22.58
沐川县	5.36	85.78	14.84
峨边县	1.83	64.35	45.21
马边县	2.76	81.26	34.25
峨眉山市	8.24	97.20	97.20
南充市	122.50	68.18	42.68
顺庆区	6.51	77.68	58.59
高坪区	9.48	72.81	45.31
嘉陵区	12.52	65.89	41.74
南部县	19.68	65.36	34.74
营山县	15.30	69.55	44.09
蓬安县	12.87	74.35	51.36
仪陇县	18.06	62.59	37.91
西充县	12.28	62.85	39.41
阆中市	15.81	73.60	47.81

续表 9-6-4（3）

地 区	累计卫生厕所户数（万户）	卫生厕所普及率（%）	累计无害化卫生厕所普及率（%）
眉山市	68.24	74.82	49.64
东坡区	14.19	70.11	41.65
仁寿县	31.61	70.95	38.63
彭山县	6.21	78.12	72.65
洪雅县	8.68	95.45	69.36
丹棱县	3.82	92.29	92.29
青神县	3.73	71.21	71.21
宜宾市	85.26	68.99	50.53
翠屏区	11.92	81.37	75.09
南溪区	16.66	66.87	37.57
宜宾县	6.63	65.38	44.18
江安县	9.98	72.79	70.31
长宁县	8.23	75.06	64.57
高 县	8.57	65.47	32.85
珙 县	6.99	80.16	69.15
筠连县	6.18	66.34	40.32
兴文县	6.21	55.99	38.23
屏山县	3.90	55.71	36.71
广安市	84.13	73.56	53.34
广安区	20.87	73.80	58.38
前锋区			
岳池县	21.00	73.67	41.38
武胜县	14.70	75.77	74.23
邻水县	22.24	74.42	53.48
华蓥市	5.33	64.14	27.92
达州市	103.11	70.56	68.35
通川区	4.28	85.60	85.60
达川区	19.91	62.77	59.77
宣汉县	17.94	63.78	60.22
开江县	5.64	97.24	97.24
大竹县	22.28	64.77	64.77
渠 县	27.37	87.17	83.31
万源市	5.70	58.77	58.10
雅安市	30.22	78.65	60.39
雨城区	5.19	80.90	57.28

续表 9-6-4（4）

地　区	累计卫生厕所户数（万户）	卫生厕所普及率（%）	累计无害化卫生厕所普及率（%）
名山区	5.46	74.77	69.62
荥经县	3.80	85.43	50.15
汉源县	7.20	76.97	57.05
石棉县	2.43	85.59	85.59
天全县	2.95	79.81	66.54
芦山县	2.08	70.51	40.00
宝兴县	1.10	78.40	56.85
巴中市	55.08	66.27	66.27
巴州区	18.79	70.91	70.91
恩阳区			
通江县	10.92	63.30	63.30
南江县	8.19	63.69	63.69
平昌县	17.18	64.83	64.83
资阳市	85.50	67.07	50.30
雁江区	19.51	73.15	64.08
安岳县	24.82	67.81	45.27
乐至县	14.73	58.20	52.67
简阳市	26.45	67.99	44.04
阿坝州	14.15	69.93	43.26
汶川县	1.77	76.96	32.61
理　县	0.89	79.64	8.21
茂　县	1.61	66.53	45.87
松潘县	0.77	56.95	24.41
九寨沟县	1.36	92.52	72.11
金川县	0.70	36.56	23.54
小金县	1.78	83.57	74.18
黑水县	1.14	78.08	63.01
马尔康县	1.02	96.23	58.49
壤塘县	0.60	58.82	39.22
阿坝县	0.81	56.78	21.82
若尔盖县	1.05	68.63	53.59
红原县	0.65	63.11	30.10
甘孜州	9.33	48.48	24.45
康定县	0.80	48.96	15.39
泸定县	1.10	50.94	47.24

续表 9-6-4（5）

地　区	累计卫生厕所户数（万户）	卫生厕所普及率（%）	累计无害化卫生厕所普及率（%）
丹巴县	0.90	76.96	36.72
九龙县	0.74	51.89	36.85
雅江县	0.27	31.36	6.19
道孚县	0.19	20.19	5.32
炉霍县	0.26	33.77	15.80
甘孜县	0.74	67.14	8.79
新龙县	0.34	50.18	32.50
德格县	0.59	31.23	25.08
白玉县	0.53	66.36	45.83
石渠县	0.21	11.00	4.35
色达县	0.70	80.60	72.48
理塘县	0.79	76.01	0.55
巴塘县	0.48	56.27	10.51
乡城县	0.26	71.29	33.41
稻城县	0.21	42.87	17.09
得荣县	0.23	64.14	24.86
凉山州	48.52	40.34	28.83
西昌市	9.85	82.40	52.49
木里县	0.92	36.74	19.46
盐源县	3.39	42.48	37.85
德昌县	2.76	65.56	65.56
会理县	8.98	84.88	68.43
会东县	4.64	53.92	45.09
宁南县	3.10	73.99	53.70
普格县	0.55	12.18	12.18
布拖县	1.09	32.01	21.09
金阳县	1.10	37.29	28.47
昭觉县	0.58	11.02	9.70
喜德县	0.67	11.52	11.52
冕宁县	2.11	25.84	21.86
越西县	4.54	65.74	24.78
甘洛县	2.03	46.33	25.79
美姑县	1.95	8.50	2.53
雷波县	0.27	4.55	4.55

十、居民病伤死亡原因

简要说明

1. 本部分主要介绍我省居民病伤死亡原因，内容包括城市、农村地区居民死亡率和死因顺位，分性别、疾病别、年龄别死亡率。

2. 本部分数据来源于四川省疾病预防控制中心监测点监测数据。

主要指标解释

性别年龄别死亡率：指分性别年龄别计算的死亡率。计算公式为：男（女）性某年龄别死亡率 = 男（女）性某年龄别死亡人数/男（女）性同年龄平均人口数。

表 10-1-1　2013 年城市居民年龄别

疾病名称（ICD-10）	合计	0 岁 ~	1 岁 ~	5 岁 ~	10 岁 ~	15 岁 ~	20 岁 ~	25 岁 ~	30 岁 ~	35 岁 ~
总　计	590.53	694.24	54.77	15.58	18.75	24.84	17.39	36.31	49.34	64.55
传染病和寄生虫病小计	7.01	19.67	2.69	0.37	0.34	0.51	0.89	1.40	2.11	4.29
传染病	6.97	19.67	2.69	0.37	0.34	0.51	0.89	1.40	2.11	4.29
伤寒和副伤寒	0.00	0.00	0.00	0.00	0.00	0.00	0.00	0.00	0.00	0.00
痢　疾	0.02	0.00	0.00	0.00	0.00	0.00	0.00	0.00	0.00	0.00
肠道其他细菌性传染病	0.10	1.97	0.00	0.00	0.00	0.00	0.00	0.00	0.00	0.17
呼吸道结核	1.51	0.00	0.00	0.00	0.00	0.00	0.00	0.00	0.58	0.33
其他结核	0.18	0.00	0.00	0.00	0.00	0.25	0.53	0.00	0.00	0.00
钩端螺旋体病	0.00	0.00	0.00	0.00	0.00	0.00	0.00	0.00	0.00	0.00
破伤风	0.00	0.00	0.00	0.00	0.00	0.00	0.00	0.00	0.00	0.00
百日咳	0.00	0.00	0.00	0.00	0.00	0.00	0.00	0.00	0.00	0.00
脑膜炎球菌感染	0.08	0.00	0.00	0.00	0.00	0.00	0.00	0.00	0.00	0.17
败血症	0.75	17.70	0.45	0.00	0.00	0.00	0.00	0.00	0.00	0.33
流行性乙型脑炎	0.00	0.00	0.00	0.00	0.00	0.00	0.00	0.00	0.00	0.00
流行性出血热	0.00	0.00	0.00	0.00	0.00	0.00	0.00	0.00	0.00	0.00
麻　疹	0.00	0.00	0.00	0.00	0.00	0.00	0.00	0.00	0.00	0.00
病毒性肝炎	2.67	0.00	0.00	0.37	0.00	0.00	0.18	0.18	0.58	1.49
艾滋病	1.16	0.00	0.00	0.00	0.34	0.00	0.18	1.23	0.77	1.32
寄生虫病	0.03	0.00	0.00	0.00	0.00	0.00	0.00	0.00	0.00	0.00
疟疾	0.00	0.00	0.00	0.00	0.00	0.00	0.00	0.00	0.00	0.00
血吸虫病	0.00	0.00	0.00	0.00	0.00	0.00	0.00	0.00	0.00	0.00
肿瘤小计	194.72	19.67	6.73	1.48	3.07	5.58	2.66	6.14	17.09	26.74
恶性肿瘤	192.92	19.67	5.84	1.48	3.07	5.58	2.66	5.61	16.70	25.92
鼻咽癌	2.38	0.00	0.00	0.00	0.00	0.76	0.00	0.53	0.38	0.66
食管癌	16.51	0.00	0.00	0.00	0.00	0.25	0.00	0.00	0.19	0.50
胃　癌	14.90	0.00	0.00	0.00	0.00	0.51	0.00	0.00	1.54	0.50
结肠、直肠和肛门癌	15.24	0.00	0.00	0.00	0.00	0.00	0.00	0.53	0.38	2.64
肝　癌	28.75	0.00	1.35	0.00	0.00	0.25	0.00	0.70	3.65	8.75
肺　癌	67.45	0.00	0.00	0.00	0.00	0.00	0.18	0.00	1.15	3.80
乳腺癌	3.86	0.00	0.00	0.00	0.00	0.00	0.00	0.18	0.58	0.99
宫颈癌	1.42	0.00	0.00	0.00	0.00	0.00	0.00	0.00	0.77	0.83
膀胱癌	2.58	0.00	0.00	0.00	0.00	0.00	0.00	0.18	0.19	0.17
白血病	4.45	13.77	2.69	0.74	1.70	2.03	0.71	1.75	1.73	1.49
良性肿瘤	0.70	0.00	0.45	0.00	0.00	0.00	0.00	0.35	0.38	0.33
其他肿瘤	1.11	0.00	0.45	0.00	0.00	0.00	0.00	0.18	0.00	0.50
血液、造血器官及免疫的其他疾病小计	1.14	1.97	1.35	0.74	0.00	0.25	0.00	0.00	0.19	0.00
贫　血	0.63	0.00	0.00	0.74	0.00	0.00	0.00	0.00	0.00	0.00
血液、造血器官及免疫的其他疾病	0.51	1.97	1.35	0.00	0.00	0.25	0.00	0.00	0.19	0.00
内分泌、营养和代谢的其他疾病小计	17.42	1.97	0.00	0.37	0.34	0.00	0.00	0.53	0.38	1.16
糖尿病	15.82	0.00	0.00	0.00	0.00	0.00	0.00	0.35	0.38	0.33
内分泌、营养和代谢的其他疾病	1.61	1.97	0.00	0.37	0.34	0.00	0.00	0.18	0.00	0.83
精神障碍小计	0.99	0.00	0.00	0.00	0.00	0.25	0.00	0.53	0.58	0.17
神经系统疾病小计	4.95	3.93	2.24	1.48	1.36	1.52	0.71	0.53	0.96	0.99
脑膜炎	0.13	0.00	0.00	0.37	0.00	0.25	0.00	0.00	0.19	0.00
神经系统的其他疾病	4.82	3.93	2.24	1.11	1.36	1.27	0.71	0.53	0.77	0.99
循环系统疾病小计	181.31	9.83	1.80	1.48	0.68	2.79	0.89	5.96	6.14	7.92
急性风湿热	0.45	0.00	0.00	0.00	0.00	0.00	0.18	0.00	0.00	0.00
心脏病	85.72	3.93	1.80	0.37	0.34	2.28	0.53	3.16	3.26	3.14
慢性风湿性心脏病	4.60	0.00	0.00	0.00	0.00	0.00	0.00	0.18	0.00	0.00
高血压性心脏病	11.84	0.00	0.00	0.00	0.00	0.00	0.00	0.00	0.00	0.17
急性心肌梗死	20.19	0.00	0.00	0.00	0.00	0.76	0.35	0.88	1.92	1.16
其他冠心病	30.26	1.97	0.00	0.00	0.00	0.00	0.00	0.53	0.19	0.66
肺原性心脏病	13.45	0.00	0.00	0.00	0.34	0.00	0.00	0.00	0.19	0.17
其他心脏病	5.38	1.97	1.80	0.37	0.00	1.52	0.18	1.58	0.96	0.99

疾病别死亡率（合计）（1/10 万）

40 岁~	45 岁~	50 岁~	55 岁~	60 岁~	65 岁~	70 岁~	75 岁~	80 岁~	85 岁及以上
170.69	269.17	336.66	662.63	1013.51	1506.00	2509.63	4739.19	9338.52	19413.44
5.53	7.57	8.62	9.88	12.71	20.45	27.10	24.91	48.04	119.00
5.53	7.57	8.62	9.88	12.71	20.45	27.10	23.06	48.04	119.00
0.00	0.00	0.00	0.00	0.00	0.00	0.00	0.00	0.00	0.00
0.00	0.00	0.00	0.00	0.00	0.00	0.00	0.00	1.60	0.00
0.00	0.22	0.00	0.00	0.00	0.49	0.00	0.00	1.60	2.64
0.95	0.87	2.08	2.47	2.82	4.38	4.93	8.30	17.61	42.31
0.00	0.00	0.00	0.27	0.00	0.00	1.23	0.92	1.60	5.29
0.00	0.00	0.00	0.00	0.00	0.00	0.00	0.00	0.00	0.00
0.00	0.00	0.00	0.00	0.00	0.00	0.00	0.00	0.00	0.00
0.00	0.00	0.00	0.00	0.00	0.00	0.00	0.00	0.00	0.00
0.19	0.00	0.00	0.00	0.35	0.00	0.62	0.00	1.60	0.00
0.00	0.43	0.59	0.00	1.77	1.46	2.46	1.85	3.20	34.38
0.00	0.00	0.00	0.00	0.00	0.00	0.00	0.00	0.00	0.00
0.00	0.00	0.00	0.00	0.00	0.00	0.00	0.00	0.00	0.00
0.00	0.00	0.00	0.00	0.00	0.00	0.00	0.00	0.00	0.00
2.86	3.46	3.27	4.39	6.00	10.71	12.32	10.15	14.41	23.80
1.14	2.60	1.78	1.65	1.41	1.95	4.31	0.92	3.20	2.64
0.00	0.00	0.00	0.00	0.00	0.00	0.00	1.85	0.00	0.00
0.00	0.00	0.00	0.00	0.00	0.00	0.00	0.00	0.00	0.00
0.00	0.00	0.00	0.00	0.00	0.00	0.00	0.00	0.00	0.00
74.00	119.44	167.88	358.34	514.34	718.67	1009.64	1472.41	2200.12	2760.88
73.23	118.57	166.40	355.60	510.81	713.80	1001.02	1457.65	2182.51	2726.50
4.00	3.03	2.38	5.21	6.35	11.69	5.54	8.30	9.61	10.58
2.29	10.39	16.94	37.59	61.78	71.09	84.39	111.63	152.12	169.25
3.62	6.71	11.89	27.16	38.13	55.51	79.47	120.86	184.14	267.10
2.67	7.36	8.91	26.07	32.48	57.45	96.10	127.31	196.95	261.81
20.22	27.26	32.39	57.07	80.13	99.33	129.36	155.91	288.23	309.41
15.07	32.46	53.19	124.57	192.04	268.77	370.22	578.45	786.22	967.90
3.43	6.71	5.65	11.80	10.59	11.69	12.32	16.61	14.41	29.09
1.91	1.95	2.97	2.20	3.88	2.92	4.93	8.30	3.20	10.58
0.38	0.43	0.59	2.47	2.47	7.79	16.63	19.37	70.46	60.82
1.91	3.46	3.57	7.13	8.47	12.17	14.78	33.21	33.63	39.67
0.57	0.00	0.59	0.82	1.06	3.41	3.08	5.54	8.01	2.64
0.19	0.87	0.89	1.92	2.47	1.46	5.54	9.23	9.61	31.73
1.14	0.22	0.00	0.82	2.12	1.95	4.31	13.84	16.01	23.80
0.57	0.00	0.00	0.55	0.71	0.49	2.46	11.07	11.21	13.22
0.57	0.22	0.00	0.27	1.41	1.46	1.85	2.77	4.80	10.58
3.24	3.89	6.24	10.43	28.95	41.39	82.55	174.36	307.44	690.22
2.67	3.46	5.65	10.15	27.89	39.93	80.08	160.53	285.02	581.80
0.57	0.43	0.59	0.27	1.06	1.46	2.46	13.84	22.42	108.43
1.53	1.95	1.19	1.37	0.71	0.97	0.00	2.77	16.01	23.80
2.10	1.30	1.19	3.84	5.65	8.76	17.86	38.75	84.87	177.18
0.38	0.22	0.00	0.27	0.00	0.49	0.00	0.00	0.00	0.00
1.72	1.08	1.19	3.57	5.65	8.28	17.86	38.75	84.87	177.18
26.13	56.69	68.64	134.72	228.75	383.19	747.22	1636.62	3585.21	7989.10
0.19	0.43	0.00	0.55	1.41	0.97	1.85	1.85	9.61	10.58
11.25	24.02	29.12	55.15	102.02	176.26	355.44	771.26	1671.71	4032.90
1.72	2.81	4.46	4.66	11.65	14.61	27.10	29.52	62.45	119.00
0.38	3.25	2.97	4.66	6.35	24.83	43.12	124.55	241.79	647.91
4.00	5.63	9.21	16.74	27.54	44.80	89.32	171.60	349.07	883.27
2.29	6.49	6.24	17.56	26.48	51.61	103.49	275.85	651.71	1681.92
0.38	1.95	2.97	5.49	20.47	29.70	69.61	143.92	280.22	542.13
2.48	3.89	3.27	6.04	9.53	10.71	22.79	25.83	86.47	158.67

疾病名称（ICD-10）	合计	0 岁 ~	1 岁 ~	5 岁 ~	10 岁 ~	15 岁 ~	20 岁 ~	25 岁 ~	30 岁 ~	35 岁 ~
其他高血压病	6.49	0.00	0.00	0.00	0.00	0.00	0.00	0.18	0.38	0.00
脑血管病	87.19	5.90	0.00	1.11	0.34	0.51	0.35	2.28	2.50	4.79
循环系统的其他疾病	1.46	0.00	0.00	0.00	0.00	0.00	0.00	0.18	0.00	0.00
呼吸系统疾病小计	115.78	41.30	5.39	0.74	1.36	1.27	0.35	1.93	1.34	2.31
肺 炎	32.91	39.33	4.04	0.37	1.36	0.76	0.18	1.05	0.58	0.50
慢性下呼吸道疾病	76.25	0.00	0.00	0.00	0.00	0.25	0.00	0.53	0.19	1.16
尘 肺	0.28	0.00	0.00	0.00	0.00	0.00	0.00	0.00	0.00	0.00
呼吸系统的其他疾病	6.34	1.97	1.35	0.37	0.00	0.25	0.18	0.35	0.58	0.66
消化系统疾病小计	21.61	7.87	1.80	0.37	0.00	0.76	0.53	1.23	1.73	2.81
胃和十二指肠溃疡	2.85	0.00	0.90	0.00	0.00	0.00	0.00	0.35	0.00	0.00
阑尾炎	0.13	0.00	0.00	0.00	0.00	0.00	0.00	0.00	0.00	0.00
肠梗阻	1.04	1.97	0.00	0.37	0.00	0.00	0.00	0.35	0.00	0.00
肝疾病	10.73	0.00	0.45	0.00	0.00	0.00	0.35	0.18	0.96	2.31
消化系统的其他疾病	6.86	5.90	0.45	0.00	0.00	0.76	0.18	0.35	0.77	0.50
肌肉骨骼和结缔组织疾病小计	0.96	0.00	0.00	0.00	0.00	0.34	0.00	0.35	0.19	0.50
泌尿生殖系统疾病小计	6.84	0.00	0.45	0.74	0.34	0.00	0.00	0.18	1.92	1.49
肾小球和肾小管间质疾病	2.38	0.00	0.45	0.37	0.00	0.00	0.00	0.18	1.54	0.66
前列腺增生	0.10	0.00	0.00	0.00	0.00	0.00	0.00	0.00	0.00	0.00
泌尿生殖系统的其他疾病	4.36	0.00	0.00	0.37	0.34	0.00	0.00	0.00	0.38	0.83
妊娠、分娩和产褥期并发症小计	0.00	0.00	0.00	0.00	0.00	0.00	0.00	0.00	0.00	0.00
直接产科原因	0.00	0.00	0.00	0.00	0.00	0.00	0.00	0.00	0.00	0.00
流 产	0.00	0.00	0.00	0.00	0.00	0.00	0.00	0.00	0.00	0.00
妊娠高血压综合症	0.00	0.00	0.00	0.00	0.00	0.00	0.00	0.00	0.00	0.00
梗阻性分娩	0.00	0.00	0.00	0.00	0.00	0.00	0.00	0.00	0.00	0.00
产后出血	0.00	0.00	0.00	0.00	0.00	0.00	0.00	0.00	0.00	0.00
母体产伤	0.00	0.00	0.00	0.00	0.00	0.00	0.00	0.00	0.00	0.00
产褥期感染	0.00	0.00	0.00	0.00	0.00	0.00	0.00	0.00	0.00	0.00
间接产科原因	0.00	0.00	0.00	0.00	0.00	0.00	0.00	0.00	0.00	0.00
妊娠、分娩和产褥期的其他情况	0.00	0.00	0.00	0.00	0.00	0.00	0.00	0.00	0.00	0.00
起源于围生期的某些情况小计	3.06	359.90	0.90	0.00	0.00	0.00	0.00	0.00	0.00	0.00
早产儿和未成熟儿	1.06	125.87	0.00	0.00	0.00	0.00	0.00	0.00	0.00	0.00
新生儿产伤和窒息	0.50	59.00	0.00	0.00	0.00	0.00	0.00	0.00	0.00	0.00
新生儿溶血性疾病	0.02	1.97	0.00	0.00	0.00	0.00	0.00	0.00	0.00	0.00
新生儿硬化病	0.00	0.00	0.00	0.00	0.00	0.00	0.00	0.00	0.00	0.00
起源于围生期的其他情况	1.49	173.07	0.90	0.00	0.00	0.00	0.00	0.00	0.00	0.00
先天畸形、变性和染色体异常小计	2.10	149.47	7.18	0.37	0.68	0.76	0.00	0.18	0.58	0.17
先天性心脏病	1.64	112.10	5.84	0.37	0.68	0.51	0.00	0.00	0.58	0.17
其他先天畸形、变性和染色体异常	0.46	37.37	1.35	0.00	0.00	0.25	0.00	0.18	0.00	0.00
诊断不明小计	0.61	11.80	0.45	0.00	0.00	0.00	0.00	0.35	0.19	0.17
其他疾病小计	2.35	5.90	0.00	0.00	0.68	0.00	0.00	0.18	0.19	0.00
损伤和中毒外部原因小计	29.66	60.97	23.79	7.42	9.55	11.15	11.36	16.84	15.74	15.85
机动车辆交通事故	7.83	1.97	3.59	0.74	1.36	2.54	3.90	6.31	5.76	4.79
机动车以外的运输事故	3.11	0.00	2.24	0.37	1.02	1.27	1.77	1.93	1.34	1.82
意外中毒	1.39	0.00	0.00	0.00	0.25	0.35	0.70	0.96	0.83
意外跌落	6.38	0.00	4.94	0.37	1.02	1.77	1.24	1.40	2.30	2.48
火 灾	0.13	0.00	0.00	0.00	0.00	0.00	0.00	0.00	0.19	0.00
由自然环境因素所致的意外事故	0.53	0.00	0.45	0.37	0.00	0.00	0.00	0.00	0.38	0.17
淹 死	2.50	1.97	8.98	5.19	4.43	2.54	0.35	1.58	0.96	0.83
意外的机械性窒息	0.75	35.40	0.90	0.37	0.00	0.00	0.18	0.18	0.00	0.17
砸 死	0.28	0.00	1.35	0.00	0.00	0.00	0.00	0.35	0.19	0.17
由机器切割和穿刺工具所致的意外的事故	0.13	0.00	0.00	0.00	0.00	0.00	0.18	0.18	0.19	0.17
触 电	0.46	0.00	0.00	0.00	0.34	0.76	0.18	0.53	0.38	0.33
其他意外事故和有害效应	2.05	21.63	1.35	0.00	0.34	0.51	0.71	0.88	0.77	0.83
自 杀	3.73	0.00	0.00	0.00	0.68	1.52	1.95	2.46	1.73	2.31
被 杀	0.38	0.00	0.00	0.00	0.34	0.00	0.53	0.35	0.58	0.99

10-1-1

40 岁 ~	45 岁 ~	50 岁 ~	55 岁 ~	60 岁 ~	65 岁 ~	70 岁 ~	75 岁 ~	80 岁 ~	85 岁及以上
0.38	1.73	2.38	4.39	8.47	12.66	28.34	63.66	142.51	267.10
13.35	29.21	35.36	74.08	113.67	190.38	354.21	788.79	1743.77	3630.93
0.95	1.30	1.78	0.55	3.18	2.92	7.39	11.07	17.61	47.60
9.15	17.53	24.96	54.88	109.08	194.76	432.44	1049.87	2453.12	6397.10
4.39	5.63	6.83	10.43	26.12	47.23	83.16	268.47	685.34	2120.91
3.24	10.17	16.05	38.14	75.19	132.92	323.41	734.36	1642.89	3972.07
0.00	0.22	0.00	0.55	0.00	2.43	2.46	1.85	3.20	2.64
1.53	1.51	2.08	5.76	7.77	12.17	23.41	45.21	121.70	301.48
13.54	20.77	24.07	35.40	43.77	59.40	77.00	145.76	265.81	489.24
0.95	1.08	2.08	3.57	4.59	8.76	5.54	22.14	46.44	119.00
0.00	0.22	0.30	0.00	0.00	0.49	0.62	0.92	3.20	2.64
0.00	0.22	1.19	0.27	1.06	1.46	3.08	9.23	24.02	44.96
9.34	16.88	17.53	23.87	29.65	32.14	40.04	54.43	68.85	92.56
3.24	2.38	2.97	7.68	8.47	16.55	27.72	59.04	123.30	230.07
0.57	0.65	0.59	1.92	1.41	0.97	3.70	7.38	9.61	26.45
1.91	2.38	2.97	7.68	11.65	20.45	32.03	56.28	126.50	166.60
0.76	0.43	0.59	2.47	3.18	8.76	14.78	15.68	46.44	39.67
0.00	0.00	0.30	0.00	0.00	0.49	1.85	0.00	0.00	2.64
1.14	1.95	2.08	5.21	8.47	11.20	15.40	40.59	80.06	124.29
0.00	0.00	0.00	0.00	0.00	0.00	0.00	0.00	0.00	0.00
0.00	0.00	0.00	0.00	0.00	0.00	0.00	0.00	0.00	0.00
0.00	0.00	0.00	0.00	0.00	0.00	0.00	0.00	0.00	0.00
0.00	0.00	0.00	0.00	0.00	0.00	0.00	0.00	0.00	0.00
0.00	0.00	0.00	0.00	0.00	0.00	0.00	0.00	0.00	0.00
0.00	0.00	0.00	0.00	0.00	0.00	0.00	0.00	0.00	0.00
0.00	0.00	0.00	0.00	0.00	0.00	0.00	0.00	0.00	0.00
0.00	0.00	0.00	0.00	0.00	0.00	0.00	0.00	0.00	0.00
0.00	0.00	0.00	0.00	0.00	0.00	0.00	0.00	0.00	0.00
0.00	0.00	0.00	0.00	0.00	0.00	0.00	0.00	0.00	0.00
0.00	0.00	0.00	0.00	0.00	0.00	0.00	0.00	0.00	0.00
1.14	0.00	1.19	0.00	1.06	1.46	3.08	1.85	1.60	0.00
1.14	0.00	0.89	0.00	0.71	0.97	3.08	0.92	1.60	0.00
0.00	0.00	0.30	0.00	0.35	0.49	0.00	0.92	0.00	0.00
0.38	0.22	0.30	0.27	0.35	0.97	0.62	4.61	8.01	18.51
0.19	0.43	0.59	2.47	1.41	3.41	3.70	8.30	33.63	195.69
30.13	36.13	28.23	40.61	51.54	49.18	68.38	101.48	182.54	335.85
9.73	11.25	8.62	12.62	17.65	14.61	16.02	16.61	30.42	26.45
5.34	3.89	2.08	4.39	6.35	7.30	5.54	7.38	16.01	15.87
2.67	2.16	2.97	4.39	1.06	0.97	1.85	1.85	8.01	5.29
3.43	5.84	6.24	5.21	7.77	8.76	18.48	36.90	78.46	203.63
0.38	0.22	0.30	0.00	0.00	0.00	0.00	0.00	1.60	5.29
0.19	0.65	0.89	0.55	2.12	2.43	1.85	1.85	1.60	2.64
0.76	1.95	1.49	3.57	4.94	3.90	4.93	2.77	11.21	2.64
0.38	0.65	0.89	0.55	1.06	1.46	1.23	0.92	3.20	0.00
0.38	0.43	0.30	0.82	0.71	0.00	0.00	0.00	0.00	0.00
0.19	0.22	0.30	0.27	0.00	0.00	0.00	0.00	0.00	0.00
0.38	0.65	0.30	1.37	0.35	0.00	1.23	0.00	0.00	5.29
1.33	1.51	2.38	2.47	1.77	2.43	2.46	15.68	19.22	39.67
4.20	6.27	1.49	4.39	7.77	7.30	14.17	17.53	12.81	26.45
0.76	0.43	0.00	0.00	0.00	0.00	0.62	0.00	0.00	2.64

表 10-1-2　2013 年城市居民年龄别

疾病名称（ICD-10）	合计	0 岁 ~	1 岁 ~	5 岁 ~	10 岁 ~	15 岁 ~	20 岁 ~	25 岁 ~	30 岁 ~
总　计	713.72	798.87	65.22	20.26	26.19	34.88	23.01	50.24	69.10
传染病和寄生虫病小计	10.34	22.82	3.53	0.00	0.67	1.01	1.44	2.87	3.84
传染病	10.34	22.82	3.53	0.00	0.67	1.01	1.44	2.87	3.84
伤寒和副伤寒	0.00	0.00	0.00	0.00	0.00	0.00	0.00	0.00	0.00
痢疾	0.00	0.00	0.00	0.00	0.00	0.00	0.00	0.00	0.00
肠道其他细菌性传染病	0.10	0.00	0.00	0.00	0.00	0.00	0.00	0.00	0.00
呼吸道结核	2.32	0.00	0.00	0.00	0.00	0.00	0.00	0.00	1.15
其他结核	0.30	0.00	0.00	0.00	0.00	0.51	1.08	0.00	0.00
钩端螺旋体病	0.00	0.00	0.00	0.00	0.00	0.00	0.00	0.00	0.00
破伤风	0.00	0.00	0.00	0.00	0.00	0.00	0.00	0.00	0.00
百日咳	0.00	0.00	0.00	0.00	0.00	0.00	0.00	0.00	0.00
脑膜炎球菌感染	0.10	0.00	0.00	0.00	0.00	0.00	0.00	0.00	0.00
败血症	0.86	22.82	0.00	0.00	0.00	0.00	0.00	0.00	0.00
流行性乙型脑炎	0.00	0.00	0.00	0.00	0.00	0.00	0.00	0.00	0.00
流行性出血热	0.00	0.00	0.00	0.00	0.00	0.00	0.00	0.00	0.00
麻疹	0.00	0.00	0.00	0.00	0.00	0.00	0.00	0.00	0.00
病毒性肝炎	3.78	0.00	0.00	0.00	0.00	0.36	0.36	1.15
艾滋病	2.02	0.00	0.00	0.00	0.67	0.00	0.00	2.51	1.15
寄生虫病	0.00	0.00	0.00	0.00	0.00	0.00	0.00	0.00	0.00
疟疾	0.00	0.00	0.00	0.00	0.00	0.00	0.00	0.00	0.00
血吸虫病	0.00	0.00	0.00	0.00	0.00	0.00	0.00	0.00	0.00
肿瘤小计	261.35	22.82	6.17	0.72	3.36	7.08	3.96	7.54	20.73
恶性肿瘤	259.26	22.82	5.29	0.72	3.36	7.08	3.96	7.18	20.35
鼻咽癌	3.51	0.00	0.00	0.00	0.00	0.51	0.00	0.72	0.77
食管癌	28.57	0.00	0.00	0.00	0.00	0.00	0.00	0.00	0.38
胃癌	21.11	0.00	0.00	0.00	0.00	0.00	0.00	0.00	1.54
结肠、直肠和肛门癌	18.56	0.00	0.00	0.00	0.00	0.00	0.00	0.72	0.00
肝癌	42.06	0.00	1.76	0.00	0.00	0.00	0.00	1.08	6.53
肺癌	95.28	0.00	0.00	0.00	0.00	0.00	0.00	0.00	0.77
乳腺癌	0.07	0.00	0.00	0.00	0.00	0.00	0.00	0.00	0.00
宫颈癌	0.00	0.00	0.00	0.00	0.00	0.00	0.00	0.00	0.00
膀胱癌	4.14	0.00	0.00	0.00	0.00	0.00	0.00	0.00	0.38
白血病	5.20	19.02	0.88	0.00	2.01	3.54	0.72	1.44	1.92
良性肿瘤	0.76	0.00	0.88	0.00	0.00	0.00	0.00	0.00	0.38
其他肿瘤	1.33	0.00	0.00	0.00	0.00	0.00	0.00	0.36	0.00
血液、造血器官及免疫的其他疾病小计	1.16	3.80	1.76	0.00	0.00	0.00	0.00	0.00	0.38
贫血	0.63	0.00	0.00	0.00	0.00	0.00	0.00	0.00	0.00
血液、造血器官及免疫的其他疾病	0.53	3.80	1.76	0.00	0.00	0.00	0.00	0.00	0.38
内分泌、营养和代谢的其他疾病小计	17.00	3.80	0.00	0.72	0.67	0.00	0.00	0.72	0.38
糖尿病	15.24	0.00	0.00	0.00	0.00	0.00	0.00	0.36	0.38
内分泌、营养和代谢的其他疾病	1.76	3.80	0.00	0.72	0.67	0.00	0.00	0.36	0.00
精神障碍小计	1.06	0.00	0.00	0.00	0.00	0.51	0.00	0.72	0.77
神经系统疾病小计	5.67	3.80	2.64	2.17	2.69	2.53	1.44	0.36	1.54
脑膜炎	0.23	0.00	0.00	0.72	0.00	0.00	0.00	0.00	0.38
神经系统的其他疾病	5.44	3.80	2.64	1.45	2.69	2.53	1.44	0.36	1.15
循环系统疾病小计	195.00	15.22	0.00	1.45	1.34	2.53	1.08	8.25	7.68
急性风湿热	0.27	0.00	0.00	0.00	0.00	0.00	0.00	0.36	0.00
心脏病	91.27	3.80	0.00	0.00	0.67	2.53	1.08	3.59	4.99
慢性风湿性心脏病	3.31	0.00	0.00	0.00	0.00	0.00	0.00	0.00	0.00
高血压性心脏病	11.50	0.00	0.00	0.00	0.00	0.00	0.00	0.00	0.00
急性心肌梗死	24.19	0.00	0.00	0.00	0.00	1.01	0.72	0.72	2.69
其他冠心病	29.93	3.80	0.00	0.00	0.00	0.00	0.00	0.72	0.38
肺原性心脏病	15.71	0.00	0.00	0.00	0.67	0.00	0.00	0.00	0.38
其他心脏病	6.63	0.00	0.00	0.00	0.00	1.52	0.36	2.15	1.54

疾病别死亡率（男性）（1/10 万）

35 岁 ~	40 岁 ~	45 岁 ~	50 岁 ~	55 岁 ~	60 岁 ~	65 岁 ~	70 岁 ~	75 岁 ~	80 岁 ~	85 岁及以上
90.82	**239.08**	**377.94**	**488.05**	**967.75**	**1398.23**	**2050.80**	**3223.94**	**5572.21**	**10783.35**	**22138.14**
5.88	8.59	12.70	14.81	18.11	19.39	25.70	34.49	34.37	74.77	169.50
5.88	8.59	12.70	14.81	18.11	19.39	25.70	34.49	34.37	74.77	169.50
0.00	0.00	0.00	0.00	0.00	0.00	0.00	0.00	0.00	0.00	0.00
0.00	0.00	0.00	0.00	0.00	0.00	0.00	0.00	0.00	0.00	0.00
0.33	0.00	0.42	0.00	0.00	0.00	0.99	0.00	0.00	0.00	0.00
0.00	1.49	1.69	4.15	3.96	5.03	6.92	6.16	11.46	20.39	84.75
0.00	0.00	0.00	0.00	0.57	0.00	0.00	1.23	1.91	3.40	6.05
0.00	0.00	0.00	0.00	0.00	0.00	0.00	0.00	0.00	0.00	0.00
0.00	0.00	0.00	0.00	0.00	0.00	0.00	0.00	0.00	0.00	0.00
0.00	0.00	0.00	0.00	0.00	0.00	0.72	0.00	1.23	0.00	3.40	0.00
0.33	0.00	0.42	0.00	0.00	3.59	0.99	2.46	1.91	6.80	42.38
0.00	0.00	0.00	0.00	0.00	0.00	0.00	0.00	0.00	0.00	0.00
0.00	0.00	0.00	0.00	0.00	0.00	0.00	0.00	0.00	0.00	0.00
0.00	0.00	0.00	0.00	0.00	0.00	0.00	0.00	0.00	0.00	0.00
2.94	4.86	5.50	5.92	7.92	7.18	10.87	12.32	15.28	27.19	18.16
1.63	1.49	4.66	2.96	3.40	2.87	3.95	8.62	1.91	6.80	6.05
0.00	0.00	0.00	0.00	0.00	0.00	0.00	0.00	0.00	0.00	0.00
0.00	0.00	0.00	0.00	0.00	0.00	0.00	0.00	0.00	0.00	0.00
33.97	93.76	153.21	238.10	516.70	757.65	1036.77	1355.11	1970.71	2949.87	3819.84
32.99	92.64	152.36	235.73	515.00	752.62	1027.87	1345.26	1953.52	2932.88	3777.47
0.65	6.35	5.50	3.55	6.79	10.77	18.78	3.70	11.46	16.99	18.16
0.98	3.36	19.89	32.58	71.31	117.06	127.50	142.90	177.59	241.29	296.63
0.65	4.86	8.46	16.58	36.79	62.48	93.89	114.57	173.77	282.07	339.00
2.29	2.61	6.77	10.07	39.62	41.65	73.14	114.57	158.50	282.07	302.68
14.70	34.37	44.86	53.31	96.21	122.80	144.30	176.16	204.33	390.82	375.33
6.21	20.17	43.59	78.18	192.98	293.00	408.18	529.73	819.22	1060.32	1404.44
0.00	0.00	0.42	0.00	0.00	0.72	0.00	0.00	0.00	0.00	0.00
0.00	0.00	0.00	0.00	0.00	0.00	0.00	0.00	0.00	0.00	0.00
0.33	0.37	0.85	1.18	3.96	5.03	14.83	25.87	30.55	108.75	121.07
1.63	2.24	2.96	3.55	10.19	12.21	14.83	18.48	28.64	54.38	60.54
0.65	0.75	0.00	0.59	0.57	1.44	5.93	3.70	3.82	3.40	6.05
0.33	0.37	0.85	1.78	1.13	3.59	2.97	6.16	13.37	13.59	36.32
0.00	1.12	0.00	0.00	0.57	2.87	1.98	3.70	13.37	23.79	24.21
0.00	0.37	0.00	0.00	0.57	0.72	0.00	2.46	11.46	20.39	12.11
0.00	0.75	0.00	0.00	0.00	2.15	1.98	1.23	1.91	3.40	12.11
1.31	5.23	5.08	8.88	13.02	34.47	46.45	82.54	148.95	275.28	714.33
0.33	4.48	4.23	8.29	12.45	33.03	44.48	80.07	133.67	258.28	587.20
0.98	0.75	0.85	0.59	0.57	1.44	1.98	2.46	15.28	16.99	127.13
0.00	2.24	2.96	1.78	1.70	0.72	0.99	0.00	0.00	10.20	18.16
0.65	3.74	2.12	2.37	2.83	5.75	12.85	22.17	34.37	98.56	205.82
0.65	0.75	0.42	0.00	0.57	0.00	0.99	0.00	0.00	0.00	0.00
0.65	2.99	1.69	2.37	2.26	5.75	11.86	22.17	34.37	98.56	205.82
11.43	41.47	83.80	91.81	195.25	285.82	480.33	906.69	1770.20	3792.69	7978.69
0.00	0.37	0.42	0.00	0.00	0.00	0.99	1.23	0.00	6.80	6.05
4.90	17.56	37.24	40.28	80.36	130.70	217.43	425.01	823.04	1767.20	4013.56
0.00	2.61	3.39	3.55	2.26	6.46	7.91	16.01	21.01	67.97	84.75
0.00	0.00	5.50	4.15	5.66	8.62	28.66	49.28	139.40	231.10	575.10
2.29	7.10	9.73	15.99	24.34	40.93	69.18	117.03	181.41	373.83	1035.17
0.98	3.74	8.46	8.29	28.86	28.73	57.32	120.73	280.71	659.30	1598.16
0.33	0.00	3.39	4.15	9.62	33.75	40.52	91.16	166.14	336.45	550.88
1.31	4.11	6.77	4.15	9.62	12.21	13.84	30.80	34.37	98.56	169.50

疾病名称（ICD-10）	合计	0 岁~	1 岁~	5 岁~	10 岁~	15 岁~	20 岁~	25 岁~	30 岁~
其他高血压病	7.09	0.00	0.00	0.00	0.00	0.00	0.00	0.36	0.38
脑血管病	94.45	11.41	0.00	1.45	0.67	0.00	0.00	3.59	2.30
循环系统的其他疾病	1.92	0.00	0.00	0.00	0.00	0.00	0.00	0.36	0.00
呼吸系统疾病小计	135.78	49.45	9.69	1.45	1.34	2.53	0.36	3.23	2.30
肺 炎	36.52	45.65	7.05	0.72	1.34	1.52	0.00	1.44	0.77
慢性下呼吸道疾病	91.24	0.00	0.00	0.00	0.00	0.51	0.00	1.08	0.38
尘 肺	0.50	0.00	0.00	0.00	0.00	0.00	0.00	0.00	0.00
呼吸系统的其他疾病	7.52	3.80	2.64	0.72	0.00	0.51	0.36	0.72	1.15
消化系统疾病小计	29.30	7.61	1.76	0.72	0.00	1.52	0.00	1.08	3.46
胃和十二指肠溃疡	3.88	0.00	1.76	0.00	0.00	0.00	0.00	0.36	0.00
阑尾炎	0.20	0.00	0.00	0.00	0.00	0.00	0.00	0.00	0.00
肠梗阻	1.23	0.00	0.00	0.72	0.00	0.00	0.00	0.36	0.00
肝疾病	15.54	0.00	0.00	0.00	0.00	0.00	0.00	0.36	1.92
消化系统的其他疾病	8.45	7.61	0.00	0.00	0.00	1.52	0.00	0.00	1.54
肌肉骨骼和结缔组织疾病小计	0.56	0.00	0.00	0.00	0.00	0.00	0.00	0.00	0.00
泌尿生殖系统疾病小计	7.36	0.00	0.00	1.45	0.00	0.00	0.00	0.36	3.46
肾小球和肾小管间质疾病	2.42	0.00	0.00	0.72	0.00	0.00	0.00	0.36	2.69
前列腺增生	0.20	0.00	0.00	0.00	0.00	0.00	0.00	0.00	0.00
泌尿生殖系统的其他疾病	4.74	0.00	0.00	0.72	0.00	0.00	0.00	0.00	0.77
妊娠、分娩和产褥期并发症小计	0.00	0.00	0.00	0.00	0.00	0.00	0.00	0.00	0.00
直接产科原因	0.00	0.00	0.00	0.00	0.00	0.00	0.00	0.00	0.00
流 产	0.00	0.00	0.00	0.00	0.00	0.00	0.00	0.00	0.00
妊娠高血压综合症	0.00	0.00	0.00	0.00	0.00	0.00	0.00	0.00	0.00
梗阻性分娩	0.00	0.00	0.00	0.00	0.00	0.00	0.00	0.00	0.00
产后出血	0.00	0.00	0.00	0.00	0.00	0.00	0.00	0.00	0.00
母体产伤	0.00	0.00	0.00	0.00	0.00	0.00	0.00	0.00	0.00
产褥期感染	0.00	0.00	0.00	0.00	0.00	0.00	0.00	0.00	0.00
间接产科原因	0.00	0.00	0.00	0.00	0.00	0.00	0.00	0.00	0.00
妊娠、分娩和产褥期的其他情况	0.00	0.00	0.00	0.00	0.00	0.00	0.00	0.00	0.00
起源于围生期的某些情况小计	3.84	437.48	0.88	0.00	0.00	0.00	0.00	0.00	0.00
早产儿和未成熟儿	1.36	155.97	0.00	0.00	0.00	0.00	0.00	0.00	0.00
新生儿产伤和窒息	0.63	72.28	0.00	0.00	0.00	0.00	0.00	0.00	0.00
新生儿溶血性疾病	0.03	3.80	0.00	0.00	0.00	0.00	0.00	0.00	0.00
新生儿硬化病	0.00	0.00	0.00	0.00	0.00	0.00	0.00	0.00	0.00
起源于围生期的其他情况	1.82	205.42	0.88	0.00	0.00	0.00	0.00	0.00	0.00
先天畸形、变性和染色体异常小计	2.42	152.17	11.46	0.00	0.67	1.52	0.00	0.36	0.38
先天性心脏病	1.79	106.52	8.81	0.00	0.67	1.01	0.00	0.00	0.38
其他先天畸形、变性和染色体异常	0.63	45.65	2.64	0.00	0.00	0.51	0.00	0.36	0.00
诊断不明小计	0.86	15.22	0.00	0.00	0.00	0.00	0.00	0.72	0.00
其他疾病小计	1.99	7.61	0.00	0.00	1.34	0.00	0.00	0.36	0.38
损伤和中毒外部原因小计	40.03	57.06	27.32	11.58	14.10	15.67	14.74	23.69	23.80
机动车辆交通事故	11.04	0.00	2.64	0.72	2.69	4.04	4.67	9.33	10.37
机动车以外的运输事故	4.37	0.00	4.41	0.72	1.34	2.02	2.88	2.87	2.30
意外中毒	1.99	0.00	0.00	0.00	0.00	0.00	0.36	0.72	1.54
意外跌落	8.68	0.00	3.53	0.72	1.34	3.03	1.44	1.79	3.46
火 灾	0.20	0.00	0.00	0.00	0.00	0.00	0.00	0.00	0.00
由自然环境因素所致的意外事故	0.43	0.00	0.00	0.00	0.00	0.00	0.00	0.00	0.38
淹 死	3.21	0.00	12.34	8.68	7.39	2.02	0.00	1.79	0.77
意外的机械性窒息	1.03	38.04	0.88	0.72	0.00	0.00	0.36	0.00	0.00
砸 死	0.40	0.00	0.88	0.00	0.00	0.00	0.00	0.72	0.38
由机器切割和穿刺工具所致的意外的事故	0.27	0.00	0.00	0.00	0.00	0.00	0.36	0.36	0.38
触 电	0.86	0.00	0.00	0.00	0.67	1.52	0.36	1.08	0.77
其他意外事故和有害效应	2.49	19.02	2.64	0.00	0.00	1.01	1.44	1.79	1.54
自 杀	4.54	0.00	0.00	0.00	0.67	2.02	2.52	2.51	1.54
被 杀	0.53	0.00	0.00	0.00	0.00	0.00	0.36	0.72	0.38

10-1-2

35 岁 ~	40 岁 ~	45 岁 ~	50 岁 ~	55 岁 ~	60 岁 ~	65 岁 ~	70 岁 ~	75 岁 ~	80 岁 ~	85 岁及以上
0.00	0.37	2.12	1.78	5.09	10.05	15.81	38.19	70.66	139.34	332.95
6.53	21.29	41.90	47.38	108.66	140.04	240.17	429.94	866.96	1855.56	3589.81
0.00	1.87	2.12	2.37	1.13	5.03	5.93	12.32	9.55	23.79	36.32
3.59	11.95	23.28	38.50	85.46	143.63	272.78	602.41	1254.61	2807.14	7784.97
0.98	5.98	9.31	11.85	14.71	30.88	64.24	114.57	290.26	744.27	2488.04
1.31	3.74	11.43	24.28	60.56	104.13	187.78	448.42	914.70	1930.33	4921.61
0.00	0.00	0.42	0.00	1.13	0.00	2.97	4.93	3.82	6.80	6.05
1.31	2.24	2.12	2.37	9.05	8.62	17.79	34.49	45.83	125.74	369.27
5.23	22.41	35.97	40.28	61.12	65.35	80.06	85.00	160.41	339.85	617.47
0.00	1.49	1.69	3.55	6.79	7.90	15.81	6.16	15.28	57.77	187.66
0.00	0.00	0.42	0.00	0.00	0.00	0.99	1.23	1.91	3.40	6.05
0.00	0.00	0.00	1.18	0.57	2.15	1.98	3.70	11.46	37.38	42.38
4.57	17.18	29.63	30.21	41.88	42.37	43.49	40.65	61.11	78.16	102.91
0.65	3.74	4.23	5.33	11.88	12.93	17.79	33.26	70.66	163.13	278.47
0.33	0.00	1.27	0.59	1.13	1.44	0.00	6.16	0.00	3.40	12.11
2.29	1.49	2.96	2.96	11.32	13.64	18.78	38.19	59.20	118.95	193.72
0.98	0.37	0.42	1.18	2.83	4.31	6.92	16.01	17.19	40.78	30.27
0.00	0.00	0.00	0.59	0.00	0.00	0.99	3.70	0.00	0.00	6.05
1.31	1.12	2.54	1.18	8.49	9.34	10.87	18.48	42.01	78.16	157.39
0.00	0.00	0.00	0.00	0.00	0.00	0.00	0.00	0.00	0.00	0.00
0.00	0.00	0.00	0.00	0.00	0.00	0.00	0.00	0.00	0.00	0.00
0.00	0.00	0.00	0.00	0.00	0.00	0.00	0.00	0.00	0.00	0.00
0.00	0.00	0.00	0.00	0.00	0.00	0.00	0.00	0.00	0.00	0.00
0.00	0.00	0.00	0.00	0.00	0.00	0.00	0.00	0.00	0.00	0.00
0.00	0.00	0.00	0.00	0.00	0.00	0.00	0.00	0.00	0.00	0.00
0.00	0.00	0.00	0.00	0.00	0.00	0.00	0.00	0.00	0.00	0.00
0.00	0.00	0.00	0.00	0.00	0.00	0.00	0.00	0.00	0.00	0.00
0.00	0.00	0.00	0.00	0.00	0.00	0.00	0.00	0.00	0.00	0.00
0.00	0.00	0.00	0.00	0.00	0.00	0.00	0.00	0.00	0.00	0.00
0.00	0.00	0.00	0.00	0.00	0.00	0.00	0.00	0.00	0.00	0.00
0.00	0.00	0.00	0.00	0.00	0.00	0.00	0.00	0.00	0.00	0.00
0.00	0.00	0.00	0.00	0.00	0.00	0.00	0.00	0.00	0.00	0.00
0.00	0.00	0.00	0.00	0.00	0.00	0.00	0.00	0.00	0.00	0.00
0.00	1.49	0.00	1.18	0.00	1.44	2.97	2.46	0.00	3.40	0.00
0.00	1.49	0.00	0.59	5.00	1.44	1.98	2.46	70.66	3.40	0.00
0.00	0.00	0.00	0.59	0.00	0.00	0.99	0.00	0.00	0.00	0.00
0.33	0.75	0.42	0.59	0.57	0.72	1.98	0.00	5.73	13.59	24.21
0.00	0.00	0.42	0.59	3.96	1.44	0.00	2.46	7.64	33.98	163.45
25.81	44.83	53.75	45.61	56.03	63.92	69.18	82.54	112.67	237.89	411.65
8.17	15.69	16.51	13.03	15.85	25.14	22.73	19.71	13.37	40.78	12.11
2.29	7.84	5.93	2.96	5.66	10.05	10.87	4.93	7.64	13.59	24.21
1.31	4.48	2.96	5.92	6.23	1.44	1.98	1.23	0.00	6.80	12.11
4.25	4.86	10.58	10.66	9.62	11.49	8.90	24.64	49.65	108.75	254.25
0.00	0.75	0.42	0.59	0.00	0.00	0.00	0.00	0.00	3.40	6.05
0.33	0.00	0.42	1.18	0.57	0.00	2.97	0.00	3.82	3.40	6.05
1.63	0.37	2.54	2.37	3.96	5.75	5.93	4.93	3.82	20.39	0.00
0.33	0.75	1.27	1.18	1.13	1.44	2.97	2.46	0.00	3.40	0.00
0.00	0.37	0.85	0.59	1.70	0.72	0.00	0.00	0.00	0.00	0.00
0.33	0.37	0.42	0.59	0.57	0.00	0.00	0.00	0.00	0.00	0.00
0.65	0.75	1.27	0.00	2.26	0.72	0.00	2.46	0.00	0.00	12.11
1.31	1.49	2.54	4.15	2.83	1.44	2.97	1.23	11.46	23.79	42.38
3.59	5.60	7.62	2.37	5.66	5.75	9.88	19.71	22.92	13.59	36.32
1.63	1.49	0.42	0.00	0.00	0.00	0.00	1.23	0.00	0.00	6.05

表 10-1-3　2013 年城市居民年龄别

疾病名称（ICD-10）	合计	0 岁 ~	1 岁 ~	5 岁 ~	10 岁 ~	15 岁 ~	20 岁 ~	25 岁 ~	30 岁 ~	35 岁 ~
总　计	467.48	582.25	43.92	10.65	11.08	14.75	11.92	22.99	29.57	37.71
传染病和寄生虫病小计	3.67	16.29	1.83	0.76	0.00	0.00	0.35	0.00	0.38	2.67
传染病	3.61	16.29	1.83	0.76	0.00	0.00	0.35	0.00	0.38	2.67
伤寒和副伤寒	0.00	0.00	0.00	0.00	0.00	0.00	0.00	0.00	0.00	0.00
痢 疾	0.03	0.00	0.00	0.00	0.00	0.00	0.00	0.00	0.00	0.00
肠道其他细菌性传染病	0.10	4.07	0.00	0.00	0.00	0.00	0.00	0.00	0.00	0.00
呼吸道结核	0.70	0.00	0.00	0.00	0.00	0.00	0.00	0.00	0.00	0.67
其他结核	0.07	0.00	0.00	0.00	0.00	0.00	0.00	0.00	0.00	0.00
钩端螺旋体病	0.00	0.00	0.00	0.00	0.00	0.00	0.00	0.00	0.00	0.00
破伤风	0.00	0.00	0.00	0.00	0.00	0.00	0.00	0.00	0.00	0.00
百日咳	0.00	0.00	0.00	0.00	0.00	0.00	0.00	0.00	0.00	0.00
脑膜炎球菌感染	0.07	0.00	0.00	0.00	0.00	0.00	0.00	0.00	0.00	0.33
败血症	0.63	12.21	0.91	0.00	0.00	0.00	0.00	0.00	0.00	0.33
流行性乙型脑炎	0.00	0.00	0.00	0.00	0.00	0.00	0.00	0.00	0.00	0.00
流行性出血热	0.00	0.00	0.00	0.00	0.00	0.00	0.00	0.00	0.00	0.00
麻 疹	0.00	0.00	0.00	0.00	0.00	0.00	0.00	0.00	0.00	0.00
病毒性肝炎	1.56	0.00	0.00	0.76	0.00	0.00	0.00	0.00	0.00	0.00
艾滋病	0.30	0.00	0.00	0.00	0.00	0.00	0.35	0.00	0.38	1.00
寄生虫病	0.07	0.00	0.00	0.00	0.00	0.00	0.00	0.00	0.00	0.00
疟疾	0.00	0.00	0.00	0.00	0.00	0.00	0.00	0.00	0.00	0.00
血吸虫病	0.00	0.00	0.00	0.00	0.00	0.00	0.00	0.00	0.00	0.00
肿瘤小计	128.18	16.29	7.32	2.28	2.77	4.07	1.40	4.80	13.44	19.36
恶性肿瘤	126.65	16.29	6.40	2.28	2.77	4.07	1.40	4.12	13.06	18.69
鼻咽癌	1.26	0.00	0.00	0.00	0.00	1.02	0.00	0.34	0.00	0.67
食管癌	4.47	0.00	0.00	0.00	0.00	0.51	0.00	0.00	0.00	0.00
胃 癌	8.71	0.00	0.00	0.00	0.00	1.02	0.00	0.00	1.54	0.33
结肠、直肠和肛门癌	11.92	0.00	0.00	0.00	0.00	0.00	0.00	0.34	0.77	3.00
肝 癌	15.46	0.00	0.91	0.00	0.00	0.51	0.00	0.34	0.77	2.67
肺 癌	39.66	0.00	0.00	0.00	0.00	0.00	0.35	0.00	1.54	1.33
乳腺癌	7.65	0.00	0.00	0.00	0.00	0.00	0.00	0.34	1.15	2.00
宫颈癌	2.85	0.00	0.00	0.00	0.00	0.00	0.00	0.00	1.54	1.67
膀胱癌	1.03	0.00	0.00	0.00	0.00	0.00	0.00	0.34	0.00	0.00
白血病	3.71	8.14	4.57	1.52	1.38	0.51	0.70	2.06	1.54	1.33
良性肿瘤	0.63	0.00	0.00	0.00	0.00	0.00	0.00	0.69	0.38	0.00
其他肿瘤	0.89	0.00	0.91	0.00	0.00	0.00	0.00	0.00	0.00	0.67
血液、造血器官及免疫的其他疾病小计	1.13	0.00	0.91	1.52	0.00	0.51	0.00	0.00	0.00	0.00
贫 血	0.63	0.00	0.00	1.52	0.00	0.00	0.00	0.00	0.00	0.00
血液、造血器官及免疫的其他疾病	0.50	0.00	0.91	0.00	0.00	0.51	0.00	0.00	0.00	0.00
内分泌、营养和代谢的其他疾病小计	17.84	0.00	0.00	0.00	0.00	0.00	0.00	0.34	0.38	1.00
糖尿病	16.39	0.00	0.00	0.00	0.00	0.00	0.00	0.34	0.38	0.33
内分泌、营养和代谢的其他疾病	1.46	0.00	0.00	0.00	0.00	0.00	0.00	0.00	0.00	0.67
精神障碍小计	0.93	0.00	0.00	0.00	0.00	0.00	0.00	0.34	0.38	0.33
神经系统疾病小计	4.24	4.07	1.83	0.76	0.00	0.51	0.00	0.69	0.38	1.33
脑膜炎	0.03	0.00	0.00	0.00	0.00	0.51	0.00	0.00	0.00	0.00
神经系统的其他疾病	4.20	4.07	1.83	0.76	0.00	0.00	0.00	0.69	0.38	1.33
循环系统疾病小计	167.63	4.07	3.66	1.52	0.00	3.05	0.70	3.77	4.61	4.34
急性风湿热	0.63	0.00	0.00	0.00	0.00	0.00	0.00	0.00	0.00	0.00
心脏病	80.18	4.07	3.66	0.76	0.00	2.03	0.00	2.75	1.54	1.33
慢性风湿性心脏病	5.89	0.00	0.00	0.00	0.00	0.00	0.00	0.34	0.00	0.00
高血压性心脏病	12.18	0.00	0.00	0.00	0.00	0.00	0.00	0.00	0.00	0.33
急性心肌梗死	16.19	0.00	0.00	0.00	0.00	0.51	0.00	1.03	1.15	0.00
其他冠心病	30.59	0.00	0.00	0.00	0.00	0.00	0.00	0.34	0.00	0.33
肺原性心脏病	11.19	0.00	0.00	0.00	0.00	0.00	0.00	0.00	0.00	0.00
其他心脏病	4.14	4.07	3.66	0.76	0.00	1.53	0.00	1.03	0.38	0.67

疾病别死亡率（女性）（1/10 万）

40 岁 ~	45 岁 ~	50 岁 ~	55 岁 ~	60 岁 ~	65 岁 ~	70 岁 ~	75 岁 ~	80 岁 ~	85 岁及以上
99.36	155.39	184.25	375.49	641.55	976.98	1795.20	3960.59	8051.23	17299.84
2.34	2.21	2.39	2.13	6.25	15.36	19.71	16.06	24.22	79.83
2.34	2.21	2.39	2.13	6.25	15.36	19.71	12.49	24.22	79.83
0.00	0.00	0.00	0.00	0.00	0.00	0.00	0.00	0.00	0.00
0.00	0.00	0.00	0.00	0.00	0.00	0.00	0.00	3.03	0.00
0.00	0.00	0.00	0.00	0.00	0.00	0.00	0.00	3.03	4.70
0.39	0.00	0.00	1.07	0.69	1.92	3.70	5.35	15.14	9.39
0.00	0.00	0.00	0.00	0.00	0.00	1.23	0.00	0.00	4.70
0.00	0.00	0.00	0.00	0.00	0.00	0.00	0.00	0.00	0.00
0.00	0.00	0.00	0.00	0.00	0.00	0.00	0.00	0.00	0.00
0.39	0.00	0.00	0.00	0.00	0.00	0.00	0.00	0.00	0.00
0.00	0.44	1.19	0.00	0.00	1.92	2.46	1.78	0.00	28.18
0.00	0.00	0.00	0.00	0.00	0.00	0.00	0.00	0.00	0.00
0.00	0.00	0.00	0.00	0.00	0.00	0.00	0.00	0.00	0.00
0.00	0.00	0.00	0.00	0.00	0.00	0.00	0.00	0.00	0.00
0.78	1.33	0.60	1.07	4.86	10.56	12.32	5.35	3.03	28.18
0.78	0.44	0.60	0.00	0.00	0.00	0.00	0.00	0.00	0.00
0.00	0.00	0.00	0.00	0.00	0.00	0.00	0.00	3.57	0.00
0.00	0.00	0.00	0.00	0.00	0.00	0.00	0.00	0.00	0.00
0.00	0.00	0.00	0.00	0.00	0.00	0.00	0.00	0.00	0.00
53.38	84.12	97.19	209.31	279.11	409.79	664.11	1006.66	1532.13	1939.42
52.99	83.23	96.60	205.58	277.03	408.83	656.72	994.16	1513.96	1911.25
1.56	0.44	1.19	3.73	2.08	4.80	7.39	5.35	3.03	4.70
1.17	0.44	1.19	5.86	8.33	16.31	25.87	49.98	72.67	70.44
2.34	4.87	7.16	18.11	14.58	18.23	44.36	71.39	96.89	211.32
2.73	7.97	7.75	13.32	23.61	42.23	77.62	98.17	121.12	230.10
5.45	8.85	11.33	20.24	38.88	55.66	82.55	110.66	196.81	258.28
9.74	20.81	28.03	60.18	94.43	133.40	210.69	353.40	542.00	629.26
7.01	13.28	11.33	22.90	20.14	23.03	24.64	32.13	27.25	51.66
3.90	3.98	5.96	4.26	7.64	5.76	9.86	16.06	6.06	18.78
0.39	0.00	0.00	1.07	0.00	0.96	7.39	8.92	36.34	14.09
1.56	3.98	3.58	4.26	4.86	9.60	11.09	37.48	15.14	23.48
0.39	0.00	0.60	1.07	0.69	0.96	2.46	7.14	12.11	0.00
0.00	0.89	0.00	2.66	1.39	0.00	4.93	5.35	6.06	28.18
1.17	0.44	0.00	1.07	1.39	1.92	4.93	14.28	9.08	23.48
0.78	0.00	0.00	0.53	0.69	0.96	2.46	10.71	3.03	14.09
0.39	0.44	0.00	0.53	0.69	0.96	2.46	3.57	6.06	9.39
1.17	2.66	3.58	7.99	23.61	36.47	82.55	198.12	336.10	671.52
0.78	2.66	2.98	7.99	22.91	35.51	80.09	185.62	308.85	577.60
0.39	0.00	0.60	0.00	0.69	0.96	2.46	12.49	27.25	93.92
0.78	0.89	0.60	1.07	0.69	0.96	0.00	5.35	21.20	28.18
0.39	0.44	0.00	4.79	5.55	4.80	13.55	42.84	72.67	154.97
0.00	0.00	0.00	0.00	0.00	0.00	0.00	0.00	0.00	0.00
0.39	0.44	0.00	4.79	5.55	4.80	13.55	42.84	72.67	154.97
10.13	28.33	45.32	77.76	173.58	288.87	587.72	1511.77	3400.35	7997.18
0.00	0.44	0.00	1.07	2.78	0.96	2.46	3.57	12.11	14.09
4.68	10.18	17.89	31.42	74.29	136.28	285.85	722.87	1586.63	4047.90
0.78	2.21	5.37	6.92	16.66	21.11	38.20	37.48	57.53	145.57
0.78	0.89	1.79	3.73	4.17	21.11	36.96	110.66	251.32	704.39
0.78	1.33	2.39	9.59	14.58	21.11	61.61	162.42	327.02	765.44
0.78	4.43	4.17	6.92	24.30	46.07	86.25	271.30	644.95	1746.89
0.78	0.44	1.79	1.60	7.64	19.19	48.05	123.15	230.12	535.34
0.78	0.89	2.39	2.66	6.94	7.68	14.79	17.85	75.70	150.27

疾病名称（ICD-10）	合计	0岁~	1岁~	5岁~	10岁~	15岁~	20岁~	25岁~	30岁~	35岁~
其他高血压病	5.89	0.00	0.00	0.00	0.00	0.00	0.00	0.00	0.38	0.00
脑血管病	79.94	0.00	0.00	0.76	0.00	1.02	0.70	1.03	2.69	3.00
循环系统的其他疾病	0.99	0.00	0.00	0.00	0.00	0.00	0.00	0.00	0.00	0.00
呼吸系统疾病小计	95.80	32.57	0.91	0.00	1.38	0.00	0.35	0.69	0.38	1.00
肺 炎	29.30	32.57	0.91	0.00	1.38	0.00	0.35	0.69	0.38	0.00
慢性下呼吸道疾病	61.27	0.00	0.00	0.00	0.00	0.00	0.00	0.00	0.00	1.00
尘 肺	0.07	0.00	0.00	0.00	0.00	0.00	0.00	0.00	0.00	0.00
呼吸系统的其他疾病	5.16	0.00	0.00	0.00	0.00	0.00	0.00	0.00	0.00	0.00
消化系统疾病小计	13.94	8.14	1.83	0.00	0.00	0.00	1.05	1.37	0.00	0.33
胃和十二指肠溃疡	1.82	0.00	0.00	0.00	0.00	0.00	0.00	0.34	0.00	0.00
阑尾炎	0.07	0.00	0.00	0.00	0.00	0.00	0.00	0.00	0.00	0.00
肠梗阻	0.86	4.07	0.00	0.00	0.00	0.00	0.00	0.34	0.00	0.00
肝疾病	5.93	0.00	0.91	0.00	0.00	0.00	0.70	0.00	0.00	0.00
消化系统的其他疾病	5.26	4.07	0.91	0.00	0.00	0.00	0.35	0.69	0.00	0.33
肌肉骨骼和结缔组织疾病小计	1.36	0.00	0.00	0.69	0.00	0.00	0.00	0.69	0.38	0.67
泌尿生殖系统疾病小计	6.32	0.00	0.91	0.00	0.69	0.00	0.00	0.00	0.38	0.67
肾小球和肾小管间质疾病	2.35	0.00	0.91	0.00	0.00	0.00	0.00	0.00	0.38	0.33
前列腺增生	0.00	0.00	0.00	0.00	0.00	0.00	0.00	0.00	0.00	0.00
泌尿生殖系统的其他疾病	3.97	0.00	0.00	0.00	0.69	0.00	0.00	0.00	0.00	0.33
妊娠、分娩和产褥期并发症小计	0.00	0.00	0.00	0.00	0.00	0.00	0.00	0.00	0.00	0.00
直接产科原因	0.00	0.00	0.00	0.00	0.00	0.00	0.00	0.00	0.00	0.00
流 产	0.00	0.00	0.00	0.00	0.00	0.00	0.00	0.00	0.00	0.00
妊娠高血压综合症	0.00	0.00	0.00	0.00	0.00	0.00	0.00	0.00	0.00	0.00
梗阻性分娩	0.00	0.00	0.00	0.00	0.00	0.00	0.00	0.00	0.00	0.00
产后出血	0.00	0.00	0.00	0.00	0.00	0.00	0.00	0.00	0.00	0.00
母体产伤	0.00	0.00	0.00	0.00	0.00	0.00	0.00	0.00	0.00	0.00
产褥期感染	0.00	0.00	0.00	0.00	0.00	0.00	0.00	0.00	0.00	0.00
间接产科原因	0.00	0.00	0.00	0.00	0.00	0.00	0.00	0.00	0.00	0.00
妊娠、分娩和产褥期的其他情况	0.00	0.00	0.00	0.00	0.00	0.00	0.00	0.00	0.00	0.00
起源于围生期的某些情况小计	2.28	276.87	0.91	0.00	0.00	0.00	0.00	0.00	0.00	0.00
早产儿和未成熟儿	0.76	93.65	0.00	0.00	0.00	0.00	0.00	0.00	0.00	0.00
新生儿产伤和窒息	0.36	44.79	0.00	0.00	0.00	0.00	0.00	0.00	0.00	0.00
新生儿溶血性疾病	0.00	0.00	0.00	0.00	0.00	0.00	0.00	0.00	0.00	0.00
新生儿硬化病	0.00	0.00	0.00	0.00	0.00	0.00	0.00	0.00	0.00	0.00
起源于围生期的其他情况	1.16	138.44	0.91	0.00	0.00	0.00	0.00	0.00	0.00	0.00
先天畸形、变性和染色体异常小计	1.79	146.58	2.74	0.76	0.69	0.00	0.00	0.00	0.77	0.33
先天性心脏病	1.49	118.08	2.74	0.76	0.69	0.00	0.00	0.00	0.77	0.33
其他先天畸形、变性和染色体异常	0.30	28.50	0.00	0.00	0.00	0.00	0.00	0.00	0.00	0.00
诊断不明小计	0.36	8.14	0.91	0.00	0.00	0.00	0.00	0.00	0.38	0.00
其他疾病小计	2.71	4.07	0.00	0.00	0.00	0.00	0.00	0.00	0.00	0.00
损伤和中毒外部原因小计	19.30	65.15	20.13	3.04	4.85	6.61	8.06	10.29	7.68	5.67
机动车辆交通事故	4.63	4.07	4.57	0.76	0.00	1.02	3.15	3.43	1.15	1.33
机动车以外的运输事故	1.85	0.00	0.00	0.00	0.69	0.51	0.70	1.03	0.38	1.33
意外中毒	0.79	0.00	0.00	0.00	0.51	0.35	0.69	0.38	0.33	
意外跌落	4.07	0.00	6.40	0.69	0.51	1.05	1.03	1.15	0.67	
火 灾	0.07	0.00	0.00	0.00	0.00	0.00	0.00	0.00	0.38	0.00
由自然环境因素所致的意外事故	0.63	0.00	0.91	0.76	0.00	0.00	0.00	0.38	0.00	
淹 死	1.79	4.07	5.49	1.52	1.38	3.05	0.70	1.37	1.15	0.00
意外的机械性窒息	0.46	32.57	0.91	0.00	0.00	0.00	0.00	0.34	0.00	0.00
砸 死	0.17	0.00	1.83	0.00	0.00	0.00	0.00	0.00	0.00	0.33
由机器切割和穿刺工具所致的意外的事故	0.00	0.00	0.00	0.00	0.00	0.00	0.00	0.00	0.00	0.00
触 电	0.07	0.00	0.00	0.00	0.00	0.00	0.00	0.00	0.00	0.00
其他意外事故和有害效应	1.62	24.43	0.00	0.00	0.69	0.00	0.00	0.00	0.00	0.33
自 杀	2.91	0.00	0.00	0.69	1.02	1.40	2.40	1.92	1.00	
被 杀	0.23	0.00	0.00	0.00	0.69	0.00	0.70	0.00	0.77	0.33

10-1-3

40岁~	45岁~	50岁~	55岁~	60岁~	65岁~	70岁~	75岁~	80岁~	85岁及以上
0.39	1.33	2.98	3.73	6.94	9.60	18.48	57.12	145.34	216.01
5.07	15.94	23.25	41.54	88.18	142.04	278.46	715.73	1644.16	3662.83
0.00	0.44	1.19	0.00	1.39	0.00	2.46	12.49	12.11	56.35
6.23	11.51	11.33	26.10	75.68	119.00	262.44	858.51	2137.71	5320.50
2.73	1.77	1.79	6.39	21.52	30.71	51.75	248.09	632.83	1836.11
2.73	8.85	7.75	17.04	47.21	79.66	198.37	565.80	1386.79	3235.50
0.00	0.00	0.00	0.00	0.00	1.92	0.00	0.00	0.00	0.00
0.78	0.89	1.79	2.66	6.94	6.72	12.32	44.62	118.09	248.88
4.29	4.87	7.75	11.18	22.91	39.35	69.00	132.08	199.84	389.76
0.39	0.44	0.60	0.53	1.39	1.92	4.93	28.56	36.34	65.74
0.00	0.00	0.60	0.00	0.00	0.00	0.00	0.00	3.03	0.00
0.00	0.44	1.19	0.00	0.00	0.96	2.46	7.14	12.11	46.96
1.17	3.54	4.77	6.92	17.36	21.11	39.43	48.19	60.56	84.53
2.73	0.44	0.60	3.73	4.17	15.36	22.18	48.19	87.81	192.53
1.17	0.00	0.60	2.66	1.39	1.92	1.23	14.28	15.14	37.57
2.34	1.77	2.98	4.26	9.72	22.07	25.87	53.55	133.23	145.57
1.17	0.44	0.00	2.13	2.08	10.56	13.55	14.28	51.47	46.96
0.00	0.00	0.00	0.00	0.00	0.00	0.00	0.00	0.00	0.00
1.17	1.33	2.98	2.13	7.64	11.52	12.32	39.27	81.75	98.61
0.00	0.00	0.00	0.00	0.00	0.00	0.00	0.00	0.00	0.00
0.00	0.00	0.00	0.00	0.00	0.00	0.00	0.00	0.00	0.00
0.00	0.00	0.00	0.00	0.00	0.00	0.00	0.00	0.00	0.00
0.00	0.00	0.00	0.00	0.00	0.00	0.00	0.00	0.00	0.00
0.00	0.00	0.00	0.00	0.00	0.00	0.00	0.00	0.00	0.00
0.00	0.00	0.00	0.00	0.00	0.00	0.00	0.00	0.00	0.00
0.00	0.00	0.00	0.00	0.00	0.00	0.00	0.00	0.00	0.00
0.00	0.00	0.00	0.00	0.00	0.00	0.00	0.00	0.00	0.00
0.00	0.00	0.00	0.00	0.00	0.00	0.00	0.00	0.00	0.00
0.00	0.00	0.00	0.00	0.00	0.00	0.00	0.00	0.00	0.00
0.00	0.00	0.00	0.00	0.00	0.00	0.00	0.00	0.00	0.00
0.78	0.00	1.19	0.00	0.69	0.00	3.70	3.57	0.00	0.00
0.78	0.00	1.19	0.00	0.00	0.00	3.70	1.78	0.00	0.00
0.00	0.00	0.00	0.00	0.69	0.00	0.00	1.78	0.00	0.00
0.00	0.00	0.00	0.00	0.00	0.00	1.23	3.57	3.03	14.09
0.39	0.44	0.60	1.07	1.39	6.72	4.93	8.92	33.31	220.71
14.81	17.71	10.73	26.10	39.58	29.75	54.21	91.03	133.23	277.06
3.51	5.76	4.17	9.59	10.41	6.72	12.32	19.63	21.20	37.57
2.73	1.77	1.19	3.20	2.78	3.84	6.16	7.14	18.17	9.39
0.78	1.33	0.00	2.66	0.69	0.00	2.46	3.57	9.08	0.00
1.95	0.89	1.79	1.07	4.17	8.64	12.32	24.99	51.47	164.36
0.00	0.00	0.00	0.00	0.00	0.00	0.00	0.00	0.00	4.70
0.39	0.89	0.60	0.53	4.17	1.92	3.70	0.00	0.00	0.00
1.17	1.33	0.60	3.20	4.17	1.92	4.93	1.78	3.03	4.70
0.00	0.00	0.60	0.00	0.69	0.00	0.00	1.78	3.03	0.00
0.39	0.00	0.00	0.00	0.69	0.00	0.00	0.00	0.00	0.00
0.00	0.00	0.00	0.00	0.00	0.00	0.00	0.00	0.00	0.00
0.00	0.00	0.60	0.53	0.00	0.00	0.00	0.00	0.00	0.00
1.17	0.44	0.60	2.13	2.08	1.92	3.70	19.63	15.14	37.57
2.73	4.87	0.60	3.20	9.72	4.80	8.62	12.49	12.11	18.78
0.00	0.44	0.00	0.00	0.00	0.00	0.00	0.00	0.00	0.00

表 10-2-1　2013 年农村居民年龄别

疾病名称（ICD-10）	合计	0岁~	1岁~	5岁~	10岁~	15岁~	20岁~	25岁~	30岁~	35岁~
总　计	602.31	393.66	49.86	27.80	22.44	35.38	43.53	61.61	64.93	101.73
传染病和寄生虫病小计	6.40	10.22	1.90	1.38	0.64	0.49	1.58	2.07	2.78	3.41
传染病	6.36	10.22	1.90	1.38	0.64	0.49	1.50	2.07	2.78	3.41
伤寒和副伤寒	0.00	0.00	0.00	0.00	0.00	0.00	0.00	0.00	0.00	0.00
痢　疾	0.01	0.00	0.00	0.00	0.00	0.00	0.00	0.00	0.00	0.00
肠道其他细菌性传染病	0.05	0.68	0.00	0.21	0.00	0.00	0.00	0.00	0.00	0.00
呼吸道结核	1.42	0.00	0.00	0.11	0.09	0.41	0.36	0.26	0.76	0.99
其他结核	0.16	0.00	0.00	0.21	0.00	0.00	0.00	0.00	0.08	0.00
钩端螺旋体病	0.00	0.00	0.00	0.00	0.00	0.00	0.00	0.00	0.00	0.00
破伤风	0.02	0.00	0.00	0.00	0.00	0.00	0.00	0.00	0.00	0.00
百日咳	0.00	0.00	0.00	0.00	0.00	0.00	0.00	0.00	0.00	0.00
脑膜炎球菌感染	0.07	0.00	0.13	0.00	0.09	0.00	0.00	0.00	0.00	0.00
败血症	0.76	6.81	0.38	0.11	0.09	0.08	0.21	0.09	0.17	0.06
流行性乙型脑炎	0.02	0.00	0.13	0.32	0.00	0.00	0.00	0.00	0.00	0.00
流行性出血热	0.00	0.00	0.00	0.00	0.00	0.00	0.00	0.00	0.00	0.00
麻　疹	0.00	0.00	0.00	0.00	0.00	0.00	0.00	0.00	0.00	0.00
病毒性肝炎	2.58	0.68	0.00	0.00	0.09	0.00	0.21	0.17	0.76	1.61
艾滋病	0.88	0.00	0.13	0.11	0.00	0.00	0.36	1.38	0.93	0.68
寄生虫病	0.04	0.00	0.00	0.00	0.00	0.00	0.07	0.00	0.00	0.00
疟疾	0.00	0.00	0.00	0.00	0.00	0.00	0.00	0.00	0.00	0.00
血吸虫病	0.02	0.00	0.00	0.00	0.00	0.00	0.00	0.00	0.00	0.00
肿瘤小计	163.50	7.49	3.55	3.94	2.39	4.49	5.23	8.35	12.90	30.56
恶性肿瘤	162.38	6.81	3.30	3.41	2.39	4.41	5.16	8.26	12.82	30.32
鼻咽癌	1.70	0.00	0.13	0.00	0.00	0.08	0.14	0.09	0.51	0.87
食管癌	22.69	0.00	0.00	0.00	0.00	0.08	0.07	0.00	0.08	0.93
胃　癌	23.11	0.00	0.00	0.00	0.00	0.08	0.21	0.26	0.42	2.36
结肠、直肠和肛门癌	9.24	0.00	0.00	0.00	0.00	0.00	0.07	0.34	0.42	1.36
肝　癌	28.45	0.00	0.13	0.11	0.09	0.33	0.72	2.32	4.38	8.87
肺　癌	40.04	0.00	0.00	0.00	0.09	0.16	0.21	0.52	1.94	4.09
乳腺癌	2.40	0.00	0.00	0.00	0.00	0.00	0.00	0.09	0.25	1.30
宫颈癌	1.10	0.00	0.00	0.00	0.00	0.00	0.00	0.09	0.34	0.62
膀胱癌	1.42	0.00	0.00	0.00	0.00	0.00	0.00	0.00	0.00	0.06
白血病	3.56	6.13	1.52	1.81	1.56	1.88	2.36	1.46	1.43	2.23
良性肿瘤	0.44	0.68	0.25	0.21	0.00	0.00	0.00	0.09	0.00	0.19
其他肿瘤	0.68	0.00	0.00	0.32	0.00	0.08	0.07	0.00	0.08	0.06
血液、造血器官及免疫的其他疾病小计	0.76	2.04	0.38	0.32	0.09	0.41	0.21	0.00	0.34	0.06
贫　血	0.61	1.36	0.38	0.11	0.00	0.25	0.14	0.00	0.25	0.00
血液、造血器官及免疫的其他疾病	0.14	0.68	0.00	0.21	0.09	0.16	0.07	0.00	0.08	0.06
内分泌、营养和代谢的其他疾病小计	11.30	0.68	0.13	0.21	0.18	0.25	0.36	0.17	0.51	1.30
糖尿病	10.14	0.00	0.00	0.11	0.09	0.16	0.14	0.17	0.25	0.99
内分泌、营养和代谢的其他疾病	1.17	0.68	0.13	0.11	0.09	0.08	0.21	0.00	0.25	0.31
精神障碍小计	2.18	0.00	0.13	0.00	0.09	0.16	0.21	0.43	0.76	0.81
神经系统疾病小计	3.47	7.49	2.28	1.17	0.64	1.63	1.07	0.86	0.93	0.56
脑膜炎	0.15	0.68	0.51	0.11	0.00	0.08	0.00	0.09	0.00	0.12
神经系统的其他疾病	3.33	6.81	1.78	1.06	0.64	1.55	1.07	0.77	0.93	0.43
循环系统疾病小计	210.77	5.45	1.65	0.75	1.20	1.80	3.44	7.40	9.19	15.25
急性风湿热	0.78	0.68	0.13	0.11	0.09	0.08	0.00	0.09	0.08	0.25
心脏病	85.20	4.09	0.89	0.32	0.37	1.06	1.93	3.53	5.14	6.20
慢性风湿性心脏病	6.52	0.00	0.00	0.11	0.00	0.00	0.43	0.09	0.67	1.05
高血压性心脏病	10.19	0.00	0.00	0.00	0.00	0.07	0.00	0.09	0.25	0.50
急性心肌梗死	28.18	0.00	0.13	0.00	0.00	0.33	0.79	1.81	2.53	2.79
其他冠心病	19.25	0.00	0.00	0.00	0.00	0.25	0.00	0.17	0.42	0.43
肺原性心脏病	15.32	0.00	0.00	0.00	0.00	0.00	0.07	0.26	0.17	0.31
其他心脏病	5.74	4.09	0.76	0.21	0.28	0.49	0.57	1.12	1.10	1.12

疾病别死亡率（合计）（1/10 万）

40岁 ~	45岁 ~	50岁 ~	55岁 ~	60岁 ~	65岁 ~	70岁 ~	75岁 ~	80岁 ~	85岁及以上
201.48	350.46	351.95	670.27	1153.70	1623.19	2636.81	4404.57	7886.95	16169.72
5.96	8.14	5.60	9.91	15.14	18.75	19.45	26.98	33.35	43.98
5.96	8.14	5.60	9.91	15.14	18.60	18.83	26.98	32.83	43.98
0.00	0.00	0.00	0.00	0.00	0.00	0.00	0.00	0.00	0.00
0.00	0.00	0.00	0.00	0.00	0.00	0.00	0.00	0.52	0.00
0.00	0.15	0.00	0.00	0.00	0.15	0.00	0.00	0.52	2.00
1.68	1.37	0.65	1.93	3.87	3.66	6.62	7.88	6.25	4.00
0.19	0.15	0.00	0.28	0.48	0.91	0.21	0.61	1.56	0.00
0.00	0.00	0.00	0.00	0.00	0.00	0.00	0.00	0.00	0.00
0.00	0.15	0.00	0.00	0.12	0.00	0.00	0.00	0.52	0.00
0.00	0.00	0.00	0.00	0.00	0.00	0.00	0.00	0.00	0.00
0.06	0.15	0.00	0.09	0.24	0.46	0.00	0.30	0.00	0.00
0.25	0.46	0.43	0.55	1.21	2.59	2.48	2.42	8.34	22.99
0.00	0.00	0.00	0.00	0.00	0.00	0.00	0.00	0.00	0.00
0.00	0.00	0.00	0.00	0.00	0.00	0.00	0.00	0.00	0.00
0.00	0.00	0.00	0.00	0.00	0.00	0.00	0.00	0.00	0.00
2.48	3.96	3.23	5.60	7.02	8.23	6.62	12.43	10.42	11.00
1.06	1.14	1.29	1.28	2.06	1.83	2.28	0.91	2.08	1.00
0.00	0.00	0.00	0.00	0.00	0.15	0.62	0.00	0.52	0.00
0.00	0.00	0.00	0.00	0.00	0.00	0.00	0.00	0.00	0.00
0.00	0.00	0.00	0.00	0.00	0.15	0.21	0.00	0.52	0.00
68.38	136.99	146.27	299.12	475.38	594.01	829.56	1052.42	1311.54	1599.28
67.82	135.92	145.62	296.46	472.59	592.63	825.01	1045.75	1300.08	1580.29
1.30	2.51	1.83	4.40	6.18	4.88	5.17	5.46	6.77	7.00
2.55	11.64	17.87	40.74	78.95	95.27	134.67	161.86	193.84	217.90
5.84	13.39	16.36	35.69	66.96	91.00	134.88	171.87	237.61	258.88
3.42	5.48	5.49	13.95	21.19	33.23	51.51	76.69	101.09	125.94
21.24	35.77	32.72	60.74	84.88	99.69	120.40	128.82	153.72	183.92
12.42	26.10	31.10	71.39	118.42	153.19	218.46	292.51	359.02	431.81
3.29	4.41	4.63	7.43	7.14	4.73	4.14	4.85	5.21	13.99
1.30	2.05	2.37	3.49	2.06	2.13	2.48	2.12	5.73	4.00
0.31	0.68	0.11	1.28	1.70	4.12	9.10	15.46	23.45	30.99
2.67	3.58	3.44	4.77	6.54	8.23	10.55	13.03	19.28	13.99
0.19	0.30	0.32	0.92	1.45	0.46	1.45	2.73	4.69	6.00
0.37	0.76	0.32	1.74	1.33	0.91	3.10	3.94	6.77	12.99
0.25	0.30	0.22	1.10	0.73	1.37	2.90	5.15	11.46	15.99
0.12	0.23	0.11	0.92	0.73	1.22	2.69	4.55	9.90	13.99
0.12	0.08	0.11	0.18	0.00	0.15	0.21	0.61	1.56	2.00
2.24	3.81	6.57	11.47	23.97	43.44	64.13	91.24	140.17	251.89
2.05	3.42	6.03	10.64	23.25	41.16	61.65	87.60	124.54	165.93
0.19	0.38	0.54	0.83	0.73	2.29	2.48	3.64	15.63	85.96
1.06	1.75	1.51	1.65	3.03	3.66	6.21	10.31	31.79	92.96
1.55	2.66	1.51	1.74	5.33	4.27	11.38	20.01	40.64	116.95
0.06	0.23	0.00	0.28	0.36	0.15	0.41	0.30	0.52	0.00
1.49	2.44	1.51	1.47	4.96	4.12	10.96	19.70	40.12	116.95
37.76	80.44	83.95	167.18	327.53	529.38	954.72	1739.88	3511.51	7891.45
0.19	1.07	0.75	0.83	1.21	2.44	3.31	6.67	6.25	13.99
15.03	30.52	31.64	61.11	121.21	189.77	369.89	679.28	1430.86	3659.35
2.42	5.18	4.63	8.26	11.26	19.51	32.27	47.89	72.95	164.93
0.93	1.98	2.80	6.33	13.32	19.66	41.17	84.27	195.40	498.78
6.83	13.17	12.05	21.56	42.62	60.97	105.92	203.69	462.71	1245.44
1.55	3.65	5.17	10.64	23.01	40.70	89.78	160.95	327.23	981.56
0.99	2.59	3.23	8.17	21.80	37.04	78.61	149.44	289.20	584.74
2.30	3.96	3.77	6.15	9.20	11.89	22.14	33.04	83.37	183.92

疾病名称（ICD-10）	合计	0岁 ~	1岁 ~	5岁 ~	10岁 ~	15岁 ~	20岁 ~	25岁 ~	30岁 ~	35岁 ~
其他高血压病	6.37	0.00	0.00	0.00	0.00	0.00	0.00	0.09	0.25	0.19
脑血管病	117.53	0.68	0.63	0.32	0.74	0.65	1.43	3.61	3.63	8.37
循环系统的其他疾病	0.88	0.00	0.00	0.00	0.00	0.00	0.07	0.09	0.08	0.25
呼吸系统疾病小计	118.22	55.17	8.88	2.34	1.29	0.57	1.00	1.63	1.35	2.29
肺炎	10.46	27.92	3.68	0.64	0.18	0.16	0.29	0.95	0.51	0.68
慢性下呼吸道疾病	103.48	0.00	0.00	0.00	0.18	0.00	0.21	0.43	0.34	0.68
尘肺	0.61	0.00	0.00	0.00	0.00	0.00	0.00	0.09	0.00	0.31
呼吸系统的其他疾病	3.67	27.24	5.20	1.70	0.92	0.41	0.50	0.17	0.51	0.62
消化系统疾病小计	21.74	11.58	0.63	0.32	0.37	0.57	0.86	2.07	4.22	6.57
胃和十二指肠溃疡	3.13	0.00	0.00	0.11	0.00	0.00	0.07	0.34	0.67	0.31
阑尾炎	0.16	0.00	0.00	0.00	0.00	0.00	0.07	0.09	0.25	0.12
肠梗阻	0.70	3.41	0.00	0.11	0.00	0.00	0.00	0.00	0.08	0.06
肝疾病	10.45	0.68	0.00	0.00	0.09	0.16	0.29	1.03	1.86	4.65
消化系统的其他疾病	7.29	7.49	0.63	0.11	0.18	0.41	0.43	0.60	1.35	1.43
肌肉骨骼和结缔组织疾病小计	1.27	0.00	0.00	0.32	0.00	0.16	0.14	0.52	0.00	0.37
泌尿生殖系统疾病小计	5.94	0.00	0.25	0.21	0.28	0.49	0.79	1.03	1.60	2.36
肾小球和肾小管间质疾病	2.90	0.00	0.13	0.11	0.09	0.16	0.43	0.34	1.10	1.18
前列腺增生	0.16	0.00	0.00	0.00	0.00	0.00	0.00	0.00	0.00	0.00
泌尿生殖系统的其他疾病	2.89	0.00	0.13	0.11	0.18	0.33	0.36	0.69	0.51	1.18
妊娠、分娩和产褥期并发症小计	0.13	0.68	0.00	0.00	0.25	0.36	0.17	0.34	0.12	
直接产科原因	0.12	0.68	0.00	0.00	0.16	0.29	0.17	0.34	0.12	
流产	0.01	0.00	0.00	0.00	0.08	0.07	0.00	0.00	0.00	
妊娠高血压综合症	0.03	0.00	0.00	0.00	0.00	0.07	0.00	0.00	0.12	
梗阻性分娩	0.00	0.00	0.00	0.00	0.00	0.00	0.00	0.00	0.00	
产后出血	0.02	0.00	0.00	0.00	0.08	0.07	0.00	0.17	0.00	
母体产伤	0.00	0.00	0.00	0.00	0.00	0.00	0.00	0.00	0.00	
产褥期感染	0.03	0.00	0.00	0.00	0.00	0.07	0.00	0.08	0.00	
间接产科原因	0.01	0.00	0.00	0.00	0.08	0.00	0.00	0.00	0.00	
妊娠、分娩和产褥期的其他情况	0.01	0.00	0.00	0.00	0.00	0.07	0.00	0.00	0.00	
起源于围生期的某些情况小计	1.42	162.77	0.25	0.00	0.00	0.00	0.00	0.00	0.00	0.00
早产儿和未成熟儿	0.29	33.37	0.00	0.00	0.00	0.00	0.00	0.00	0.00	0.00
新生儿产伤和窒息	0.36	42.23	0.00	0.00	0.00	0.00	0.00	0.00	0.00	0.00
新生儿溶血性疾病	0.01	1.36	0.00	0.00	0.00	0.00	0.00	0.00	0.00	0.00
新生儿硬化病	0.01	1.36	0.00	0.00	0.00	0.00	0.00	0.00	0.00	0.00
起源于围生期的其他情况	0.74	84.45	0.25	0.00	0.00	0.00	0.00	0.00	0.00	0.00
先天畸形、变性和染色体异常小计	1.41	76.28	5.07	0.75	0.37	1.23	0.36	0.34	0.67	0.25
先天性心脏病	1.18	61.98	4.44	0.75	0.28	0.98	0.36	0.34	0.67	0.25
其他先天畸形、变性和染色体异常	0.23	14.30	0.63	0.00	0.09	0.25	0.00	0.00	0.00	0.00
诊断不明小计	0.73	3.41	0.51	0.00	0.00	0.16	0.29	0.09	0.34	0.19
其他疾病小计	2.07	6.13	0.51	0.43	0.09	0.41	0.29	0.60	0.17	0.25
损伤和中毒外部原因小计	50.99	44.27	23.72	15.66	14.81	22.31	27.35	35.88	28.84	37.38
机动车辆交通事故	14.67	5.45	4.57	2.24	2.48	7.19	9.95	10.24	8.18	12.83
机动车以外的运输事故	5.30	2.04	0.38	1.17	1.29	2.78	2.94	4.22	3.04	3.53
意外中毒	3.44	1.36	0.38	0.21	0.92	1.14	2.79	4.65	3.88	4.09
意外跌落	8.49	5.45	1.40	1.70	1.47	1.88	1.79	3.01	2.87	4.65
火灾	0.52	0.68	0.00	0.11	0.09	0.08	0.21	0.52	0.34	0.06
由自然环境因素所致的意外事故	0.37	0.00	0.13	0.00	0.00	0.08	0.07	0.34	0.25	0.19
淹死	5.36	4.09	14.72	7.88	6.71	3.76	2.79	2.50	1.52	1.80
意外的机械性窒息	0.80	16.35	0.51	0.11	0.09	0.25	0.14	0.69	0.25	0.74
砸死	0.93	0.00	0.13	0.53	0.09	0.25	0.36	0.86	0.76	0.99
由机器切割和穿刺工具所致的意外的事故	0.11	0.00	0.00	0.00	0.00	0.25	0.14	0.00	0.17	0.19
触电	0.93	0.00	0.13	0.11	0.09	0.41	0.50	0.77	0.76	0.99
其他意外事故和有害效应	3.07	8.85	1.27	1.06	0.37	1.23	1.72	2.07	1.86	2.60
自杀	6.43	0.00	0.00	0.43	1.01	2.86	3.29	5.16	3.71	3.84
被杀	0.56	0.00	0.13	0.11	0.18	0.16	0.64	0.86	1.26	0.87

10-2-1

40岁~	45岁~	50岁~	55岁~	60岁~	65岁~	70岁~	75岁~	80岁~	85岁及以上
0.99	2.74	2.80	6.88	11.50	19.21	29.38	60.32	90.15	192.91
20.93	45.21	48.54	97.17	191.43	315.68	549.04	987.85	1974.86	4003.20
0.62	0.91	0.22	1.19	2.18	2.29	3.10	5.76	9.38	21.99
7.27	15.60	23.57	54.69	142.03	251.20	527.94	1132.74	2279.69	5279.62
1.49	2.59	3.66	4.86	8.60	16.00	38.69	70.63	178.73	589.73
4.16	9.82	18.08	46.52	126.78	226.66	474.77	1038.17	2053.02	4575.94
0.43	1.52	0.75	1.10	1.82	2.90	0.83	2.12	2.08	3.00
1.18	1.67	1.08	2.20	4.84	5.64	13.65	21.82	45.85	110.95
13.42	22.98	23.57	36.61	54.49	64.93	79.23	133.37	191.75	280.87
0.81	1.75	2.04	5.51	7.14	9.76	14.07	24.86	39.08	51.98
0.25	0.08	0.11	0.09	0.12	0.30	0.00	0.91	2.08	4.00
0.06	0.15	0.00	0.37	0.36	1.68	2.90	5.76	14.07	29.99
8.94	14.92	15.28	20.09	30.63	32.77	31.03	52.14	59.92	61.97
3.35	6.09	6.13	10.55	16.23	20.43	31.24	49.71	76.60	132.94
0.93	0.84	0.65	2.75	2.66	2.90	2.90	6.67	14.07	31.99
4.35	5.25	5.17	8.35	15.50	16.00	24.00	29.71	52.63	95.96
1.99	2.28	2.37	5.14	7.87	7.93	12.62	13.34	20.84	45.98
0.00	0.00	0.11	0.00	0.12	0.30	1.45	0.00	5.21	6.00
2.36	2.97	2.69	3.21	7.51	7.77	9.93	16.37	26.57	43.98
0.25	0.00	0.00	0.09	0.12	0.00	0.00	0.00	0.00	0.00
0.25	0.00	0.00	0.09	0.12	0.00	0.00	0.00	0.00	0.00
0.00	0.00	0.00	0.00	0.00	0.00	0.00	0.00	0.00	0.00
0.12	0.00	0.00	0.00	0.00	0.00	0.00	0.00	0.00	0.00
0.00	0.00	0.00	0.00	0.00	0.00	0.00	0.00	0.00	0.00
0.00	0.00	0.00	0.00	0.00	0.00	0.00	0.00	0.00	0.00
0.00	0.00	0.00	0.00	0.00	0.00	0.00	0.00	0.00	0.00
0.06	0.00	0.00	0.09	0.12	0.00	0.00	0.00	0.00	0.00
0.00	0.00	0.00	0.00	0.00	0.00	0.00	0.00	0.00	0.00
0.00	0.00	0.00	0.00	0.00	0.00	0.00	0.00	0.00	0.00
0.00	0.00	0.00	0.00	0.00	0.00	0.00	0.00	0.00	1.00
0.00	0.00	0.00	0.00	0.00	0.00	0.00	0.00	0.00	0.00
0.00	0.00	0.00	0.00	0.00	0.00	0.00	0.00	0.00	0.00
0.00	0.00	0.00	0.00	0.00	0.00	0.00	0.00	0.00	0.00
0.00	0.00	0.00	0.00	0.00	0.00	0.00	0.00	0.00	1.00
0.81	0.38	0.32	0.18	0.36	0.46	1.03	0.61	2.08	1.00
0.68	0.15	0.32	0.18	0.24	0.30	0.83	0.61	1.56	1.00
0.12	0.23	0.00	0.00	0.12	0.15	0.21	0.00	0.52	0.00
0.56	0.53	0.86	0.73	0.24	2.13	1.45	1.52	8.86	24.99
0.75	1.22	0.86	0.92	2.66	4.12	7.03	16.07	25.01	83.96
55.96	69.56	51.34	73.77	84.52	86.58	104.88	137.92	232.40	357.84
18.38	21.84	15.50	24.22	26.88	26.67	27.10	32.43	46.38	47.98
6.58	8.45	5.06	8.62	10.66	8.54	10.96	15.46	16.15	19.99
4.04	3.50	3.23	3.95	5.33	6.25	5.59	9.09	6.25	13.99
8.45	10.20	9.36	13.21	11.62	13.41	18.83	33.34	77.64	171.92
0.31	0.23	0.43	0.28	1.21	1.37	2.07	1.52	6.77	8.00
0.12	0.61	0.22	0.83	0.73	1.07	0.83	0.61	2.08	7.00
3.29	4.11	3.44	6.24	7.63	6.55	10.96	13.03	26.05	25.99
0.87	1.29	0.65	1.47	1.45	0.46	0.21	0.61	2.61	2.00
2.05	1.98	1.40	1.38	1.21	0.91	0.83	0.61	0.00	0.00
0.19	0.08	0.11	0.00	0.12	0.15	0.00	0.00	0.52	0.00
1.49	1.67	1.61	0.92	1.57	1.37	1.86	0.91	0.52	4.00
3.42	5.02	3.01	3.58	4.72	5.79	5.17	7.88	10.42	23.99
6.15	9.74	6.78	8.90	10.66	13.26	20.27	22.13	36.48	32.99
0.62	0.84	0.54	0.18	0.73	0.76	0.21	0.30	0.52	0.00

表 10-2-2　2013 年农村居民年龄别

疾病名称（ICD-10）	合计	0岁~	1岁~	5岁~	10岁~	15岁~	20岁~	25岁~	30岁~	35岁~
总　计	713.24	441.26	60.52	33.88	28.16	46.71	62.70	88.63	91.78	138.96
传染病和寄生虫病小计	9.12	15.85	2.43	1.83	0.70	0.47	2.39	3.04	4.51	5.05
传染病	9.08	15.85	2.43	1.83	0.70	0.47	2.25	3.04	4.51	5.05
伤寒和副伤寒	0.00	0.00	0.00	0.00	0.00	0.00	0.00	0.00	0.00	0.00
痢　疾	0.00	0.00	0.00	0.00	0.00	0.00	0.00	0.00	0.00	0.00
肠道其他细菌性传染病	0.06	1.32	0.00	0.20	0.00	0.00	0.00	0.00	0.00	0.00
呼吸道结核	2.13	0.00	0.00	0.20	0.00	0.32	0.56	0.34	1.33	1.32
其他结核	0.19	0.00	0.00	0.41	0.00	0.00	0.00	0.00	0.17	0.00
钩端螺旋体病	0.00	0.00	0.00	0.00	0.00	0.00	0.00	0.00	0.00	0.00
破伤风	0.03	0.00	0.00	0.00	0.00	0.00	0.00	0.00	0.00	0.00
百日咳	0.00	0.00	0.00	0.00	0.00	0.00	0.00	0.00	0.00	0.00
脑膜炎球菌感染	0.13	0.00	0.24	0.00	0.18	0.00	0.00	0.00	0.00	0.00
败血症	0.86	11.89	0.73	0.00	0.18	0.16	0.00	0.17	0.00	0.00
流行性乙型脑炎	0.03	0.00	0.00	0.61	0.00	0.00	0.00	0.00	0.00	0.00
流行性出血热	0.00	0.00	0.00	0.00	0.00	0.00	0.00	0.00	0.00	0.00
麻　疹	0.00	0.00	0.00	0.00	0.00	0.00	0.00	0.00	0.00	0.00
病毒性肝炎	3.85	0.00	0.00	0.00	0.00	0.00	0.42	0.34	1.50	2.65
艾滋病	1.33	0.00	0.24	0.20	0.00	0.00	0.70	2.03	1.33	0.96
寄生虫病	0.05	0.00	0.00	0.00	0.00	0.00	0.14	0.00	0.00	0.00
疟疾	0.00	0.00	0.00	0.00	0.00	0.00	0.00	0.00	0.00	0.00
血吸虫病	0.02	0.00	0.00	0.00	0.00	0.00	0.00	0.00	0.00	0.00
肿瘤小计	218.23	3.96	4.38	2.64	2.46	5.05	7.45	9.98	16.02	38.14
恶性肿瘤	217.15	3.96	4.13	2.64	2.46	5.05	7.31	9.81	16.02	37.78
鼻咽癌	2.50	0.00	0.24	0.00	0.00	0.16	0.28	0.17	0.83	1.44
食管癌	34.50	0.00	0.00	0.00	0.00	0.16	0.14	0.00	0.17	1.80
胃　癌	31.12	0.00	0.00	0.00	0.00	0.16	0.14	0.00	0.83	3.37
结肠、直肠和肛门癌	10.94	0.00	0.00	0.00	0.00	0.00	0.14	0.51	0.67	1.20
肝　癌	42.01	0.00	0.24	0.00	0.18	0.32	1.27	3.72	7.34	14.32
肺　癌	55.41	0.00	0.00	0.00	0.18	0.00	0.42	0.68	2.34	5.05
乳腺癌	0.19	0.00	0.00	0.00	0.00	0.00	0.00	0.00	0.00	0.00
宫颈癌	0.00	0.00	0.00	0.00	0.00	0.00	0.00	0.00	0.00	0.00
膀胱癌	2.25	0.00	0.00	0.00	0.00	0.00	0.00	0.00	0.00	0.12
白血病	4.19	2.64	1.94	1.22	1.41	2.37	3.09	1.69	1.00	2.29
良性肿瘤	0.39	0.00	0.24	0.00	0.00	0.00	0.00	0.17	0.00	0.24
其他肿瘤	0.69	0.00	0.00	0.00	0.00	0.00	0.14	0.00	0.00	0.12
血液、造血器官及免疫的其他疾病小计	0.80	1.32	0.73	0.61	0.00	0.47	0.28	0.00	0.50	0.12
贫　血	0.62	0.00	0.73	0.20	0.00	0.32	0.14	0.00	0.33	0.00
血液、造血器官及免疫的其他疾病	0.18	1.32	0.00	0.41	0.00	0.16	0.14	0.00	0.17	0.12
内分泌、营养和代谢的其他疾病小计	10.39	1.32	0.24	0.41	0.00	0.16	0.42	0.34	1.00	1.68
糖尿病	9.09	0.00	0.00	0.20	0.00	0.00	0.14	0.34	0.50	1.32
内分泌、营养和代谢的其他疾病	1.31	1.32	0.24	0.20	0.00	0.16	0.28	0.00	0.50	0.36
精神障碍小计	2.20	0.00	0.24	0.00	0.18	0.32	0.42	0.85	0.67	0.96
神经系统疾病小计	3.89	5.28	2.92	1.62	0.88	1.89	1.41	1.18	1.17	0.60
脑膜炎	0.17	1.32	0.73	0.20	0.00	0.16	0.00	0.17	0.00	0.12
神经系统的其他疾病	3.71	3.96	2.19	1.42	0.88	1.74	1.41	1.01	1.17	0.48
循环系统疾病小计	228.32	6.61	1.94	1.01	1.23	2.53	4.50	10.15	14.18	20.09
急性风湿热	0.77	1.32	0.24	0.20	0.00	0.00	0.00	0.17	0.17	0.36
心脏病	87.80	3.96	0.97	0.41	0.35	1.42	2.67	4.74	8.34	7.58
慢性风湿性心脏病	5.50	0.00	0.00	0.20	0.00	0.00	0.28	0.00	1.00	0.60
高血压性心脏病	10.25	0.00	0.00	0.00	0.00	0.00	0.00	0.17	0.50	0.60
急性心肌梗死	30.21	0.00	0.00	0.24	0.00	0.00	0.47	1.41	2.71	4.34	3.61
其他冠心病	18.47	0.00	0.00	0.00	0.00	0.32	0.00	0.17	0.33	0.48
肺原性心脏病	17.12	0.00	0.00	0.00	0.00	0.00	0.14	0.17	0.33	0.60
其他心脏病	6.25	3.96	0.73	0.20	0.35	0.63	0.84	1.52	1.84	1.68

疾病别死亡率（男性）（1/10 万）

40岁 ~	45岁 ~	50岁 ~	55岁 ~	60岁 ~	65岁 ~	70岁 ~	75岁 ~	80岁 ~	85岁及以上
284.80	**488.09**	**498.58**	**907.75**	**1521.69**	**2120.31**	**3284.98**	**5342.18**	**9371.46**	**18120.51**
9.55	13.99	9.78	15.71	21.38	25.57	25.17	34.11	43.92	47.11
9.55	13.99	9.78	15.71	21.38	25.27	24.76	34.11	42.77	47.11
0.00	0.00	0.00	0.00	0.00	0.00	0.00	0.00	0.00	0.00
0.00	0.00	0.00	0.00	0.00	0.00	0.00	0.00	0.00	0.00
0.00	0.30	0.00	0.00	0.00	0.30	0.00	0.00	0.00	0.00
2.66	2.38	1.06	3.21	5.94	5.11	9.90	13.26	9.25	4.96
0.36	0.15	0.00	0.18	0.71	1.20	0.00	0.63	1.16	0.00
0.00	0.00	0.00	0.00	0.00	0.00	0.00	0.00	0.00	0.00
0.00	0.30	0.00	0.00	0.24	0.00	0.00	0.00	0.00	0.00
0.00	0.00	0.00	0.00	0.00	0.00	0.00	0.00	0.00	0.00
0.00	0.30	0.00	0.18	0.48	0.90	0.00	0.63	0.00	0.00
0.24	0.74	0.64	0.71	1.19	4.21	2.48	0.63	8.09	32.23
0.00	0.00	0.00	0.00	0.00	0.00	0.00	0.00	0.00	0.00
0.00	0.00	0.00	0.00	0.00	0.00	0.00	0.00	0.00	0.00
4.23	6.99	6.17	9.10	9.74	10.53	7.84	15.16	17.34	9.92
1.69	1.93	1.91	2.14	2.85	1.81	3.71	1.26	4.62	0.00
0.00	0.00	0.00	0.00	0.00	0.30	0.41	0.00	1.16	0.00
0.00	0.00	0.00	0.00	0.00	0.00	0.00	0.00	0.00	0.00
0.00	0.00	0.00	0.00	0.00	0.30	0.00	0.00	1.16	0.00
91.23	187.35	206.53	413.26	664.64	840.36	1146.03	1458.39	1838.92	2154.72
90.62	186.31	205.90	410.58	661.55	837.95	1142.31	1455.87	1825.05	2124.97
1.81	3.87	2.13	6.61	8.79	7.52	8.25	7.58	10.40	12.40
4.23	19.94	30.84	65.87	129.70	152.25	205.93	238.75	299.36	300.02
7.85	19.05	25.10	51.59	97.63	129.08	186.95	230.54	335.19	327.30
4.11	6.40	7.02	17.14	25.65	42.73	60.25	99.79	134.08	151.25
35.77	61.90	54.24	94.26	120.43	145.63	171.68	181.90	211.52	235.56
17.76	36.90	45.31	103.72	178.39	224.46	304.97	422.55	509.72	585.17
0.12	0.45	0.21	0.18	0.48	0.30	0.83	1.26	1.16	7.44
0.00	0.00	0.00	0.00	0.00	0.00	0.00	0.00	0.00	0.00
0.48	1.04	0.00	1.96	2.61	6.02	14.86	27.79	41.61	64.47
3.26	4.61	4.89	5.53	7.84	9.33	14.03	16.42	27.74	24.80
0.24	0.45	0.43	0.71	1.43	0.60	0.41	1.26	5.78	7.44
0.36	0.60	0.21	1.96	1.66	1.81	3.30	1.26	8.09	22.32
0.36	0.30	0.43	1.07	0.95	1.20	2.48	5.68	12.71	17.36
0.24	0.30	0.21	0.71	0.95	1.20	2.48	4.42	10.40	14.88
0.12	0.00	0.21	0.36	0.00	0.00	0.00	1.26	2.31	2.48
2.54	4.46	7.23	11.42	20.67	44.53	52.82	79.58	143.32	285.15
2.42	4.17	6.81	10.18	19.48	41.52	49.94	73.27	122.52	185.97
0.12	0.30	0.43	1.25	1.19	3.01	2.89	6.32	20.80	99.18
1.69	2.53	1.49	2.32	2.61	4.51	8.67	5.05	31.21	86.78
2.30	4.02	1.49	1.96	7.60	4.81	14.03	23.37	43.92	119.02
0.12	0.30	0.00	0.18	0.00	0.30	0.41	0.63	0.00	0.00
2.17	3.72	1.49	1.79	7.60	4.51	13.62	22.74	43.92	119.02
52.80	104.31	111.67	212.08	406.67	648.40	1129.93	1982.63	3981.83	8670.96
0.00	0.60	0.85	0.89	1.19	3.01	2.48	4.42	9.25	24.80
19.57	38.99	41.90	74.98	149.65	218.14	415.99	754.78	1534.94	3853.21
2.17	4.76	2.98	7.14	9.74	18.35	33.43	37.27	68.19	151.25
1.09	2.98	3.40	8.57	15.92	23.47	44.98	99.79	195.34	523.18
10.15	18.75	18.93	28.92	54.63	66.80	115.14	226.75	516.66	1368.71
1.81	4.61	6.81	12.67	27.79	45.13	98.22	172.43	325.94	976.94
0.97	3.12	4.89	9.64	28.98	49.95	95.74	185.06	337.50	679.39
3.38	4.76	4.89	8.03	12.59	14.44	28.48	33.48	91.31	153.73

疾病名称（ICD-10）	合计	0岁~	1岁~	5岁~	10岁~	15岁~	20岁~	25岁~	30岁~	35岁~
其他高血压病	7.13	0.00	0.00	0.00	0.00	0.00	0.00	0.00	0.33	0.12
脑血管病	131.51	1.32	0.73	0.41	0.88	1.10	1.83	5.07	5.34	11.55
循环系统的其他疾病	1.11	0.00	0.00	0.00	0.00	0.00	0.00	0.17	0.00	0.48
呼吸系统疾病小计	125.56	68.70	8.51	2.84	1.06	1.10	1.41	2.54	1.00	3.13
肺　炎	11.07	35.67	3.89	0.81	0.35	0.32	0.28	1.18	0.17	1.08
慢性下呼吸道疾病	109.14	0.00	0.00	0.00	0.00	0.00	0.42	0.85	0.17	0.60
尘　肺	1.12	0.00	0.00	0.00	0.00	0.00	0.00	0.17	0.00	0.60
呼吸系统的其他疾病	4.23	33.03	4.62	2.03	0.70	0.79	0.70	0.34	0.67	0.84
消化系统疾病小计	30.10	13.21	0.73	0.20	0.18	0.79	1.12	3.04	5.67	10.59
胃和十二指肠溃疡	4.21	0.00	0.00	0.20	0.00	0.00	0.14	0.34	0.83	0.36
阑尾炎	0.16	0.00	0.00	0.00	0.00	0.00	0.00	0.17	0.17	0.00
肠梗阻	0.71	3.96	0.00	0.00	0.00	0.00	0.00	0.00	0.17	0.00
肝疾病	15.85	0.00	0.00	0.00	0.18	0.00	0.56	1.86	3.17	8.06
消化系统的其他疾病	9.17	9.25	0.73	0.00	0.00	0.79	0.42	0.68	1.33	2.17
肌肉骨骼和结缔组织疾病小计	1.07	0.00	0.00	0.20	0.00	0.16	0.00	0.17	0.00	0.12
泌尿生殖系统疾病小计	7.03	0.00	0.24	0.41	0.18	0.47	0.70	1.69	1.84	3.13
肾小球和肾小管间质疾病	3.14	0.00	0.00	0.20	0.00	0.16	0.14	0.68	1.50	1.44
前列腺增生	0.31	0.00	0.00	0.00	0.00	0.00	0.00	0.00	0.00	0.00
泌尿生殖系统的其他疾病	3.58	0.00	0.24	0.20	0.18	0.32	0.56	1.01	0.33	1.68
妊娠、分娩和产褥期并发症小计	0.00	0.00	0.00	0.00	0.00	0.00	0.00	0.00	0.00	0.00
直接产科原因	0.00	0.00	0.00	0.00	0.00	0.00	0.00	0.00	0.00	0.00
流　产	0.00	0.00	0.00	0.00	0.00	0.00	0.00	0.00	0.00	0.00
妊娠高血压综合症	0.00	0.00	0.00	0.00	0.00	0.00	0.00	0.00	0.00	0.00
梗阻性分娩	0.00	0.00	0.00	0.00	0.00	0.00	0.00	0.00	0.00	0.00
产后出血	0.00	0.00	0.00	0.00	0.00	0.00	0.00	0.00	0.00	0.00
母体产伤	0.00	0.00	0.00	0.00	0.00	0.00	0.00	0.00	0.00	0.00
产褥期感染	0.00	0.00	0.00	0.00	0.00	0.00	0.00	0.00	0.00	0.00
间接产科原因	0.00	0.00	0.00	0.00	0.00	0.00	0.00	0.00	0.00	0.00
妊娠、分娩和产褥期的其他情况	0.00	0.00	0.00	0.00	0.00	0.00	0.00	0.00	0.00	0.00
起源于围生期的某些情况小计	1.62	184.96	0.24	0.00	0.00	0.00	0.00	0.00	0.00	0.00
早产儿和未成熟儿	0.34	39.63	0.00	0.00	0.00	0.00	0.00	0.00	0.00	0.00
新生儿产伤和窒息	0.42	48.88	0.00	0.00	0.00	0.00	0.00	0.00	0.00	0.00
新生儿溶血性疾病	0.02	2.64	0.00	0.00	0.00	0.00	0.00	0.00	0.00	0.00
新生儿硬化病	0.02	2.64	0.00	0.00	0.00	0.00	0.00	0.00	0.00	0.00
起源于围生期的其他情况	0.80	91.16	0.24	0.00	0.00	0.00	0.00	0.00	0.00	0.00
先天畸形、变性和染色体异常小计	1.62	93.80	4.86	1.01	0.35	1.42	0.42	0.17	0.50	0.24
先天性心脏病	1.35	76.63	4.38	1.01	0.18	0.95	0.42	0.17	0.50	0.24
其他先天畸形、变性和染色体异常	0.26	17.17	0.49	0.00	0.18	0.47	0.00	0.00	0.00	0.00
诊断不明小计	0.99	5.28	0.97	0.00	0.00	0.32	0.42	0.00	0.67	0.36
其他疾病小计	2.28	6.61	0.24	0.61	0.18	0.79	0.28	1.01	0.33	0.24
损伤和中毒外部原因小计	70.04	34.35	31.84	20.49	20.77	30.77	41.48	54.46	43.72	54.50
机动车辆交通事故	21.67	6.61	5.10	3.45	3.34	10.42	15.89	16.24	12.85	19.13
机动车以外的运输事故	7.76	2.64	0.49	1.62	1.94	3.79	4.08	7.44	5.01	4.93
意外中毒	4.73	2.64	0.49	0.20	0.88	1.42	3.94	7.78	6.17	6.14
意外跌落	11.62	2.64	1.94	2.23	1.94	2.84	2.39	4.06	4.51	7.94
火　灾	0.61	0.00	0.00	0.20	0.00	0.00	0.42	1.01	0.33	0.00
由自然环境因素所致的意外事故	0.48	0.00	0.00	0.00	0.00	0.16	0.14	0.34	0.17	0.36
淹　死	6.68	0.00	20.90	10.35	10.38	6.31	4.36	3.38	1.84	2.05
意外的机械性窒息	1.21	15.85	0.73	0.00	0.18	0.32	0.14	1.35	0.33	1.44
砸　死	1.54	0.00	0.00	0.61	0.18	0.47	0.56	1.69	1.50	1.56
由机器切割和穿刺工具所致的意外的事故	0.14	0.00	0.00	0.00	0.00	0.32	0.14	0.00	0.17	0.12
触　电	1.55	0.00	0.24	0.00	0.18	0.32	0.98	1.52	1.33	1.68
其他意外事故和有害效应	4.40	3.96	1.70	1.22	0.35	1.58	3.09	3.55	3.17	3.85
自　杀	6.85	0.00	0.00	0.61	1.41	2.68	4.22	4.91	4.34	4.09
被　杀	0.79	0.00	0.24	0.00	0.00	0.16	1.12	1.18	2.00	1.20

10-2-2

40岁 ~	45岁 ~	50岁 ~	55岁 ~	60岁 ~	65岁 ~	70岁 ~	75岁 ~	80岁 ~	85岁及以上
1.57	3.72	3.83	8.03	13.30	24.37	38.79	70.74	97.09	225.64
30.69	59.67	64.87	126.39	240.16	400.17	668.55	1147.01	2326.68	4532.61
0.97	1.34	0.21	1.79	2.38	2.71	4.13	5.68	13.87	34.71
9.67	22.17	33.39	73.37	176.97	308.10	624.81	1328.28	2642.22	5742.62
2.17	3.42	5.74	7.68	10.45	21.96	54.06	80.21	202.27	582.69
5.07	13.24	24.25	60.69	157.97	272.60	550.11	1214.59	2382.16	5048.35
0.85	2.83	1.49	1.96	3.56	5.42	1.65	3.79	3.47	4.96
1.57	2.68	1.91	3.03	4.99	8.12	18.98	29.69	54.32	106.62
21.51	36.01	39.35	55.34	80.29	95.38	107.71	182.54	241.57	319.86
1.21	2.98	3.19	8.03	10.69	15.65	21.05	36.00	40.45	61.99
0.36	0.00	0.21	0.18	0.24	0.00	0.00	1.26	3.47	2.48
0.00	0.30	0.00	0.36	0.71	2.71	3.30	3.79	16.18	34.71
15.10	23.81	25.95	31.78	48.46	49.34	40.86	78.32	82.06	84.30
4.83	8.93	10.00	15.00	20.19	27.68	42.51	63.16	99.40	136.37
0.48	0.60	0.43	2.14	1.90	3.31	2.89	6.95	18.49	34.71
5.44	5.95	6.38	8.93	18.29	20.16	26.41	35.37	77.44	143.81
2.54	2.83	2.98	5.00	7.84	9.03	13.21	13.90	31.21	49.59
0.00	0.00	0.21	0.00	0.24	0.60	2.89	0.00	11.56	14.88
2.90	3.12	3.19	3.93	10.21	10.53	10.32	21.47	34.67	79.35
0.00	0.00	0.00	0.00	0.00	0.00	0.00	0.00	0.00	0.00
0.00	0.00	0.00	0.00	0.00	0.00	0.00	0.00	0.00	0.00
0.00	0.00	0.00	0.00	0.00	0.00	0.00	0.00	0.00	0.00
0.00	0.00	0.00	0.00	0.00	0.00	0.00	0.00	0.00	0.00
0.00	0.00	0.00	0.00	0.00	0.00	0.00	0.00	0.00	0.00
0.00	0.00	0.00	0.00	0.00	0.00	0.00	0.00	0.00	0.00
0.00	0.00	0.00	0.00	0.00	0.00	0.00	0.00	0.00	0.00
0.00	0.00	0.00	0.00	0.00	0.00	0.00	0.00	0.00	0.00
0.00	0.00	0.00	0.00	0.00	0.00	0.00	0.00	0.00	0.00
0.00	0.00	0.00	0.00	0.00	0.00	0.00	0.00	0.00	0.00
0.00	0.00	0.00	0.00	0.00	0.00	0.00	0.00	0.00	0.00
1.21	0.45	0.21	0.18	0.24	0.90	0.83	0.63	3.47	0.00
1.21	0.15	0.21	0.18	0.00	0.60	0.83	0.63	3.47	0.00
0.00	0.30	0.00	0.00	0.24	0.30	0.00	0.00	0.00	0.00
0.72	0.60	1.70	1.43	0.48	3.31	2.48	1.89	9.25	24.80
1.21	1.64	1.06	1.43	3.33	3.91	9.49	20.21	25.43	84.30
84.10	103.72	77.42	107.11	115.68	115.84	131.23	177.48	257.75	389.29
28.76	33.63	22.97	38.56	38.72	37.31	37.55	43.58	57.79	81.82
10.39	13.84	9.15	11.78	14.73	12.04	12.79	24.63	18.49	24.80
5.92	4.91	3.62	6.07	6.65	7.22	5.36	11.37	6.93	24.80
13.90	17.26	14.89	21.06	17.10	20.46	27.24	46.74	89.00	133.90
0.48	0.15	0.64	0.36	1.66	1.81	1.65	2.53	4.62	14.88
0.24	0.74	0.43	1.07	1.43	0.90	1.24	0.63	1.16	12.40
3.75	5.06	4.47	6.78	8.31	9.33	13.21	9.47	23.12	27.27
1.45	2.23	1.28	2.32	2.38	0.60	0.41	0.63	4.62	2.48
3.38	2.83	2.77	2.50	1.90	1.50	1.24	0.63	0.00	0.00
0.24	0.15	0.21	0.00	0.24	0.30	0.00	0.00	1.16	0.00
2.66	2.83	2.98	1.61	2.85	2.41	2.48	0.63	1.16	2.48
5.68	8.93	5.32	5.71	6.65	6.02	6.19	10.11	10.40	24.80
6.40	10.12	7.66	9.28	11.88	15.04	21.46	25.90	38.14	39.67
0.85	1.04	1.06	0.00	1.19	0.90	0.41	0.63	1.16	0.00

表 10-2-3　2013 年农村居民年龄别

疾病名称（ICD-10）	合计	0岁~	1岁~	5岁~	10岁~	15岁~	20岁~	25岁~	30岁~	35岁~
总　计	486.37	343.00	38.21	21.07	16.18	23.21	23.64	33.63	37.50	62.16
传染病和寄生虫病小计	3.55	4.22	1.33	0.90	0.58	0.51	0.73	1.05	1.02	1.66
传染病	3.52	4.22	1.33	0.90	0.58	0.51	0.73	1.05	1.02	1.66
伤寒和副伤寒	0.00	0.00	0.00	0.00	0.00	0.00	0.00	0.00	0.00	0.00
痢　疾	0.01	0.00	0.00	0.00	0.00	0.00	0.00	0.00	0.00	0.00
肠道其他细菌性传染病	0.05	0.00	0.00	0.22	0.00	0.00	0.00	0.00	0.00	0.00
呼吸道结核	0.67	0.00	0.00	0.00	0.19	0.51	0.15	0.18	0.17	0.64
其他结核	0.12	0.00	0.00	0.00	0.00	0.00	0.00	0.00	0.00	0.00
钩端螺旋体病	0.00	0.00	0.00	0.00	0.00	0.00	0.00	0.00	0.00	0.00
破伤风	0.01	0.00	0.00	0.00	0.00	0.00	0.00	0.00	0.00	0.00
百日咳	0.00	0.00	0.00	0.00	0.00	0.00	0.00	0.00	0.00	0.00
脑膜炎球菌感染	0.01	0.00	0.00	0.00	0.00	0.00	0.00	0.00	0.00	0.00
败血症	0.65	1.41	0.00	0.22	0.00	0.00	0.44	0.00	0.34	0.13
流行性乙型脑炎	0.01	0.00	0.27	0.00	0.00	0.00	0.00	0.00	0.00	0.00
流行性出血热	0.00	0.00	0.00	0.00	0.00	0.00	0.00	0.00	0.00	0.00
麻　疹	0.00	0.00	0.00	0.00	0.00	0.00	0.00	0.00	0.00	0.00
病毒性肝炎	1.26	1.41	0.00	0.00	0.19	0.00	0.00	0.00	0.00	0.51
艾滋病	0.42	0.00	0.00	0.00	0.00	0.00	0.00	0.70	0.51	0.38
寄生虫病	0.02	0.00	0.00	0.00	0.00	0.00	0.00	0.00	0.00	0.00
疟疾	0.00	0.00	0.00	0.00	0.00	0.00	0.00	0.00	0.00	0.00
血吸虫病	0.01	0.00	0.00	0.00	0.00	0.00	0.00	0.00	0.00	0.00
肿瘤小计	106.29	11.25	2.65	5.38	2.31	3.90	2.92	6.66	9.72	22.51
恶性肿瘤	105.13	9.84	2.39	4.26	2.31	3.73	2.92	6.66	9.54	22.38
鼻咽癌	0.86	0.00	0.00	0.00	0.00	0.00	0.00	0.00	0.17	0.26
食管癌	10.35	0.00	0.00	0.00	0.00	0.00	0.00	0.00	0.00	0.00
胃　癌	14.73	0.00	0.00	0.00	0.00	0.29	0.53	0.00	1.28	
结肠、直肠和肛门癌	7.45	0.00	0.00	0.00	0.00	0.00	0.00	0.18	0.17	1.53
肝　癌	14.28	0.00	0.00	0.22	0.00	0.34	0.15	0.88	1.36	3.07
肺　癌	23.97	0.00	0.00	0.00	0.00	0.34	0.00	0.35	1.53	3.07
乳腺癌	4.71	0.00	0.00	0.00	0.00	0.00	0.00	0.18	0.51	2.69
宫颈癌	2.25	0.00	0.00	0.00	0.00	0.00	0.00	0.18	0.68	1.28
膀胱癌	0.55	0.00	0.00	0.00	0.00	0.00	0.00	0.00	0.00	0.00
白血病	2.90	9.84	1.06	2.47	1.73	1.36	1.61	1.23	1.87	2.17
良性肿瘤	0.49	1.41	0.27	0.45	0.00	0.00	0.00	0.00	0.00	0.13
其他肿瘤	0.67	0.00	0.00	0.67	0.00	0.17	0.00	0.00	0.17	0.00
血液、造血器官及免疫的其他疾病小计	0.71	2.81	0.00	0.00	0.19	0.34	0.15	0.00	0.17	0.00
贫　血	0.61	2.81	0.00	0.00	0.00	0.17	0.15	0.00	0.17	0.00
血液、造血器官及免疫的其他疾病	0.10	0.00	0.00	0.00	0.19	0.17	0.00	0.00	0.00	0.00
内分泌、营养和代谢的其他疾病小计	12.25	0.00	0.00	0.00	0.39	0.34	0.29	0.00	0.00	0.90
糖尿病	11.24	0.00	0.00	0.00	0.19	0.34	0.15	0.00	0.00	0.64
内分泌、营养和代谢的其他疾病	1.02	0.00	0.00	0.00	0.19	0.00	0.15	0.00	0.00	0.26
精神障碍小计	2.17	0.00	0.00	0.00	0.00	0.00	0.00	0.00	0.85	0.64
神经系统疾病小计	3.04	9.84	1.59	0.67	0.39	1.36	0.73	0.53	0.68	0.51
脑膜炎	0.12	0.00	0.27	0.00	0.00	0.00	0.00	0.00	0.00	0.13
神经系统的其他疾病	2.92	9.84	1.33	0.67	0.39	1.36	0.73	0.53	0.68	0.38
循环系统疾病小计	192.43	4.22	1.33	0.45	1.16	1.02	2.33	4.55	4.09	10.10
急性风湿热	0.80	0.00	0.00	0.00	0.19	0.17	0.00	0.00	0.00	0.13
心脏病	82.49	4.22	0.80	0.22	0.39	0.68	1.17	2.28	1.87	4.73
慢性风湿性心脏病	7.59	0.00	0.00	0.00	0.19	0.00	0.58	0.18	0.34	1.53
高血压性心脏病	10.12	0.00	0.00	0.00	0.00	0.00	0.15	0.00	0.00	0.38
急性心肌梗死	26.07	0.00	0.00	0.00	0.00	0.17	0.15	0.88	0.68	1.92
其他冠心病	20.05	0.00	0.00	0.00	0.00	0.17	0.00	0.18	0.51	0.38
肺原性心脏病	13.44	0.00	0.00	0.00	0.00	0.00	0.00	0.35	0.00	0.00
其他心脏病	5.21	4.22	0.80	0.22	0.19	0.34	0.29	0.70	0.34	0.51

疾病别死亡率（女性）（1/10万）

40岁~	45岁~	50岁~	55岁~	60岁~	65岁~	70岁~	75岁~	80岁~	85岁及以上
113.36	**206.40**	**201.75**	**419.12**	**771.07**	**1112.77**	**1985.30**	**3539.42**	**6668.31**	**14852.21**
2.17	2.03	1.31	3.78	8.64	11.74	13.69	20.40	24.67	41.87
2.17	2.03	1.31	3.78	8.64	11.74	12.86	20.40	24.67	41.87
0.00	0.00	0.00	0.00	0.00	0.00	0.00	0.00	0.00	0.00
0.00	0.00	0.00	0.00	0.00	0.00	0.00	0.00	0.95	0.00
0.00	0.00	0.00	0.00	0.00	0.00	0.00	0.00	0.95	3.35
0.64	0.31	0.22	0.57	1.73	2.16	3.32	2.91	3.80	3.35
0.00	0.16	0.00	0.38	0.25	0.62	0.41	0.58	1.90	0.00
0.00	0.00	0.00	0.00	0.00	0.00	0.00	0.00	0.00	0.00
0.00	0.00	0.00	0.00	0.00	0.00	0.00	0.00	0.95	0.00
0.00	0.00	0.00	0.00	0.00	0.00	0.00	0.00	0.00	0.00
0.13	0.00	0.00	0.00	0.00	0.00	0.00	0.00	0.00	0.00
0.26	0.16	0.22	0.38	1.23	0.93	2.49	4.08	8.54	16.75
0.00	0.00	0.00	0.00	0.00	0.00	0.00	0.00	0.00	0.00
0.00	0.00	0.00	0.00	0.00	0.00	0.00	0.00	0.00	0.00
0.64	0.78	0.22	1.89	4.20	5.87	5.39	9.91	4.74	11.72
0.38	0.31	0.65	0.38	1.23	1.85	0.83	0.58	0.00	1.67
0.00	0.00	0.00	0.00	0.00	0.00	0.83	0.00	0.00	0.00
0.00	0.00	0.00	0.00	0.00	0.00	0.00	0.00	0.00	0.00
0.00	0.00	0.00	0.00	0.00	0.00	0.41	0.00	0.00	0.00
44.22	84.27	84.54	178.41	278.59	341.06	511.47	677.81	878.61	1224.15
43.71	83.18	83.88	175.76	276.12	340.75	506.07	667.32	869.12	1212.43
0.77	1.09	1.53	2.08	3.46	2.16	2.07	3.50	3.80	3.35
0.77	2.96	4.58	14.16	26.18	36.76	63.05	90.92	107.22	162.44
3.71	7.48	7.41	18.88	35.07	51.90	82.55	117.73	157.50	212.68
2.68	4.52	3.92	10.57	16.55	23.48	42.73	55.37	74.01	108.85
5.88	8.41	10.68	25.30	47.91	52.52	68.86	79.85	106.27	149.04
6.77	14.80	16.56	37.19	56.06	80.01	131.50	172.51	235.31	328.23
6.65	8.57	9.15	15.10	14.08	9.27	7.47	8.16	8.54	18.42
2.68	4.21	4.79	7.17	4.20	4.33	4.98	4.08	10.44	6.70
0.13	0.31	0.22	0.57	0.74	2.16	3.32	4.08	8.54	8.37
2.04	2.49	1.96	3.96	5.19	7.11	7.05	9.91	12.33	6.70
0.13	0.16	0.22	1.13	1.48	0.31	2.49	4.08	3.80	5.02
0.38	0.93	0.44	1.51	0.99	0.00	2.90	6.41	5.69	6.70
0.13	0.31	0.00	1.13	0.49	1.54	3.32	4.66	10.44	15.07
0.00	0.16	0.00	1.13	0.49	1.24	2.90	4.66	9.49	13.40
0.13	0.16	0.00	0.00	0.00	0.31	0.41	0.00	0.95	1.67
1.92	3.12	5.88	11.52	27.41	42.32	75.50	101.99	137.58	229.42
1.66	2.65	5.23	11.14	27.17	40.78	73.42	100.83	126.19	152.39
0.26	0.47	0.65	0.38	0.25	1.54	2.07	1.17	11.39	77.03
0.38	0.93	1.53	0.94	3.46	2.78	3.73	15.15	32.26	97.13
0.77	1.25	1.53	1.51	2.96	3.71	8.71	16.90	37.95	115.55
0.00	0.16	0.00	0.38	0.74	0.00	0.41	0.00	0.95	0.00
0.77	1.09	1.53	1.13	2.22	3.71	8.30	16.90	37.00	115.55
21.85	55.45	55.56	119.69	245.25	407.17	778.61	1515.89	3125.42	7364.98
0.38	1.56	0.65	0.76	1.23	1.85	4.15	8.74	3.80	6.70
10.22	21.65	21.13	46.44	91.63	160.64	323.55	609.62	1345.43	3528.43
2.68	5.61	6.32	9.44	12.84	20.70	31.11	57.70	76.85	174.16
0.77	0.93	2.18	3.96	10.62	15.76	37.33	69.94	195.46	482.29
3.32	7.32	5.01	13.78	30.13	54.99	96.65	182.42	418.43	1162.19
1.28	2.65	3.49	8.50	18.03	36.14	81.30	150.37	328.29	984.68
1.02	2.03	1.53	6.61	14.32	23.79	61.39	116.56	249.54	520.81
1.15	3.12	2.61	4.15	5.68	9.27	15.76	32.64	76.85	204.30

疾病名称（ICD-10）	合计	0岁~	1岁~	5岁~	10岁~	15岁~	20岁~	25岁~	30岁~	35岁~
其他高血压病	5.58	0.00	0.00	0.00	0.00	0.00	0.00	0.18	0.17	0.26
脑血管病	102.91	0.00	0.53	0.22	0.58	0.17	1.02	2.10	1.87	4.99
循环系统的其他疾病	0.65	0.00	0.00	0.00	0.00	0.00	0.15	0.00	0.17	0.00
呼吸系统疾病小计	110.54	40.77	9.29	1.79	1.54	0.00	0.58	0.70	1.70	1.41
肺 炎	9.82	19.68	3.45	0.45	0.00	0.00	0.29	0.70	0.85	0.26
慢性下呼吸道疾病	97.57	0.00	0.00	0.00	0.39	0.00	0.00	0.00	0.51	0.77
尘 肺	0.07	0.00	0.00	0.00	0.00	0.00	0.00	0.00	0.00	0.00
呼吸系统的其他疾病	3.08	21.09	5.84	1.35	1.16	0.00	0.29	0.00	0.34	0.38
消化系统疾病小计	13.01	9.84	0.53	0.45	0.58	0.34	0.58	1.05	2.73	2.30
胃和十二指肠溃疡	2.00	0.00	0.00	0.00	0.00	0.00	0.00	0.35	0.51	0.26
阑尾炎	0.17	0.00	0.00	0.00	0.00	0.00	0.15	0.00	0.34	0.26
肠梗阻	0.69	2.81	0.00	0.22	0.19	0.00	0.00	0.00	0.00	0.13
肝疾病	4.82	1.41	0.00	0.00	0.34	0.00	0.18	0.51	1.02	
消化系统的其他疾病	5.33	5.62	0.53	0.22	0.39	0.00	0.44	0.53	1.36	0.64
肌肉骨骼和结缔组织疾病小计	1.49	0.00	0.00	0.45	0.00	0.17	0.29	0.88	0.00	0.64
泌尿生殖系统疾病小计	4.82	0.00	0.27	0.00	0.39	0.51	0.88	0.35	1.36	1.53
肾小球和肾小管间质疾病	2.65	0.00	0.27	0.00	0.19	0.17	0.73	0.00	0.68	0.90
前列腺增生	0.00	0.00	0.00	0.00	0.00	0.00	0.00	0.00	0.00	0.00
泌尿生殖系统的其他疾病	2.17	0.00	0.00	0.00	0.19	0.34	0.15	0.35	0.68	0.64
妊娠、分娩和产褥期并发症小计	0.28	1.41	0.00	0.00	0.00	0.51	0.73	0.35	0.68	0.26
直接产科原因	0.25	1.41	0.00	0.00	0.00	0.34	0.58	0.35	0.68	0.26
流 产	0.02	0.00	0.00	0.00	0.00	0.17	0.15	0.00	0.00	0.00
妊娠高血压综合症	0.06	0.00	0.00	0.00	0.00	0.00	0.15	0.00	0.00	0.26
梗阻性分娩	0.00	0.00	0.00	0.00	0.00	0.00	0.00	0.00	0.00	0.00
产后出血	0.05	0.00	0.00	0.00	0.00	0.17	0.15	0.00	0.34	0.00
母体产伤	0.00	0.00	0.00	0.00	0.00	0.00	0.00	0.00	0.00	0.00
产褥期感染	0.06	0.00	0.00	0.00	0.00	0.00	0.15	0.00	0.17	0.00
间接产科原因	0.01	0.00	0.00	0.00	0.00	0.17	0.00	0.00	0.00	0.00
妊娠、分娩和产褥期的其他情况	0.01	0.00	0.00	0.00	0.00	0.00	0.15	0.00	0.00	0.00
起源于围生期的某些情况小计	1.21	139.17	0.27	0.00	0.00	0.00	0.00	0.00	0.00	0.00
早产儿和未成熟儿	0.23	26.71	0.00	0.00	0.00	0.00	0.00	0.00	0.00	0.00
新生儿产伤和窒息	0.30	35.14	0.00	0.00	0.00	0.00	0.00	0.00	0.00	0.00
新生儿溶血性疾病	0.00	0.00	0.00	0.00	0.00	0.00	0.00	0.00	0.00	0.00
新生儿硬化病	0.00	0.00	0.00	0.00	0.00	0.00	0.00	0.00	0.00	0.00
起源于围生期的其他情况	0.68	77.32	0.27	0.00	0.00	0.00	0.00	0.00	0.00	0.00
先天畸形、变性和染色体异常小计	1.19	57.64	5.31	0.45	0.39	1.02	0.29	0.53	0.85	0.26
先天性心脏病	0.99	46.39	4.51	0.45	0.39	1.02	0.29	0.53	0.85	0.26
其他先天畸形、变性和染色体异常	0.19	11.25	0.80	0.00	0.00	0.00	0.00	0.00	0.00	0.00
诊断不明小计	0.47	1.41	0.00	0.00	0.00	0.00	0.15	0.18	0.00	0.00
其他疾病小计	1.86	5.62	0.80	0.22	0.00	0.00	0.29	0.18	0.00	0.26
损伤和中毒外部原因小计	31.07	54.82	14.86	10.31	8.28	13.21	12.69	16.64	13.64	19.18
机动车辆交通事故	7.36	4.22	3.98	0.90	1.54	3.73	3.79	4.03	3.41	6.14
机动车以外的运输事故	2.73	1.41	0.27	0.67	0.58	1.69	1.75	0.88	1.02	2.05
意外中毒	2.10	0.00	0.27	0.22	0.96	0.85	1.61	1.40	1.53	1.92
意外跌落	5.22	8.43	0.80	1.12	0.96	0.85	1.17	1.93	1.19	1.15
火 灾	0.42	1.41	0.00	0.00	0.19	0.17	0.00	0.00	0.34	0.13
由自然环境因素所致的意外事故	0.26	0.00	0.27	0.00	0.00	0.00	0.00	0.35	0.34	0.00
淹 死	3.98	8.43	7.96	5.16	2.70	1.02	1.17	1.58	1.19	1.53
意外的机械性窒息	0.36	16.87	0.27	0.22	0.00	0.17	0.15	0.00	0.17	0.00
砸 死	0.30	0.00	0.27	0.45	0.00	0.00	0.15	0.00	0.00	0.38
由机器切割和穿刺工具所致的意外的事故	0.07	0.00	0.00	0.00	0.00	0.17	0.15	0.00	0.17	0.26
触 电	0.29	0.00	0.00	0.22	0.00	0.51	0.00	0.00	0.17	0.26
其他意外事故和有害效应	1.68	14.06	0.80	0.90	0.39	0.85	0.29	0.53	0.51	1.28
自 杀	5.99	0.00	0.00	0.22	0.58	3.05	2.33	5.43	3.07	3.58
被 杀	0.32	0.00	0.00	0.22	0.39	0.17	0.15	0.53	0.51	0.51

10-2-3

40岁 ~	45岁 ~	50岁 ~	55岁 ~	60岁 ~	65岁 ~	70岁 ~	75岁 ~	80岁 ~	85岁及以上
0.38	1.71	1.74	5.66	9.63	13.90	19.91	50.70	84.45	170.81
10.61	30.06	31.81	66.27	140.78	228.92	428.92	841.00	1686.05	3645.65
0.26	0.47	0.22	0.57	1.98	1.85	2.07	5.83	5.69	13.40
4.73	8.72	13.51	34.93	105.71	192.77	430.58	952.31	1982.09	4966.93
0.77	1.71	1.53	1.89	6.67	9.89	23.23	61.78	159.40	594.49
3.20	6.23	11.77	31.53	94.35	179.49	399.05	875.38	1782.83	4256.89
0.00	0.16	0.00	0.19	0.00	0.31	0.00	0.58	0.95	1.67
0.77	0.62	0.22	1.32	4.69	3.09	8.30	14.57	38.90	113.87
4.86	9.35	7.41	16.80	27.66	33.67	50.61	88.00	150.86	254.54
0.38	0.47	0.87	2.83	3.46	3.71	7.05	14.57	37.95	45.21
0.13	0.16	0.00	0.00	0.00	0.62	0.00	0.58	0.95	5.02
0.13	0.00	0.00	0.38	0.00	0.62	2.49	7.58	12.33	26.79
2.43	5.61	4.36	7.74	12.10	15.76	21.16	27.97	41.75	46.89
1.79	3.12	2.18	5.85	12.10	12.98	19.91	37.30	57.88	130.62
1.41	1.09	0.87	3.40	3.46	2.47	2.90	6.41	10.44	30.14
3.20	4.52	3.92	7.74	12.60	11.74	21.57	24.48	32.26	63.64
1.41	1.71	1.74	5.29	7.90	6.80	12.03	12.82	12.33	43.54
0.00	0.00	0.00	0.00	0.00	0.00	0.00	0.00	0.00	0.00
1.79	2.80	2.18	2.45	4.69	4.94	9.54	11.66	19.93	20.10
0.51	0.00	0.00	0.19	0.25	0.00	0.00	0.00	0.00	0.00
0.51	0.00	0.00	0.19	0.25	0.00	0.00	0.00	0.00	0.00
0.00	0.00	0.00	0.00	0.00	0.00	0.00	0.00	0.00	0.00
0.26	0.00	0.00	0.00	0.00	0.00	0.00	0.00	0.00	0.00
0.00	0.00	0.00	0.00	0.00	0.00	0.00	0.00	0.00	0.00
0.00	0.00	0.00	0.00	0.00	0.00	0.00	0.00	0.00	0.00
0.13	0.00	0.00	0.19	0.25	0.00	0.00	0.00	0.00	0.00
0.00	0.00	0.00	0.00	0.00	0.00	0.00	0.00	0.00	0.00
0.00	0.00	0.00	0.00	0.00	0.00	0.00	0.00	0.00	0.00
0.00	0.00	0.00	0.00	0.00	0.00	0.00	0.00	0.00	1.67
0.00	0.00	0.00	0.00	0.00	0.00	0.00	0.00	0.00	0.00
0.00	0.00	0.00	0.00	0.00	0.00	0.00	0.00	0.00	0.00
0.00	0.00	0.00	0.00	0.00	0.00	0.00	0.00	0.00	0.00
0.00	0.00	0.00	0.00	0.00	0.00	0.00	0.00	0.00	0.00
0.00	0.00	0.00	0.00	0.00	0.00	0.00	0.00	0.00	1.67
0.38	0.31	0.44	0.19	0.49	0.00	1.24	0.58	0.95	1.67
0.13	0.16	0.44	0.19	0.49	0.00	0.83	0.58	0.58	1.67
0.26	0.16	0.00	0.00	0.00	0.00	0.41	0.00	0.95	0.00
0.38	0.47	0.00	0.00	0.00	0.93	0.41	1.17	8.54	25.12
0.26	0.78	0.65	0.38	1.98	4.33	4.56	12.24	24.67	83.73
26.20	33.80	24.62	38.51	52.11	56.53	78.40	101.41	211.59	336.60
7.41	9.50	7.84	9.06	14.57	15.76	16.59	22.15	37.00	25.12
2.56	2.80	0.87	5.29	6.42	4.94	9.13	6.99	14.23	16.75
2.04	2.03	2.83	1.70	3.95	5.25	5.81	6.99	5.69	6.70
2.68	2.80	3.70	4.91	5.93	6.18	10.37	20.98	68.32	197.61
0.13	0.31	0.22	0.19	0.74	0.93	2.49	0.58	8.54	3.35
0.00	0.47	0.00	0.57	0.00	1.24	0.41	0.58	2.85	3.35
2.81	3.12	2.40	5.66	6.92	3.71	8.71	16.32	28.46	25.12
0.26	0.31	0.00	0.57	0.49	0.31	0.00	0.58	0.95	1.67
0.64	1.09	0.00	0.19	0.49	0.31	0.41	0.58	0.00	0.00
0.13	0.00	0.00	0.00	0.00	0.00	0.00	0.00	0.00	0.00
0.26	0.47	0.22	0.19	0.25	0.31	1.24	1.17	0.00	5.02
1.02	0.93	0.65	1.32	2.72	5.56	4.15	5.83	10.44	23.44
5.88	9.35	5.88	8.50	9.39	11.43	19.08	18.65	35.11	28.47
0.38	0.62	0.00	0.38	0.25	0.62	0.00	0.00	0.00	0.00

十一、卫生监督

简要说明

1. 本部分反映我省卫生监督、监测、检验情况，主要包括生活饮用水卫生、公共场所卫生、职业卫生、放射卫生等的监督、监测、检验情况。

2. 本部分数据来源于四川省卫生监督汇总数据信息报告系统。

主要指标解释

卫生监督户次：指卫生监督的生产、经营企业的户次数。

卫生抽检合格率：指卫生抽样监测合格件数/监测件数×100%。

表 11-1 2013 年全省建设项目卫生审查情况

专业类别	建设项目数	项目性质					建设项目职业病危害类别			选址（预评价）卫生审查		设计卫生审查		竣工验收		投资规模（亿元）
		新建	改建	扩建	技术改造	技术引进	轻微	一般	严重	通过	未通过	通过	未通过	通过	未通过	
总 计	3730	5290	1275	412	35	11	172	258	152	3128	602	3012	718	3710	20	2224.73
公共场所卫生	2380	3285	1179	285	—	—	—	—	—	1855	525	1784	596	2219	161	382.18
生活饮用水卫生	1205	633	680	112	—	—	—	—	—	623	582	753	452	1198	7	1530.22
放射卫生	145	357	65	20	4	22	95	25	88	81	64	85	60	139	6	12.14

表 11-2　2013 年全省被监督单位情况

专业类别	单位数	职工总数（人）	从业人员数（人）	持健康合格证明人数（人）	有效卫生许可证(份)	卫生许可证发放情况（份）						量化分级管理等级评定情况				
						合计	新发	变更	复核	延续	注销	合计	A级	B级	C级	不与评级
总　计	102712	1E+06	477474	463356	95679	27381	23597	1596	399	1663	126	24346	773	2015	18632	2926
公共场所卫生	89998	477345	437779	428663	89998	26015	22596	1403	399	1494	123	23481	90	1956	18512	2923
生活饮用水卫生	3078	49599	34587	29775	2998	865	683	59	—	120	3	865	683	59	120	3
消毒产品生产	130	9582	4444	4294	130	1	1	0	—	0	0	—	—	—	—	—
餐饮具集中消毒	97	839	664	624	—	—	—	—	—	—	—	—	—	—	—	—
学校卫生	6836	492540	—	—	—	—	—	—	—	—	—	—	—	—	—	—
职业（放射）卫生技术机构	112	2102	—	—	112	0	0	0	—	0	0	—	—	—	—	—
放射卫生	2441	152944	—	—	2441	500	317	134	—	49	0	—	—	—	—	—
采供血卫生	20	796	—	—	—	—	—	—	—	—	—	—	—	—	—	—

表 11-3　2013 年全省经常性卫生监督情况

专业类别	应监督户数	实监督户数	监督覆盖率（%）	实监督户次数	合格户次数	合格率（%）
总　计	**162942**	**141939**	**87.11**	**283232**	**282334**	**99.68**
公共场所卫生	97496	85517	87.71	162577	162249	99.80
住宿场所	25426	22446	440.69	44888	44773	99.74
沐浴场所	3107	2765	88.99	5324	5304	99.62
游泳场所	761	599	78.71	1124	1103	98.13
美容美发场所	33468	29621	177.06	56344	56240	99.82
其　他	34734	30086	1385.56	54897	54829	99.88
生活饮用水卫生	3575	2330	65.17	6198	6162	99.42
城市集中式供水	579	258	44.56	635	628	98.90
乡镇集中式供水	1275	921	72.24	2752	2727	99.09
自建设施供水	373	262	70.24	794	790	99.50
分质供水	6	5	83.33	18	18	100.00
二次供水	1337	879	65.74	1990	1990	100.00
涉水产品生产企业	5	5	100.00	9	9	100.00
职业（放射）卫生技术机构	150	47	31.33	51	51	100.00
化学品毒性鉴定机构	—	—	—	—	—	—
职业健康检查机构	126	27	21.43	28	28	100.00
职业病诊断机构	23	19	82.61	19	19	100.00
放射卫生技术服务机构	1	1	100.00	4	4	100.00
放射卫生	2441	1947	79.76	3685	3660	99.32
放射治疗	26	24	92.31	36	36	100.00
核医学	12	9	75.00	13	12	92.31
介入放射学	46	31	67.39	52	51	98.08
X 射线影像诊断	2357	1883	79.89	3584	3561	99.36
学校卫生	6836	5754	84.17	11492	11491	99.99
小　学	5318	4079	76.70	8133	8132	99.99
初级中学	1214	1302	107.25	2680	2680	100.00
高级中学	179	267	149.16	511	511	100.00
普通高校	125	106	84.80	168	168	100.00
医疗卫生	52140	46091	88.40	83070	82604	99.44
医　院	2133	2004	93.95	4267	4178	97.91
妇幼保健院	200	155	77.50	232	231	99.57
社区卫生服务机构	1205	998	82.82	1837	1818	98.97
卫生院	11343	5502	48.51	9755	9676	99.19
疗养院	63	33	52.38	51	51	100.00
门诊部	1616	1061	65.66	1940	1914	98.66
诊　所	12749	11671	91.54	25010	24845	99.34
村卫生室（所）	21668	24206	111.71	39418	39333	99.78
急救中心（站）	10	10	100.00	11	11	100.00
临床检验机构	8	5	62.50	6	6	100.00
专科疾病防治机构	36	81	225.00	111	110	99.10
护理院（站）	18	27	150.00	35	35	100.00
健康体检机构	58	38	65.52	48	47	97.92
其　他	1033	300	29.04	349	349	100.00
传染病防治	279	235	84.23	16131	16089	99.74
消毒产品生产单位	172	159	92.44	164	164	100.00
消毒产品经营单位	—	—	—	348	346	99.43
其他有关单位和个人	107	76	71.03	15619	15579	99.74
采供血卫生	25	18	72.00	28	28	100.00
采供血机构	18	13	72.22	13	13	100.00
其他有关单位和个人	7	5	71.43	15	15	100.00

表 11-4　2013 年全省卫生监督监测情况

专业类别	产品类样品			非产品（用品）类样品		
	监测件数	合格件数	合格率（%）	监测项数	合格项数	合格率（%）
总　计	4472	4310	96.38	2217	2130	96.08
公共场所卫生	2158	2076	96.20	2170	2083	95.99
住宿场所	707	679	96.04	384	359	93.49
沐浴场所	144	144	100.00	83	83	100.00
游泳场所	242	210	86.78	545	504	92.48
美容美发场所	340	324	95.29	449	435	96.88
其　他	725	719	99.17	709	702	99.01
生活饮用水卫生	90	88	97.78	—	—	—
集中式供水	90	88	97.78	—	—	—
城市公共供水	24	24	100.00	—	—	—
乡镇公共供水	27	26	96.30	—	—	—
自建设施供水	6	6	100.00	—	—	—
分质供水	—	—	—	—	—	—
二次供水	33	32	96.97	—	—	—
涉水产品生产企业	—	—	—	—	—	—
输配水设备	—	—	—	—	—	—
防护材料	—	—	—	—	—	—
水处理材料	—	—	—	—	—	—
化学处理剂	—	—	—	—	—	—
水质处理器	—	—	—	—	—	—
消毒产品	2224	2146	96.49	—	—	—
消毒剂类	—	—	—	—	—	—
消毒器械类	1102	1032	93.65	—	—	—
消毒器械	284	273	96.13	—	—	—
生物指示物	596	542	90.94	—	—	—
化学指示物	21	19	90.48	—	—	—
灭菌包装物	201	198	98.51	—	—	—
卫生用品类	1122	1114	99.29	—	—	—
纸巾（纸）	325	324	99.69	—	—	—
排泄物卫生用品	219	217	99.09	—	—	—
纸质餐饮具	112	110	98.21	—	—	—
抗（抑）菌制剂	167	166	99.40	—	—	—
隐形眼镜护理用品	215	214	99.53	—	—	—
化妆棉	38	37	97.37	—	—	—
湿巾、卫生湿巾	26	26	100.00	—	—	—
其他卫生用品	20	20	100.00	—	—	—

表 11-5　2013 年全省案件查处情况

专业类别	案件数	结案数	处罚程序			行政处罚决定				
			简易程序	一般程序	听证	警告	罚款	罚款金额（元）	没收违法所得	没收金额（元）
总　计	5701	5607	441	749	11	2944	4918	8511975	105	35225
公共场所卫生	2095	2035	108	299	1	1785	1785	2221450		
生活饮用水卫生	310	295	8	51	1		285	448250		
传染病防治	235	230	21	25			205	422580		
学校卫生	165	160	104	56		115	78	83800		
职业（放射）卫生技术机构	13	13	7	6	1	3	13	148070	15985	
放射卫生	145	135	10	17	1	125	100	450000		
医疗卫生	2730	2730	179	291	7	915	2460	4842895	105	35225
采供血卫生	8	8	4	4		4	5	43000		

专业类别	行政处罚决定				行政强制及其他措施			行政复议	行政诉讼	结案情况		
	没收非法财物	停业整顿	暂扣或者吊销许可证	其他	责令限期改进	责令停业整顿	其他			自觉履行	强制执行	不作行政处罚
总　计			5	20	2873	15	55			5593		
公共场所卫生			5		1135		5			2035		
生活饮用水卫生				10	115		5			295		
传染病防治					100		30			230		
学校卫生				5	115					160		
职业（放射）卫生技术机构					107					13		
放射卫生					75					135		
医疗卫生				5	1325	15	15			2730		
采供血卫生					8					8		

表 11-6-1　2013 年全省公共

单位类别	单位数	职工总数（人）	从业人员数（人）	持健康合格证明人数（人）	卫生知识培训合格人数（人）	集中空调通风系统	其中：定期清洗	饮用水						
								合计	集中式供水				二次供水	分散式供水	其他
									小计	公共供水	自建设施供水	分质供水			
总　计	89998	477345	437779	428663	425507	1982	1865	89998	28701	28284	169	248	1624	57158	2515
宾　馆	8987	86888	85510	83623	83426	349	320	8987	2530	2496	15	19	214	6087	156
饭　馆	4140	54409	54196	53639	53355	136	135	4140	933	930	2	1	47	2989	171
旅　店	9543	27456	25438	25084	25080	152	145	9543	3348	3295	52	1	159	5720	316
招待所	1042	3161	3120	3082	3076	20	20	1042	425	418	7	0	11	558	48
车马店	8	25	25	25	25	1	0	8	3	3	0	0	0	4	1
咖啡馆	1139	5409	5383	5292	5283	40	37	1139	366	366	0	0	20	704	49
酒　吧	1345	4373	4348	4308	4284	23	23	1345	422	420	2	0	29	848	46
茶　座	21434	52862	52433	51959	51670	335	305	21434	6478	6367	46	65	403	13983	570
公共浴室	2968	15002	14742	14477	14200	99	87	2968	1172	1158	6	8	42	1638	116
理发店	20347	70001	43330	42927	42786	291	281	20347	7053	6943	21	89	380	12431	483
美容店	10412	29716	29530	29172	29090	143	136	10412	3275	3233	8	34	128	6732	277
影剧院	177	1984	1960	1917	1924	24	22	177	59	57	2	0	2	108	8
录像厅（室）	16	25	25	23	23	1	1	16	10	10	0	0	0	5	1
游艺厅（室）	1510	5429	5413	5335	5272	21	21	1510	350	347	1	2	17	1121	22
舞　厅	543	3284	3271	3184	3198	22	19	543	138	138	0	0	7	381	17
音乐厅	2820	13627	13373	13199	13130	84	80	2820	1073	1045	2	26	95	1602	50
游泳场（馆）	714	5064	4176	4079	4080	13	13	714	221	216	4	1	13	440	40
展览馆	13	77	77	77	60	0	0	13	8	8	0	0	0	5	0
博物馆	11	325	280	280	280	1	1	11	1	1	0	0	0	10	0
美术馆	3	22	22	22	22	0	0	3	1	1	0	0	1	1	0
图书馆	29	693	686	686	681	2	2	29	10	10	0	0	0	19	0
商场（店）	1733	56624	55559	54216	54131	151	144	1733	530	528	2	0	36	1073	94
书　店	89	1451	1446	1434	1434	17	17	89	22	22	0	0	3	50	14
候诊室	795	36699	30955	28343	26787	45	44	795	203	203	0	0	12	551	29
候车（机、船）室	180	2739	2481	2280	2210	12	12	180	70	69	1	0	5	98	7

场所卫生被监督单位情况

有效卫生许可证（份）	卫生许可证发放情况（份）						量化分级管理等级评定情况				
	合计	新发	变更	复核	延续	注销	合计	A级	B级	C级	不予评级
89998	**26015**	**22596**	**1403**	**399**	**1494**	**123**	**23481**	**90**	**1956**	**18512**	**2923**
8987	2404	1940	196	48	212	8	2007	51	304	1606	46
4140	1378	1192	145	12	17	12	871	5	186	515	165
9543	2698	2224	143	83	240	8	2940	2	233	2616	89
1042	243	186	9	9	39	0	304	2	17	267	18
8	0	0	0	0	0	0	2	0	0	2	0
1139	389	341	14	2	23	9	302	1	24	204	73
1345	442	397	29	1	15	0	323	0	17	227	79
21434	6031	5358	220	79	345	29	4927	8	252	3035	1632
2968	1316	1084	190	7	28	7	1086	4	80	947	55
20347	5489	4961	129	76	301	22	5854	3	274	5362	215
10412	3095	2735	129	37	175	19	2932	4	298	2542	88
177	68	50	12	1	5	0	52	1	8	31	12
16	8	7	1	0	0	0	9	0	1	7	1
1510	367	331	21	1	11	3	198	0	8	118	72
543	110	95	8	2	5	0	102	0	12	67	23
2820	746	609	58	27	49	3	687	2	55	443	187
714	236	200	21	3	12	0	237	6	48	170	13
13	8	5	0	0	3	0	2	1	0	0	1
11	5	5	0	0	0	0	0	0	0	0	0
3	0	0	0	0	0	0	1	0	0	1	0
29	10	10	0	0	0	0	6	0	2	3	1
1733	628	568	43	5	9	3	433	0	93	250	90
89	25	22	0	2	1	0	31	0	17	8	6
795	254	222	30	1	1	0	128	0	19	60	49
180	65	54	5	3	3	0	47	0	8	31	123

表 11-6-2　2013 年全省公共

单位类别	查处案件数	违法事实*					行政强制及其他措施		行政处罚案件数	结案案件数	处罚程序		
		未取得"卫生许可证"，擅自营业的	卫生质量不符合国家卫生标准和要求，而继续营业的	未获得"健康合格证"，从事直接为顾客服务的	拒绝卫生监督的	其他违法行为	责令限期改进	其他			简易程序	一般程序	其中：听证
总　计	2095	495	90	385	335	1170	1135	5	2095	2035	540	1495	5
宾　馆	440	45	15	85	80	270	225	0	440	420	90	330	0
饭　馆	75	20	0	15	0	45	50	0	75	75	25	50	0
旅　店	120	40	0	15	10	70	70	0	120	115	45	70	0
招待所	25	0	0	0	0	25	25	0	25	25	10	15	0
车马店	0	0	0	0	0	0	0	0	0	0	0	0	0
咖啡馆	15	0	0	0	5	15	10	0	15	15	5	10	0
酒　吧	0	0	0	0	0	0	0	0	0	0	0	0	0
茶　座	185	40	0	25	15	135	80	0	185	185	65	120	0
公共浴室	140	25	0	35	20	85	60	0	140	135	30	105	0
理发店	430	115	15	110	35	235	270	5	430	405	95	310	5
美容店	230	65	5	25	55	110	135	0	230	225	60	165	0
影剧院	30	5	5	0	15	10	15	0	30	30	5	25	0
录像厅（室）	0	0	0	0	0	0	0	0	0	0	0	0	0
游艺厅（室）	10	5	0	0	5	5	10	0	10	10	0	10	0
舞　厅	20	5	0	10	0	5	10	0	20	20	10	10	0
音乐厅	95	20	0	5	5	70	60	0	95	95	15	80	0
游泳场（馆）	200	70	45	30	80	60	85	0	200	200	70	130	0
展览馆	0	0	0	0	0	0	0	0	0	0	0	0	0
博物馆	0	0	0	0	0	0	0	0	0	0	0	0	0
美术馆	0	0	0	0	0	0	0	0	0	0	0	0	0
图书馆	0	0	0	0	0	0	0	0	0	0	0	0	0
商场（店）	70	35	5	30	10	25	40	0	70	70	15	55	0
书　店	5	0	0	0	0	5	0	0	5	5	0	5	0
候诊室	5	5	0	0	0	0	0	0	5	5	0	5	0
候车（机、船）室	0	0	0	0	0	0	0	0	0	0	0	0	0

场所卫生监督案件查处情况

行政处罚决定					行政复议	行政诉讼	结案情况						不作行政处罚
							执行方式		执行结果				
警告	罚款	罚款金额（元）	停业整顿	吊销卫生许可证			自觉履行	强制执行	完全履行	不完全履行	未履行	实际履行罚款金额（元）	
1785	**1785**	**2221450**		**5**			**2035**		**2035**			**2221450**	**0**
355	375	455250	0	0	0	0	420	0	420	0	0	455250	0
50	70	76000	0	0	0	0	75	0	75	0	0	76000	0
105	85	120250	0	0	0	0	115	0	115	0	0	120250	0
25	15	11000	0	0	0	0	25	0	25	0	0	11000	0
0	0	0	0	0	0	0	0	0	0	0	0	0	0
15	10	14000	0	0	0	0	15	0	15	0	0	14000	0
0	0	0	0	0	0	0	0	0	0	0	0	0	0
175	180	141000	0	0	0	0	185	0	185	0	0	141000	0
125	120	225500	0	5	0	0	135	0	135	0	0	225500	0
355	365	386700	0	0	0	0	405	0	405	0	0	386700	0
200	195	277250	0	0	0	0	225	0	225	0	0	277250	0
25	30	32750	0	0	0	0	30	0	30	0	0	32750	0
0	0	0	0	0	0	0	0	0	0	0	0	0	0
10	10	15000	0	0	0	0	10	0	10	0	0	15000	0
15	20	11000	0	0	0	0	20	0	20	0	0	11000	0
65	95	135000	0	0	0	0	95	0	95	0	0	135000	0
185	160	220750	0	0	0	0	200	0	200	0	0	220750	0
0	0	0	0	0	0	0	0	0	0	0	0	0	0
0	0	0	0	0	0	0	0	0	0	0	0	0	0
0	0	0	0	0	0	0	0	0	0	0	0	0	0
70	45	80000	0	0	0	0	70	0	70	0	0	80000	0
5	5	5000	0	0	0	0	5	0	5	0	0	5000	0
5	5	15000	0	0	0	0	5	0	5	0	0	15000	0
0	0	0	0	0	0	0	0	0	0	0	0	0	0

注：违法事实：①未取得"卫生许可证"，擅自营业的；②卫生质量不符合国家卫生标准和要求，而继续营业的；③未获得"健康合格证"，从事直接为顾客服务的；④拒绝卫生监督的；⑤其他违法行为。

表 11-7-1　2013 年全省生活饮用水卫生（供水）被监督单位情况

单位类别	单位数	职工总数（人）	从业人员数（人）	持健康合格证明人数（人）	日供水能力（万吨）	供水人口数（万人）	水源水类型		制水工艺				
							地表水	地下水	混凝沉淀	过滤	消毒	深度处理	特殊处理
总　计	3076	49585	34541	29767	1992	297493	1265	594	979	997	1601	108	35
集中式供水	1865	18704	12263	10219	1992	297493	1265	594	979	997	1601	108	35
城市公共供水	464	8388	6152	5215	1127	8669	426	38	162	134	412	37	20
乡镇公共供水	1103	5734	4797	3779	832	228178	762	341	719	747	933	53	12
自建设施供水	292	4563	1295	1206	33	60645	77	215	95	113	252	17	1
分质供水	6	19	19	19	—	—	—	—	3	3	4	1	2
二次供水	1211	30881	22278	19548	—	—	—	—	—	—	—	—	—

单位类别	消毒方式					消毒加药方式			有检验室数	有效卫生许可证（份）	卫生许可证发放情况（份）				
	氯化消毒	二氧化氯消毒	臭氧消毒	紫外线消毒	其他	机械加药	部分机械加药	人工加药			合计	新发	变更	延续	注销
总　计	1803	878	21	35	339	2079	216	740	342	2998	865	683	59	120	3
集中式供水	905	739	11	15	195	1102	189	549	342	1861	488	354	40	92	2
城市公共供水	297	90		2	75	382	7	55	148	461	86	58	10	17	1
乡镇公共供水	505	490	5	4	99	527	168	403	154	1102	305	234	22	48	1
自建设施供水	101	158	3	9	21	187	14	91	38	292	96	61	8	27	
分质供水	2	1	3			6			2	6	1	1			
二次供水	898	139	10	20	144	977	27	191	—	1137	377	329	19	28	1

表 11-7-2　2013 年全省生活饮用水卫生（涉水产品）被监督单位情况

单位类别	单位数	职工总数（人）	从业人员数（人）	产品品种数
总　计	2	14	8	46
输配水设备				
防护材料				
水处理材料				
化学处理剂	2	14	8	46
水质处理器				

表 11-7-3 2013 年全省生活饮用水卫生监督案件查处情况

| 单位类别 | 查处案件数 | 违法事实* | | | | | | 行政强制及其他措施 | | 行政处罚案件数 | 结案案件数 |
		违反供、管水人员健康管理的有关规定	新、改、扩建项目未经卫生部门参加选址、设计审查和竣工验收擅自供水	未取得卫生许可证擅自供水	生产或者销售无卫生许可批件的涉水产品	生活饮用水不符合卫生标准	其他违法行为	责令限期改进	其他		
总　　计	310	50		130	5	215	5	115	5	310	295
集中式供水	290	45		110	5	210	5	110	5	290	275
城市公共供水	20					20		10		20	20
乡镇公共供水	235	40		90	5	165	5	95	5	235	220
自建设施供水	35	5		20		25		5		35	35
分质供水											
二次供水	20	5		20		5		5		20	20
涉及饮用水卫生安全产品											
涉水产品经营单位	—										

| 单位类别 | 处罚程序 | | | 行政处罚决定 | | | 行政复议 | 行政诉讼 | 结案情况 | | | | | | |
| | 简易程序 | 一般程序 | 其中：听证 | 罚款 | 罚款金额（元） | 其他 | | | 执行方式 | | 执行结果 | | | | 不作行政处罚 |
									自觉履行	强制执行	完全履行	不完全履行	未履行	实际履行罚款金额（元）	
总　　计	40	255	5	285	448250	10			295		295			448250	
集中式供水	40	235	5	265	405750	10			275		275			405750	
城市公共供水		20		15	25000	5			20		20			25000	
乡镇公共供水	35	185		215	336500	5			220		220			336500	
自建设施供水	5	30	5	35	44250				35		35			44250	
分质供水															
二次供水		20		20	42500				20		20			42500	
涉及饮用水卫生安全产品															
涉水产品经营单位	—														

注：违法事实：①违反供、管水人员健康管理的有关规定；②新、改、扩建项目未经卫生部门参加选址、设计审查和竣工验收擅自供水；③未取得卫生许可证擅自供水；④生产或者销售无卫生许可批件的涉水产品；⑤生活饮用水不符合卫生标准；⑥其他违法行为。

表 11-8 2013 年全省消毒产品被监督单位情况

产品类别	单位数	职工总数（人）	从业人员数（人）	持健康合格证明人数（人）	有检验室数	有效卫生许可证（份）	卫生许可证发放情况（份）				
							合计	新发	变更	延续	注销
总　计	130	9582	4444	4294	2	130	1	1			
消毒剂类	24	2623	1077	1043	1	24					
消毒器械类	20	1160	439	401		20					
卫生用品类	86	5799	2928	2850	1	86	1	1			
泄物卫生用品	5	450	226	226		5					
湿巾/卫生湿巾											
抗（抑）菌制剂	11	1592	493	487	1	11					
隐形眼镜护理用品	1	50	23	23		1					
纸巾（纸）	61	3400	1968	1924		61	1	1			
卫生棉/化妆棉											
手（指）套											
纸质餐饮具	8	307	218	190	0	8	0	0	0	0	0

表 11-9-1　2013 年全省学校卫生被监督单位情况

学校类别	学校数	教职员工数（人）	学生数（人）			住宿学生数	办学性质		
			合计	男生	女生		公办	民办	其他
总　计	6836	492540	6229373	3309391	2919982	1981993	6494	273	69
小　学	5318	355687	4072412	2170684	1901728	825446	5048	214	56
初级中学	1214	79000	1298829	689687	609142	533179	1189	20	5
高级中学	179	35233	517452	280295	237157	349891	148	26	5
普通高校	125	22620	340680	168725	171955	273477	109	13	3

学校类别	校内辅助设施数（个）							饮用水			
	学生集体食堂	学生宿舍（间）	洗浴场所	学生厕所（蹲位）	游泳场所	体育馆	图书馆、阅览室	集中式供水	二次供水	分散式供水	其他
总　计	5471	282961	10423	372875	113	489	3998	5669	380	288	499
小　学	3875	112824	4719	230868	64	307	2921	4291	276	271	480
初级中学	1149	66497	4183	81994	21	112	817	1113	75	10	16
高级中学	225	52898	1350	36662	13	43	144	163	15		1
普通高校	222	50742	171	23351	15	27	116	102	14	7	2

学校类别	健康管理										
	校医院（室）、卫生室数（个）	卫生专业技术人员（人）	保健室数（个）	保健教师数（人）	学生体检数（人）	有学生健康档案	开设健康教育课	学生常见病防治		开展急慢性传染病、地方病防控	有突发公共卫生事件应急预案
								开展	部分开展		
总　计	1310	5315	1949	3591	4946569	5746	6661	5456	1226	6359	6784
小　学	846	4517	1463	2700	3253370	4365	5149	4235	960	4902	5269
初级中学	271	464	350	658	1038578	1119	1213	958	231	1162	1212
高级中学	96	152	105	142	387771	151	177	157	17	175	179
普通高校	97	182	31	91	266850	111	122	106	18	120	124

表 11-9-2　2013 年全省学校卫生监督案件查处情况

| 学校类别 | 查处案件数 | 违法事实* | | | | | | | | | 行政强制及其他措施 | |
		学校环境质量以及黑板、课桌椅的设置不符合国家有关标准	学校未按照有关规定为学生设置厕所和洗手设施	寄宿制学校未为学生提供相应的洗漱、洗澡等卫生设施	未为学生提供充足的符合卫生标准的饮用水	学校体育场地和器材不符合卫生和安全要求使学生健康受到伤害	组织学生参加劳动不当致使学生健康受到损害	供学生使用的文具、娱乐器具、保健用品不符合国家有关卫生标准	拒绝或者妨碍学校卫生监督员实施卫生监督	其他违法行为	责令限期改进	其他
总　计	160	48	69	37	25	0	0	0	0	16	115	0
小　学	78	27	32	24	17	0	0	0	0	5	65	0
初级中学	52	15	20	3	6	0	0	0	0	8	41	0
高级中学	15	4	8	6	1	0	0	0	0	2	6	0
普通高校	15	2	9	4	1	0	0	0	0	1	3	0

| 学校类别 | 行政处罚案件数 | 结案案件数 | 处罚程序 | | | 行政处罚决定 | | 行政复议 | 行政诉讼 | 结案情况 | | | | | 不作行政处罚 |
| | | | 简易程序 | 一般程序 | 其中：听证 | 警告 | 其他 | | | 执行方式 | | 执行结果 | | | |
										自觉履行	强制执行	完全履行	不完全履行	未履行	
总　计	165	160	104	56	0	115	78	0	0	160	0	160	0	0	0
小　学	80	78	62	16	0	67	44	0	0	78	0	78	0	0	0
初级中学	53	52	35	17	0	33	26	0	0	52	0	52	0	0	0
高级中学	17	15	6	9	0	6	6	0	0	15	0	15	0	0	0
普通高校	15	15	1	14	0	9	2	0	0	15	0	15	0	0	0

表 11-10-1　2013 年全省职业（放射）卫生技术机构被监督单位信息情况

单位类别	单位数	职工总数（人）	职业卫生业务人员数（人）	专业技术人数（人）	取得相应资格人数（人）	单位有效资质证（份）	机构资质发放情况（份）				
							合计	新发	变更	延续	注销
总　计	112	2102	133	130	121	112	—	—	—	—	—
化学品毒性鉴定机构	—						—	—	—	—	—
职业健康检查机构	89	1738	103	103	94	89	—	—	—	—	—
职业病诊断机构	22	349	29	26	26	22	—	—	—	—	—
放射卫生技术服务机构	1	15	1	1	1	1	—	—	—	—	—

单位类别	批准的职业卫生技术服务的业务范围									
	化学品毒性鉴定资质等级				放射诊疗建设项目职业病危害放射防护评价资质等级		放射防护器材检测	含放射性产品检测	放射卫生防护检测	个人剂量监测
	甲	乙	丙	丁	甲	乙				
总　计	—	—	—	—	1	—	1	1	1	1
化学品毒性鉴定机构	—	—	—	—	—	—	—	—	—	—
职业健康检查机构	—	—	—	—	—	—	—	—	—	—
职业病诊断机构	—	—	—	—	—	—	—	—	—	—
放射卫生技术服务机构	—	—	—	—	1	—	1	1	1	1

表 11-10-2 2013年全省职业（放射）卫生技术机构监督案件查处情况

单位类别	查处案件数	违法事实*								
		违反建设项目职业病危害评价制度的有关规定	用人单位未采取劳动者职业健康监护方面的管理措施	未将职业健康检查结果如实告知劳动者	用人单位未按照规定组织职业健康检查或安排未经职业健康检查的劳动者从事接触职业病危害的作业或者禁忌作业	未按照规定安排职业病、疑似职业病病人进行诊治	用人单位或医疗卫生机构未按照规定报告职业病、疑似职业病	用人单位违法造成劳动者生命健康的严重损害	用人单位拒绝卫生行政部门监督检查	未经批准或超出批准范围从事职业卫生技术服务、职业健康检查或职业病诊断
总　计	13	5	2	3	2	1	0	0	0	0
化学品毒性鉴定机构	4	2	1	0	1	0	0	0	0	—
职业健康检查机构	5	1	1	2	0	1	0	0	0	0
职业病诊断机构	1	1	0	0	0	0	0	0	0	—
放射卫生技术服务机构	2	1	0	0	1	0	0	0	0	—
其　他	1	0	0	1	0	0	0	0	0	0

单位类别	违法事实*			行政强制及其他措施				行政处罚案件数	结案案件数	处罚程序		
	出具虚假证明文件	职业病诊断鉴定委员会组成人员收受职业病诊断争议当事人的财物或者其他好处	其他违法行为	责令限期改正	责令停止产生职业病危害的作业	提请人民政府按有关规定责令停建、关闭	其他			简易程序	一般程序	其中：听证
总　计	0	0	0	0	0	0	0	13	13	7	6	1
化学品毒性鉴定机构	—	—	0	0	0	0	0	4	4	2	2	1
职业健康检查机构	—	—	0	0	0	0	0	5	5	3	2	0
职业病诊断机构	—	—	0	0	0	0	0	1	1	0	1	0
放射卫生技术服务机构	—	—	0	0	0	0	0	2	2	1	1	0
其　他	0	0	0	0	0	0	0	1	1	0	1	0

单位类别	行政处罚决定							行政复议	行政诉讼	结案情况						不作行政处罚
	警告	罚款	罚款金额（元）	没收违法所得	没收金额（元）	没收收受的财物	其他			执行方式		执行结果				
										自觉履行	强制执行	完全履行	不完全履行	未履行	实际履行罚款金额（元）	
总　计	3	13	148070	0	0.0	0	0	0	0	13	0	13	0	0	148070	0
化学品毒性鉴定机构	2	4	80000	—	—	—	0	0	0	4	0	4	0	0	80000	0
职业健康检查机构	1	5	40000	0	0	0	0	0	0	5	0	5	0	0	40000	0
职业病诊断机构	0	1	1000	0	0	0	0	0	0	1	0	1	0	0	1000	0
放射卫生技术服务机构	0	2	12070	0	0	0	0	0	0	2	0	2	0	0	12070	0
其　他	0	1	15000	0	0.0	0	0	0	0	1	0	1	0	0	15000	0

注：违法事实：① 医疗卫生机构未按照规定报告职业病、疑似职业病；② 未经批准或超出批准范围从事：a.职业健康检查，b.职业病诊断；③ 未取得资质认可或超出资质认可范围从事：a.化学品毒性鉴定，b.放射卫生技术服务；④ 不按照《职业病防治法》规定履行法定职责；⑤ 出具虚假证明文件；⑥ 其他违法行为。

表 11-11-1　2013 年全省放射卫生被监督单位情况

单位类别	单位数	职工总数（人）	放射工作人员数（人）	持有《放射工作人员证》数（份）	放射诊疗许可证（份）	放射诊疗许可证发放情况（份）					建立放射工作人员职业健康档案单位数
						合计	新发	变更	延续	注销	
总　计	2441	152944	10109	6198	2441	500	317	134	49		6350
放射治疗	26	3765	267	140	26	2	0	0	2	0	140
核医学	12	2342	66	66	12	0	0	0	0	0	66
介入放射学	46	24747	825	799	46	7	1	6	0	0	815
X 射线影像诊断	2357	122090	8951	5193	2357	491	316	128	47	0	5329

单位类别	上岗前			在岗期间					离岗时			应急		
	应检人数	实检人数	检出职业禁忌人数	应检人数	实检人数	检出疑似放射病病人数	检出职业禁忌或健康损害人数	调离人数	应检人数	实检人数	检出疑似放射病病人数	应检人数	实检人数	检出疑似放射病病人数
总　计	587	507	16	900	870	7	7	6	31	30	1	237	198	1
放射治疗	0	0	0	0	0	0	0	0	0	0	0	0	0	0
核医学	0	0	0	0	0	0	0	0	0	0	0	0	0	0
介入放射学	158	118	0	288	261	0	1	0	10	9	0	32	32	0
X 射线影像诊断	429	389	16	612	609	7	6	6	21	21	1	205	166	1

单位类别	建立放射工作人员个人剂量监测档案单位数	个人剂量监测（人）			现有放射病病人数	新确诊人数	死亡病人数
		应监测人数	实监测人数	超标人数			
总　计	6318	6341	6284	141	14	2	0
放射治疗	140	139	139	0	0	0	0
核医学	66	66	66	0	0	0	0
介入放射学	816	816	816	1	0	0	0
X 射线影像诊断	5296	5320	5263	140	14	2	0

表 11-11-2　2013年全省放射卫生监督案件查处情况

单位类别	查处案件数	未取得放射诊疗许可从事放射诊疗工作	未办理诊疗科目登记或者未按照规定进行校验	未经批准擅自变更放射诊疗项目或者超出批准范围从事放射诊疗工作	违反建设项目职业病危害评价制度的有关规定	未给从事放射工作的人员办理《放射工作人员证》	未按照规定对放射工作人员进行职业健康检查，未建立职业健康监护档案	未按照规定对放射工作人员进行个人剂量监测，未建立个人剂量档案	未按照规定组织放射工作人员培训	未按照规定使用安全防护装置和个人防护用品
总　计	145	15	25	15	20	20	5	25		
放射治疗										
核医学	5	0	0	0	0	0	0	5	0	0
介入放射学	5	0	5	0	0	0	0	0	0	0
X射线影像诊断	135	15	20	15	20	20	5	20	0	0

单位类别	购置、使用不合格或者国家有关部门规定淘汰的放射诊疗设备	使用不具备相应资质的人员从事放射诊疗工作	发生放射事件并造成人员健康严重损害	发生放射事件未立即采取应急救援和控制措施，或者未按照规定及时报告的	其他违法行为	责令限期改正	其他	行政处罚案件数	结案案件数	简易程序	一般程序	其中：听证
总　计		5	0	0	65	75		145	135	50	85	5
放射治疗						0	0					
核医学	0	0	0	0	0	5	0	5	5	5	0	0
介入放射学	0	0	0	0	5	5	0	5	5	0	5	0
X射线影像诊断	0	5	0	0	60	65	0	135	125	45	80	5

单位类别	警告	罚款	罚款金额（元）	吊销许可证	其他	行政复议	行政诉讼	自觉履行	强制执行	完全履行	不完全履行	未履行	实际履行罚款金额（元）	不作行政处罚
总　计	125	100	450000	0	0	0	0	135	0	135		0	450000	
放射治疗	0	0	0	0						0			0	
核医学	5	0	0	0	0	0	0	5	0	5	0	0	0	0
介入放射学	5	5	22500	0	0	0	0	5	0	5	0	0	22500	0
X射线影像诊断	115	95	427500	0	0	0	0	125	0	125	0	0	427500	0

注：违法事实：① 未取得放射诊疗许可从事放射诊疗工作；② 未办理诊疗科目登记或者未按照规定进行校验；③ 未经批准擅自变更放射诊疗项目或者超出批准范围从事放射诊疗工作；④ 违反建设项目职业病危害评价制度的有关规定；⑤ 未给从事放射工作的人员办理《放射工作人员证》；⑥ 未按照规定对放射工作人员进行职业健康检查，未建立职业健康监护档案；⑦ 未按照规定对放射工作人员进行个人剂量监测，未建立个人剂量档案；⑧ 未按照规定组织放射工作人员培训；⑨ 未按照规定使用安全防护装置和个人防护用品；⑩ 购置、使用不合格或者国家有关部门规定淘汰的放射诊疗设备；⑪ 使用不具备相应资质的人员从事放射诊疗工作；⑫ 发生放射事件并造成人员健康严重损害；⑬ 发生放射事件未立即采取应急救援和控制措施，或者未按照规定及时报告的；⑭ 其他违法行为。

表 11-12　2013 年全省传染病防治监督案件查处情况

单位类别	查处案件数	违法事实*									
		违反传染病疫情监测信息报告管理规定	未依据职责采取、承担传染病疫情的预防控制措施	未按规定提供医疗救治	违反消毒隔离制度	违反病历管理规定	违反规定导致经血液传播疾病的发生	非法采集或组织他人出卖血液	在国家确认的自然疫源地违法兴建大型建设项目	用于传染病防治的消毒产品不符合国家卫生标准和卫生规范的	导致或可能导致传染病传播、流行的（因素）
总　计	235	0	0	0	0	0	0	0	0	0	0
疾病预防控制机构	120	0	0	0	0	0	0	0	0	0	0
医疗机构	55	0	0	0	0	0	0	0	0	0	0
采供血机构	0	0	0	0	0	0	0	0	0	0	0
消毒产品生产单位	5	0	0	0	0	0	0	0	0	0	0
消毒产品经营单位	20	0	0	0	0	0	0	0	0	0	0
餐饮具集中消毒单位	5	0	0	0	0	0	0	0	0	0	0
公共场所	0	0	0	0	0	0	0	0	0	0	0
生活饮用水	0	0	0	0	0	0	0	0	0	0	0
学　校	0	0	0	0	0	0	0	0	0	0	0
其他有关单位	30	0	0	0	0	0	0	0	0	0	0
个　人	0	0	0	0	0	0	0	0	0	0	0

单位类别	违法事实*								
	违反《突发公共卫生事件应急条例》的规定	违反《医疗废物管理条例》的规定	违反《病原微生物实验室生物安全管理条例》的规定	违反《疫苗流通和预防接种管理条例》的规定	违反《艾滋病防治条例》的规定	违反《血吸虫病防治条例》的规定	违反《消毒管理办法》的规定	违反《医院感染管理办法》的规定	其他违法行为
总　计	0	90	0	0	0	0	90	50	5
疾病预防控制机构	0	60	0	0	0	0	25	35	0
医疗机构	0	20	0	0	0	0	30	0	5
采供血机构	0	0	0	0	0	0	0	0	0
消毒产品生产单位	0	0	0	0	0	0	5	0	0
消毒产品经营单位	0	0	0	0	0	0	20	0	0
餐饮具集中消毒单位	0	0	0	0	0	0	5	0	0
公共场所	0	0	0	0	0	0	0	0	0
生活饮用水	0	0	0	0	0	0	0	0	0
学　校	0	0	0	0	0	0	0	0	0
其他有关单位	0	10	0	0	0	0	5	15	0
个　人	0	0	0	0	0	0	0	0	0

续表 11-12

单位类别	行政强制及其他措施						行政处罚案件数	结案案件数	处罚程序			行政处罚决定		
	责令限期改正	责令停止有关活动	临时控制措施	取缔	责令停建、关闭	其他			简易程序	一般程序	其中:听证	警告	罚款	罚款金额（元）
总　计	100	30	0	0	0	0	235	230	105	125	0	0	205	422580
疾病预防控制机构	50	20	0	0	0	0	120	120	70	50	0	0	100	160500
医疗机构	30	5	0	0	0	0	55	55	10	45	0	0	55	175250
采供血机构	0	0	0	0	0	0	0	0	0	0	0	0	0	0
消毒产品生产单位	0	0	0	0	0	0	5	0	0	0	0	0	0	0
消毒产品经营单位	10	0	0	0	0	0	20	20	5	15	0	0	20	43830
餐饮具集中消毒单位	0	0	0	0	0	0	5	5	0	5	0	0	5	5000
公共场所	0	0	0	0	0	0	0	0	0	0	0	0	0	0
生活饮用水	0	0	0	0	0	0	0	0	0	0	0	0	0	0
学校	0	0	0	0	0	0	0	0	0	0	0	0	0	0
其他有关单位	10	5	0	0	0	0	30	30	20	10	0	0	25	38000
个人	0	0	0	0	0	0	0	0	0	0	0	0	0	0

单位类别	行政处罚决定					行政复议	行政诉讼	结案情况						不作行政处罚
	没收违法所得	没收金额（元）	暂扣或吊销许可证	吊销执业证书	其他			执行方式		执行结果				
								自觉履行	强制执行	完全履行	不完全履行	未履行	实际履行罚款金额（元）	
总　计	0	0	0	0	0	0	0	230	0	230	0	0	422580	0
疾病预防控制机构	0	0	0	0	0	0	0	120	0	120	0	0	160500	0
医疗机构	0	0	0	0	0	0	0	55	0	55	0	0	175250	0
采供血机构	0	0	0	0	0	0	0	0	0	0	0	0	0	0
消毒产品生产单位	0	0	0	0	0	0	0	0	0	0	0	0	0	0
消毒产品经营单位	0	0	0	0	0	0	0	20	0	20	0	0	43830	0
餐饮具集中消毒单位	0	0	0	0	0	0	0	5	0	5	0	0	5000	0
公共场所	0	0	0	0	0	0	0	0	0	0	0	0	0	0
生活饮用水	0	0	0	0	0	0	0	0	0	0	0	0	0	0
学校	0	0	0	0	0	0	0	0	0	0	0	0	0	0
其他有关单位	0	0	0	0	0	0	0	30	0	30	0	0	38000	0
个人	0	0	0	0	0	0	0	0	0	0	0	0	0	0

注：违法事实：① 非法采集、供应、倒卖血液、血浆；② 非法组织他人出卖血液；③ 血站、医疗机构出售无偿献血的血液；④ 涂改、伪造、转让供血浆证；⑤ 包装、储存、运输不符合国家卫生标准和要求；⑥ 向医疗机构提供不符合国家规定标准的血液；⑦ 将不符合国家规定标准的血液用于患者；⑧ 违反血站、单采血浆站其他规定的：a.工作人员未取得相关岗位执业资格或者未经执业注册而从事采供血、浆工作；b.未按国家规定对献血者、供血浆者进行健康检查、检测的；c.未向献血者、供血浆者履行规定的告知义务；d.采集冒名顶替者、健康检查不合格者血液（血浆）以及超量、频繁采集血液（浆）的；e.使用的药品、体外诊断试剂、一次性卫生器材不符合国家有关规定的；f.重复使用一次性卫生器材的；g.不按规定保存工作记录的；h.未按规定保存血液标本的；i.对检测不合格或者报废的血液（浆），未按有关规定处理的；⑨ 其他违法行为。

表 11-13　2013 年全省医疗

单位类别	查处案件数	违法事实*								
		未取得执业许可证擅自执业	逾期不校验医疗机构执业许可证	出卖、转让、出借医疗机构执业许可证	诊疗活动超出登记范围	使用非卫生技术人员从事医疗卫生技术工作	出具虚假证明文件	违法发布医疗广告	使用未取得护士执业证书人员或使用未变更执业地点、延续执业注册有效期的护士从事护理活动	造成、发生医疗事故
总　计	2350	20	5	0	285	665	0	65	10	0
医疗机构	2350	20	5	0	285	665	0	65	10	0
医　院	450	0	0	0	65	205	0	25	0	0
妇幼保健院	5	0	0	0	0	0	0	0	0	0
社区卫生服务机构	105	0	0	0	5	30	0	0	5	0
卫生院	400	0	0	0	35	100	0	0	0	0
疗养院	0	0	0	0	0	0	0	0	0	0
门诊部	150	5	0	0	30	50	0	20	0	0
诊所类	835	10	0	0	100	225	0	20	5	0
村卫生室	390	5	0	0	50	55	0	0	0	0
急救中心（站）	0	0	0	0	0	0	0	0	0	0
临床检验机构	0	0	0	0	0	0	0	0	0	0
专科疾病防治机构	5	0	5	0	0	0	0	0	0	0
护理院（站）	0	0	0	0	0	0	0	0	0	0
健康体检机构	10	0	0	0	0	0	0	0	0	0
其　他	0	0	0	0	0	0	0	0	0	0
个人（医疗机构内）	0	0	0	0	0	0	0	0	0	0
卫生技术人员	0	0	0	0	0	0	0	0	0	0
医　师	0	0	0	0	0	0	0	0	0	0
药　师	0	0	0	0	0	0	0	0	0	0
护　士	0	0	0	0	0	0	0	0	0	0
医　技	0	0	0	0	0	0	0	0	0	0
乡村医生	0	0	0	0	0	0	0	0	0	0
非卫生技术人员	0	0	0	0	0	0	0	0	0	0

卫生监督案件查处情况

未取得母婴保健技术许可擅自从事母婴保健技术服务活动	未获许可开展人类辅助生殖技术	擅自购置、违规使用大型医用设备	以不正当手段，非法取得执业证书	违反医疗技术规范	未取得资格证明或未经注册从事医疗工作	其他违法行为	责令改正	责令停止执业	责令限期补办校验手续	取缔	其他
	违法事实*						行政强制及其他措施				
20	0	0	0	0	0	1420	1325	15	5	5	5
20	0	0	0	0	0	1420	1325	15	5	5	5
15	0	0	0	0	0	200	215	5	0	0	0
0	0	0	0	0	0	5	5	0	0	0	0
0	0	0	0	0	0	70	80	0	0	0	0
0	0	0	0	0	0	285	200	0	0	0	0
0	0	0	0	0	0	0	0	0	0	0	0
5	0	0	0	0	0	50	40	0	0	0	5
0	0	0	0	0	0	520	500	10	0	0	0
0	0	0	0	0	0	280	280	0	0	5	0
0	0	0	0	0	0	0	0	0	0	0	0
0	0	0	0	0	0	0	0	0	0	0	0
0	0	0	0	0	0	0	0	0	5	0	0
0	0	0	0	0	0	0	0	0	0	0	0
0	0	0	0	0	0	10	5	0	0	0	0
0	0	0	0	0	0	0	0	0	0	0	0
0	0	0	0	0	0	0	0	0	0	0	0
0	0	0	0	0	0	0	0	0	0	0	0
0	0	0	0	0	0	0	0	0	0	0	0
0	0	0	0	0	0	0	0	0	0	0	0
0	0	0	0	0	0	0	0	0	0	0	0
0	0	0	0	0	0	0	0	0	0	0	0
0	0	0	0	0	0	0	0	0	0	0	0

续表

单位类别	行政处罚案件数	结案案件数	处罚程序		其中：听证	行政处罚决定					
			简易程序	一般程序		警告	罚款	罚款金额（元）	没收违法所得	没收金额（元）	没收药品器械
总　计	2350	2350	895	1455	35	915	2095	4010795	40	15975	20
医疗机构	2350	2350	895	1455	35	915	2095	4010795	40	15975	20
医　院	450	450	110	340	10	195	405	1205500	5	1660	0
妇幼保健院	5	5	5	0	0	0	5	5000	0	0	0
社区卫生服务机构	105	105	40	65	0	35	100	184500	0	0	0
卫生院	400	400	160	240	15	195	295	525000	5	505	0
疗养院	0	0	0	0	0	0	0	0	0	0	0
门诊部	150	150	30	120	5	60	130	382550	10	10050	0
诊所类	835	835	390	445	5	275	780	1275745	15	3285	15
村卫生室	390	390	150	240	0	150	375	427500	5	475	5
急救中心（站）	0	0	0	0	0	0	0	0	0	0	0
临床检验机构	0	0	0	0	0	0	0	0	0	0	0
专科疾病防治机构	5	5	5	0	0	0	0	0	0	0	0
护理院（站）	0	0	0	0	0	0	0	0	0	0	0
健康体检机构	10	10	5	5	0	5	5	5000	0	0	0
其　他	0	0	0	0	0	0	0	0	0	0	0
个人（医疗机构内）	0	0	0	0	0	0	0	0	0	0	0
卫生技术人员	0	0	0	0	0	0	0	0	0	0	0
医　师	0	0	0	0	0	0	0	0	0	0	0
药　师	0	0	0	0	0	0	0	0	0	0	0
护　士	0	0	0	0	0	0	0	0	0	0	0
医　技	0	0	0	0	0	0	0	0	0	0	0
乡村医生	0	0	0	0	0	0	0	0	0	0	0
非卫生技术人员	0	0	0	0	0	0	0	0	0	0	0

11-13

行政处罚决定				行政复议	行政诉讼	行政处罚决定						
						执行方式		执行结果				
吊销执业许可证	吊销诊疗科目	吊销执业证书	其他			自觉履行	强制执行	完全履行	不完全履行	未履行	实际履行罚款金额（元）	不作行政处罚
0	**0**	**0**	**5**	**0**	**0**	**2350**	**0**	**2345**	**5**	**0**	**4010795**	**0**
0	0	0	5	0	0	2350	0	2345	5	0	4010795	0
0	0	0	0	0	0	450	0	450	0	0	1205500	0
0	0	0	0	0	0	5	0	5	0	0	5000	0
0	0	0	0	0	0	105	0	105	0	0	184500	0
0	0	0	0	0	0	400	0	400	0	0	525000	0
0	0	0	0	0	0	0	0	0	0	0	0	0
0	0	0	0	0	0	150	0	150	0	0	382550	0
0	0	0	0	0	0	835	0	830	5	0	1275745	0
0	0	0	0	0	0	390	0	390	0	0	427500	0
0	0	0	0	0	0	0	0	0	0	0	0	0
0	0	0	0	0	0	0	0	0	0	0	0	0
0	0	0	5	0	0	5	0	5	0	0	0	0
0	0	0	0	0	0	0	0	0	0	0	0	0
0	0	0	0	0	0	10	0	10	0	0	5000	0
0	0	0	0	0	0	0	0	0	0	0	0	0
0	0	0	0	0	0	0	0	0	0	0	0	0
0	0	0	0	0	0	0	0	0	0	0	0	0
0	0	0	0	0	0	0	0	0	0	0	0	0
0	0	0	0	0	0	0	0	0	0	0	0	0
0	0	0	0	0	0	0	0	0	0	0	0	0
0	0	0	0	0	0	0	0	0	0	0	0	0
0	0	0	0	0	0	0	0	0	0	0	0	0

注：违法事实：①未取得执业许可证擅自执业；②逾期不校验医疗机构执业许可证；③出卖、转让、出借医疗机构执业许可证；④诊疗活动超出登记范围；⑤使用非卫生技术人员从事医疗卫生技术工作；⑥出具虚假证明文件；⑦违法发布医疗广告；⑧使用未取得护士执业证书人员或使用未变更执业地点、延续执业注册有效期的护士从事护理活动；⑨造成、发生医疗事故；⑩未取得母婴保健技术许可擅自从事母婴保健技术服务活动；⑪未获许可开展人类辅助生殖技术；⑫擅自购置、违规使用大型医用设备；⑬以不正当手段，非法取得执业证书；⑭违反医疗技术规范；⑮未取得资格证明或未经注册从事医疗工作；⑯其他违法行为。

表 11-14　2013 年全省无证行医案件查处情况

单位类别	查处案件数	未取得《医疗机构执业许可证》开展诊疗活动的	违法事实*					违法地点		
			未取得医生执业资格的非法行医情形					固定场所		
			未取得或者以非法手段取得医师资格从事医疗活动的	个人未取得《医疗机构执业许可证》开办医疗机构的	被依法吊销医师执业证书期间从事医疗活动的	未取得乡村医生执业证书，从事乡村医疗活动的	家庭接生员实施家庭接生以外的医疗行为的	自有	租赁	流动场所
总　计	380	120	140	130	0	5	0	355	15	10
非医疗机构	120	120	0	0	0	0	0	110	10	0
个　人	260	0	140	130	0	5	0	245	5	10

单位类别	曾因非法行医被行政处罚次数				行政强制及其他措施			移送司法机关案件数	行政处罚案件数	结案案件数	处罚程序		
	0次	1次	2次	2次以上	取缔	责令停止执业活动	其他				简单程序	一般程序	其中：听证
总　计	375	5	0	0	105	155	10	0	380	380	5	375	0
非医疗机构	120	0	0	0	50	55	0	0	120	120	0	120	0
个　人	255	5	0	0	55	100	10	0	260	260	5	255	0

单位类别	行政处罚决定					行政复议	行政诉讼	结案情况					
								执行方式		执行结果			不作行政处罚
	罚款	罚款金额（元）	没收违法所得	没收金额（元）	没收药品器械			自觉履行	强制执行	完全履行	不完全履行	未履行	实际履行罚款金额（元）
总　计	365	832100	65	19250	150	0	0	380	0	380	0	0	832100	0
非医疗机构	115	300000	15	10475	35	0	0	120	0	120	0	0	300000	0
个　人	250	532100	50	8775	115	0	0	260	0	260	0	0	532100	0

注：违法事实：① 未取得《医疗机构执业许可证》开展诊疗活动的；② 未取得医生执业资格的非法行医情形：a.未取得或者以非法手段取得医师资格从事医疗活动的，b.个人未取得《医疗机构执业许可证》开办医疗机构的，c.被依法吊销医师执业证书期间从事医疗活动的，d.未取得乡村医生执业证书，从事乡村医疗活动的，e.家庭接生员实施家庭接生以外的医疗行为的。

表 11–15　2013 年全省采供血卫生监督案件查处情况

单位类别	查处案件数	违法事实*							违反血站、单采血浆站其他规定的		
		非法采集、供应、倒卖血液、血浆	非法组织他人出卖血液	血站、机构医疗出售无偿献血的血液	涂改、伪造、转让供血浆证	包装、储存、运输不符合国家卫生标准和要求	向医疗机构提供不符合国家规定标准的血液	将不符合国家规定标准的血液用于患者	工作人员未取得相关岗位执业资格或者未经执业注册而从事采供血、浆工作	未按国家规定对献血者、供血浆者进行健康检查、检测的	未向献血者、供血浆者履行规定的告知义务
总　计	8	0	0	0	1	1	2	2	2	0	0
血　站											
一般血站	3	0	0	0	—	0	2	0	1	0	0
血液中心	0	0	0	0	—	0	0	—	0	0	0
中心血站	3	0	0	0	1	0	1	1	1	0	0
中心血库	2	0	0	0	—	1	0	1	0	0	0
特殊血站	0	0	0	0	—	0	0	—	0	0	0
脐带血造血干细胞库	0	0	0	0	—	0	0	—	0	0	0
其他类型血库	0	0	0	0	—	0	0	—	0	0	0
单采血浆站	0	0	0	—	0	0	-	0	0	0	0
其　他	0	0	0	0	0	0	0	0	0	0	0
个　人	0	0	0	—	0	—	0	0	—	—	—
医　师	0	0	0	—	0	—	0	0	—	—	—
护　士	0	0	0	—	0	—	0	0	—	—	—
医技人员	0	0	0	—	0	—	0	0	—	—	—
其　他	0	0	0	—	0	—	0	0	—	—	—

| 单位类别 | 违法事实* | | | | | | | 行政强制及其他措施 | | | | 行政处罚案件 | 结案案件数 |
| | 违反血站、单采血浆站其他规定的 | | | | | | 其他违法行为 | 责令改正 | 限期整顿 | 取缔 | 其他 | | |
	采集冒名顶替者、健康检查不合格者血液（血浆）以及超量、频繁采集血液（浆）的	使用的药品、体外诊断试剂、一次性卫生器材性不符合国家有关规定的	重复使用一次性卫生器材的	不按规定保存工作记录的	未按规定保存血液标本的	对检测不合格或者报废的血液（浆），未按有关规定处理的							
总　　计	0	0	0	0	0	0	0	8	0	0	0	8	8
血　　站													
一般血站	0	0	0	0	0	0	0	3	0	0	0	3	3
血液中心	0	0	0	0	0	0	0	0	0	0	0	0	0
中心血站	0	0	0	0	0	0	0	3	0	0	0	3	3
中心血库	0	0	0	0	0	0	0	2	0	0	0	2	2
特殊血站	0	0	0	0	0	0	0	0	0	0	0	0	0
脐带血造血干细胞库	0	0	0	0	0	0	0	0	0	0	0	0	0
其他类型血库	0	0	0	0	0	0	0	0	0	0	0	0	0
单采血浆站	0	0	0	0	0	0	0	0	0	0	0	0	0
其　　他	0	0	0	0	0	0	0	0	0	0	0	0	0
个　　人	—	—	—	—	—	—	0	0	—	0	0	0	0
医　师	—	—	—	—	—	—	0	0	0	0	0	0	0
护　士	—	—	—	—	—	—	0	0	0	0	0	0	0
医技人员	—	—	—	—	—	—	0	0	0	0	0	0	0
其　他	—	—	—	—	—	—	0	0	0	0	0	0	0

11-15

单位类别	执行方式			行政处罚决定								行政复议	行政诉讼	结案情况						不作行政处罚
														执行方式		执行结果				
	简易程序	一般程序	其中:听证	警告	罚款	罚款金额（元）	没收违法所得	没收金额（元）	没收从事违法活动的器材、设备	吊销许可证	其他			自觉履行	强制执行	完全履行	不完全履行	未履行	实际履行罚款金额（元）	
总　计	3	5	1	4	5	43000	0	0	0	0	0	0	0	8	0	8	0	0	43000	0
血　站																				
一般血站	1	2	1	1	2	23000	0	0	0	0	0	0	0	3	0	3	0	0	23000	0
血液中心	0	0	0	0	0	0	0	0	0	0	0	0	0	0	0	0	0	0	0	0
中心血站	2	1	0	1	1	10000	0	0	0	0	0	0	0	3	0	3	0	0	10000	0
中心血库	0	2	0	2	2	10000	0	0	0	0	0	0	0	2	0	2	0	0	10000	0
特殊血站	0	0	0	0	0	0	0	0	0	0	0	0	0	0	0	0	0	0	0	0
脐带血造血	0	0	0	0	0	0	0	0	0	0	0	0	0	0	0	0	0	0	0	0
干细胞库	0	0	0	0	0	0	0	0	0	0	0	0	0	0	0	0	0	0	0	0
其他类型血库	0	0	0	0	0	0	0	0	0	0	0	0	0	0	0	0	0	0	0	0
单采血浆站	0	0	0	0	0	0	0	0	0	0	0	0	0	0	0	0	0	0	0	0
其　他	0	0	0	0	0	0	0	0	0	-	0	0	0	0	0	0	0	0	0	0
个　人	0	0	0	0	0	0	0	0	0	-	0	0	0	0	0	0	0	0	0	0
医　师	0	0	0	0	0	0	0	0	0	-	0	0	0	0	0	0	0	0	0	0
护　士	0	0	0	0	0	0	0	0	0	-	0	0	0	0	0	0	0	0	0	0
医技人员	0	0	0	0	0	0	0	0	0	-	0	0	0	0	0	0	0	0	0	0
其　他														0		0				

注：违法事实：①非法采集、供应、倒卖血液、血浆；②非法组织他人出卖血液；③血站、医疗机构出售无偿献血的血液；④涂改、伪造、转让供血浆证；⑤包装、储存、运输不符合国家卫生标准和要求；⑥向医疗机构提供不符合国家规定标准的血液；⑦将不符合国家规定标准的血液用于患者；⑧违反血站、单采血浆站其他规定的：a.工作人员未取得相关岗位执业资格或者未经执业注册而从事采供血、浆工作，b.未按国家规定对献血者、供血浆者进行健康检查、检测的，c.未向献血者、供血浆者履行规定的告知义务，d.采集冒名顶替者、健康检查不合格者血液（血浆）以及超量、频繁采集血液（浆）的，e.使用的药品、体外诊断试剂、一次性卫生器材不符合国家有关规定的，f.重复使用一次性卫生器材的，g.不按规定保存工作记录的，h.未按规定保存血液标本的，i.对检测不合格或者报废的血液（浆），未按有关规定处理的；⑨其他违法行为。

十二、医疗保障制度

简要说明

1. 本部分反映全省推行新型农村合作医疗制度、城镇职工和城镇居民基本医疗保险制度、政府医疗救助情况。主要包括参保人数、基金收入和支出、医疗救助人次数和救助金额等。

2. 新型农村合作医疗（新农合）数据来源于四川省卫生和计划生育委员会新型农村合作医疗年报资料，城镇职工和城镇居民基本医疗保险、生育保险数据来源于四川省人力资源和社会保障厅年报数据资料，政府医疗救助数据来源于四川省民政厅年报资料。

主要指标解释

参加新农合人数：指根据本地新农合实施方案到年内新农合筹资截止时已缴纳新农合资金的人口数。

新农合当年基金支出：指本年度实际从新农合基金账户中支出用于新农合补偿的金额。

新农合本年度筹资总额：指为本年度筹集的、实际进入新农合专用账户的基金数额，包括本年度中央和地方财政配套资金、农民个人缴纳资金（含民政部门及其他相关部门代缴的救助资金）、新农合基金本年度产生的全部利息收入及其他渠道实际筹集到的新农合基金数。筹资总额以进入新农合专用账户的基金数额为准，不含上年结转资金。

新农合补偿受益人次：指年内新农合参合人员因病就医获得补偿的人次数，包括住院、家庭账户形式、门诊、特殊病种大额门诊、住院正常分娩、体检和其他补偿人次数之和。

城镇职工基本医疗保险参保人数：指报告期末按国家有关规定参加基本医疗保险的人数，包括参加保险的职工人数和退休人员人数。

城镇职工基本医疗保险基金收入：指根据国家有关规定，由纳入基本医疗保险范围的缴费单位和个人，按国家规定的缴费基数和缴费比例缴纳的基金，以及通过其他方式取得的、形成基金来源的款项。其包括单位缴纳的社会统筹基金收入、个人缴纳的个人账户基金收入、财政补贴收入、利息收入、其他收入。

城镇职工基本医疗保险基金支出：指按照国家政策规定的开支范围和开支标准从社会统筹基金中支付给参加基本医疗保险的职工和退休人员的医疗保险待遇支出和从个人帐户基金中支付给参加基本医疗保险的职工和退休人员的医疗费用支出，以及其他支出。其包括住院医疗费用支出、门急诊医疗费用支出、个人账户基金支出和其他支出。

城镇职工基本医疗保险累计结余：指截止报告期末基本医疗保险的社会统筹和个人帐户基金累计结余金额，包括银行存款、财政专户、债券投资和其他。

城镇居民基本医疗保险参保人数：指报告期末按国家相关规定参加城镇居民基本医疗保险（在经办机构参保登记并已建立当年缴费记录）的人数。城镇居民基本医疗保险参保范围为城镇非从业人口。

生育保险参保人数：指报告期末依据有关规定参加生育保险的职工人数。

生育保险基金收入：指根据国家有关规定，由参加生育保险的单位按照国家规定的缴费基数和缴费比例缴纳的生育保险基金，以及通过其他方式取得的形成基金来源的款项，包括单位缴纳的基金收入、利息收入和其他收入。

生育保险基金支出：指按照国家政策规定的开支范围和开支标准，从生育保险基金中支付给参加生育保险的职工，因妊娠、分娩和计划生育手术而享受的待遇和其他支出。其包括生育津贴、医疗费用支出和其他支出。

生育保险基金累计结余：指截止报告期末生育保险基金累计结余金额，包括银行存款、财政专户、债券投资和其他。

表 12-1-1 2013 年市（州）新型农村合作医疗情况

地　区	县（市、区）数	开展新农合县（市、区）数	参加新农合人数（万人）	当年基金支出（万元）	补偿受益人次（万人次）	住院补偿人次	本年度筹资总额（万元）	人均筹资（元）
总　计	183	175	6243.83	2139275.32	14698.56	858.58	2168587.06	347.32
成都市	19	14	437.13	150680.21	601.82	73.12	170634.80	390.36
自贡市	6	6	207.49	70692.37	458.05	32.02	71486.91	344.53
攀枝花市	5	4	48.41	17310.45	60.84	8.13	17214.90	355.60
泸州市	7	7	390.96	137777.05	716.67	59.66	134202.01	343.26
德阳市	6	6	255.98	89904.56	1133.44	31.37	89321.91	348.94
绵阳市	9	9	389.33	134474.03	1027.45	60.45	133293.44	342.37
广元市	7	7	228.14	77747.74	570.24	28.91	78116.93	342.41
遂宁市	5	5	265.25	91541.03	803.96	29.86	90461.38	341.04
内江市	5	5	320.53	104529.00	826.07	46.94	109960.34	343.06
乐山市	11	11	217.61	71629.46	328.72	30.92	76251.16	350.41
南充市	9	9	555.73	185339.40	1784.35	71.61	190669.38	343.09
眉山市	6	6	260.05	90477.11	617.56	43.54	89609.84	344.59
宜宾市	10	10	417.38	134763.99	850.50	46.95	143378.03	343.52
广安市	6	5	359.60	126441.62	1016.71	44.00	123757.38	344.16
达州市	7	7	524.17	189820.42	919.35	67.58	178896.08	341.29
雅安市	8	8	112.21	38788.29	292.79	12.91	38556.75	343.63
巴中市	5	4	312.36	111956.41	727.25	31.01	106249.56	340.15
资阳市	4	4	403.55	134086.28	1509.74	53.28	138939.33	344.29
阿坝州	13	13	68.63	24188.40	59.00	10.22	23391.78	340.84
甘孜州	18	18	83.10	28111.10	102.81	8.39	31695.77	381.41
凉山州	17	17	386.22	129016.40	291.24	67.72	132499.36	343.06

表 12-1-2 2013 年全省各类特色分类地区新型农村合作医疗情况

分　类	参加新农合人数（万人）	当年基金支出（万元）	补偿受益人次（万人次）	住院补偿人次	本年度筹资总额（万元）	人均筹资（元）
总　计	6243.83	2139275.32	14698.56	858.58	2168587.06	347.32
地区分类						
一类地区	485.54	167990.66	662.66	81.25	187849.71	386.89
二类地区	5220.34	1789968.76	13582.85	691.01	1793150.43	343.49
三类地区	537.95	181315.90	453.05	86.33	187586.92	348.70
地震灾区						
国定 39 个重灾县	1225.03	426354.98	3284.05	173.94	427428.31	348.91
省定 12 个重灾县	693.07	236297.85	2182.53	87.42	239792.09	345.98
88 个一般灾区	3457.99	1181434.89	8191.51	469.57	1202100.62	347.63
"8·30"会理地震 3 县	69.49	23187.53	55.36	11.61	24326.05	350.05
三州地区	537.95	181315.90	453.05	86.33	187586.92	348.70
民族地区	723.23	245518.27	796.34	113.58	251632.91	347.93
藏族地区	163.33	56183.79	173.26	20.34	59119.13	361.96
国家级扶贫开发重点县	1268.61	441405.55	2436.91	164.06	434646.99	342.62

表 12-2　2013 年市（州）城镇居民和职工基本医疗保险情况

地　区	城镇基本医疗保险参保人数（万人）					城镇职工基本医疗保险收支（亿元）		
	合计	城镇居民基本医疗保险	城镇职工基本医疗保险	在职职工	退休人员	基金收入	基金支出	累计结余
总　计	2490.95	1203.96	1286.99	892.53	394.46	318.45	267.21	426.13
成都市	822.10	266.90	555.20	416.70	138.50	137.31	117.54	202.79
自贡市	84.53	48.16	36.37	19.33	17.04	8.14	8.01	7.13
攀枝花市	64.56	25.58	38.97	23.49	15.49	10.02	9.74	9.27
泸州市	97.41	59.11	38.31	24.22	14.09	11.45	9.21	12.85
德阳市	120.30	57.14	63.17	44.56	18.61	14.95	11.64	21.62
绵阳市	137.61	74.77	62.84	43.41	19.42	16.98	12.44	25.54
广元市	69.49	37.45	32.04	20.81	11.23	7.16	6.31	9.85
遂宁市	74.19	50.11	24.08	15.12	8.96	4.82	4.80	5.26
内江市	86.99	50.28	36.71	22.10	14.61	8.68	7.35	7.01
乐山市	109.35	56.02	53.33	33.29	20.04	10.27	8.27	13.66
南充市	167.14	116.30	50.83	34.29	16.55	9.32	8.62	8.42
眉山市	68.15	42.60	25.55	18.64	6.92	5.97	5.12	6.19
宜宾市	94.77	46.66	48.10	32.18	15.92	13.46	9.20	20.67
广安市	78.55	58.77	19.78	13.48	6.30	4.74	4.42	5.16
达州市	104.46	67.07	37.39	22.28	15.11	7.59	7.67	8.96
雅安市	37.29	16.26	21.03	14.22	6.81	4.87	4.17	6.01
巴中市	52.41	35.39	17.02	11.53	5.48	3.71	3.37	3.33
资阳市	88.16	56.39	31.77	20.94	10.83	9.07	7.32	10.17
阿坝州	21.56	7.53	14.03	8.36	5.66	4.71	3.83	4.60
甘孜州	19.21	7.96	11.25	7.53	3.72	4.18	2.40	6.40
凉山州	55.99	23.51	32.47	21.50	10.97	10.72	8.13	16.71

表 12-3 2013 年市（州）生育保险情况

地 区	年末参加生育保险人数（万人次）	基金收支（万元）		
		基金收入	基金支出	累计结余
总 计	689.05	137911.52	99331.95	217791.13
成都市	411.37	84504.83	63527.47	109109.81
自贡市	12.69	2539.17	1617.55	5388.47
攀枝花市	23.24	4013.00	2485.46	8919.61
泸州市	15.24	3215.33	2236.02	7113.65
德阳市	36.20	6823.63	5265.95	15378.23
绵阳市	31.86	6837.19	4173.08	11438.90
广元市	9.79	1164.11	1165.09	2435.29
遂宁市	7.62	1384.05	1240.59	3931.42
内江市	15.85	1574.89	2091.53	2282.01
乐山市	20.56	4129.53	2400.11	9001.74
南充市	6.91	1442.10	1516.11	3051.28
眉山市	14.12	2436.13	1500.98	4277.55
宜宾市	24.71	5603.78	2220.34	11267.34
广安市	4.97	1558.17	854.63	4168.56
达州市	12.31	2155.77	1364.05	5174.68
雅安市	5.11	1901.14	1010.52	2988.15
巴中市	10.53	911.50	781.63	2201.32
资阳市	12.09	2348.99	1447.45	2939.88
阿坝州	2.64	662.04	391.14	1195.32
甘孜州	1.73	430.30	375.30	1410.26
凉山州	9.50	2275.84	1666.96	4117.66

表 12-4-1　2013 年市（州）城市、农村低保情况

地　区	城市居民最低生活保障人数（人）	城市居民最低生活保障家庭数（户）	农村最低生活保障人数（人）	农村居民最低生活保障家庭数（户）
总　计	1835734	1027660	4394553	2501780
成都市	41426	26943	120766	62486
自贡市	89552	53550	95077	69318
攀枝花市	20715	11063	28654	13114
泸州市	62657	40638	164351	114707
德阳市	103504	65008	109924	86250
绵阳市	116710	61051	190521	103950
广元市	115309	59433	172564	80533
遂宁市	91716	48564	150247	93503
内江市	72441	41690	121536	86845
乐山市	80599	56912	140559	88333
南充市	242534	133639	561884	340717
眉山市	63447	50756	155670	117613
宜宾市	74261	44254	157726	100077
广安市	107360	59124	194299	143423
达州市	139038	76818	370852	249782
雅安市	30119	18922	83899	61477
巴中市	162461	62993	362255	141507
资阳市	60524	29744	209108	131921
阿坝州	51703	25571	163338	75524
甘孜州	28857	17813	262425	140477
凉山州	80801	43174	578898	200223

表 12-4-2　2013年市（州）农村医疗救助情况

地　区	民政部门资助 参保人数	民政部门资助 参合人数	民政部门直接医 疗救助人次数	住院救助	门诊救助
总　计	1493457	4734504	1657081	945146	711935
成都市	52004	144821	247287	51609	195678
自贡市	88589	111365	35345	26057	9288
攀枝花市	14926	38944	19753	8860	10893
泸州市	58755	190093	90865	33297	57568
德阳市	49651	149397	40329	26506	13823
绵阳市	88335	203041	65433	43188	22245
广元市	110965	196040	48353	33401	14952
遂宁市	88978	178820	51676	34385	17291
内江市	40982	155193	66906	44225	22681
乐山市	9420	151375	58519	45885	12634
南充市	212191	528867	230407	127605	102802
眉山市	66333	181202	75593	45723	29870
宜宾市	76410	198178	45593	30171	15422
广安市	87496	214509	50774	46197	4577
达州市	123425	398141	194241	105383	88858
雅安市	18934	92524	36097	23095	13002
巴中市	135859	371710	72218	48093	24125
资阳市	57840	255472	78830	53132	25698
阿坝州	28890	129025	25740	20704	5036
甘孜州	19546	241926	42443	35462	6981
凉山州	63928	603861	80679	62168	18511

十三、计划生育指标

简要说明

1. 本部分反映人口出生、计划生育奖励与扶助、孕前优生等情况，包括全省及 21 个市（州）的主要指标。

2. 出生人口数及性比例数据来源于四川省全员人口数据库，按实际出生日期统计。国家免费孕前优生健康检查项目 2010 年 4 月开始实施，采取先试点后扩面的方式实施。

主要指标解释

性比例：出生人口中男性人数与女生人数之比。计算公式：男性人数/女性人数×100。

三项制度：农村计划生育家庭奖励扶助制度、计划生育家庭特别扶助制度和"少生快富"工程统称为计划生育"三项制度"。

表 13-1 2009—2013 年全省出生人口数及性比例

年份	出生总人数（人）			一孩出生人数（人）			二孩出生人数（人）			多孩出生人数（人）		
	男性	女性	性比例	男性	女性	性比例	男性	女性	性比例	男性	女性	性比例
2009	477162	433712	110.02	307975	287301	107.20	138981	123701	112.35	30206	22710	133.01
2010	453576	413748	109.63	309165	287990	107.35	119798	106927	112.04	24613	18831	130.70
2011	441893	405357	109.01	303919	284173	106.95	115463	103440	111.62	22511	17744	126.87
2012	473545	432515	109.49	328908	305925	107.51	123102	109666	112.25	21535	16924	127.25
2013	397167	365494	108.67	279716	260526	107.37	100962	91730	110.06	16489	13238	124.56

表 13-2 2013 年市（州）出生人口数及性比例

地区	出生总人数（人）			一孩出生人数（人）			二孩出生人数（人）			多孩出生人数（人）		
	男性	女性	性比例	男性	女性	性比例	男性	女性	性比例	男性	女性	性比例
总 计	397167	365494	108.67	279716	260526	107.37	100962	91730	110.06	16489	13238	124.56
成都市	46807	43332	108.02	38935	35882	108.51	7690	7291	105.47	182	159	114.47
自贡市	15391	14078	109.33	11312	10339	109.41	3825	3528	108.42	254	211	120.38
攀枝花市	4300	3871	111.08	2990	2741	109.08	1128	1006	112.13	182	124	146.77
泸州市	26390	24931	105.85	16781	16293	103.00	8478	7851	107.99	1131	787	143.71
德阳市	15929	14607	109.05	11408	10513	108.51	4196	3844	109.16	325	250	130.00
绵阳市	21411	19337	110.73	16329	14711	111.00	4874	4454	109.43	208	172	120.93
广元市	13404	12482	107.39	9164	8719	105.10	4012	3564	112.57	228	199	114.57
遂宁市	14383	13608	105.70	11567	11098	104.23	2702	2449	110.33	114	61	186.89
内江市	22102	20732	106.61	15875	15173	104.63	5718	5148	111.07	509	411	123.84
乐山市	13891	12750	108.95	10203	9353	109.09	3262	3017	108.12	426	380	112.11
南充市	29639	26583	111.50	22127	20106	110.05	6981	6130	113.88	531	347	153.03
眉山市	17779	16455	108.05	12914	11988	107.72	4511	4134	109.12	354	333	106.31
宜宾市	25112	23534	106.71	17329	16522	104.88	7315	6653	109.95	468	359	130.36
广安市	20032	18498	108.29	15107	14032	107.66	4525	4168	108.57	400	298	134.23
达州市	31479	28148	111.83	20213	18837	107.30	9730	8303	117.19	1536	1008	152.38
雅安市	6438	6135	104.94	4339	4221	102.80	1921	1753	109.58	178	161	110.56
巴中市	15096	13910	108.53	10686	10087	105.94	3991	3564	111.98	419	259	161.78
资阳市	21097	19804	106.53	15806	14839	106.52	4899	4673	104.84	392	292	134.25
阿坝州	3383	3061	110.52	1982	1817	109.08	1165	1039	112.13	236	205	115.12
甘孜州	4833	4491	107.62	2524	2322	108.70	1439	1403	102.57	870	766	113.58
凉山州	28271	25147	112.42	12125	10933	110.90	8600	7758	110.85	7546	6456	116.88

说明：① 以上数据来源于四川省全员人口数据库
② 统计口径：出生人数是按照出生人口实际出生日期统计（非填报日期）

表 13-3 2009—2013 年三项制度情况

指 标	2009	2010	2011	2012	2013
奖励扶助人数（人）	510710	628928	775028	941837	1109224
国家级	438517	519304	635744	787204	947211
省级	72193	109624	139284	154633	162013
特别扶助人数（人）	40118	43699	46630	50925	60647
死亡	30217	32141	34117	37252	45182
伤残	9901	11558	12513	13673	15465
人生快富项目户数（户）	4492	3455	2951	2715	2763

表 13-4 2013 年市（州）三项制度情况

地 区	奖励扶助人数（人）		特别扶助人数（人）		人生快富项目户数（户）
	国家级	省级	死 亡	伤 残	
总 计	947211	162013	45182	15465	2763
成都市	203523	46279	10761	4436	—
自贡市	29838	4389	1850	939	—
攀枝花市	4823	368	595	142	6
泸州市	68877	15925	2909	915	—
德阳市	82454	20040	4072	1203	—
绵阳市	70220	13412	3399	763	—
广元市	30865	4445	1104	267	—
遂宁市	24175	1608	799	228	—
内江市	23522	2210	1324	640	—
乐山市	30277	5952	2897	1227	0
南充市	73503	9175	2247	767	—
眉山市	49757	10530	1908	817	—
宜宾市	23768	2977	1597	661	—
广安市	36136	4346	1027	437	—
达州市	60053	7551	2053	602	—
雅安市	12436	1884	757	242	17
巴中市	35656	3104	972	261	—
资阳市	48930	6525	1713	676	—
阿坝州	6825	0	877	76	376
甘孜州	9480	0	485	45	1995
凉山州	22093	1293	1836	121	369

表 13-5　2010—2013 年国家免费孕前优生项目检查情况

年　份	项目试点县（个）	检查人数	
		农　村	城　镇
2010	6	18080	—
2011	19	129385	8644
2012	105	502955	16408
2013	152	505639	33543

注：项目试点县含国家级和省级试点县；2010 年统计时间段为 2010 年 4 月 22 日—2010 年 12 月 31 日。

表 13-6　2013 年市（州）国家免费孕前优生项目检查情况（农村人口）

地　区	检查目标人群人数（人）	检查人数（人）	检查覆盖率（%）
总　计	400586	505639	126.22
成都市	29006	44700	154.11
自贡市	17140	18544	108.19
攀枝花市	4540	4901	107.95
泸州市	23934	35310	147.53
德阳市	22272	23986	107.70
绵阳市	23278	27747	119.20
广元市	15516	16498	106.33
遂宁市	27874	37457	134.38
内江市	20890	27976	133.92
乐山市	16946	17962	106.00
南充市	28920	41951	145.06
眉山市	19422	27694	142.59
宜宾市	30144	35217	116.83
广安市	27082	40368	149.06
达州市	32220	41683	129.37
雅安市	3678	5493	149.35
巴中市	12388	13986	112.90
资阳市	23748	23024	96.95
阿坝州	1386	1686	121.65
甘孜州	1624	1326	81.65
凉山州	18578	18130	97.59

十四、人口指标

简要说明

1. 本部分反映人口普查及历年人口方面的基本情况，包括全省及 21 个市（州）、183 个县（市、区）的主要人口指标。

2. 本部分户籍人口数来源于四川省公安厅，常住人口数来源于四川省统计局。

主要指标解释

人口数：指一定时间点、一定范围内的有生命的个人的总和。年度统计的年末人口数指每年 12 月 31 号 24 时的人口数。

表 14-1　2009—2013 年全省分农业、分性别户籍人口数

年　份	年末总户籍人口（万人）	按农业非农业分（万人）		按性别分（万人）	
		农　业	非农业	男　性	女　性
2009	8984.70	6698.40	2286.30	4639.20	4345.50
2010	9001.27	6646.10	2355.17	4640.36	4360.91
2011	9058.39	6595.68	2462.71	4665.59	4392.80
2012	9097.35	6585.34	2512.01	4684.94	4412.41
2013	9132.66	6500.25	2632.41	4700.83	4431.83

注：本表数据来源于四川省公安厅户籍统计数，表 14-3 同。

表 14-2　2009—2013 年全省常住人口数（万人）

地　区	2009	2010	2011	2012	2013
总　计	**8185.00**	**8041.80**	**8050.00**	**8076.20**	**8107.00**
成都市	1286.60	1404.80	1407.08	1417.78	1429.76
自贡市	280.70	267.90	268.40	271.32	273.83
攀枝花市	117.00	121.40	121.99	123.09	123.33
泸州市	434.30	421.80	422.50	425.00	424.58
德阳市	365.70	361.60	359.19	353.13	352.37
绵阳市	496.30	461.40	462.00	464.02	467.64
广元市	274.40	248.40	249.00	253.00	254.50
遂宁市	357.90	325.20	326.01	326.77	327.50
内江市	395.70	370.30	370.91	371.81	372.46
乐山市	338.00	323.60	324.33	325.44	325.56
南充市	625.30	627.90	628.53	630.03	631.70
眉山市	299.20	295.00	295.83	296.64	297.84
宜宾市	446.00	447.20	446.00	446.00	446.50
广安市	368.70	320.50	321.00	321.64	322.43
达州市	573.60	546.80	548.56	549.27	551.28
雅安市	152.70	150.70	151.71	152.65	153.37
巴中市	316.30	328.40	329.63	330.79	331.72
资阳市	424.00	366.50	363.01	358.85	357.12
阿坝州	91.20	89.90	90.22	90.67	91.23
甘孜州	101.50	109.20	110.00	112.20	113.78
凉山州	439.90	453.30	454.10	456.10	458.50

注：本表数据来源于四川省统计局。

表 14-3　2013 年市（州）及县（市、区）分农业、分性别户籍人口数（万人）

地　区	年末总人口	非农业人口	农业人口	按性别分	
				男　性	女　性
总　计	9132.66	2632.41	6500.25	4700.83	4431.83
成都市	1187.99	728.71	459.28	592.16	595.83
锦江区	47.06	47.06	0.00	23.13	23.94
青羊区	61.88	61.88	0.00	30.50	31.38
金牛区	74.08	74.08	0.00	37.03	37.05
武侯区	100.86	100.86	0.00	49.75	51.11
成华区	68.81	68.81	0.00	34.69	34.12
龙泉驿区	61.49	31.91	29.58	30.49	31.00
青白江区	41.49	15.19	26.30	20.79	20.69
新都区	70.23	40.37	29.85	34.64	35.58
温江区	39.04	31.15	7.90	19.05	20.00
金堂县	89.18	22.89	66.29	45.85	43.33
双流县	97.81	62.77	35.04	48.44	49.37
郫　县	52.62	22.62	30.00	25.91	26.71
大邑县	51.27	20.41	30.86	25.96	25.32
蒲江县	26.49	7.30	19.19	13.24	13.25
新津县	31.00	10.87	20.14	15.30	15.70
都江堰市	61.57	39.79	21.78	30.52	31.05
彭州市	80.62	26.46	54.17	40.27	40.36
邛崃市	65.68	24.50	41.18	33.13	32.55
崇州市	66.80	19.80	47.00	33.46	33.33
自贡市	329.73	112.52	217.21	168.06	161.67
自流井区	36.17	28.96	7.21	17.82	18.35
贡井区	29.78	10.50	19.29	15.15	14.64
大安区	45.90	17.59	28.30	23.24	22.66
沿滩区	39.45	9.37	30.08	20.19	19.27
荣　县	69.41	19.86	49.54	35.59	33.81
富顺县	109.02	26.23	82.79	56.08	52.94
攀枝花市	112.00	59.86	52.14	57.20	54.80
东　区	31.16	30.37	0.79	16.07	15.10
西　区	14.64	13.66	0.98	7.55	7.10
仁和区	22.91	9.55	13.36	11.58	11.33
米易县	22.15	3.32	18.83	11.17	10.98
盐边县	21.14	2.96	18.17	10.84	10.30
泸州市	508.42	152.32	356.10	263.37	245.05
江阳区	65.62	51.41	14.21	32.92	32.70
纳溪区	48.16	23.90	24.26	25.16	23.00
龙马潭区	35.74	28.52	7.22	17.69	18.05
泸　县	108.93	12.94	95.99	56.29	52.65
合江县	90.96	14.39	76.57	47.48	43.48
叙永县	73.10	11.69	61.41	38.41	34.69

续表 14-3（1）

地 区	年末总人口	非农业人口	农业人口	按性别分	
				男 性	女 性
古蔺县	85.91	9.47	76.44	45.43	40.48
德阳市	392.04	117.38	274.65	200.26	191.78
旌阳区	68.84	41.94	26.90	34.91	33.93
中江县	142.95	20.73	122.23	75.27	67.68
罗江县	25.06	5.74	19.32	12.80	12.26
广汉市	60.70	23.93	36.77	30.10	30.61
什邡市	43.80	10.69	33.11	21.82	21.97
绵竹市	50.69	14.36	36.33	25.36	25.33
绵阳市	547.38	157.96	389.42	281.53	265.85
涪城区	70.06	50.27	19.79	35.05	35.00
游仙区	55.38	20.63	34.75	28.24	27.14
三台县	147.50	22.62	124.88	77.53	69.97
盐亭县	60.04	11.02	49.03	30.95	29.10
安 县	44.58	7.22	37.36	22.68	21.90
梓潼县	38.45	6.74	31.71	19.80	18.64
北川县	24.11	8.24	15.87	12.40	11.71
平武县	18.39	3.06	15.33	9.58	8.81
江油市	88.87	28.19	60.69	45.29	43.58
广元市	310.22	72.19	238.03	159.34	150.88
利州区	48.74	30.85	17.89	24.47	24.27
昭化区	23.98	2.38	21.60	12.32	11.66
朝天区	20.76	1.78	18.98	10.76	10.00
旺苍县	45.57	10.96	34.61	23.49	22.08
青川县	24.01	4.81	19.20	12.43	11.58
剑阁县	68.16	8.61	59.55	35.59	32.57
苍溪县	79.01	12.79	66.22	40.29	38.72
遂宁市	379.38	97.48	281.90	196.16	183.22
船山区	71.13	38.77	32.36	35.78	35.36
安居区	80.42	5.81	74.61	42.16	38.26
蓬溪县	71.68	12.22	59.46	37.77	33.91
射洪县	100.94	28.75	72.19	51.90	49.04
大英县	55.21	11.93	43.28	28.56	26.65
内江市	426.84	96.43	330.41	220.28	206.56
市中区	53.55	23.24	30.31	27.02	26.53
东兴区	89.22	16.18	73.04	45.96	43.26
威远县	74.65	18.58	56.07	38.40	36.25
资中县	130.64	18.62	112.02	68.62	62.02
隆昌县	78.78	19.83	58.95	40.28	38.50
乐山市	356.00	118.46	237.54	181.74	174.26
市中区	60.39	31.90	28.49	29.86	30.53
沙湾区	18.77	7.19	11.58	9.83	8.95

续表 14-3（2）

地 区	年末总人口	非农业人口	农业人口	按性别分	
				男 性	女 性
五通桥区	31.65	13.70	17.96	15.86	15.79
金口河区	5.32	1.54	3.78	2.75	2.57
犍为县	57.01	14.61	42.41	29.53	27.49
井研县	41.54	9.70	31.84	21.49	20.05
夹江县	35.17	8.28	26.89	17.75	17.42
沐川县	25.95	5.03	20.92	13.73	12.22
峨边县	15.21	2.90	12.32	7.87	7.34
马边县	21.63	4.18	17.45	11.15	10.47
峨眉山市	43.36	19.44	23.92	21.93	21.43
南充市	758.95	176.60	582.35	395.94	363.01
顺庆区	65.96	39.02	26.94	33.32	32.64
高坪区	60.21	16.15	44.06	31.18	29.03
嘉陵区	70.48	12.98	57.50	37.15	33.34
南部县	129.02	23.50	105.52	67.71	61.31
营山县	95.45	16.71	78.73	50.03	45.42
蓬安县	71.55	12.38	59.18	37.53	34.02
仪陇县	112.69	17.99	94.70	59.78	52.91
西充县	65.86	13.74	52.12	34.35	31.51
阆中市	87.73	24.13	63.60	44.89	42.84
眉山市	352.18	98.90	253.27	179.75	172.42
东坡区	87.20	35.17	52.03	43.80	43.40
仁寿县	160.17	32.63	127.53	82.94	77.23
彭山县	33.40	13.83	19.56	16.83	16.57
洪雅县	35.19	9.93	25.26	17.85	17.34
丹棱县	16.39	3.68	12.71	8.31	8.09
青神县	19.83	3.66	16.17	10.04	9.80
宜宾市	550.44	106.16	444.27	286.54	263.89
翠屏区	83.00	39.36	43.64	42.07	40.94
南溪区	43.52	9.14	34.38	22.49	21.03
宜宾县	103.12	12.54	90.58	53.89	49.24
江安县	56.08	8.22	47.86	29.30	26.78
长宁县	46.04	5.78	40.26	24.37	21.68
高 县	53.61	6.60	47.01	27.94	25.67
珙 县	42.94	8.84	34.10	22.45	20.49
筠连县	43.25	5.73	37.53	22.69	20.57
兴文县	47.85	5.88	41.98	25.24	22.61
屏山县	31.00	4.06	26.94	16.11	14.89
广安市	470.40	90.60	379.80	246.23	224.17
广安区	126.75	31.06	95.69	65.95	60.80
前锋区	36.84	6.67	30.17	—	—
岳池县	119.08	17.54	101.54	62.66	56.41
武胜县	84.79	13.02	71.77	44.25	40.55

续表 14-3（3）

地　区	年末总人口	非农业人口	农业人口	按性别分	
				男　性	女　性
邻水县	103.55	17.78	85.77	54.50	49.05
华蓥市	36.23	11.19	25.04	18.87	17.36
达州市	687.61	139.64	547.97	361.79	325.82
通川区	59.48	29.12	30.36	30.07	29.40
达川区	121.09	23.99	97.10	63.13	57.96
宣汉县	131.19	21.78	109.41	69.37	61.82
开江县	60.20	10.51	49.69	32.07	28.13
大竹县	111.99	22.03	89.96	60.53	51.46
渠　县	143.80	22.40	121.40	75.27	68.53
万源市	59.87	9.82	50.05	31.35	28.52
雅安市	156.98	42.62	114.36	80.17	76.81
雨城区	34.69	16.63	18.05	17.62	17.06
名山区	27.99	3.85	24.14	14.35	13.64
荥经县	15.26	5.02	10.23	7.74	7.52
汉源县	32.97	4.44	28.53	16.81	16.16
石棉县	12.44	4.03	8.41	6.34	6.10
天全县	15.52	3.31	12.20	7.99	7.52
芦山县	12.22	3.73	8.50	6.28	5.95
宝兴县	5.90	1.60	4.29	3.05	2.84
巴中市	390.20	78.09	312.12	202.85	187.35
巴州区	139.09	32.28	106.80	72.19	66.90
恩阳区	58.93	5.61	53.32	—	—
通江县	77.05	13.32	63.73	40.00	37.05
南江县	68.54	11.88	56.66	35.88	32.66
平昌县	105.53	20.61	84.92	54.78	50.75
资阳市	507.30	89.26	418.04	264.29	243.01
雁江区	110.38	26.29	84.08	57.24	53.13
安岳县	162.56	20.19	142.37	85.28	77.27
乐至县	85.74	15.21	70.53	45.22	40.52
简阳市	148.63	27.58	121.05	76.54	72.09
阿坝州	92.00	20.51	71.49	46.94	45.06
汶川县	10.07	3.62	6.46	5.23	4.84
理　县	4.58	1.08	3.50	2.33	2.25
茂　县	11.24	2.86	8.38	5.73	5.51
松潘县	7.60	1.82	5.78	3.89	3.71
九寨沟县	6.77	2.04	4.73	3.44	3.33
金川县	7.39	1.18	6.21	3.75	3.64
小金县	8.15	1.20	6.95	4.22	3.93
黑水县	6.20	0.88	5.32	3.12	3.08
马尔康县	5.61	2.44	3.17	2.88	2.73
壤塘县	4.27	0.64	3.63	2.16	2.11
阿坝县	7.74	0.76	6.98	3.99	3.75

续表 14-3（4）

地　区	年末总人口	非农业人口	农业人口	按性别分	
				男　性	女　性
若尔盖县	7.79	0.99	6.80	3.90	3.89
红原县	4.59	1.01	3.58	2.30	2.29
甘孜州	110.19	16.22	93.97	55.66	54.53
康定县	11.34	3.96	7.38	5.82	5.52
泸定县	8.78	2.08	6.69	4.42	4.36
丹巴县	6.09	1.03	5.06	3.08	3.00
九龙县	6.67	0.93	5.74	3.41	3.26
雅江县	5.04	0.67	4.36	2.57	2.46
道孚县	5.67	0.82	4.85	2.86	2.81
炉霍县	4.74	0.63	4.11	2.39	2.35
甘孜县	6.96	0.71	6.26	3.46	3.51
新龙县	5.12	0.58	4.54	2.57	2.55
德格县	8.60	0.58	8.02	4.34	4.26
白玉县	5.44	0.49	4.96	2.73	2.72
石渠县	9.61	0.54	9.06	4.86	4.74
色达县	5.27	0.50	4.77	2.64	2.63
理塘县	6.76	0.74	6.02	3.42	3.34
巴塘县	5.31	0.68	4.64	2.65	2.66
乡城县	3.00	0.46	2.53	1.53	1.47
稻城县	3.21	0.45	2.76	1.61	1.60
得荣县	2.59	0.38	2.21	1.31	1.28
凉山州	506.42	60.49	445.93	260.57	245.85
西昌市	64.56	20.25	44.31	32.77	31.79
木里县	13.84	1.62	12.21	7.07	6.77
盐源县	38.99	2.79	36.20	20.20	18.79
德昌县	21.01	2.68	18.33	10.71	10.30
会理县	46.37	7.93	38.44	23.95	22.42
会东县	42.11	3.00	39.11	22.49	19.61
宁南县	19.22	2.02	17.20	9.96	9.26
普格县	19.17	1.64	17.53	9.96	9.21
布拖县	18.79	1.37	17.42	9.67	9.12
金阳县	20.07	1.30	18.77	10.31	9.77
昭觉县	30.73	2.11	28.62	15.70	15.03
喜德县	22.37	1.98	20.39	11.32	11.06
冕宁县	39.33	3.82	35.50	20.10	19.23
越西县	34.60	2.83	31.77	17.64	16.96
甘洛县	22.44	1.63	20.81	11.66	10.78
美姑县	26.22	1.39	24.82	13.29	12.93
雷波县	26.59	2.09	24.50	13.78	12.81

表 14-4　2013 年市（州）人口年龄构成（%）

地　区	合　计	18 岁以下	18～35 岁	35～60 岁	60 岁以上
总　计	**100.00**	**18.94**	**23.41**	**39.55**	**18.10**
成都市	100.00	14.74	24.30	41.11	19.85
自贡市	100.00	18.02	21.73	40.85	19.40
攀枝花市	100.00	18.19	20.10	42.42	19.30
泸州市	100.00	21.79	21.92	38.89	17.40
德阳市	100.00	15.34	22.29	42.70	19.67
绵阳市	100.00	15.02	21.62	43.82	19.53
广元市	100.00	17.35	22.00	43.52	17.13
遂宁市	100.00	16.82	25.74	39.03	18.41
内江市	100.00	17.76	22.69	40.40	19.15
乐山市	100.00	15.96	21.45	42.85	19.74
南充市	100.00	18.14	23.40	39.45	19.01
眉山市	100.00	15.08	21.87	42.18	20.87
宜宾市	100.00	21.12	23.85	39.13	15.90
广安市	100.00	20.70	23.94	38.37	16.99
达州市	100.00	22.27	23.61	37.47	16.65
雅安市	100.00	17.97	21.70	41.30	19.03
巴中市	100.00	21.55	24.74	35.92	17.79
资阳市	100.00	18.86	22.44	39.32	19.39
阿坝州	100.00	23.46	28.94	33.48	14.13
甘孜州	100.00	28.71	28.03	31.46	11.80
凉山州	100.00	30.12	26.83	30.99	12.06

注：本表数据按四川省公安厅提供的户籍人口数计算。

附录一 全省行政区划及城乡基层组织

简要说明

本部分反映全省行政区划数、21个市（州）及183个县（市、区）城乡基层组织情况等，数据主要来源于四川省民政厅年报数据。

附录 1-1　2009—2013 年全省城乡基层组织情况

年　份	街道办事处个数	乡镇个数			村委会个数
		合　计	乡	镇	
2009	253	4407	2586	1821	47896
2010	262	4407	2586	1821	47896
2011	277	4395	2579	1816	46805
2012	280	4380	2549	1831	46978
2013	302	4355	2502	1853	46492

附录 1-2　2013 年全省市（州）行政区划

地　区	市辖区	县级市	县	自治县	街道办事处个数	乡镇个数				社区（居委会）	居民小组	村民委员会	村民小组
						合　计	乡	民族乡	镇				
总　计	48	14	117	4	302	4355	2502	98	1853	6623	51870	46492	357308
成都市	9	4	6	0	110	206	26	0	180	1500	17146	1939	26740
自贡市	4	0	2	0	12	96	21	0	75	289	3303	1128	11540
攀枝花市	3	0	2	0	16	44	23	13	21	131	971	351	2336
泸州市	3	0	4	0	14	128	36	8	92	265	1474	1346	13477
德阳市	1	3	2	0	8	119	20	0	99	339	3167	1437	16786
绵阳市	2	1	5	1	18	277	133	15	144	525	3414	3266	24547
广元市	3	0	4	0	9	230	139	2	91	298	1001	2504	16325
遂宁市	2	0	3	0	17	112	44	0	68	297	1575	2041	15328
内江市	2	0	3	0	10	111	24	0	87	263	2068	1678	18093
乐山市	4	1	4	2	7	211	115	2	96	257	2129	2034	16884
南充市	3	1	5	0	27	394	226	1	168	505	4240	5297	45243
眉山市	1	0	5	0	3	128	54	0	74	212	1447	1142	8782
宜宾市	2	0	8	0	13	172	65	13	107	331	2338	2842	22920
广安市	2	1	3	0	9	172	86	0	86	221	1440	2763	21090
达州市	2	1	4	0	5	309	206	4	103	443	1942	2767	20239
雅安市	2	0	6	0	5	138	93	18	45	69	460	1017	6822
巴中市	2	0	3	0	7	188	123	0	65	270	870	2371	10852
资阳市	1	1	2	0	6	170	87	0	83	184	1513	2790	27438
阿坝州	0	0	13	0	0	221	182	2	39	51	112	1353	4191
甘孜州	0	0	18	0	0	325	286	7	39	52	233	2679	7894
凉山州	0	1	15	1	6	604	513	13	91	121	1027	3747	19781

附录 1-3　2013 年市（州）及县（市、区）城乡基层组织情况

地　区	街道办事处个数	乡镇个数			村民委员会个数
		合计	乡	镇	
总　计	302	4355	2502	1853	46492
成都市	110	206	26	180	1939
锦江区	16	0	0	0	0
青羊区	14	0	0	0	0
金牛区	15	0	0	0	0
武侯区	20	0	0	0	0
成华区	14	0	0	0	0
龙泉驿区	4	8	1	7	76
青白江区	2	9	2	7	94
新都区	3	10	0	10	127
温江区	4	6	0	6	35
金堂县	1	20	2	18	185
双流县	6	18	0	18	116
郫　县	1	13	0	13	139
大邑县	1	19	3	16	152
蒲江县	1	11	4	7	107
新津县	1	11	1	10	80
都江堰市	5	14	1	13	187
彭州市	0	20	0	20	251
邛崃市	1	23	6	17	202
崇州市	1	24	6	18	188
自贡市	12	96	21	75	1128
自流井区	6	7	4	3	62
贡井区	2	11	2	9	149
大安区	4	12	3	9	148
沿滩区	0	13	2	11	154
荣　县	0	27	6	21	296
富顺县	0	26	4	22	319
攀枝花市	16	44	23	21	351
东　区	9	1	0	1	9
西　区	6	1	0	1	10
仁和区	1	14	6	8	80
米易县	0	12	5	7	88
盐边县	0	16	12	4	164
泸州市	14	128	36	92	1346
江阳区	8	10	0	10	89
纳溪区	2	12	0	12	176
龙马潭区	4	9	2	7	46
泸　县	0	19	0	19	251
合江县	0	27	6	21	284
叙永县	0	25	14	11	231

续附录 1-3（1）

地 区	街道办事处个数	乡镇个数			村民委员会个数
		合计	乡	镇	
古蔺县	0	26	14	12	269
德阳市	8	119	20	99	1437
旌阳区	6	11	1	10	112
中江县	0	45	16	29	760
罗江县	0	10	0	10	105
广汉市	0	18	2	16	183
什邡市	2	14	0	14	124
绵竹市	0	21	1	20	153
绵阳市	18	277	133	144	3266
涪城区	9	16	2	14	140
游仙区	5	24	11	13	250
三台县	0	63	22	41	932
盐亭县	0	36	22	14	457
安 县	0	18	3	15	234
梓潼县	0	32	21	11	329
北川县	0	23	17	6	311
平武县	0	25	16	9	248
江油市	4	40	19	21	365
广元市	9	230	139	91	2504
利州区	8	10	3	7	191
昭化区	1	28	19	9	212
朝天区	0	25	19	6	214
旺苍县	0	35	20	15	355
青川县	0	36	27	9	268
剑阁县	0	57	34	23	546
苍溪县	0	39	17	22	718
遂宁市	17	112	44	68	2041
船山区	14	12	5	7	184
安居区	1	21	7	14	472
蓬溪县	0	31	15	16	494
射洪县	2	30	10	20	589
大英县	0	18	7	11	302
内江市	10	111	24	87	1678
市中区	6	14	6	8	172
东兴区	3	26	14	12	428
威远县	0	20	0	20	321
资中县	0	33	2	31	392
隆昌县	1	18	2	16	365
乐山市	7	211	115	96	2034
市中区	7	25	10	15	252
沙湾区	0	13	5	8	127

续附录 1-3（2）

地　区	街道办事处个数	乡镇个数			村民委员会个数
		合计	乡	镇	
五通桥区	0	12	1	11	150
金口河区	0	6	4	2	41
犍为县	0	30	18	12	347
井研县	0	27	17	10	199
夹江县	0	22	11	11	231
沐川县	0	19	12	7	195
峨边县	0	19	13	6	129
马边县	0	20	18	2	118
峨眉山市	0	18	6	12	245
南充市	27	394	226	168	5297
顺庆区	10	18	12	6	236
高坪区	7	25	13	12	352
嘉陵区	4	41	22	19	528
南部县	2	71	40	31	1039
营山县	0	53	34	19	657
蓬安县	0	39	24	15	592
仪陇县	0	57	28	29	878
西充县	0	44	28	16	588
阆中市	4	46	25	21	427
眉山市	3	128	54	74	1142
东坡区	3	23	8	15	238
仁寿县	0	60	33	27	527
彭山县	0	13	4	9	88
洪雅县	0	15	4	11	142
丹棱县	0	7	2	5	71
青神县	0	10	3	7	76
宜宾市	13	172	65	107	2842
翠屏区	11	13	4	9	249
南溪区	2	13	6	7	207
宜宾县	0	26	7	19	535
江安县	0	18	3	15	296
长宁县	0	18	8	10	269
高　县	0	19	7	12	285
珙　县	0	17	9	8	262
筠连县	0	18	9	9	243
兴文县	0	15	6	9	237
屏山县	0	15	6	9	259
广安市	9	172	86	86	2763
广安区	5	31	17	14	572
前锋区	1	12	5	7	266
岳池县	0	43	21	22	827
武胜县	0	31	15	16	515

续附录 1-3（3）

地　区	街道办事处个数	乡镇个数			村民委员会个数
		合计	乡	镇	
邻水县	0	45	27	18	475
华蓥市	3	10	1	9	108
达州市	5	309	206	103	2767
通川区	3	19	10	9	193
达川区	2	54	36	18	643
宣汉县	0	54	33	21	491
开江县	0	20	10	10	196
大竹县	0	50	32	18	382
渠　县	0	60	45	15	491
万源市	0	52	40	12	371
雅安市	5	138	93	45	1017
雨城区	4	18	6	12	191
名山区	0	20	11	9	192
荥经县	0	21	18	3	105
汉源县	0	30	20	10	204
石棉县	1	16	15	1	92
天全县	0	15	13	2	138
芦山县	0	9	4	5	40
宝兴县	0	9	6	3	55
巴中市	7	188	123	65	2371
巴州区	6	24	13	11	404
恩阳区	0	24	12	12	396
通江县	0	49	35	14	524
南江县	0	48	37	11	522
平昌县	1	43	26	17	525
资阳市	6	170	87	83	2790
雁江区	4	22	3	19	466
安岳县	0	69	47	22	926
乐至县	0	25	8	17	602
简阳市	2	54	29	25	796
阿坝州	0	221	182	39	1353
汶川县	0	13	5	8	117
理　县	0	13	9	4	81
茂　县	0	21	17	4	149
松潘县	0	25	23	2	143
九寨沟县	0	15	12	3	120
金川县	0	23	20	3	109
小金县	0	21	19	2	134
黑水县	0	17	15	2	123
马尔康县	0	14	11	3	105
壤塘县	0	12	11	1	60
阿坝县	0	19	18	1	83

续附录 1-3（4）

地　区	街道办事处个数	乡镇个数			村民委员会个数
		合计	乡	镇	
若尔盖县	0	17	15	2	96
红原县	0	11	7	4	33
甘孜州	0	325	286	39	2679
康定县	0	21	18	3	233
泸定县	0	12	8	4	145
丹巴县	0	15	13	2	181
九龙县	0	18	16	2	63
雅江县	0	17	16	1	113
道孚县	0	22	20	2	156
炉霍县	0	16	15	1	171
甘孜县	0	22	19	3	219
新龙县	0	19	18	1	95
德格县	0	26	25	1	171
白玉县	0	17	15	2	156
石渠县	0	22	18	4	165
色达县	0	17	14	3	134
理塘县	0	24	23	1	214
巴塘县	0	19	16	3	126
乡城县	0	12	11	1	89
稻城县	0	14	11	3	121
得荣县	0	12	10	2	127
凉山州	6	604	513	91	3747
西昌市	6	37	29	8	231
木里县	0	29	28	1	113
盐源县	0	34	26	8	247
德昌县	0	22	18	4	137
会理县	0	50	37	13	303
会东县	0	47	41	6	318
宁南县	0	25	19	6	125
普格县	0	34	31	3	153
布拖县	0	30	27	3	190
金阳县	0	34	30	4	176
昭觉县	0	47	46	1	271
喜德县	0	24	17	7	170
冕宁县	0	38	29	9	224
越西县	0	41	36	5	289
甘洛县	0	28	21	7	227
美姑县	0	36	35	1	292
雷波县	0	48	43	5	281

附录二　全国各省主要指标

简要说明

本部分数据均来自《2014 中国卫生计生统计提要》，仅供与其他省份部分主要卫生指标数据作对比与参考。

附录 2-1　2013 年全国各地区卫生总费用

地 区	卫生总费用（亿元）			卫生总费用构成（%）									卫生总费用占地区生产总值比例（%）			人均卫生费用（元）		
				政府卫生支出			社会卫生支出			个人卫生现金支出								
	数值	全国顺位	西部顺位	数值	全国顺位	西部顺位	数值	全国顺位	西部顺位	数值	全国顺位	西部顺位	数值	全国顺位	西部顺位	数值	全国顺位	西部顺位
全　国	28119.0			8432.0			10030.7			9656.3			5.41			2076.7		
北　京	1190.0	8		320.4	10		601.0	6		268.7	15		6.66	7		5750.8	1	
天　津	479.8	26		120.9	27		184.4	22		174.5	24		3.72	29		3394.9	3	
河　北	1248.1	7		368.3	6		353.0	10		526.8	5		4.70	23		1712.7	25	
山　西	665.0	19		206.7	20		222.7	19		235.7	19		5.49	15		1841.8	21	
辽　宁	1012.0	13		233.0	17		382.7	8		396.2	11		4.07	25		2305.7	10	
吉　林	648.0	21		174.0	25		177.8	23		296.2	14		5.43	17		2355.9	9	
黑龙江	823.7	15		191.0	23		279.8	14		352.9	12		6.02	10		2148.5	12	
上　海	1092.4	11		232.5	18		646.5	5		213.4	22		5.41	18		4588.9	2	
江　苏	1892.0	3		483.8	4		863.5	1		544.8	4		3.50	30		2388.9	8	
浙　江	1543.7	4		342.7	8		689.3	4		511.7	6		4.45	24		2818.5	4	
安　徽	1112.0	9		365.8	7		300.8	13		445.4	9		6.46	8		1857.1	20	
福　建	678.2	18		222.8	19		263.4	16		192.0	23		3.44	31		1809.5	22	
江　西	658.2	20		269.5	14		175.1	25		213.7	21		5.08	20		1461.5	30	
山　东	1928.9	2		498.4	2		726.4	3		704.1	2		3.86	27		1991.7	18	
河　南	1517.6	5		489.5	3		381.9	9		646.3	3		5.13	19		1613.5	29	
湖　北	1094.0	10		305.9	11		335.9	11		452.2	8		4.92	21		1893.0	19	
湖　南	1075.7	12		338.8	9		305.4	12		431.5	10		4.86	22		1620.3	28	
广　东	2185.3	1		587.3	1		858.1	2		739.9	1		3.83	28		2062.8	16	
海　南	180.3	28		66.8	28		59.5	28		54.1	28		6.31	9		2034.0	17	
四　川	1405.9	6	1	473.9	5	1	467.3	7	1	464.7	7	1	5.89	13	9	1740.8	23	8
重　庆	621.5	22	5	195.6	22	7	204.8	21	6	221.2	20	6	5.45	16	11	2110.5	13	5
贵　州	480.2	25	8	242.6	16	5	98.0	27	9	139.6	27	9	7.01	6	6	1378.4	31	12
云　南	757.7	17	4	288.2	12	2	211.8	20	5	257.6	17	4	7.35	5	5	1626.3	27	11
西　藏	64.0	31	12	43.5	31	12	15.8	31	12	4.7	31	12	9.13	1	1	2079.5	15	7
陕　西	860.5	14	2	257.5	15	4	276.1	15	2	326.9	13	2	5.95	12	8	2292.9	11	4
甘　肃	444.7	27	9	168.9	26	9	113.9	26	8	161.9	25	7	7.87	2	2	1725.4	24	9
青　海	142.5	29	10	61.7	29	10	42.3	29	10	38.5	30	11	7.52	4	4	2486.0	7	3
宁　夏	135.0	30	11	51.8	30	11	36.5	30	11	46.7	29	10	5.77	14	10	2085.9	14	6
新　疆	566.3	24	7	190.0	24	8	224.3	18	4	152.0	26	8	7.55	3	3	2536.3	5	1
内　蒙	619.0	23	6	204.5	21	6	175.2	24	7	239.4	18	5	3.90	26	12	2486.2	6	2
广　西	782.5	16	3	286.7	13	3	235.6	17	3	260.2	16	3	6.00	11	7	1671.2	26	10

附录2-2 2013年全国各地区医疗卫生机构床位数

地　区	医疗卫生机构床位数			医院床位数			公立医院床位数			每千人口医疗卫生机构床位数		
	数值	全国顺位	西部顺位	数值	全国顺位	西部顺位	数值	全国顺位	西部顺位	数值	全国顺位	西部顺位
总　计	6181891			4578601			3865385			4.55		
东　部	2476121			1917233			1613150			4.41		
北　京	1937375			1394080			1214281			4.54		
西　部	1768395			1267288			1037954			4.83		
北　京	104011	26		96558	23		78618	25		4.92	10	
天　津	57743	27		49071	27		41141	27		3.92	26	
河　北	303497	7		220423	6		191466	6		4.14	23	
山　西	172620	17		128294	15		109185	16		4.76	15	
辽　宁	241860	9		197453	9		174052	9		5.51	2	
吉　林	133245	22		106342	21		90656	20		4.84	11	
黑龙江	189183	13		151349	13		135206	12		4.93	8	
上　海	114314	25		94722	24		85571	21		4.73	16	
江　苏	368287	5		286183	5		212582	5		4.64	18	
浙　江	230056	11		197096	10		166363	10		4.18	22	
安　徽	235959	10		171508	11		135721	11		3.91	27	
福　建	156149	19		114849	18		99078	18		4.14	24	
江　西	174299	16		114782	19		101294	17		3.85	28	
山　东	489737	1		342104	1		285247	1		5.03	5	
河　南	429810	2		306546	2		271748	2		4.57	19	
湖　北	288169	8		200220	8		179876	8		4.97	6	
湖　南	314090	6		215039	7		190595	7		4.69	17	
广　东	378367	4		294219	3		255527	3		3.55	30	
海　南	32100	28		24555	29		23505	28		3.59	29	
四　川	426635	3	1	289242	4	1	222129	4	1	5.26	3	2
重　庆	147436	20	6	99056	22	7	80289	24	8	4.96	7	4
贵　州	166724	18	5	120418	16	4	81884	22	6	4.76	13	7
云　南	210125	12	2	156074	12	2	117555	14	3	4.48	21	10
西　藏	11003	31	12	7262	31	12	6670	31	12	3.53	31	12
陕　西	185139	15	4	142093	14	3	120025	13	2	4.92	9	5
甘　肃	116064	24	9	84511	26	9	78164	26	9	4.49	20	9
青　海	29529	30	11	23580	30	11	21541	30	11	5.11	4	3
宁　夏	31134	29	10	27076	28	10	22990	29	10	4.76	14	8
新　疆	137325	21	7	107897	20	6	93823	19	5	6.06	1	1
内　蒙	120065	23	8	91604	25	8	81692	23	7	4.81	12	6
广　西	187216	14	3	118475	17	5	111192	15	4	3.97	25	11

附录2-3　2013年全国各地区卫生人员数

地　区	卫生人员			卫生技术人员			执业(助理)医师			注册护士		
	数值	全国顺位	西部顺位	数值	全国顺位	西部顺位	数值	全国顺位	西部顺位	数值	全国顺位	西部顺位
总　计	9790483			7210578			2794754			2783121		
东　部	4223282			3207385			1259952			1261859		
北　京	2956498			2101505			824551			813252		
西　部	2600703			1891688			710251			708010		
北　京	263146	18		203741	15		77114	15		83879	14	
天　津	106527	27		81083	27		32059	27		29715	27	
河　北	492012	6		333032	7		150144	6		111526	9	
山　西	283860	14		203385	16		88182	12		74849	17	
辽　宁	338443	11		254692	10		103344	10		103409	10	
吉　林	200184	21		145934	23		61998	21		52715	24	
黑龙江	279122	15		207601	14		80475	14		73974	18	
上　海	192333	24		157109	20		57944	22		67939	20	
江　苏	551113	5		428894	4		169641	5		174158	4	
浙　江	427072	8		352466	6		138279	7		132705	6	
安　徽	353799	10		253532	11		98613	11		103404	11	
福　建	261784	19		197545	17		72642	18		79929	15	
江　西	269819	16		190092	19		70251	19		78209	16	
山　东	819348	1		596987	1		231754	1		240078	1	
河　南	716306	2		468536	3		180600	3		176534	3	
湖　北	411184	9		309343	9		117191	9		127871	7	
湖　南	442224	7		323082	8		127241	8		125696	8	
广　东	708036	3		553728	2		210306	2		217629	2	
海　南	63468	28		48108	28		16725	28		20892	28	
四　川	596001	4	1	426988	5	1	173890	4	1	158457	5	1
重　庆	197667	22	6	142133	25	8	55141	24	7	55460	23	7
贵　州	221575	20	5	155905	21	5	55959	23	6	58666	21	5
云　南	265531	17	4	193217	18	4	74860	16	3	73305	19	4
西　藏	24653	31	12	11638	31	12	5176	31	12	2397	31	12
陕　西	321908	13	3	239054	13	3	74397	17	4	89551	13	3
甘　肃	160695	26	9	118089	26	9	44887	26	9	40954	26	9
青　海	44685	30	11	32431	30	11	13239	30	11	11492	30	11
宁　夏	47609	29	10	37288	29	10	14317	29	10	13978	29	10
新　疆	189578	25	8	145851	24	7	53020	25	8	56578	22	6
内　蒙	195952	23	7	148202	22	6	62055	20	5	52358	25	8
广　西	334849	12	2	240892	12	2	83310	13	2	94814	12	2

附录 2-4 2013 年全国各地区每千人口卫生人员数

地 区	每千人口执业(助理)医师			每千人口注册护士			每万人口公共卫生人员数		
	数值	全国顺位	西部顺位	数值	全国顺位	西部顺位	数值	全国顺位	西部顺位
总　计	2.04			2.04			6.08		
东　部	2.48			2.48			5.40		
北　京	1.79			1.76			6.47		
西　部	1.79			1.78			6.46		
北　京	5.85	1		6.36	1		6.57	8	
天　津	3.18	3		2.95	3		4.48	28	
河　北	2.00	17		1.49	29		6.12	13	
山　西	2.50	6		2.12	13		5.38	23	
辽　宁	2.44	7		2.44	8		5.33	24	
吉　林	2.31	11		1.97	18		5.57	19	
黑龙江	2.13	16		1.96	19		6.88	6	
上　海	4.05	2		4.74	2		4.82	26	
江　苏	2.23	13		2.29	10		3.31	31	
浙　江	2.86	4		2.75	4		4.70	27	
安　徽	1.42	30		1.49	28		4.38	29	
福　建	2.00	18		2.20	12		6.44	10	
江　西	1.46	29		1.62	24		5.71	17	
山　东	2.41	8		2.50	5		5.40	22	
河　南	1.64	25		1.60	25		8.31	3	
湖　北	1.90	19		2.07	16		6.09	14	
湖　南	1.78	22		1.76	21		7.31	5	
广　东	2.40	9		2.48	7		6.43	11	
海　南	1.84	21		2.30	9		6.49	9	
四　川	2.14	15	5	1.94	20	6	5.44	21	10
重　庆	1.64	24	8	1.65	23	8	3.77	30	12
贵　州	1.31	31	12	1.37	30	11	6.01	15	6
云　南	1.63	27	10	1.59	26	9	5.28	25	11
西　藏	1.63	26	9	0.76	31	12	5.50	20	9
陕　西	1.88	20	6	2.26	11	2	9.23	1	1
甘　肃	1.65	23	7	1.50	27	10	5.64	18	8
青　海	2.31	12	3	2.01	17	5	5.83	16	7
宁　夏	2.14	14	4	2.09	15	4	6.68	7	4
新　疆	2.34	10	2	2.50	6	1	6.34	12	5
内　蒙	2.52	5	1	2.12	14	3	7.63	4	3
广　西	1.54	28	11	1.75	22	7	9.20	2	2

附录 2-5　2013 年全国各地区农村乡镇卫生院及床位、人员数

地 区	机构数（个）			床位数（张）			人员数（人）			每千农业人口床位			每千农业人口人员			乡镇数（个）		
	数值	全国顺位	西部顺位	数值	全国顺位	西部顺位	数值	全国顺位	西部顺位	数值	全国顺位	西部顺位	数值	全国顺位	西部顺位	数值	全国顺位	西部顺位
总　计	37015			1136492			1233858			1.30			1.41			32929		
东　部	9353			353712			448554			1.31			1.67			8490		
北　京	11472			393157			415156			1.20			1.27			10200		
西　部	16190			389623			370148			1.39			1.32			14239		
北　京	—	—		—	—		—	—		—	—		—	—		182	29	
天　津	148	29		3991	27		4902	27		1.06	24		1.31	18		127	30	
河　北	1960	4		60836	6		55165	9		1.20	20		1.09	25		1959	3	
山　西	1201	15		28508	18		24572	21		1.22	17		1.05	26		1196	12	
辽　宁	1014	19		28855	17		24967	19		1.41	7		1.22	20		864	21	
吉　林	775	24		17789	23		24634	20		1.25	13		1.73	6		618	25	
黑龙江	996	20		20852	21		23214	22		1.08	23		1.20	21		893	18	
上　海	—	—		—	—		—	—		—	—		—	—		—	—	
江　苏	1064	18		55025	8		71037	7		1.70	5		2.19	2		876	19	
浙　江	1141	17		15086	24		45796	11		0.46	29		1.40	14		903	17	
安　徽	1387	9		49781	10		48448	10		0.93	27		0.91	27		1257	7	
福　建	880	23		29283	16		32794	14		1.22	15		1.37	17		929	16	
江　西	1591	7		43314	11		44482	12		1.22	16		1.26	19		1401	5	
山　东	1643	5		104232	2		125788	1		1.90	1		2.29	1		1198	11	
河　南	2068	3		93725	3		101218	2		1.10	22		1.18	22		1840	4	
湖　北	1152	16		61845	5		71243	6		1.53	6		1.77	4		932	15	
湖　南	2302	2		77343	4		77345	5		1.39	8		1.39	15		2063	2	
广　东	1204	14		51105	9		78232	4		1.26	11		1.93	3		1139	13	
海　南	299	27		5299	25		9873	25		0.94	26		1.75	5		203	27	
四　川	4594	1	1	114388	1	1	95859	3	1	1.77	3	2	1.47	11	5	4355	1	1
重　庆	960	21	8	36777	13	4	31198	15	4	1.83	2	1	1.55	9	3	824	22	8
贵　州	1430	8	3	36601	14	5	29704	17	6	1.02	25	11	0.83	29	12	1388	6	2
云　南	1379	11	5	42022	12	3	30093	16	5	1.25	12	6	0.90	28	11	1226	9	4
西　藏	677	25	10	3166	28	11	3057	29	12	1.21	19	9	1.17	23	9	684	24	10
陕　西	1603	6	2	29806	15	6	38288	13	3	1.21	18	8	1.56	8	2	1216	10	5
甘　肃	1382	10	4	23380	19	7	28022	18	7	1.18	21	10	1.42	13	7	1228	8	3
青　海	405	26	11	4306	26	10	4999	26	10	1.30	9	4	1.51	10	4	365	26	11
宁　夏	228	28	12	2804	29	12	4371	28	11	0.70	28	12	1.09	24	10	193	28	12
新　疆	924	22	9	22992	20	8	21459	23	8	1.77	4	3	1.65	7	1	865	20	7
内　蒙	1329	12	6	17855	22	9	20044	24	9	1.23	14	7	1.38	16	8	768	23	9
广　西	1279	13	7	55526	7	2	63054	8	2	1.27	10	5	1.44	12	6	1127	14	6

附录 2-6　2013 年全国各地区村卫生室及人员数

地 区	村委会（个）			村卫生室（个）			设卫生室的村占总村数比例（%）			村卫生室人员数			乡村医生数			平均每村卫生室人员数		
	数值	全国顺位	西部顺位	数值	全国顺位	西部顺位	数值	全国顺位	西部顺位	数值	全国顺位	西部顺位	数值	全国顺位	西部顺位	数值	全国顺位	西部顺位
总　计	589447			648619			93.0			1457276			1004502			2.47		
东　部	224299			221522			82.2			509901			349374			2.27		
北　京	192554			225018			99.7			540224			370705			2.81		
西　部	172594			202079			99.6			407151			284423			2.36		
北　京	3941	27		2888	27		73.3	28		4996	30		3473	28		1.27	30	
天　津	3739	28		2247	30		60.1	30		6260	27		4477	27		1.67	28	
河　北	48734	2		62311	1		100.0	1		112443	3		79891	3		2.31	17	
山　西	28106	7		28241	8		100.0	1		51774	11		37254	10		1.84	26	
辽　宁	11675	19		20006	13		100.0	1		35183	17		24549	17		3.01	9	
吉　林	9607	21		11527	22		100.0	1		25142	22		18440	21		2.62	12	
黑龙江	8906	22		11778	21		100.0	1		33211	18		23840	18		3.73	4	
上　海	1597	31		1342	31		84.0	27		4728	31		704	31		2.96	10	
江　苏	14627	15		15575	16		100.0	1		65182	7		38335	9		4.46	2	
浙　江	28582	6		12504	20		43.7	31		23326	23		8423	24		0.82	31	
安　徽	14901	14		15310	17		100.0	1		71292	5		48365	5		4.78	1	
福　建	14448	16		19408	14		100.0	1		36362	16		27094	16		2.52	14	
江　西	16720	12		31337	6		100.0	1		60894	9		46050	6		3.64	5	
山　东	74798	1		53773	4		71.9	29		161730	2		130260	1		2.16	22	
河　南	46818	3		56955	2		100.0	1		165872	1		111254	2		3.54	6	
湖　北	25574	9		24941	10		97.5	25		62624	8		41136	8		2.45	15	
湖　南	41922	5		44929	5		100.0	1		69415	6		44366	7		1.66	29	
广　东	19589	10		28767	7		100.0	1		53874	10		29450	14		2.75	11	
海　南	2569	29		2701	28		100.0	1		5817	28		2718	30		2.26	20	
四　川	46495	4	1	55165	3	1	100.0	1	1	93771	4	1	68394	4	1	2.02	24	10
重　庆	8318	24	9	11009	23	8	100.0	1	1	31621	19	6	21903	19	6	3.80	3	1
贵　州	16869	11	3	21219	12	4	100.0	1	1	43041	14	4	27408	15	5	2.55	13	4
云　南	12197	18	6	13341	19	7	100.0	1	1	42620	15	5	33282	12	3	3.49	7	2
西　藏	5255	25	10	5313	25	10	100.0	1	1	10732	25	10	8348	25	10	2.04	23	9
陕　西	26751	8	2	26018	9	2	97.3	26	12	44932	13	3	32015	13	4	1.68	27	12
甘　肃	16025	13	4	16752	15	5	100.0	1	1	29967	20	7	19662	20	7	1.87	25	11
青　海	4170	26	11	4354	26	11	100.0	1	1	9473	26	11	5908	26	11	2.27	19	7
宁　夏	2266	30	12	2461	29	12	100.0	1	1	5101	29	12	3158	29	12	2.25	21	8
新　疆	8770	23	8	10567	24	9	100.0	1	1	20037	24	9	13005	23	9	2.28	18	6
内　蒙	11173	20	7	14028	18	6	100.0	1	1	26864	21	8	17987	22	8	2.40	16	5
广　西	14305	17	5	21852	11	3	100.0	1	1	48992	12	2	33353	11	2	3.42	8	3

附录 2-7　2013 年全国各地区医疗卫生机构诊疗人次及入院人数

地　区	总诊疗人次（万人次）			入院人数（万人）		
	数值	全国顺位	西部顺位	数值	全国顺位	西部顺位
总　计	**731401.0**			**19215.5**		
东　部	371150.5			7265.1		
北　京	188469.9			6037.7		
西　部	171780.6			5912.7		
北　京	20466.4	14		246.3	26	
天　津	10532.7	24		135.9	27	
河　北	39309.4	7		922.5	8	
山　西	12486.4	21		367.0	21	
辽　宁	17838.1	17		595.1	15	
吉　林	10204.6	25		307.7	23	
黑龙江	12094.1	23		471.2	19	
上　海	23406.6	12		291.0	24	
江　苏	49440.1	4		1053.7	6	
浙　江	47526.3	5		689.5	11	
安　徽	25474.3	9		762.6	10	
福　建	20395.6	15		527.7	17	
江　西	19852.7	16		688.7	12	
山　东	62207.9	2		1414.8	2	
河　南	51860.4	3		1327.4	3	
湖　北	32059.7	8		952.4	7	
湖　南	24437.6	11		1160.7	5	
广　东	75779.4	1		1297.6	4	
海　南	4247.9	28		91.0	28	
四　川	43548.6	6	1	1451.8	1	1
重　庆	13910.0	19	5	507.2	18	6
贵　州	12662.4	20	6	653.5	14	4
云　南	21119.8	13	3	675.0	13	3
西　藏	1178.4	31	12	19.5	31	12
陕　西	17191.7	18	4	547.4	16	5
甘　肃	12393.0	22	7	318.8	22	8
青　海	2203.5	30	11	82.3	30	11
宁　夏	3338.5	29	10	90.7	29	10
新　疆	9382.0	27	9	464.0	20	7
内　蒙	9882.8	26	8	283.6	25	9
广　西	24969.9	10	2	818.8	9	2

附录 2-8　2013 年全国各地区医院诊疗人次

地　区	合计（万人次）			公立医院（万人次）			民营医院（万人次）		
	数值	全国顺位	西部顺位	数值	全国顺位	西部顺位	数值	全国顺位	西部顺位
总　计	**274177.7**			**245510.6**			**28667.1**		
东　部	154682.9			138482.9			16199.9		
北　京	60001.4			54300.3			5701.1		
西　部	59493.5			52727.4			6766.1		
北　京	13279.3	7		11968.6	7		1310.8	8	
天　津	6305.4	18		5229.5	19		1075.9	10	
河　北	10061.9	9		9034.1	10		1027.8	11	
山　西	4478.8	23		4017.2	24		461.6	20	
辽　宁	8413.0	12		7768.1	12		644.9	17	
吉　林	4463.2	24		4082.9	23		380.3	23	
黑龙江	5702.4	19		5262.1	18		440.3	21	
上　海	12961.3	8		12196.8	6		764.5	14	
江　苏	21201.2	3		17083.3	3		4118.0	1	
浙　江	22174.8	2		20503.2	2		1671.6	5	
安　徽	7995.1	13		6621.9	15		1373.2	7	
福　建	8772.2	11		7997.1	11		775.1	13	
江　西	5272.8	20		4900.7	20		372.0	24	
山　东	16580.2	4		14653.1	4		1927.1	4	
河　南	14276.5	5		12893.9	5		1382.5	6	
湖　北	10046.9	10		9382.7	9		664.2	16	
湖　南	7765.7	14		7138.7	14		627.0	18	
广　东	33459.2	1		30651.3	1		2807.9	2	
海　南	1474.1	29		1397.9	28		76.3	29	
四　川	13862.9	6	1	11899.5	8	1	1963.4	3	1
重　庆	4933.7	21	5	4437.9	21	5	495.9	19	5
贵　州	4063.2	25	7	3193.0	27	9	870.2	12	3
云　南	7632.0	16	3	6469.4	16	3	1162.6	9	2
西　藏	432.4	31	12	397.8	31	12	34.6	31	12
陕　西	6432.8	17	4	5704.4	17	4	728.4	15	4
甘　肃	3451.9	27	9	3237.2	26	8	214.6	27	9
青　海	969.5	30	11	919.1	30	11	50.4	30	11
宁　夏	1550.8	28	10	1392.6	29	10	158.2	28	10
新　疆	4550.0	22	6	4144.9	22	6	405.2	22	6
内　蒙	3862.2	26	8	3546.4	25	7	315.7	26	8
广　西	7752.0	15	2	7385.3	13	2	366.7	25	7

附录 2-9　2013 年全国各地区医院入院人数

地　区	合计（万人）			公立医院（万人）			民营医院（万人）		
	数值	全国顺位	西部顺位	数值	全国顺位	西部顺位	数值	全国顺位	西部顺位
总　计	14007.4			12315.2			1692.3		
东　部	5799.0			5143.7			655.2		
北　京	4225.1			3794.0			431.0		
西　部	3983.4			3377.4			606.0		
北　京	233.3	25		209.4	26		24.0	22	
天　津	123.5	27		113.1	27		10.4	27	
河　北	706.5	7		639.0	7		67.5	9	
山　西	298.5	21		266.9	20		31.6	19	
辽　宁	513.8	11		464.6	10		49.2	15	
吉　林	274.4	22		249.6	22		24.8	21	
黑龙江	385.0	18		355.5	15		29.5	20	
上　海	266.2	23		254.9	21		11.3	26	
江　苏	850.7	5		666.5	5		184.1	1	
浙　江	622.4	9		567.3	9		55.2	12	
安　徽	559.2	10		463.4	11		95.8	7	
福　建	390.9	17		349.7	17		41.2	17	
江　西	397.5	16		352.5	16		45.0	16	
山　东	1029.8	1		916.3	1		113.6	4	
河　南	942.0	3		853.1	3		88.9	8	
湖　北	647.9	8		597.7	8		50.1	13	
湖　南	720.5	6		655.2	6		65.3	10	
广　东	987.4	2		890.7	2		96.7	5	
海　南	74.4	29		72.2	29		2.2	30	
四　川	908.0	4	1	727.8	4	1	180.2	2	1
重　庆	302.9	20	7	246.4	23	7	56.5	11	4
贵　州	406.9	15	5	282.9	19	6	124.0	3	2
云　南	491.2	12	2	394.9	13	3	96.3	6	3
西　藏	15.7	31	12	14.1	31	12	1.6	31	12
陕　西	441.4	13	3	392.1	14	4	49.3	14	5
甘　肃	241.6	24	8	227.1	24	8	14.5	25	9
青　海	63.6	30	11	59.0	30	11	4.6	29	11
宁　夏	80.7	28	10	72.8	28	10	7.8	28	10
新　疆	361.6	19	6	325.9	18	5	35.8	18	6
内　蒙	231.4	26	9	215.7	25	9	15.8	24	8
广　西	438.5	14	4	418.7	12	2	19.8	23	7

附录2-10 2013年全国各地区医院病床使用率（%）

地 区	合计			公立医院			民营医院		
	数值	全国顺位	西部顺位	数值	全国顺位	西部顺位	数值	全国顺位	西部顺位
总　计	**89.0**			**93.5**			**63.4**		
东　部	88.5			93.1			62.7		
北　京	89.5			93.1			64.1		
西　部	89.2			94.5			63.8		
北　京	83.5	27		89.7	23		52.3	28	
天　津	84.8	24		89.9	22		54.6	24	
河　北	88.3	15		91.8	19		62.9	16	
山　西	80.8	28		83.9	29		60.3	19	
辽　宁	88.5	12		91.9	17		61.7	17	
吉　林	80.6	29		86.4	26		44.6	31	
黑龙江	84.8	25		88.5	24		51.7	29	
上　海	95.2	4		98.3	4		65.0	11	
江　苏	91.1	8		97.2	7		72.5	1	
浙　江	93.2	6		97.9	6		66.8	8	
安　徽	86.8	18		91.8	18		67.3	6	
福　建	88.5	13		93.1	15		57.4	23	
江　西	93.2	7		96.0	8		71.7	3	
山　东	85.2	22		91.0	21		54.3	25	
河　南	90.7	9		92.9	16		72.3	2	
湖　北	96.5	2		99.7	2		65.8	10	
湖　南	94.3	5		97.9	5		64.2	12	
广　东	87.3	17		91.2	20		61.0	18	
海　南	84.9	23		86.3	27		53.9	27	
四　川	95.4	3	2	102.4	1	1	71.2	5	2
重　庆	89.6	11	4	94.7	10	4	66.8	7	3
贵　州	85.2	21	9	95.1	9	3	63.5	15	7
云　南	85.4	20	8	93.7	12	6	58.9	20	8
西　藏	73.7	31	12	74.4	31	12	64.0	13	5
陕　西	87.7	16	6	93.1	14	8	58.1	22	10
甘　肃	84.6	26	10	85.6	28	10	71.2	4	1
青　海	86.2	19	7	88.3	25	9	63.8	14	6
宁　夏	89.7	10	3	94.5	11	5	58.5	21	9
新　疆	88.4	14	5	93.4	13	7	54.1	26	11
内　蒙	78.7	30	11	81.6	30	11	51.5	30	12
广　西	97.5	1	1	99.5	3	2	66.0	9	4

附录 2-11 2013 年全国各地区基层医疗卫生机构诊疗人次数

地 区	基层医疗卫生机构合计（万人次）			社区卫生服务中心（万人次）			社区卫生服务站（万人次）			乡镇卫生院（万人次）			村卫生室（万人次）		
	数值	全国顺位	西部顺位	数值	全国顺位	西部顺位	数值	全国顺位	西部顺位	数值	全国顺位	西部顺位	数值	全国顺位	西部顺位
总　计	432431.0			50788.6			14921.2			100712.7			201218.4		
东　部	203649.7			40206.4			8075.5			40746.9			84134.7		
北　京	122601.1			5682.4			3903.0			29264.5			70511.9		
西　部	106180.2			4899.8			2942.6			30701.3			46571.8		
北　京	6579.0	22		4236.2	5		510.1	9		0.0	30		399.9	30	
天　津	3962.8	27		1676.7	6		16.6	29		621.7	26		956.3	24	
河　北	28215.2	5		599.5	15		984.6	6		4265.8	10		19520.9	3	
山　西	7712.0	21		369.3	22		408.3	12		1574.3	20		3762.0	19	
辽　宁	9103.0	17		897.0	13		454.5	11		1649.8	19		3877.4	17	
吉　林	5507.9	25		314.5	25		57.7	28		970.1	25		2952.7	22	
黑龙江	6073.0	23		574.8	16		191.2	23		1005.8	24		3431.9	21	
上　海	9854.0	16		8086.4	2		0.0	31		0.0	30		711.5	26	
江　苏	27091.5	6		5443.9	4		1432.8	2		7941.3	4		8733.4	9	
浙　江	23509.8	7		7676.0	3		531.5	8		7796.7	5		3847.4	18	
安　徽	16850.0	9		991.5	12		1013.8	4		4280.6	9		9382.2	7	
福　建	10597.4	14		1009.6	11		335.9	15		2296.8	14		4674.8	14	
江　西	13752.9	12		330.5	24		328.5	16		2691.3	13		9379.0	8	
山　东	43860.9	1		1672.8	7		1408.5	3		8137.2	3		27633.0	1	
河　南	36162.1	3		1022.3	10		1003.3	5		8934.6	2		22842.0	2	
湖　北	20858.4	8		1319.9	9		682.0	7		5614.9	7		10682.8	6	
湖　南	15684.8	10		759.7	14		218.3	21		4192.9	11		8079.3	10	
广　东	38338.5	2		8822.0	1		2207.5	1		6971.0	6		13106.4	4	
海　南	2537.6	28		86.3	28		193.6	22		1066.5	23		673.6	27	
四　川	28470.3	4	1	1652.6	8	1	405.7	13	2	9068.1	1	1	11863.6	5	1
重　庆	8503.2	19	6	572.8	17	2	134.3	26	10	2186.5	16	5	3541.1	20	7
贵　州	8313.8	20	7	179.1	27	9	268.9	19	6	2272.1	15	4	4373.6	15	5
云　南	12690.7	13	3	341.3	23	7	257.1	20	7	4000.1	12	3	5962.7	12	3
西　藏	721.9	31	12	1.9	31	12	1.1	30	12	354.3	28	11	141.6	31	12
陕　西	10251.8	15	4	470.4	19	4	284.0	18	5	2015.2	18	7	5418.3	13	4
甘　肃	8627.9	18	5	277.8	26	8	318.5	17	4	2163.5	17	6	4169.4	16	6
青　海	1207.2	30	11	60.9	29	10	161.6	25	9	281.2	29	12	509.5	29	11
宁　夏	1623.4	29	10	10.8	30	11	119.2	27	11	559.3	27	10	539.3	28	10
新　疆	4514.3	26	9	410.1	20	5	359.1	14	3	1541.7	21	8	946.0	25	9
内　蒙	5658.5	24	8	397.0	21	6	466.7	10	1	1286.1	22	9	2230.7	23	8
广　西	15597.4	11	2	525.2	18	3	166.4	24	8	4973.3	8	2	6876.1	11	2

附录2-12　2013年全国各地区基层医疗卫生机构入院人数

地　区	基层医疗卫生机构合计（万人）			社区卫生服务中心（万人）			乡镇卫生院（万人）		
	数值	全国顺位	西部顺位	数值	全国顺位	西部顺位	数值	全国顺位	西部顺位
总　计	4300.7			292.1			3937.2		
东　部	1106.5			113.0			976.5		
北　京	1508.1			94.2			1388.0		
西　部	1686.0			84.9			1572.7		
北　京	3.4	30		3.4	23		0.0	30	
天　津	10.0	27		1.2	28		8.8	26	
河　北	167.1	13		6.5	15		157.3	12	
山　西	57.1	21		4.1	22		45.3	21	
辽　宁	72.5	19		8.8	12		62.1	19	
吉　林	24.2	24		2.6	25		20.9	23	
黑龙江	72.8	18		4.9	19		64.9	18	
上　海	9.6	28		9.3	11		0.0	30	
江　苏	178.1	12		30.0	1		147.9	14	
浙　江	27.4	23		6.4	16		19.5	24	
安　徽	186.6	11		13.4	9		172.3	10	
福　建	117.2	15		7.1	13		110.0	15	
江　西	239.6	7		5.7	18		231.3	6	
山　东	308.3	4		22.6	4		280.7	5	
河　南	299.7	5		14.8	8		283.3	4	
湖　北	253.4	6		27.6	2		220.9	7	
湖　南	374.9	2		21.1	6		349.2	2	
广　东	202.8	9		16.0	7		181.8	9	
海　南	10.1	26		1.7	26		8.4	27	
四　川	496.6	1	1	23.4	3	1	466.7	1	1
重　庆	188.2	10	4	22.5	5	2	161.0	11	4
贵　州	226.6	8	3	12.0	10	3	204.2	8	3
云　南	158.6	14	5	6.8	14	4	151.3	13	5
西　藏	2.7	31	12	0.0	31	12	2.7	29	12
陕　西	79.5	17	7	6.1	17	5	71.9	17	7
甘　肃	65.3	20	8	3.4	24	8	60.6	20	8
青　海	17.9	25	10	0.5	29	10	16.6	25	10
宁　夏	5.6	29	11	0.0	30	11	5.4	28	11
新　疆	92.8	16	6	4.3	21	7	87.6	16	6
内　蒙	41.1	22	9	4.3	20	6	35.3	22	9
广　西	311.1	3	2	1.5	27	9	309.5	3	2

附录 2-13　全国各地区社区卫生服务中心（站）和乡镇卫生院
门诊量占医疗卫生机构门诊总量的比重（%）

地　区	2012			2013		
	数值	全国顺位	西部顺位	数值	全国顺位	西部顺位
总　　计	**22.7**			**22.8**		
东　部	23.9			24.0		
中　部	20.7			20.6		
西　部	22.5			22.4		
北　京	22.0	16		23.2	11	
天　津	21.9	17		22.0	15	
河　北	15.3	30		14.9	29	
山　西	19.5	23		18.8	23	
辽　宁	17.0	27		16.8	27	
吉　林	14.1	31		13.2	31	
黑龙江	15.5	29		14.7	30	
上　海	34.2	2		34.5	1	
江　苏	30.1	5		30.0	5	
浙　江	34.7	1		33.7	2	
安　徽	25.5	7		24.7	7	
福　建	17.2	25		17.9	25	
江　西	17.1	26		16.9	26	
山　东	18.4	24		18.0	24	
河　南	19.6	22		21.1	20	
湖　北	24.8	8		23.8	9	
湖　南	21.7	18		21.2	19	
广　东	22.7	11		23.8	10	
海　南	31.4	3		31.7	3	
四　川	25.7	6	2	25.5	6	2
重　庆	23.3	9	3	20.8	21	10
贵　州	21.0	20	10	21.5	18	9
云　南	21.5	19	9	21.8	16	7
西　藏	30.3	4	1	30.3	4	1
陕　西	15.8	28	12	16.1	28	12
甘　肃	23.1	10	4	22.3	14	6
青　海	22.6	12	5	22.9	12	4
宁　夏	20.8	21	11	20.6	22	11
新　疆	22.2	13	6	24.6	8	3
内　蒙	22.2	13	6	21.8	17	8
广　西	22.2	13	6	22.7	13	5

附录 2-14　2013 年全国各地区基层医疗卫生机构病床使用率（%）

地　区	社区卫生服务中心			乡镇卫生院		
	数值	全国顺位	西部顺位	数值	全国顺位	西部顺位
总　计	57.02			62.83		
东　部	55.43			55.14		
北　京	55.39			65.54		
西　部	63.29			67.02		
北　京	37.03	27		—	—	
天　津	19.34	31		45.99	23	
河　北	51.56	15		58.32	16	
山　西	54.65	13		44.41	24	
辽　宁	52.78	14		48.22	22	
吉　林	30.29	28		32.21	28	
黑龙江	47.38	23		60.10	13	
上　海	88.36	2		—	—	
江　苏	48.72	18		61.25	12	
浙　江	39.42	26		35.76	26	
安　徽	44.61	25		62.42	9	
福　建	45.51	24		59.55	15	
江　西	56.19	12		76.24	2	
山　东	48.09	21		55.28	18	
河　南	48.41	19		61.74	11	
湖　北	70.94	4		75.66	4	
湖　南	69.32	6		74.63	5	
广　东	51.55	16		54.57	19	
海　南	91.83	1		33.66	27	
四　川	67.35	7	3	71.29	6	3
重　庆	77.34	3	1	77.94	1	1
贵　州	70.58	5	2	70.47	7	4
云　南	62.06	9	5	62.23	10	6
西　藏	22.26	30	12	28.94	29	12
陕　西	47.44	22	10	49.42	21	10
甘　肃	59.58	10	6	57.31	17	8
青　海	63.06	8	4	59.75	14	7
宁　夏	29.43	29	11	53.44	20	9
新　疆	50.85	17	8	70.16	8	5
内　蒙	48.16	20	9	40.20	25	11
广　西	56.22	11	7	75.68	3	2

附录三　2013年四川省卫生事业发展统计公报

简要说明

　　本部分资料为2013年全省卫生工作会议参阅资料,因卫生工作会议期间卫生统计年报尚未上报,原会议资料中的部分数据为推测数据,本资料已按年报数据进行了校正。

2013年四川省卫生事业发展统计公报

2013年，全省各级卫生部门按照省委、省政府的决策和部署圆满完成各项任务，政府投入力度加大，卫生资源总量持续增加，重大疾病防治得到加强，医疗服务利用持续增加，基层医疗卫生服务体系建设继续推进，卫生服务能力进一步提高，公立医院病人医药费用涨幅下降。现将全省卫生事业发展情况简报如下。

一、卫生资源

（一）医疗卫生机构数

2013年底，全省医疗卫生机构80039个，比上年增加3484个。其中：医院1716个（占全省医疗卫生机构的2.14%），基层医疗卫生机构75160个（占93.90%），专业公共卫生机构（含计划生育技术服务机构）2972个（占3.71%）。

医院中，公立医院724个，民营医院992个。按床位数分：100张床位以下医院1063个，100—199张医院271个，200—499张医院223个，500—799张医院96个，800张及以上医院63个。

基层医疗卫生机构中，社区卫生服务中心（站）907个，乡镇卫生院4594个，诊所（卫生所、医务室）14090个，村卫生室55165个。政府办基层医疗卫生机构（含村卫生室）6898个，比上年增加22个，主要是村卫生室增加87个，门诊部诊所类机构减少41个。

专业公共卫生机构中，计划生育技术服务机构2259个，占全部专业公共卫生机构的76.01%；疾病预防控制中心、卫生监督所（中心）均207个，分别占6.97%；妇幼保健院（所、站）202个，占6.80%；急救中心（站）17个，占0.57%。

（二）卫生人力资源

1. 卫生人员数量

2013年底，全省卫生人员59.56万人，比上年增加4.57万人，增长8.31%。其中，医院30.91万人（占51.90%），基层医疗卫生机构23.93万人（占40.17%），专业公共卫生机构4.41万人（占7.41%）。平均每所医院卫生人员180.15人，每个基层医疗卫生机构卫生人员3.18人，与上年比较基本持平。

42.66万卫生技术人员中，执业（助理）医师17.38万人，注册护士15.75万人。与上年比较，执业（助理）医师增加1.04万人（增长6.35%），注册护士增加1.77万人（增长12.66%）。

2013年，全省每千人口执业（助理）医师2.14人，每千人口注册护士1.94人，每万人口专业公共卫生机构人员5.44人。与上年比较，每千人口执业（助理）医师、注册护士分别增加0.12人、0.21人，每万人口专业公共卫生机构人员增加1.30人。

从2013年全国年报数据分析，我省每千人口卫生技术人员、执业（助理）医师、注册护士分别为5.26人、2.14人、1.94人，每万人口专业公共卫生机构人员5.44人。与全国平均相比，每千人口执业（助理）医师比全国平均多0.10人，每千人口注册护士和每万人口专业公共卫生机构人员分别少0.10人、0.64人（三项数据分别在全国排第15位、第20位、第21位）；与西部平均相比，每千人口执业（助理）医师、注册护士分别多0.35人、0.16人，每万人口专业公共卫生机构人员少1.02人（分别在西部排第5位、第6位、第10位）。

2. 卫生人员构成

2013年全省卫生技术人员学历结构：本科及以上21.29%，大专占42.92%，中专及中技占31.63%，技校占0.39%，高中及以下占3.77%。与上年相比，本科及以上提高1.95个百分点，大专提高0.71个百分点。

技术职称构成：高级占5.68%、中级占16.56%、初级及以下占65.40%、待聘占12.36%。与上年相比，高级职称人员占比上升 0.31 个百分点，中级职称人员占比下降 0.53 个百分点，初级职称人员职称占比下降 1.18 个百分点，初级职称以下人员占比上升 1.40 个百分点。

执业类别：全省执业（助理）医师中，临床类别医师占 69.58%，口腔医师占 3.96%，公共卫生医师占 3.25%，中医医师占 23.20%。与上年相比，口腔、中医医师占比有所增长。

岗位类别：全省卫生人员中，专业技术岗位人员占 81.59%（其中高级岗位人员占 7.51%，中级岗位占 22.43%，初级岗位占 70.06%），管理岗位人员占 5.88%，工勤岗位人员占 12.52%。

（三）床位数

2013 年底，全省医疗卫生机构床位数 42.64 万张，其中：医院 28.90 万张（占 67.78%），基层医疗卫生机构 12.60 万张（占 29.55%）。平均每所医院床位 168.43 张，每个基层医疗卫生机构（含诊所、村卫生室）床位 6.30 张，与上年相比均有增加。

医疗卫生机构中，政府办机构床位 33.59 万张（占 78.78%），非政府办机构床位 9.04 万张（占 21.20%）。政府办机构中：市级及以上机构床位 8.44 万张（占 25.11%），县级机构床位 12.37 万张（占 36.81%），县级以下机构床位 12.79 万张（占 38.07%）。

医院床位中，公立医院床位 22.19 万张（占 76.76%），民营医院 6.72 万张（占 23.24%）。与上年相比，公立医院床位增加 1.75 万张（增长 8.56%），民营医院增加 1.43 万张（增长 27.02%）。

每千人口医疗卫生机构床位 5.26 张，其中政府办机构 4.14 张，非政府办机构 1.12 张。政府办机构中，市级及以上机构 1.04 张，县级机构 0.53 张，县级以下机构 1.58 张。

扣除中央和省级医院床位向周边省份辐射，2013 年全省医疗卫生机构实有床位 42.07 万张，每千人口床位 5.19 张。

从 2013 年全国年报数据分析，我省每千人口医疗卫生机构床位 5.26 张，每千农业人口乡镇卫生院床位 1.77 张，分别比全国平均多 0.71 张、0.47 张（两项数据分别排第 5 位、第 3 位），比西部平均多 0.44 张、0.38 张（两项数据排第 2 位）。

（四）房屋面积

2013 年底，全省医疗卫生机构占地面积 3366.44 万平方米，其中医院 1779.65 万平方米（占 52.86%），基层医疗卫生机构 1255.95 万平方米（占 37.31%），专业公共卫生机构 291.62 万平方米（占 8.66%）。与 2012 年比较，平均每机构占地面积减少 85.60 平方米，其中每所医院减少 10.14 平方米，每所基层机构减少 46.84 平方米。

2013 年，全省医疗卫生机构房屋建筑面积 3241.96 万平方米，其中医院 1868.00 万平方米（占 57.62%），基层医疗卫生机构 1020.48 万平方米（占 31.48%），专业公共卫生机构 322.23 万平方米（占 9.94%）。与 2012 年比较，平均每机构建筑面积减少 39.15 平方米，其中每所医院减少 304.88 平方米，每所基层机构增加 6.79 平方米。

（五）卫生投入

通过"四川省卫生总费用调研课题组"测算，2012 年全省卫生总费用 1405.91 亿元，其中，政府卫生支出 473.89 亿元（占 33.71%），社会卫生支出 467.31 亿元（占 33.24%），个人卫生支出 464.71 亿元（占 33.05%）。卫生总费用占当年 GDP 比例为 5.89%。与 2011 年相比，卫生总费用增长 248.70 亿元，占 GDP 的比例增长 0.39 个百分点。

从全国年报数据分析，2012 年我省卫生总费用占 GDP 比例比全国平均高 0.48 个百分点，排全国第 13 位、西部第 9 位。人均卫生费用比全国平均低 335.86 元，排全国第 23 位、西部第 8 位。

二、医疗服务

（一）医疗服务需求

根据第五次国家卫生服务调查结果，2013 年全省居民两周患病率 27.7%，两周就诊率 21.7%，两周患病未就诊率 52.8%；住院率 12.7%，应住院而未住院比例 17.0%；慢性病患病率 34.6%。与 2008 年第四次卫调结果比较，除应住院未住院比例下降 19.1 个百分点外，其余指标均有不同程度增长。

居民两周就诊中，两周就诊基层首诊率 75.2%，两周就诊县域首诊率 91.5%，分别比 2008 年上升 29.2 个百分点、3.3 个百分点。

（二）医疗服务量

1. 总诊疗人次数

2013 年，全省医疗卫生机构总诊疗人次 43601.91 万人次，比上年增加 1058.59 万人次（增长 2.49%）。2013 年居民到医疗卫生机构平均就诊 5.38 次。

医疗卫生机构中，政府办机构总诊疗 23071.10 万人次（占 52.91%），非政府办机构 20530.81 万人次（占 47.09%）。政府办机构中，市级及以上机构总诊疗 5228.59 万人次（22.66%），县级机构 6989.95 万人次（占 30.30%），县级以下机构 10852.57 万人次（占 47.04%）。

医院中，公立医院总诊疗 11896.57 万人次（占 85.79%），民营医院 1970.88 万人次（占 14.21%）。与上年相比，公立医院增加 806.14 万人次（增长 7.27%），民营医院增加 243.52 万人次（增长 14.10%）。

基层医疗卫生机构中，乡镇卫生院总诊疗 9068.05 万人次，社区卫生服务中心（站）2058.31 万人次。乡镇卫生院和社区卫生服务中心（站）诊疗量占总诊疗量的 25.52%，所占比重比上年降低 0.11 个百分点。

2. 入院人数

2013 年，全省医疗卫生机构入院人数 1450.30 万人，比上年增加 68.41 万人（增长 4.95%）。2013 年居民年住院率 17.89%。

医疗卫生机构中，政府办机构入院人数 1215.73 万人（占 83.83%），非政府办机构 234.56 万人（占 16.17%）。政府办机构中，市级及以上机构入院 270.16 万人（占 22.22%），县级机构 454.24 万人（占 37.36%），县级以下机构 491.33 万人（占 40.41%）。

医院中，公立医院入院 727.49 万人（占 80.12%），民营医院 180.50 万人（占 19.88%）。与上年相比均有增加。

基层医疗卫生机构中，乡镇卫生院入院 466.62 万人，社区卫生服务中心（站）入院 28.35 万人。与上年相比，乡镇卫生院减少 20.81 万人（减少 4.27%）。

（三）医师工作负荷

2013 年，全省医疗卫生机构（不含村卫生室）医师日均担负诊疗 8.39 人次，比上年减少 0.01 人次；担负住院 2.38 床日，比上年增加 0.05 床日。

医疗卫生机构中，政府办机构医师日均担负诊疗 8.81 人次、住院 2.86 床日，非政府办机构日均担负诊疗 7.48 人次、住院 1.32 床日。政府办机构中，市级及以上机构医师日均担负诊疗 7.75 人次、住院 3.39 床日，县级机构医师日均担负诊疗 7.69 人次、住院 3.18 床日，县级以下机构医师日均担负诊疗 10.50 人次、住院 2.23 床日。

从 2013 年全国年报数据分析，我省医院医师日均担负诊疗 6.70 人次，比全国平均低 0.6 人次（排第 13 位），比西部平均高 0.40 人次（排第 5 位）；医师日均担负住院 3.20 床日，比全国平均高 0.60 床日（排第 2 位），比西部平均高 0.20 床日（排第 2 位），提示我省医师住院负担较重。

（四）病床使用

2013 年，全省医疗卫生机构病床使用率 87.55%，比上年减少 1.00 个百分点；出院者平均住院 8.67 日，比上年增加 0.21 日。

医疗卫生机构中，政府办机构病床使用率 90.92%，出院者平均住院 8.57 日，非政府办机构两项数据分别为 74.46%、9.21 日。政府办机构中，市级及以上机构病床使用率 111.83%，出院者平均住院 12.15 日，县级机构两项数据分别为 96.05%、8.99 日，县级以下机构两项数据分别为 72.26%、6.22 日。

从 2013 年全国年报数据分析，我省医院病床使用率、出院者平均住院日分别为 95.40%、10.27 日，分别比全国平均高 6.40 个百分点、0.47 日（分别排第 6 位、第 14 位），比西部平均高 5.93 个百分点、0.30 日（分别排第 2 位、第 6 位），提示我省医院病床使用压力较大。

三、医药费用

（一）医院医药费用

2013 年，医院门诊病人次均医药费用 182.60 元，按当年价格比上年上涨 10.22%，按可比价格上涨 7.22%；出院病人人均医药费用 6368.03 元，按当年价格比上年上涨 6.47%，按可比价格上涨 3.57%。

2013 年，医院门诊药费占 42.97%，比上年下降 1.13 个百分点；医院住院药费占 36.32%，比上年下降 1.12 个百分点。

2013 年不同等级公立医院门诊和住院费用涨幅不一，二、三级医院涨幅均超过 8%。三级医院门诊费用上涨 8.49%（当年价格，下同），高于二级医院 0.11 个百分点；三级医院住院费用上涨 4.44%，高于二级医院 0.14 个百分点。

从 2013 年全国年报数据分析，按当年价格计算，我省公立医院门诊病人次均医药费用及出院病人人均医药费用分别为 167.30 元、6628.10 元，分别比全国平均低 26.10 元、697.00 元，在全国分别排第 21 位、第 16 位，在西部分别排第 10 位、第 4 位。

（二）基层医疗卫生机构医药费用

2013 年，社区卫生服务中心次均门诊费用 79.05 元，按当年价格比上年上涨 9.55%，按可比价格上涨 6.56%；人均住院费用 2267.58 元，按当年价格比上年上涨 1.28%，按可比价格下降 1.48%。

社区卫生服务中心门诊药费占门诊费用的 59.51%，比上年提高 2.58 个百分点；住院药费占住院费用的 50.55%，比上年下降 1.21 个百分点。

2013 年，乡镇卫生院次均门诊费用 45.67 元，按当年价格比上年上涨 6.98%，按可比价格上涨 4.07%；人均住院费用 1171.11 元，按当年价格比上年上涨 8.50%，按可比价格上涨 5.54%。

乡镇卫生院门诊药费占门诊费用的 50.66%，比上年提高 1.15 个百分点；住院药费占住院费用的 46.95%，比上年下降 0.56 个百分点。

四、农村卫生

（一）农村三级医疗服务体系建设

2013 年底，全省 121 个县（县级市）共设有县级医院 275 所、县级妇幼保健机构 120 所、县级疾病预防控制中心 121 所、县级卫生监督所 120 所，四类县级卫生机构共有卫生人员 8.51 万人。

全省 4355 个乡镇共设 4594 个乡镇卫生院，床位 11.44 万张，卫生人员 9.59 万人（其中卫生技术人员 7.87 万人）。与上年比较，乡镇卫生院床位增加 2874 张，人员增加 2593 人。每千农业人口乡镇卫生院卫生人员 1.47 人，床位 1.76 张，分别比上年增加 0.06 人、0.07 张。

全省 46492 个行政村共设 55165 个村卫生室，共有卫生人员 88493 人，其中：执业（助理）医师 14120 人、注册护士 446 人、乡村医生和卫生员 73927 人。平均每村村卫生室 1.60 人，比上年减少 0.04 人。

从 2012 年全国年报数据分析，我省每千农业人口乡镇卫生院卫生人员 1.42 人，床位 1.69 张，分别比全国平均多 0.05 人、0.45 张（排第 10 位、第 3 位）；比西部平均多 0.16 人、0.40 张（排第 4 位、第 2 位）；平均每村卫生室人员 2.05 人，比全国平均少 0.28 人（排第 20 位），比西部平均少 0.18 人（排第 7 位）。

（二）农村医疗服务

2013 年，全省县级（含县级市）医院诊疗人次 3779.28 万人次，入院人数 273.70 万人，病床使用率 98.72%，分别比上年增加 3.52%、7.92%、0.31 个百分点。

乡镇卫生院诊疗人次 9068.05 万人次，医师日均担负诊疗 10.41 人次和住院 2.29 床日，病床使用率 71.29%。比上年分别增长 0.82%、0.07 人次和 0.01 床日；入院人数 466.62 万人，病床使用率 71.29%，分别比上年减少 4.27% 和 0.64 个百分点。

村卫生室诊疗 11863.63 万人次，比上年减少 529 万人次，平均每个村卫生室年诊疗 2151 人次。

五、社区卫生

（一）社区卫生服务体系建设

2013年底，全省共有社区卫生服务中心（站）907个，其中：社区卫生服务中心379个，社区卫生服务站528个。与上年相比，社区卫生服务中心增加18个，社区卫生服务站减少39个。

社区卫生服务中心人员15091人，平均每个中心39.8人；社区卫生服务站人员3528人，平均每站6.68人。

（二）社区医疗服务

2013年，全省社区卫生服务中心诊疗人次1652.57万人次，入院人数23.41万人；平均每个中心年诊疗4.36万人次，年入院量618人；医师日均担负诊疗13.17人次和住院1.14床日。全省社区卫生服务站诊疗人次405.74万人次，平均每站年诊疗7684人次，医师日均担负诊疗11.95人次。

六、中医药服务

（一）中医类机构、床位及人员数

2013年底，全省中医类医疗卫生机构共有5022个，其中：中医类医院227个，中医类门诊部42个，中医类诊所4751个，中医类研究机构2个。与上年比较，中医类医疗卫生机构增加425个，主要是中医类诊所增加417个。

全省中医类医疗卫生机构床位47103张，其中：中医类医院47053张（占99.89%）。与上年比较，中医类床位增加4550张，其中：中医类医院床位增加4530张。

全省中医药卫生人员47238人，比上年增加3219人（增长7.31%）。其中：中医类别执业（助理）医师39510人，中药师（士）6272人，分别较上年增加8.15%、0.95%。

提供中医服务的社区卫生服务中心占同类机构的51.98%，社区卫生服务站占26.14%，乡镇卫生院占41.38%。与上年比较，社区卫生服务中心提高1.84个百分点，社区卫生服务站减少1.38个百分点，乡镇卫生院增加3.52个百分点。

（二）中医医疗服务

2013年，全省中医类医疗卫生机构总诊疗4458.93万人次，比上年增加306.02万人次（增加7.37%）。其中：中医类医院增加142.41万人次（增加5.56%）。

七、公共卫生

（一）传染病

2013年，全省报告甲、乙、丙类法定传染病39种，报告发病率350.09/10万，比上年下降3.66%，连续7年低于全国平均；死亡率2.05/10万，比上年上升3.63%。除新生儿破伤风外，报告发病率居前5位的是肺结核、肝炎、手足口病、其他感染性腹泻、梅毒，报告死亡率居前5位的是艾滋病、肺结核、狂犬病、肝炎、手足口病。

（二）血吸虫病防治

2013年，全省63个血吸虫病流行县（区）中，15个县（区）达到传播控制标准，48个县（区）达到传播阻断标准。全省共治疗及扩大化疗65.38万人。

（三）城乡环境卫生

2013年，全省累计改水受益6487.27万人，占农村人口的94.37%，比上年提高0.74个百分点。农村自来水普及率62.97%，卫生厕所普及率70.99%，分别比上年提高3.71和3.56个百分点。

（四）妇幼保健

2013年，全省孕产妇死亡率26.23/10万，婴儿死亡率9.07‰，5岁以下儿童死亡率11.77‰，分别较上年下降17.54%、10.99%、11.37%，婴儿死亡率连续五年低于全国平均；全省孕产妇住院分娩率97.04%，其中农村孕产妇住院分娩率95.60%，较上年提高1.22个百分点。全省孕产妇系统管理率91.93%，3岁以下儿童系统管理率91.82%，分别比上年提高3.61、3.85个百分点。

（五）卫生监督

2013年，全省共出动监督人员118.82万人次，监督46.32万户次，合格43.71万户次，合格率94.36%；

抽检 18567 件样品，合格率 93.20%；结案 5570 件，罚款 848.59 万元。与上年相比，监督合格率和抽检产品合格率均有增长。

（六）免疫规划

2013 年，全省乙肝疫苗接种率 99.39%，卡介苗 99.44%，脊灰 99.46%，百白破 99.44%，麻疹 99.39%，流脑 99.23%，乙脑 99.28%，甲肝 99.07%。与上年相比，各类由疫苗接种率变化不大。

（七）突发公共卫生事件

2013 年，全省报告突发公共卫生事件 19 起，发病 886 人，死亡 9 人。各类事件中，主要是食物中毒 9 起，其次为 8 起传染病事件，2 起执业中毒。

八、医疗保障

（一）新型农村合作医疗

截至 2013 年底，全省 175 个涉农县（市、区）开展了新型农村合作医疗，参合人口 6243.83 万人，参合率为 99.23%。全年新农合筹资总额 216.86 亿元，人均筹资 347.32 元。新农合基金支出 212.93 亿元；补偿支出受益 14698.56 万人次，住院实际补偿比 62.99%。与上年相比，人均筹资增加 51.37 元，住院实际补偿比增长 1.72 个百分点。

（二）城镇医疗保险

据省人力资源与社会保障厅统计，2013 年，全省基本医保参保人数 2490.95 万人，比上年增加 101.86 万（增加 4.26%）。其中城镇职工医保参保 1286.99 万人，城镇居民医保参保 1203.96 万人，分别比上年增加 3.28%、5.34%。

2013 年，城镇职工基本医保基金收入 318.45 亿元，支出 267.21 亿元，分别比上年增加 45.77 亿元、47.35 亿元。基金累计结存 53.05 亿元。

（三）城乡医疗救助

据省民政厅快报统计，2013 年，全省共救助 786.30 万人次，其中救助城镇居民 192.00 万人次，救助农村居民 594.40 万人次；救助资金共支出 19.76 亿元，其中城镇居民 6.06 亿元，农村居民 13.70 亿元。因农村开展大病救助，故与上年相比，农村救助人次数略有减少，但救助投入资金持续增加，救助力度更大。

九、县级公立医院取消药品加成

2013 年 12 月，367 个"取消药品加成"的机构中，综合医院 202 个，中医医院（含中西医结合医院、民族医院）140 个，专科医院 21 个，其他机构 4 个。

"取消药品加成"的机构中，100%的机构取消全部药品加成，10%的中药饮片取消加成。

"取消药品加成"的机构总诊疗 480.37 万人次，出院 34.39 万人，出院者平均住院 9.20 日，病床使用率 100.41%。

"取消药品加成"的机构共减少门诊药品收入 4525.90 万元，门诊病人次均节约药费 9.42 元；共减少出院药品收入 9733.02 万元，出院病人人均节约药费 290.46 元。

"取消药品加成"的机构药事服务费收入 42.44 万元，调整医疗服务价格增收 6991.34 万元，二者共占取消药品加成总额的 49.33%。财政补助 4049.62 万元，占取消药品加成总额的 28.40%。

十、卫生信息化建设

随着新一轮医疗体制改革对卫生信息化的不断投入，我省医药卫生信息化快速发展。

截至 2013 年底，全省有 76 个县（区）已使用基层医疗卫生机构管理信息系统；新农合县级业务软件在 146 个涉农县使用，新农合省级平台跨统筹区域异地累计即时结报 16.4 亿余元，48 万余人次。

全省有 134 个县开始实施县级医院能力建设，其中 52 个县已实施完毕；32 所医院开始实施远程医疗，其中 10 所医院实施完毕；共 105 家医院申报数字化医院评审，已实际完成评审 71 家。

促进居民健康卡在试点市（州）的建设和发行，在国家第二批居民健康卡试点省（市）中我省走在西部前列。

附录 3-1 医疗卫生机构数

指　标	2009	2010	2011	2012	2013
机构总数（个）	72907	74311	75814	76555	80039
按主办单位、隶属关系分					
政府办	7704	7764	8100	8205	9737
市级及以上	218	221	222	229	235
县　级	1037	1045	1058	1063	1573
县级以下	6449	6498	6820	6913	7929
非政府办	65203	66547	67714	68350	70302
按机构类别分					
医　院	1187	1260	1393	1542	1716
公立医院	761	755	735	721	724
民营医院	426	505	658	821	992
医院中：三级医院	52	56	69	83	96
二级医院	389	379	388	406	422
一级医院	121	128	153	171	195
基层医疗卫生机构	70952	72271	73632	74213	75160
乡镇卫生院	4734	4685	4618	4606	4594
政府办	4722	4674	4575	4564	4552
社区卫生服务中心（站）	637	750	870	928	907
政府办	312	417	465	482	470
诊所（卫生所、医务室）	13658	13833	13799	13676	14090
村卫生室	51663	52714	54005	54601	55165
专业公共卫生机构	702	707	709	713	2972
疾病预防控制中心	207	207	206	204	207
卫生监督所（中心）	202	204	204	204	207
妇幼保健院（所、站）	202	203	203	200	202
急救中心（站）	15	16	17	16	17
其他机构	66	73	80	87	191

附录 3-2　卫生人员数

指　标	2008 年	2009	2010	2011	2012	2013
卫生人员数（万人）	**40.02**	**43.78**	**46.78**	**50.51**	**54.99**	**59.56**
卫生技术人员	27.71	30.31	32.39	35.36	38.90	42.66
执业（助理）医师	12.18	13.87	14.46	15.40	16.34	17.38
注册护士	7.81	9.12	10.49	12.13	13.98	15.75
其他技术人员	1.04	1.20	1.30	1.29	1.62	1.78
管理人员	1.85	1.85	2.33	2.56	2.69	2.97
工勤技能人员	2.80	3.15	3.36	3.84	4.31	4.77
乡村医生和卫生员	6.63	7.28	7.39	7.46	7.47	7.39
专业卫生卫生人员	2.82	2.92	3.05	3.14	3.34	4.41
每千人口执业（助理）医师（人）	1.50	1.69	1.80	1.91	2.02	2.14
每千人口注册护士（人）	0.96	1.11	1.30	1.51	1.73	1.94
每万人口公共卫生人员（人）	3.46	3.57	3.79	3.90	4.14	5.44

附录 3-3　卫生技术人员学历及职称构成（%）

指　标	卫生技术人员（%）		执业（助理）医师（%）		注册护士（%）	
	2012	2013	2012	2013	2012	2013
学历构成						
研究生	1.98	2.55	4.17	5.55	0.04	0.08
大学本科	17.36	18.74	28.23	29.97	5.43	6.67
大　专	42.21	42.92	35.47	35.45	51.69	52.78
中专及中技	33.43	31.63	26.03	23.89	40.53	38.59
技　校	0.44	0.39	0.37	0.30	0.37	0.32
高中及以下	4.58	3.77	5.73	4.84	1.94	1.55
技术职务（聘）构成						
正　高	0.69	0.84	1.70	2.12	0.05	0.07
副　高	4.68	4.84	10.28	10.87	1.35	1.49
中　级	17.09	16.56	26.35	26.41	13.72	13.05
师级/助理	33.19	31.78	50.85	49.69	22.83	22.07
士　级	33.39	33.62	8.84	8.48	56.16	55.96
待　聘	10.96	12.36	1.98	2.43	5.89	7.37

附录 3-4　医疗卫生机构床位数

指　标	2009	2010	2011	2012	2013
医疗卫生机构床位数（张）	**275555**	**302061**	**335151**	**390122**	**426378**
按主办单位、隶属关系分					
政府办	234263	254175	277108	313722	335943
市级及以上	58555	60075	66435	77676	84367
县　级	73165	83864	95883	111566	123667
县级以下	102543	110236	114790	124480	127909
非政府办	41292	47886	58043	76400	90435
按机构类别分					
医　院	167271	185459	212282	257333	289022
公立医院	146035	158685	175983	204411	221853
民营医院	21236	26774	36299	52922	67169
医院中：三级医院	44906	50059	63205	81989	95522
二级医院	82654	88730	94982	107959	114708
一级医院	6699	7609	10006	12098	14338
基层医疗卫生机构	99911	107260	113496	122678	125964
乡镇卫生院	92052	98085	102508	111514	114388
社区卫生服务中心（站）	6733	8415	10224	10485	10767
每千人口医疗卫生机构床位（张）	**3.37**	**3.76**	**4.16**	**4.83**	**5.26**
按主办单位、隶属关系分					
政府办	2.86	3.16	3.44	3.88	4.14
市级及以上	0.72	0.75	0.83	0.96	1.04
县　级	0.89	1.04	1.19	1.38	1.53
县级以下	1.25	1.37	1.43	1.54	1.58
非政府办	0.50	0.60	0.72	0.95	1.12
按机构类别分					
医　院	2.04	2.31	2.64	3.19	3.57
公立医院	1.78	1.97	2.19	2.53	2.74
民营医院	0.26	0.33	0.45	0.66	0.83
医院中：三级医院	0.55	0.62	0.79	1.02	1.18
二级医院	1.01	1.10	1.18	1.34	1.41
一级医院	0.08	0.09	0.12	0.15	0.18
基层医疗卫生机构	1.22	1.33	1.41	1.52	1.55
乡镇卫生院	1.12	1.22	1.27	1.38	1.41
社区卫生服务中心（站）	0.08	0.10	0.13	0.13	0.13

附录 3-5　医疗卫生机构面积情况

指　标	2009	2010	2011	2012	2013
医疗卫生机构占地面积（万平方米）	—	—	**2741.72**	**3159.18**	**3366.44**
按主办单位、隶属关系分					
政府办	—	—	2286.23	2631.44	2769.74
市级及以上	—	—	493.35	518.83	556.99
县　级	—	—	782.97	888.71	1026.39
县级以下	—	—	1009.91	1223.90	1186.37
非政府办	—	—	455.49	527.74	596.70
按机构类别分					
医　院	—	—	1545.91	1600.76	1779.65
公立医院	—	—	1344.04	1392.34	1514.55
民营医院	—	—	201.87	208.42	265.10
基层医疗卫生机构	—	—	1029.12	1323.76	1255.95
乡镇卫生院	—	—	900.60	1140.33	1048.13
社区卫生服务中心（站）	—	—	62.49	65.44	91.89
专业公共卫生机构	—	—	143.84	196.82	291.62
疾病预防控制中心	—	—	45.52	87.64	86.78
卫生监督所（中心）	—	—	2.06	10.64	11.69
妇幼保健院（所、站）	—	—	59.41	66.71	73.52
急救中心（站）	—	—	2.10	1.38	1.55
医疗卫生机构房屋建筑面积（万平方米）	**2552.91**	**2595.18**	**2714.46**	**2947.34**	**3241.96**
按主办单位、隶属关系分					
政府办	2155.33	2176.45	2267.71	2428.24	2638.75
市级及以上	529.30	546.77	563.88	635.76	677.94
县　级	759.56	759.55	838.34	901.36	1012.55
县级以下	866.47	870.13	865.49	891.11	948.26
非政府办	397.58	418.73	446.75	519.10	603.21
按机构类别分					
医　院	1333.02	1406.83	1527.28	1725.60	1868.00
公立医院	1198.40	1255.24	1351.74	1487.17	1589.29
民营医院	134.61	151.59	175.54	238.43	278.71
基层医疗卫生机构	954.36	960.05	962.92	987.62	1020.48
乡镇卫生院	794.03	787.33	779.08	795.82	813.58
社区卫生服务中心（站）	50.31	62.56	73.07	77.39	82.70
专业公共卫生机构	246.12	204.80	199.42	205.83	322.23
疾病预防控制中心	95.19	93.81	86.45	85.23	83.99
卫生监督所（中心）	9.34	10.80	10.11	11.63	16.10
妇幼保健院（所、站）	119.01	75.93	77.78	84.20	90.87
急救中心（站）	1.84	1.93	2.37	2.39	2.49

注：不含村卫生室数据；占地面积数据仅供参考。

附录 3-6 居民卫生服务需要与利用情况

指　标	2003	2008	2013
两周患病率（%）	21.3	21.7	27.7
两周就诊率（%）	24.5	21.0	21.7
两周未就诊率（%）	44.0	41.8	52.8
住院率（%）	5.3	9.4	12.7
应住院未住院比例（%）	40.3	36.1	17.0
慢性病患病率（%）	15.9（19.7）	16.6（20.9）	34.6
两周就诊基层首诊率	73.4	71.6	75.2
两周就诊县域首诊率	84.7	88.2	91.5

注：① 2008年两周患病未就诊率中，未去医疗机构就诊的例数不包括两周前已就诊延续至两周内仍在治疗的例数；② 慢性病患病率：按人数计算（按例数计算）。

附录 3-7 医疗卫生机构诊疗情况

指　标	2009	2010	2011	2012	2013
总诊疗人次数（万人次）	**35421.58**	**36108.55**	**39040.49**	**42543.32**	**43601.91**
按主办单位、隶属关系分					
政府办	17676.90	18030.42	19170.90	21818.74	23071.10
市级及以上	3524.17	3639.34	4079.99	4870.73	5228.59
县　级	5056.94	5340.92	5903.20	6531.25	6989.95
县级以下	9095.79	9050.16	9187.71	10416.76	10852.57
非政府办	17744.68	18078.13	19869.58	20724.57	20530.81
按机构类别分					
医　院	9607.88	9855.20	11075.82	12817.80	13867.45
公立医院	8592.97	8822.93	9726.14	11090.43	11896.57
民营医院	1014.91	1032.28	1349.67	1727.36	1970.88
基层医疗卫生机构	24939.55	25276.01	26854.11	28582.64	28508.04
乡镇卫生院	8051.07	7823.02	7839.31	8994.55	9068.05
社区卫生服务中心（站）	1139.01	1299.86	1524.25	1907.19	2058.31
其他医疗机构	874.15	977.34	1110.56	1142.88	1226.41

附录 3-8 医疗卫生机构入院情况

指 标	2009	2010	2011	2012	2013
入院人数（万人）	**1050.10**	**1062.70**	**1126.85**	**1381.89**	**1450.30**
按主办单位、隶属关系分					
政府办	955.27	946.77	977.16	1174.17	1215.73
市级及以上	166.32	177.99	201.88	249.29	270.16
县 级	273.44	304.25	346.52	414.09	454.24
县级以下	515.51	464.53	428.77	510.79	491.33
非政府办	94.83	115.92	149.69	207.72	234.56
按机构类别分					
医 院	497.84	558.59	650.73	817.58	907.99
公立医院	443.32	488.27	552.71	667.02	727.49
民营医院	54.52	70.32	98.02	150.57	180.50
基层医疗卫生机构	519.42	466.61	437.35	518.87	495.03
乡镇卫生院	495.07	441.47	409.83	487.43	466.62
社区卫生服务中心（站）	20.52	22.58	24.98	29.11	28.35
其他医疗机构	32.84	37.50	38.77	45.43	47.28

附录 3-9 医疗卫生机构医师工作负荷

指　　标	2009	2010	2011	2012	2013
医师日均担负诊疗人次	**8.08**	**7.89**	**7.88**	**8.40**	**8.39**
按主办单位、隶属关系分					
政府办	8.02	7.96	7.97	8.79	8.81
市级及以上	7.20	7.18	7.29	7.69	7.75
县　级	6.99	6.93	7.13	7.71	7.69
县级以下	9.20	9.19	9.05	10.40	10.51
非政府办	8.24	7.72	7.67	7.52	7.48
按机构类别分					
医　院	6.59	6.33	6.42	6.76	6.70
公立医院	6.78	6.64	6.81	7.29	7.31
民营医院	5.34	4.52	4.52	4.62	4.46
基层医疗卫生机构	9.58	9.49	9.44	10.36	10.55
乡镇卫生院	9.32	9.28	9.10	10.34	10.41
社区卫生服务中心（站）	10.11	9.88	10.00	12.26	12.91
其他医疗机构	7.39	7.89	8.75	8.73	9.07
医师日均担负住院床日	**1.84**	**1.95**	**2.03**	**2.33**	**2.38**
按主办单位、隶属关系分					
政府办	2.27	2.40	2.47	2.82	2.86
市级及以上	3.10	3.20	3.22	3.41	3.39
县　级	2.30	2.52	2.70	3.10	3.18
县级以下	1.83	1.88	1.85	2.22	2.23
非政府办	0.79	0.88	1.02	1.23	1.32
按机构类别分					
医　院	2.62	2.77	2.88	3.18	3.20
公立医院	2.74	2.92	3.05	3.38	3.39
民营医院	1.81	1.90	2.05	2.36	2.52
基层医疗卫生机构	1.13	1.16	1.15	1.37	1.37
乡镇卫生院	1.83	1.91	1.89	2.28	2.29
社区卫生服务中心（站）	0.97	1.02	0.91	1.05	1.05
其他医疗机构	1.16	1.30	1.36	1.47	1.52

注：不含村卫生室数据，计算口径同国家卫生和计划生育委员会。

附录 3-10　医疗卫生机构病床使用情况

指　标	2009	2010	2011	2012	2013
病床使用率（%）	**84.30**	**84.02**	**84.85**	**88.55**	**87.55**
按主办单位、隶属关系分					
政府办	86.64	86.22	87.06	91.62	90.92
市级及以上	106.59	108.62	111.37	114.44	111.83
县　级	92.75	94.83	95.62	97.39	96.05
县级以下	70.89	67.34	65.81	72.52	72.26
非政府办	70.84	72.23	74.29	75.54	74.46
按机构类别分					
医　院	93.79	94.67	96.12	97.43	95.40
公立医院	97.66	99.02	101.52	104.22	102.43
民营医院	67.02	68.04	69.74	70.59	71.24
基层医疗卫生机构	69.84	66.69	64.52	71.19	70.86
乡镇卫生院	70.05	66.79	65.20	71.93	71.29
社区卫生服务中心（站）	68.88	66.87	58.89	63.34	66.21
其他医疗机构	67.32	71.28	75.05	77.69	74.43
出院者平均住院日	**7.35**	**8.06**	**8.52**	**8.46**	**8.67**
按主办单位、隶属关系分					
政府办	7.10	7.83	8.38	8.36	8.57
市级及以上	12.78	13.01	12.65	12.24	12.15
县　级	8.47	8.68	9.06	9.00	8.99
县级以下	4.57	5.28	5.81	5.95	6.22
非政府办	9.87	9.90	9.46	9.04	9.21
按机构类别分					
医　院	10.54	10.60	10.62	10.35	10.27
公立医院	10.79	10.95	10.99	10.85	10.72
民营医院	8.49	8.11	8.54	8.09	8.46
基层医疗卫生机构	4.45	5.14	5.64	5.76	6.01
乡镇卫生院	4.33	4.99	5.54	5.66	5.90
社区卫生服务中心（站）	6.99	7.95	7.57	7.86	8.09
其他医疗机构	5.38	6.30	5.79	5.52	6.09

附录 3-11　医疗机构门诊及住院病人平均医药费用

指　标	2009	2010	2011	2012	2013
门诊病人次均医药费用（元）					
医　院	116.52	136.51	152.41	165.67	182.60
社区卫生服务中心	55.27	63.70	70.07	72.16	79.05
乡镇卫生院	33.16	35.85	37.29	42.69	45.67
住院病人人均医药费用（元）					
医　院	4539.6	5059.1	5603.6	5981.1	6368.03
社区卫生服务中心	1891.0	2055.1	2087.0	2239.0	2267.58
乡镇卫生院	742.4	873.8	932.0	1079.4	1171.11

注：①按当年价格计算；②基层医疗卫生机构不包括村卫生室。

附录 3-12　医疗机构门诊及住院病人平均医药费上涨幅度

指　标	2009（当年价格）	2010（当年价格）	2011（当年价格）	2012（当年价格）	2013 比 2012	
					当年价格	可比价格
门诊病人次均医药费用上涨%						
医　院	11.76	17.16	11.65	8.70	10.22	7.22
社区卫生服务中心	15.75	15.25	10.00	2.98	9.55	6.56
乡镇卫生院	12.90	8.11	4.02	14.48	6.98	4.07
住院病人人均医药费用上涨%						
医　院	8.78	11.44	10.76	6.74	6.47	3.57
社区卫生服务中心	23.35	8.68	1.55	7.29	1.28	-1.48
乡镇卫生院	13.15	17.71	6.65	15.82	8.50	5.54
居民消费价格指数（上年=100）	100.8	103.2	105.3	102.5	102.8	-

注：2013年四川省居民消费价格指数为102.8。

附录 3-13 公立医院运行情况

指 标	2009	2010	2011	2012	2013
公立数（个）	761	755	735	721	724
三级医院	52	56	69	83	96
二级医院	379	361	358	359	357
床位数（张）	146035	158685	175983	204411	221853
人员数（万人）	17.07	18.43	20.21	22.39	24.47
卫生技术人员	13.75	14.86	16.40	18.28	20.04
执业（助理）医师	5.05	5.30	5.69	6.07	6.48
诊疗人次（万人次）	8592.97	8822.93	9726.14	11090.43	11896.57
三级医院	2756.71	3090.92	4002.35	5219.11	6035.80
二级医院	4916.64	4799.51	4869.81	5147.30	5152.23
出院人数（万人）	440.49	491.76	550.24	667.02	724.00
三级医院	131.93	159.03	212.44	278.94	324.91
二级医院	277.95	296.20	301.11	354.10	367.81
病床使用率（%）	97.66	99.02	101.52	104.22	102.43
三级医院	110.93	112.91	115.75	115.82	112.45
二级医院	96.95	97.47	97.58	100.60	97.84
医师日均担负诊疗人次	6.78	6.64	6.81	7.32	7.31
医师日均担负住院床日	2.74	2.92	3.05	3.38	3.39
出院者平均住院日（日）	10.79	10.95	10.99	10.90	10.72

附录 3-14 公立医院门诊和住院病人医药费用

指 标	2009	2010	2011	2012	2013
门诊病人人均医药费用（元）	**118.93**	**136.85**	**152.26**	**167.25**	**185.07**
三级医院	169.10	188.76	198.64	211.27	229.21
二级医院	99.36	112.25	123.62	131.45	142.47
住院病人人均医药费用（元）	**4802.85**	**5405.07**	**6064.70**	**6628.14**	**7093.04**
三级医院	8023.01	8741.40	9060.94	9609.24	10035.67
二级医院	3492.52	3838.51	4225.83	4545.70	4741.05
门诊病人医药费用上涨%（当年价格）	—	**15.07**	**11.26**	**9.85**	**10.65**
三级医院	—	11.63	5.23	6.36	8.49
二级医院	—	12.97	10.13	6.33	8.38
门诊病人医药费用上涨%（可比价格）	—	11.50	5.66	7.17	7.64
住院病人医药费用上涨%（当年价格）	—	**12.54**	**12.20**	**9.29**	**7.01**
三级医院	—	8.95	3.66	6.05	4.44
二级医院	—	9.91	10.09	7.57	4.30
住院病人医药费用上涨%（可比价格）	—	9.05	6.56	6.62	4.10
门诊药费占医药费用比重（%）	**45.86**	**46.06**	**45.68**	**45.39**	**44.27**
三级医院	44.80	44.53	44.72	45.04	44.71
二级医院	46.29	46.53	46.24	45.27	42.89
住院药费占医药费用比重（%）	**38.77**	**38.24**	**37.33**	**37.19**	**35.84**
三级医院	37.52	37.24	36.56	36.38	35.69
二级医院	40.11	39.36	38.52	38.58	36.22

附录 3-15 农村三级医疗服务网及服务量

指　　标	2009	2010	2011	2012	2013
县及县级市数（个）	124	124	124	123	121
县级医疗卫生机构	3073	3696	4022	4004	4282
医院（个）	278	278	276	276	275
床位数（张）	42810	47025	53061	64429	69499
人员数（人）	49263	52410	57895	65367	71177
卫生技术人员	40422	42997	47724	54221	58838
执业（助理）医师	15682	16130	17124	18156	18938
诊疗人次（万人次）	2845.28	2905.81	3184.48	3650.87	3779.28
增长%（上年=100）	—	2.13	9.59	14.65	3.52
入院人数（万人）	165.98	177.97	202.83	253.61	273.70
增长%（上年=100）	—	7.23	13.97	25.03	7.92
病床使用率（%）	93.45	93.56	95.92	98.41	98.72
妇幼保健院、所、站（个）	124	124	124	122	120
床位数（张）	3658	4000	4091	4502	4925
人员数（人）	5125	5618	6118	6648	7136
卫生技术人员	4270	4584	5012	5453	5842
疾病预防控制机构（个）	123	124	124	123	121
人员数（人）	5002	5081	5161	5258	5241
卫生技术人员	3918	3950	4005	3989	4007
卫生监督机构（个）	123	124	124	123	120
人员数（人）	2042	2051	1729	1608	1504
卫生技术人员	1691	1621	1303	1195	1314
乡镇数（个）	4407	4407	4395	4380	4355
乡镇卫生院（个）	4734	4685	4618	4606	4594
政府办	4722	4674	4575	4564	4552
床位数（张）	92052	98085	102508	111514	114388
人员数（人）	82425	84084	88049	93266	95859
卫生技术人员	69948	69678	72727	76170	78691
执业（助理）医师	34414	33599	34343	34683	34725
每千农业人口乡镇卫生院床位（张）*	1.37	1.48	1.55	1.69	1.76
每千农业人口乡镇卫生院人员（人）*	1.23	1.27	1.33	1.42	1.47
诊疗人次（万人次）	8051.07	7823.02	7839.31	8994.55	9068.05
增长%（上年=100）	-	-2.83	0.21	14.74	0.82
入院人数（万人）	495.07	441.47	409.83	487.43	466.62
增长%（上年=100）	-	-10.83	-7.17	18.93	-4.27
医师日均担负诊疗人次	9.32	9.28	9.10	10.34	10.41
医师日均担负住院床日	1.83	1.91	1.89	2.28	2.29
病床使用率（%）	70.05	66.79	65.20	71.93	71.29
行政村数	47896	47896	46805	46978	46492
村卫生室数（个）	51663	52714	54005	54601	55165
执业（助理）医师	10365	11547	12754	14547	14120
注册护士	212	302	506	387	446
乡村医生和卫生员数（人）	72808	73933	74584	74730	73927
每千农业人口乡村医生和卫生员*	1.09	1.11	1.13	1.13	1.12
诊疗人次（万人次）	10520.45	10863.10	12247.53	12392.63	11863.63

注：*分母农业人口为公安户籍人口。

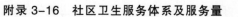

附录 3-16 社区卫生服务体系及服务量

指 标	2009	2010	2011	2012	2013
社区卫生服务中心（个）	257	306	344	361	379
床位数（张）	5170	6812	8299	8636	9003
人员数（人）	9370	11658	13773	14393	15091
卫生技术人员	8026	9809	11430	11965	12502
执业（助理）医师	3469	4251	4871	5034	5106
诊疗人次（万人次）	827.41	977.26	1148.75	1491.88	1652.57
入院人数（万人）	14.84	18.29	19.52	28.81	23.41
医师日均担负诊疗人次	9.80	9.55	9.78	12.23	13.17
医师日均担负住院床日	1.04	1.12	1.00	1.13	1.14
病床使用率（%）	70.68	69.96	60.92	65.26	67.35
社区卫生服务站（个）	380	444	526	567	528
人员数	2819	3120	3583	3562	3528
卫生技术人员（人）	2388	2582	2995	2886	2914
执业（助理）医师	1140	1220	1486	1391	1423
诊疗人次（万人次）	311.60	322.60	375.51	415.30	405.74
医师日均担负诊疗人次	11.02	11.00	10.73	12.42	11.95

附录 3-17 全省中医类医疗卫生机构数

指 标	2009	2010	2011	2012	2013
总 计	4281	4449	4584	4597	5022
中医类医院	203	207	214	220	227
中医医院	165	166	174	173	183
中西医结合医院	19	19	18	24	21
民族医院	19	22	22	23	23
中医类门诊部	24	23	30	41	42
中医门诊部	9	9	12	16	19
中西医结合门诊部	13	12	16	25	23
民族医门诊部	2	2	2	0	0
中医类诊所	4052	4217	4338	4334	4751
中医诊所	3217	3400	3533	3584	3868
中西医结合诊所	832	809	800	743	874
民族医诊所	3	8	5	7	9
中医类研究机构	2	2	2	2	2
中医（药）研究院（所）	1	1	1	1	1
中西医结合研究所	0	0	0	0	0
民族医（药）学研究所	1	1	1	1	1

附录 3-18　全省中医类医疗卫生床位数

指　标	2009	2010	2011	2012	2013
总　计	24863	27877	33848	42553	47103
中医类医院	24837	27851	33748	42523	47053
中医医院	22148	25023	30223	36288	41065
中西医结合医院	2357	2432	3087	5750	5412
民族医院	332	396	438	485	576
中医类门诊部	26	26	100	30	50
中医门诊部	0	0	77	30	30
中西医结合门诊部	26	26	23	0	20

附录 3-19　提供中医服务的基层医疗卫生机构占同类机构的比重（％）

指　标	2009	2010	2011	2012	2013
社区卫生服务中心	42.02	42.48	45.35	50.14	51.98
社区卫生服务站	29.21	29.05	26.05	27.51	26.14
乡镇卫生院	34.31	34.28	35.71	37.86	41.38

附录 3-20　全省中医药人员数

指　标	2009	2010	2011	2012	2013
中医药人员总数（人）	26594	28200	29078	44019	47238
中医类别执业（助理）医师	20457	21629	22486	36533	39510
见习中医师	993	1081	1080	1273	1456
中药师（士）	5144	5490	5512	6213	6272
中医药人员占同类人员总数比例（％）					
中医类别执业（助理）医师	15.29	15.47	15.06	22.36	22.73
见习中医师	11.64	11.34	9.88	10.94	11.31
中药师（士）	28.92	29.72	28.47	30.42	29.00

附录 3-21 全省中医类医疗卫生机构诊疗服务量

指 标	2009	2010	2011	2012	2013
总 计	3492.07	3577.54	3707.33	4152.91	4458.93
中医类医院	1935.47	1984.83	2128.13	2562.01	2704.42
中医医院	1741.74	1789.34	1935.46	2204.06	2335.84
中西医结合医院	152.01	156.46	152.01	314.01	324.23
民族医医院	41.72	39.03	40.67	43.94	44.35
中医类门诊部	20.02	19.29	23.17	41.87	41.95
中医门诊部	13.20	14.11	13.90	25.39	28.06
中西医结合门诊部	6.57	4.65	8.74	16.48	13.89
民族医门诊部	0.26	0.52	0.53	0.00	0.00
中医类诊所	1536.58	1573.42	1556.03	1549.03	1712.56
中医诊所	1169.95	1190.26	1147.73	1185.41	1293.77
中西医结合诊所	366.41	380.04	407.28	360.38	415.64
民族医诊所	0.22	3.12	1.02	3.24	3.15
中医类服务量占医疗服务总量的比例（%）	9.86	9.91	9.50	9.76	10.23

附录3-22　甲、乙、丙类法定报告传染病发病及死亡率

指　标	发病率（1/10万）					死亡率（1/10万）				
	2009	2010	2011	2012	2013	2009	2010	2011	2012	2013
总　计	357.6352	368.9374	358.6382	363.3763	350.0893	1.0800	1.4755	1.7850	1.9779	2.0497
鼠　疫	—	—	—	0.0012	0.0000	—	—	—	0.0012	0.0000
霍　乱	0.0134	—	0.0025	0.0050	0.0087	—	—	—	—	0.0012
传染性非典	—	—	—	—	0.0000	—	—	—	—	0.0000
艾滋病	1.0596	1.9377	2.6800	6.0894	7.8050	0.5255	0.9725	1.2600	1.5292	1.6348
肝　炎	93.0192	86.8773	87.3100	83.1702	82.2745	0.0684	0.0452	0.0700	0.0634	0.0447
脊　灰	—	—	—	—	0.0000	—	—	—	—	0.0000
人禽流感	—	—	—	—	0.0000	—	—	—	—	0.0000
麻　疹	0.5878	0.7147	1.5100	0.3081	0.3764	—	—	0.0037	—	0.0000
出血热	0.0770	0.0794	0.0700	0.0596	0.0634	0.0012	0.0024	0.0025	—	0.0000
狂犬病	0.1247	0.1002	0.0900	0.0845	0.0832	0.1173	0.1026	0.0900	0.0770	0.0758
乙　脑	0.4277	0.3726	0.4000	0.4075	0.4385	0.0183	0.0061	0.0200	0.0149	0.0174
登革热	—	0.0012	0.0037	0.0037	0.0174	—	—	—	—	0.0000
炭　疽	0.1784	0.1038	0.1100	0.1081	0.0547	0.0012	—	—	—	0.0000
痢　疾	22.3694	20.3458	16.3100	13.0956	12.0969	0.0049	0.0086	0.0050	0.0025	0.0000
肺结核	86.7669	81.7374	78.8400	77.9267	84.7341	0.2848	0.2724	0.2700	0.2435	0.2161
伤寒+副伤寒	0.4155	0.3726	0.2800	0.2758	0.3019	0.0012	—	—	—	0.0012
流　脑	0.0196	0.0183	0.0200	0.0075	0.0211	0.0037	—	—	0.0012	0.0012
百日咳	0.3385	0.2443	0.4800	0.3230	0.2832	—	—	—	0.0012	0.0000
白　喉	—	—	—	—	0.0000	—	—	—	—	0.0000
新生儿破伤风	0.0525	0.0352	0.0300	0.0320	0.0323	0.0071	0.0059	0.0054	0.0067	0.0037
猩红热	1.0510	1.0825	2.4800	2.1665	1.8323	—	—	—	—	0.0000
布　病	0.0012	0.0024	0.0100	0.0037	0.0112	—	—	—	—	0.0000
淋　病	7.2776	5.9988	4.9600	4.1155	3.8534	—	—	—	—	0.0000
梅　毒	18.3963	24.5242	26.7100	28.1615	26.0795	0.0073	0.0073	0.0087	0.0099	0.0037
钩体病	0.2053	0.2932	0.0900	0.1677	0.0621	0.0037	0.0098	0.0025	—	0.0000
血吸虫病	0.0721	0.0843	0.0400	0.0050	0.0174	—	—	—	—	0.0000
疟　疾	0.2261	0.3812	0.2500	0.1963	0.3019	0.0012	0.0049	0.0050	—	0.0037
甲型 H1N1 流感	7.5110	0.1075	0.5300	0.0211	0.5217	0.0257	0.0012	0.0025	—	0.0000
流行性感冒	11.6308	1.8693	1.8242	3.0497	1.6286	0.0012	0.0012	—	—	—
流行性腮腺炎	28.9724	16.7551	28.4625	33.4907	20.6385	—	—	—	—	—
风　疹	3.1982	2.5669	5.5821	2.1590	0.9665	—	—	—	—	—
急性出血性结膜炎	1.3969	22.9285	2.0704	1.8497	1.5106	—	—	—	—	—
麻风病	0.0684	0.0733	0.0709	0.0658	0.1168	—	—	—	—	0.0012
斑疹伤寒	0.0990	0.1014	0.1567	0.1280	0.1466	—	—	—	—	—
黑热病	0.0697	0.0684	0.0709	0.0547	0.0447	—	—	—	0.0012	0.0012
包虫病	0.5561	0.3739	0.2773	0.4981	1.1478	—	—	—	—	—
丝虫病	—	—	0.0012	—	0.0000	—	—	—	—	—
其它感染性腹泻病	44.1680	45.3024	46.6810	41.0074	37.2782	0.0024	0.0012	0.0012	0.0012	0.0025
手足口病	27.2737	53.4747	50.2511	64.3404	65.3404	0.0049	0.0342	0.0385	0.0248	0.0410

注：新生儿破伤风发病及死亡率单位为千分率。

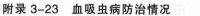

附录 3-23　血吸虫病防治情况

指　标	2009	2010	2011	2012	2013
流行县数（个）	63	63	63	63	63
达到传播控制标准县数（个）	34	32	28	22	15
达到传播阻断标准县数（个）	29	31	35	41	48
现有病人数（人）	5208	2551	381	1898	1874
治疗及扩大化疗人数（万人）	68.58	70.80	70.81	62.09	65.38

附录 3-24　农村改水改厕情况

指　标	2009	2010	2011	2012	2013
累计已改水受益人口（万人）	6245.75	6366.74	6467.07	6435.76	6487.27
占农村人口%	93.24	95.80	93.05	93.63	94.37
自来水普及率（%）	49.14	53.26	56.22	59.26	62.97
卫生厕所普及率（%）	54.35	62.21	64.11	67.43	70.99

附录 3-25　妇幼保健情况

指　标	2009	2010	2011	2012	2013
产前检查率（%）	89.82	91.57	92.42	93.84	95.59
产后访视率（%）	87.49	89.42	90.47	92.25	94.33
住院分娩率（%）	89.81	91.32	94.65	96.16	97.04
市	97.11	98.05	99.21	99.41	99.68
县	85.88	89.71	92.22	94.38	95.60
孕产妇系统管理率（%）	82.34	86.04	86.50	88.32	91.93
3 岁以下儿童系统管理率（%）	77.02	81.53	85.59	87.97	91.82
7 岁以下儿童保健管理率（%）	76.07	80.46	83.74	86.57	90.83

附录 3-26　监测地区 5 岁以下儿童和孕产妇死亡率

指　标	2009	2010	2011	2012	2013
婴儿死亡率（‰）	12.08	12.02	11.77	10.19	9.07
城市	6.52	6.49	6.34	5.50	5.46
农村	14.32	14.25	13.98	12.08	11.64
5 岁以下儿童死亡率（‰）	17.19	16.93	16.58	13.28	11.77
城市	8.39	8.35	8.01	6.55	6.43
农村	20.77	20.66	20.07	16.03	15.25
孕产妇死亡率（1/10 万）	41.66	39.66	37.16	31.81	26.23
城市	22.92	22.49	20.44	19.19	18.73
农村	48.65	47.74	43.39	36.76	30.01

附录 3-27　新型农村合作医疗情况

指　　标	2009	2010	2011	2012	2013
开展新农合的县（区、市）数	175	175	175	175	175
参合人口数（万人）	6167.75	6285.09	6263.07	6224.06	6243.83
参合率（%）	93.34	96.18	97.88	98.71	99.23
住院实际补偿比（%）	43.03	44.18	52.30	61.27	62.99
当年筹资总额（亿元）	64.61	93.67	146.77	184.20	216.86
人均筹资（元）	100.00	140.00	232.86	295.95	347.32
当年基金支出（亿元）	60.02	78.78	134.94	188.74	213.93
补偿支出受益人次（万人次）	2387.56	4905.80	9886.06	14476.12	14698.56

附录 3-28　城镇居民基本医疗保险情况

指　　标	2009	2010	2011	2012	2013
基本医保参保人数（万人）	1912.67	2048.54	2252.10	2389.09	2490.95
城镇职工	958.49	1037.38	1175.50	1246.14	1286.99
城镇居民	954.18	1011.16	1076.60	1142.95	1203.96
城镇职工基本医保基金收入（亿元）	145.22	191.94	229.70	272.68	318.45
基金支出	108.78	139.94	167.00	219.86	267.21
累计结存	203.28	255.64	321.00	373.08	426.13

注：① 本表数据来源于省人社厅；② 城镇居民基本医疗保险2006年试点，2007年正式运行，2008-2011年为城镇居民参保人数，从2012年起为城乡居民参保人数。

附录 3-29　政府医疗救助情况

指　　标	2009	2010	2011	2012	2013
医疗救助人次（万人次）	**531.67**	**642.03**	**730.80**	**825.30**	**786.30**
城镇居民	50.43	96.85	122.71	172.45	192.00
民政部门资助参保人数	—	43.28	54.00	94.29	153.23
农村居民	481.24	545.18	608.09	652.85	594.40
民政部门资助参合人数	377.56	410.41	441.90	403.00	489.30
医疗救助支出（亿元）	**9.43**	**12.40**	**16.95**	**18.13**	**19.76**
城镇居民	3.06	3.80	5.40	5.69	6.06
农村居民	6.37	8.60	11.60	12.44	13.70

注：① 本表数据来源于省民政厅，为业务快报数据，仅作参考；② 农村开展大病救助，故医疗救助人次数较上年有所减少，但救助更有力度。

附录3-30　全省各地区每千人口卫生资源情况

指标	每千人口卫生技术人员数		每千人口执业（助理）医师数		每千人口注册护士数		每千人口医疗机构床位数		每千农业人口乡镇卫生院床位数	
	数值	排位	数值	排位	数值	排位	数值	排位	数值	排位
总　计	5.26		2.14		1.94		5.26		1.76	
成都市	8.40	1	3.21	1	3.50	1	7.06	2	2.94	1
自贡市	5.62	5	2.28	5	2.25	3	5.57	6	1.56	13
攀枝花市	7.58	2	3.06	2	3.10	2	7.50	1	1.56	12
泸州市	4.64	13	1.90	13	1.68	10	5.16	10	1.94	6
德阳市	5.22	7	2.23	7	1.86	8	5.05	11	2.02	4
绵阳市	5.69	3	2.31	4	2.05	5	6.15	4	2.46	2
广元市	5.51	6	2.25	6	1.88	7	6.12	5	1.94	5
遂宁市	4.16	16	1.86	15	1.47	14	4.31	14	1.39	17
内江市	4.44	15	1.87	14	1.55	12	4.94	12	1.88	7
乐山市	5.21	8	2.21	8	2.02	6	5.31	8	1.82	9
南充市	3.90	18	1.75	17	1.19	18	4.24	16	1.45	16
眉山市	4.48	14	1.93	12	1.62	11	4.83	13	2.11	3
宜宾市	4.69	11	1.83	16	1.77	9	5.29	9	1.36	18
广安市	3.45	21	1.43	20	1.11	21	3.75	20	1.04	21
达州市	3.79	19	1.55	18	1.33	16	4.03	18	1.72	10
雅安市	5.66	4	2.35	3	2.15	4	6.35	3	1.48	15
巴中市	3.95	17	1.99	11	1.19	19	4.06	17	1.71	11
资阳市	4.69	10	1.99	10	1.47	13	5.48	7	1.86	8
阿坝州	5.16	9	2.00	9	1.36	15	4.26	15	1.54	14
甘孜州	4.66	12	1.52	19	1.13	20	3.64	21	1.18	20
凉山州	3.58	20	1.37	21	1.31	17	3.77	19	1.21	19

注：人口采用2013年末常住人口（乡镇卫生院为2013年农业人口）。

附录 3-31　全省各地区医疗服务质量与效率情况

地　区	医师人均负担诊疗人次		医师人均负担住院床日		病床使用率（%）		出院者平均住院日	
	数值	排位	数值	排位	数值	排位	数值	排位
总　计	**8.39**		**2.38**		**87.55**		**8.67**	
成都市	8.34	8	1.98	19	89.51	7	9.93	2
自贡市	7.59	15	2.65	6	93.41	3	8.88	8
攀枝花市	7.73	12	2.60	8	101.48	1	13.47	1
泸州市	6.59	19	2.83	3	91.27	4	7.64	16
德阳市	10.86	1	2.18	17	89.29	9	8.91	7
绵阳市	9.89	4	2.56	11	85.18	13	8.75	9
广元市	8.74	7	2.49	13	84.28	16	9.42	5
遂宁市	10.25	2	2.57	10	88.72	10	9.25	6
内江市	5.99	20	2.79	4	90.21	5	9.43	4
乐山市	7.72	13	2.32	16	83.29	17	8.73	10
南充市	9.73	5	2.56	11	84.78	14	8.13	12
眉山市	9.37	6	2.62	7	90.10	6	7.25	18
宜宾市	7.88	10	2.90	2	88.30	11	9.48	3
广安市	7.92	9	2.72	5	89.35	8	6.81	19
达州市	7.29	17	2.49	13	86.24	12	7.70	15
雅安市	7.46	16	2.34	15	79.75	18	8.49	11
巴中市	7.68	14	2.04	18	79.14	19	7.99	13
资阳市	10.09	3	2.98	1	93.66	2	7.79	14
阿坝州	5.74	21	1.37	21	59.57	20	6.65	20
甘孜州	6.68	18	1.46	20	52.74	21	7.53	17
凉山州	7.85	11	2.59	9	84.74	15	6.27	21

附录 3-32　全省各地区门诊病人次均医药费情况

地　区	门诊病人次均医药费用（元）[*]		医院门诊病人次均医药费用（元）		公立医院门诊病人次均医药费用（元）		基层医疗机构门诊病人次均医药费用（元）		政府办基层医疗机构门诊病人次均医药费用（元）	
	数值	排位	数值	排位	数值	排位	数值	排位	数值	排位
总　计	**103.60**		**182.6**		**185.07**		**33.65**		**49.61**	
成都市	153.66	1	236.04	1	228.27	2	43.03	1	75.45	1
自贡市	84.34	8	124.52	18	130.16	18	33.67	8	54.78	5
攀枝花市	111.56	3	189.08	5	200.41	5	21.07	21	36.29	15
泸州市	116.04	2	206.45	2	239.20	1	42.37	2	63.33	2
德阳市	77.38	15	146.69	12	149.66	13	30.30	11	48.08	8
绵阳市	92.61	6	155.93	8	159.50	11	36.80	5	47.96	9
广元市	76.99	16	152.63	9	160.30	10	26.69	17	35.19	16
遂宁市	67.47	20	152.14	10	167.66	7	21.25	20	51.31	6
内江市	98.05	4	190.87	4	200.54	4	29.67	12	61.74	3
乐山市	83.66	10	141.67	13	147.56	14	31.45	9	44.97	11
南充市	83.75	9	192.97	3	211.29	3	24.80	19	34.48	18
眉山市	82.23	12	137.28	14	139.87	16	37.51	4	43.22	12
宜宾市	80.16	13	135.57	15	142.52	15	33.94	7	51.29	7
广安市	96.98	5	173.57	6	192.98	6	42.21	3	56.21	4
达州市	73.77	17	149.84	11	161.88	9	29.50	13	41.56	14
雅安市	88.05	7	123.71	20	122.89	20	35.33	6	47.32	10
巴中市	61.01	21	131.75	16	151.31	12	27.01	15	31.50	20
资阳市	70.45	18	157.07	7	165.68	8	31.43	10	41.66	13
阿坝州	82.43	11	131.49	17	135.56	17	24.84	18	32.51	19
甘孜州	70.13	19	92.93	21	92.93	21	28.28	14	31.26	21
凉山州	79.38	14	123.99	19	126.07	19	26.77	16	34.92	17

注：不含村卫生室数据。

附录3-33 全省各地区出院病人人均医药费情况

地　区	出院病人人均医药费用（元）		医院出院病人人均医药费用（元）		公立医院出院病人人均医药费用（元）		基层医疗机构出院病人人均医药费用（元）		政府办基层医疗机构出院病人人均医药费用（元）	
	数值	排位	数值	排位	数值	排位	数值	排位	数值	排位
总　计	4489.99		6368.03		7093.04		1221.40		1213.78	
成都市	7154.95	1	8759.9	1	9966.16	1	1594.02	1	1550.11	2
自贡市	4098.67	7	5658.3	9	6335.68	10	1011.94	14	1001.96	14
攀枝花市	5871.20	2	6458.14	3	6705.76	6	679.76	18	607.17	19
泸州市	4367.17	4	6748.71	2	8296.24	2	1266.23	9	1267.78	9
德阳市	4168.58	6	5830.8	7	6346.27	8	1388.21	5	1388.72	5
绵阳市	4220.23	5	6401.46	4	6821.98	5	1284.66	8	1284.66	8
广元市	3851.34	9	5668.21	8	6154.19	11	1140.02	12	1155.06	12
遂宁市	4437.81	3	5589.11	10	6336.99	9	1581.75	2	1581.34	1
内江市	3805.29	11	5415.22	12	5967.69	12	1425.94	4	1425.94	4
乐山市	3422.49	16	4841.44	16	5490.27	15	944.98	15	930.49	15
南充市	3904.35	8	6085.03	5	7112.76	3	912.45	16	916.55	16
眉山市	3147.16	19	5192.84	14	5481.65	16	1168.69	11	1168.69	11
宜宾市	3818.81	10	5184.71	15	5652.14	14	1015.56	13	1015.56	13
广安市	3163.75	18	4522.84	17	5259.03	17	1368.17	6	1375.70	6
达州市	3502.00	14	6003.59	6	6851.25	4	1365.13	7	1365.76	7
雅安市	3679.01	12	4190.63	18	4349.29	19	691.62	17	691.62	17
巴中市	3524.13	13	5271.34	13	5857.62	13	1191.60	10	1189.49	10
资阳市	3475.81	15	5558.47	11	6467.22	7	1516.77	3	1527.99	3
阿坝州	2608.01	20	3425.17	21	3453.21	21	632.26	19	632.43	18
甘孜州	3242.28	17	3871.13	20	3871.13	20	428.33	21	428.33	21
凉山州	2507.52	21	4140.55	19	4431.08	18	434.05	20	434.05	20

附录四　四川省特色地区分类一览表

简要说明

本部分为我省 183 个县（市、区）按民族地区、藏族地区、地震灾区、扶贫开发重点县等特色类别的分类列表。

1. 地震灾区分类

附录 4-1-1 "5·12"汶川地震国定 39 个重灾县

市（州）	县（市）区							
成都市	都江堰市	彭州市	崇州市	大邑县				
阿坝州	汶川县	茂　县	理　县	小金县	黑水县	松潘县	九寨沟	
绵阳市	北川县	安　县	平武县	江油市	梓潼县	游仙区	涪城区	三台县　盐亭县
德阳市	绵竹市	什邡市	旌阳区	罗江县	中江县	广汉市		
广元市	青川县	利州区	旺苍县	剑阁县	苍溪县	昭化区	朝天区	
南充市	阆中市							
雅安市	芦山县	宝兴县	汉源县	石棉县				
巴中市	南江县							

附录 4-1-2 "5·12"汶川地震国定 10 个极重灾县

市（州）	县（市）区		
成都市	都江堰市	彭州市	
阿坝州	汶川县	茂　县	
绵阳市	北川县	安　县	平武县
德阳市	绵竹市	什邡市	
广元市	青川县		

附录 4-1-3 "5·12"汶川地震省定 12 个重灾县

市（州）	县（市、区）			市（州）	县（市、区）
阿坝州	金川县			遂宁市	射洪县
南充市	南部县	仪陇县		乐山市	夹江县
雅安市	名山县	雨城区	天全县	甘孜州	康定县
巴中市	巴州区			眉山市	仁寿县
资阳市	简阳市				

注：本表巴州区含恩阳区。

附录 4-1-4 "5·12"汶川地震 18 个对口支援县

市（州）	县（市、区）				
成都市	彭州市	都江堰市	崇州市		
绵阳市	北川县	平武县	安　县	江油市	
广元市	青川县	剑阁县			
德阳市	绵竹市	什邡市			
雅安市	汉源县				
阿坝州	汶川县	茂　县	理　县	黑水县	松潘县
	小金县				

附录 4-1-5 "5·12"汶川地震 88 个省定一般受灾县

市（州）	县（市、区）						
成都市	成华区	金牛区	金堂县	锦江区	龙泉驿区	郫　县	蒲江区	新津县
	青白江区	青羊区	邛崃市	双流县	温江区	武侯区	新都区
阿坝州	阿坝县	红原县	马尔康县	若尔盖县			
南充市	高坪区	嘉陵区	蓬安县	顺庆区	西充县	营山县	
雅安市	荥经县						
巴中市	通江县	平昌县					
资阳市	安岳县	乐至县	雁江区				
遂宁市	安居区	船山区	大英县	蓬溪县			
乐山市	峨边县	峨眉山市	犍为县	金口河区	井研县	马边县	沐川县	沙湾区
	市中区	五通桥区					
甘孜州	丹巴县	道孚县	九龙县	泸定县			
眉山市	丹棱县	东坡区	洪雅县	彭山县	青神县		
达州市	达川区	渠　县	通川区	万源市	宣汉县	大竹县	开江县	
广安市	广安区	武胜县	岳池县	华蓥市	邻水县		
凉山州	甘洛县	雷波县	美姑县	冕宁县	越西县		
泸州市	泸　县						
内江市	东兴区	隆昌县	市中区	威远县	资中县		
宜宾市	翠屏区	南溪区	屏山县	宜宾县	高　县		
自贡市	大安区	富顺县	贡井区	沿滩区	自流井区	荣　县	

注：广安区含前锋区。

附录 4-1-6 "8·30"会理地震 3 个受灾县

市（州）	县（市、区）	
凉山州	会理县	
攀枝花	仁和区	盐边县

2. 贫困地区、革命老区及草原草地县地区

附录 4-2-1 四川省贫困县（市、区）36 个

市（州）	国家扶贫开发工作重点县（市、区）								
泸州市	古蔺县	叙永县							
广元市	苍溪县	朝天区	旺苍县						
乐山市	马边县								
南充市	仪陇县	嘉陵区	阆中市	南部县					
宜宾市	屏山区								
广安市	广安区								
达州市	宣汉县	万源市							
巴中市	通江县	南江县	平昌县						
阿坝州	壤塘县	黑水县	小金县						
甘孜州	石渠县	理塘县	新龙县	色达县	雅江县				
凉山州	昭觉县	布拖县	美姑县	金阳县	雷波县	喜德县	盐源县	木里县	越西县	甘洛县
	普格县								

注：自 2002 年起，四川省已取消"省级扶贫开发工作重点县（市、区）"的说法；广安区含前锋区。

附录 4-2-2 四川省政府认定 81 个革命老区县（市、区）

市（州）	县（市、区）										
成都市	邛崃市	大邑县									
泸州市	叙永县	古蔺县	合江县								
绵阳市	江油市	梓潼县	平武县	北川县	盐亭县						
广元市	利州区	昭化区	朝天区	剑阁县	旺苍县	青川县	苍溪县				
遂宁市	蓬溪县	大英县									
内江市	东兴区										
南充市	阆中市	南部县	营山县	蓬安县	仪陇县						
宜宾市	兴文县	南溪区	长宁县	珙县	江安县	高县	筠连县	翠屏区	宜宾县		
广安市	广安区	华蓥市	岳池县	武胜县	邻水县						
达州市	通川区	达川区	宣汉县	万源市	渠县	开江县	大竹县				
巴中市	巴州区	平昌县	通江县	南江县							
雅安市	雨城区	荥经县	天全县	芦山县	宝兴县	名山县	石棉县	汉源县			
眉山市	青神县										
资阳市	安岳县										
阿坝州	马尔康县	金川县	小金县	松潘县	黑水县	壤塘县	汶川县	理县	茂县	若尔盖县	阿坝县	红原县
	九寨沟县										
甘孜州	康定县	道孚县	炉霍县	甘孜县	泸定县	丹巴县	新龙县				
凉山州	冕宁县										

注：广安区含前锋区、巴州区含恩阳区。

附录 4-2-3 四川省草原草地县 12 个县

市（州）	县（市、区）				
阿坝州	壤塘县	阿坝县	若尔盖县	红原县	
甘孜州	炉霍县	甘孜县	德格县	白玉县	稻城县
	石渠县	色达县	理塘县		

3. 民族地区

附录 4-3-1　四川省民族地区［60 个县（市、区）］

市（州）		县（市）区			
国家认定的民族地区	阿坝州	汶川县	九寨沟县	壤塘县	金川县	红原县
		马尔康县	若尔盖县	阿坝县	茂　县	小金县
		理　县	黑水县	松潘县		
	甘孜州	康定县	丹巴县	色达县	德格县	雅江县
		乡城县	巴塘县	道孚县	九龙县	得荣县
		泸定县	白玉县	石渠县	稻城县	新龙县
		甘孜县	炉霍县	理塘县		
	凉山州	甘洛县	昭觉县	盐源县	德昌县	越西县
		金阳县	冕宁县	木里县	布拖县	美姑县
		喜德县	西昌市	普格县	会东县	雷波县
		宁南县	会理县			
	绵阳市	北川县				
	乐山市	马边县				
省认定的民族地区	绵阳市	平武县				
	乐山市	峨边县	金口河区			
	宜宾市	兴文县				
	雅安市	汉源县	宝兴县	石棉县		
	攀枝花市	仁和区	米易县	盐边县		

注：本表来源于四川省卫生厅规划财务处。

附录 4-3-2　省政府批准享受少数民族地区待遇县（9 个）

市（州）	县市区
攀枝花市	米易县　仁和区　盐边县
雅安市	石棉县　汉源县　　宝兴县
绵阳市	平武县
乐山市	金口河区
宜宾市	兴文县

附录 4-3-3　四川省藏族地区（32 个）

市（州）	县（市）区				
阿坝州	汶川县	九寨沟县	壤塘县	金川县	红原县
	马尔康县	若尔盖县	阿坝县	茂　县	小金县
	理　县	黑水县	松潘县		
甘孜州	康定县	丹巴县	色达县	德格县	雅江县
	乡城县	巴塘县	道孚县	九龙县	得荣县
	泸定县	白玉县	石渠县	稻城县	新龙县
	甘孜县	炉霍县	理塘县		
凉山州	木里县				

注：本表来源于四川省卫生厅灾后重建组。

附录4-3-4 四川省彝族地区（12个）

市（州）	县（市、区）				
凉山州	盐源县	普格县	布拖县	金阳县	昭觉县
	喜德县	越西县	甘洛县	雷波县	
乐山市	马边县	峨边县	金口河区		

注：本表来源于四川省卫生厅灾后重建组

4. 经济区分类

附录4-4-1 四川省按资源配置分三类地区

地区分类	市（州）			
一类地区	成都市	攀枝花市		
二类地区	自贡市	泸州市	德阳市	绵阳市	广元市
	遂宁市	内江市	乐山市	南充市	眉山市
	宜宾市	广安市	达州市	雅安市	巴中市
	资阳市				
三类地区	阿坝州	甘孜州	凉山州		

注：分类标准来源于四川省卫生厅文件《2020四川省卫生资源配置标准》（川卫办发〔2009〕67号）。

附录4-4-2 四川省五大经济区

经济区分类	市（州）			
成都经济区	成都市	德阳市	绵阳市	眉山市	资阳市
川南经济区	自贡市	泸州市	宜宾市	内江市	乐山市
攀西经济区	攀枝花市	凉山州	雅安市		
川东北经济区	遂宁市	南充市	达州市	广安市	巴中市
	广元市				
川西北经济区	阿坝州	甘孜州			

注：分类标准来源于四川省发展与改革委员会制定的《四川省国民经济和社会发展第十一个五年规划纲要》。

附录4-4-3 四川省扩权试点县（市）

市（州）	县（市）			
自贡市	富顺县	荣　县		
攀枝花市	盐边县			
泸州市	泸　县	合江县	叙永县	古蔺县
德阳市	绵竹市	广汉市	什邡市	中江县	罗江县
绵阳市	江油市	三台县	盐亭县	梓潼县	安　县
广元市	苍溪区	剑阁县	旺苍县		
遂宁市	射洪县	蓬溪县	大英县		
内江市	资中县	威远县	隆昌县		
乐山市	峨眉山市	夹江县	犍为县	井研县	
南充市	南部县	仪陇县	阆中市	西充县	蓬安县
	营山县				
宜宾市	宜宾县	南溪区	江安县	长宁县	高　县
	兴文县				
广安市	岳池县	华蓥市	邻水县	武胜县	
达州市	大竹县	渠　县	宣汉县	万源市	开江县
巴中市	平昌县	南江县	通江县		
眉山市	仁寿县	彭山县			
资阳市	简阳市	安岳县	乐至县		

附录 4-4-4　各批基本药物制度县

批次	市（州）	县（市）区				
第一批	成都市	青羊区	金牛区	武侯区	温江区	双流县
		新津县				
	自贡市	自流井区	富顺县			
	攀枝花市	东　区	盐边县			
	泸州市	龙马潭区	泸　县			
	德阳市	旌阳区	罗江县	广汉市		
	绵阳市	涪城区	游仙区	三台县	盐亭县	
	广元市	剑阁县	利州区			
	遂宁市	船山区	大英县			
	内江市	东兴区	资中县			
	乐山市	市中区	夹江县	峨边县		
	南充市	顺庆区	南部县	仪陇县		
	眉山市	东坡区	彭山县	青神县		
	宜宾市	翠屏区	江安县	筠连县	屏山县	
	广安市	广安区	邻水县	华蓥市		
	达州市	通川区	开江县	大竹县		
	雅安市	雨城区	石棉县	宝兴县		
	巴中市	巴州区	平昌县			
	资阳市	雁江区	安岳县			
	阿坝州	理　县	茂　县	九寨沟县	若尔盖县	
	甘孜州	康定县	泸定县	丹巴县	九龙县	乡城县
	凉山州	西昌市	喜德县	德昌县	美姑县	宁南县
		昭觉县				
第二批	成都市	锦江区	龙泉驿区	青白江区	新都区	成华区
		郫　县				
	自贡市	贡井区	荣　县			
	攀枝花市	米易县				
	泸州市	纳溪区	古蔺县			
	德阳市	什邡市	绵竹市			
	绵阳市	北川县	江油市			
	广元市	朝天区	苍溪县			
	遂宁市	射洪县				
	内江市	隆昌县				
	乐山市	沙湾区	金口河区	马边县	峨眉山市	
	南充市	高坪区	阆中市			
	眉山市	丹棱县				
	宜宾市	南溪区	兴文县			
	广安市					
	达州市	宣汉县				
	雅安市	天全县	荥经县			
	阿坝州	汶川县	红原县	阿坝县	马尔康县	
	甘孜州	道孚县	白玉县	理塘县	巴塘县	雅江县
		稻城县				
	凉山州	盐源县	甘洛县	会东县	雷波县	

续附录 4-4-4（1）

批次	市（州）	县（市）区				
第三批	德阳市	中江县				
	达州市	万源市				
	资阳市	乐至县	简阳市			
第四批	成都市	金堂县	大邑县	蒲江县	都江堰市	彭州市
		邛崃市	崇州市			
	自贡市	大安区	沿滩区			
	攀枝花市	西 区	仁和区			
	泸州市	江阳区	合江县	叙永县		
	绵阳市	安 县	梓潼县	平武县		
	广元市	昭化区	旺苍县	青川县		
	遂宁市	安居区	蓬溪县			
	内江市	市中区	威远县	沐川县		
	乐山市	五通桥区	犍为县	井研县	西充县	
	南充市	嘉陵区	营山县	蓬安县		
	眉山市	仁寿县	洪雅县		珙 县	
	宜宾市	宜宾县	长宁县	高 县		
	广安市	岳池县	武胜县			
	达州市	达川区	渠 县			
	雅安市	名山县	汉源县	芦山县		
	巴中市	通江县	南江县			
	阿坝州	松潘县	金川县	小金县	黑水县	壤塘县
	甘孜州	炉霍县	甘孜县	新龙县	德格县	石渠县
		色达县	得荣县			
	凉山州	木里县	会东县	普格县	冕宁县	越西县
		布拖县	金阳县			

注：广安区含前锋区，巴州区含恩阳区。